HYPNOSE,
SOPHROLOGIE
ET
MÉDECINE

DU MÊME AUTEUR

Le Cœur, tome II (ouvrage collectif), édition L'Expansion, 1959.

La Balistocardiographie, édition Masson, 1957.

L'Infarctus ne tue pas, Flammarion, 1969 (éditions allemande, espagnole, portugaise et suédoise).

Dr. G.R. RAGER

Professeur à l'Ecole Supérieure de Sophrologie
et de médecine Psychosomatique
Membre de l'American Association of Clinical Hypnosis

HYPNOSE SOPHROLOGIE ET MÉDECINE

Avec la collaboration de :
E. Boissonnet, R. Fourcade, M. Gabay et F. Gay

Directeur de collection :
Raymond Abellio

RECHERCHES AVANCÉES
Collection dirigée par RAYMOND ABELLIO

FAYARD

A la mémoire du Dr Johannes Heinrich Schultz, professeur de psychiatrie à l'université d'Iéna, directeur de l'institut de psychothérapie de Berlin, président d'honneur du Ier congrès mondial de sophrologie.

« *Il faut donc beaucoup apprendre pour comprendre qu'il n'y a rien à apprendre si ce n'est de comprendre.* »

EDMOND BOISSONNET

« *Pour aider, sers-toi de la parole, non de l'action.* »

SERGE POLIAKOFF

Avant-propos

C'est le professeur Alfonso Caycedo, professeur de neuro-psychiatrie à l'université de Barcelone, qui a fondé la Sophrologie en 1960. A l'heure actuelle, une confusion regrettable règne encore chez beaucoup de médecins qui pensent qu'hypnose et sophrologie sont synonymes. Rien n'est plus inexact. L'hypnose est en effet une technique permettant d'obtenir du fait du changement de niveau de conscience du patient d'importantes modifications touchant toutes les fonctions de l'organisme. La sophrologie est bien plus générale : c'est à la fois une science, une philosophie, une thérapeutique et un art dont le but essentiel est l'étude phénoménologique de tous les moyens physiologiques, physiques, chimiques capables d'agir sur la conscience humaine et de la modifier.

1° *La Sophrologie est une science :*

Son champ d'étude, extrêmement vaste, englobe au sein de la médecine psychosomatique tous les phénomènes capables de provoquer des modifications de la conscience humaine. Parmi ceux-ci se trouvent les systèmes orientaux d'entraînement comme le Zen et le Yoga qui sont des méthodes d'intégration psychophysiques remarquables se pratiquant depuis des millénaires. En plus de la psychopharmacologie moderne, elle étudie également les états de conscience obtenus dans les systèmes plus ou moins primitifs par certains peuples et certaines sectes. Son domaine s'étend donc à l'étude des techniques archaïques de l'extase des chamans, des transes cultuelles du Vaudou, du Macumba et des Machis. La Sophrologie s'occupe également des phénomènes improprement appelés hypnotiques par Braid au siècle dernier. Caycedo fait dériver la Sophrologie du Sophrosynen *dont Platon parle dans le dialogue du Charmide et qu'il définit comme étant « un état de calme et de concentration suprême de l'esprit produit par les belles paroles ». Etymologiquement « Sos » signifie harmonie, équilibre ; « phren »,* esprit ; *« logos », étude, traité.*

L'Ecole sophrologique tire son originalité de la double formation de ses membres, occidentale d'une part parce qu'ils connaissent parfaitement les phénomènes improprement appelés hypnotiques par Braid, orientale d'autre part, parce que le professeur Caycedo a vécu plusieurs années en Inde et au Japon et a pu étudier les modifications des états de conscience chez les plus grands Raja-Yogis des Himalayas, les Yogis tibétains et les maîtres du Zen japonais. De cette longue étude est née une méthode de relaxation dynamique comportant schématiquement trois degrés. Le premier est purement indien : Caycedo a sélectionné une série d'exercices préparatoires au Raja-Yoga inconnus en Occident et ayant une très grande valeur psychologique. Le second est essentiellement psychologique et met à la portée des Occidentaux certaines techniques bouddhistes recueillies par Caycedo alors qu'il vivait parmi les lamas tibétains. Comme celles du premier degré, celles-ci comportent des exercices de concentration, de méditation et de contemplation. Le troisième, enfin, est un degré Zen qui emprunte à l'Ecole Rinzay certaines techniques d'activation de la conscience à l'aide de Koans. Ces différents exercices sont tous pratiqués en groupe et dirigés par un sophrologue qui induit progressivement un état sophronique chez les exécutants. Ces derniers se trouvent placés dans un état de conscience « extraordinaire » leur permettant de ressentir avec une très grande acuité leur vécu corporel et psychique.

2° *La Sophrologie est une philosophie :*

Son but essentiel est en effet la recherche d'un équilibre de la personnalité humaine. Amenant progressivement l'individu à une meilleure connaissance de soi, elle facilite considérablement la connaissance d'autrui et le développement équilibré des relations interhumaines.

3° *Enfin la Sophrologie est une thérapeutique et un art :*

Elle offre en effet des armes thérapeutiques aux médecins qui de nos jours se voient obligés de lutter corps à corps avec l'angoisse, les névroses et les « maladies de la civilisation ».

J'ai essayé de démontrer dans cet ouvrage que grâce à ces techniques on pouvait augmenter la tolérance à l'effort des sujets ayant eu un infarctus du myocarde, libérer progressivement ceux-ci de leur angoisse et permettre ainsi leur réinsertion sociale. Mes recherches confirment celles de Boule, du Premier Institut Pavlov de médecine de Leningrad et celles d'Alexandre Yanowski de l'université de Pennsylvanie.

Docteur RAGER

Remerciements

Nous tenons à rendre hommage tout particulièrement à l'équipe de la Société centrale : les professeurs Ramon Saro, F. Pallardo, Aguirre de Garcer, les docteurs A. Isasi, J. Anadon, L. Perez-Zloker, L. G. Vincente, B. Sol et bien d'autres dont l'enseignement nous a été des plus précieux ; enfin à notre maître et ami le professeur Alfonso Caycedo, neuropsychiatre « hors série », travailleur acharné qui nous a aidé, encouragé, et auquel nous devons notre formation sophrologique.

Nous tenons à remercier pour leur aide :

Raymond Abellio,
écrivain ;

P. Boule,
médecin au Premier institut de médecine de Leningrad ;

Edmond Boissonnet,
artiste peintre (Galerie de Paris) ;

Roland Cahen,
président de la Société de psychanalyse ;

Maryse Choisy,
écrivain ;

Julius Evola,
ancien chargé de cours aux universités de Milan et de Florence ;

Milton Erickson,
Diplomate American board of psychiatry and neurology ;

Nathan Fleischer. D, Ph. Chief research psychologist Manhattan rehabilitation center, New York ;

Abraham Goldenson,
ancien professeur à l'institut international d'études hébraïques de Paris, professeur de philosophie médiévale ;

John Hartland,
Visiting psychiatrist Hallam West Bromwich, vice-president from the society for medical and dental hypnosis ;

William Kroger,
associate professor of obstetric and gynecology Chicago medical school, past president the Academy of psychosomatic medicine ;

Ainslie Meares M. D.,
B. agr. ; Sc. D.P.M., Melbourne, Australia ;

Alexander Yanowski, M. D. Sc. d.,
Lecturer on medical hypnosis, graduate school of medicine University of Pennsylvania ;

André M. Weitzenhoffer. M. D.,
Chief research psychologist, psychiatry service Veterans Administration hospital, Oklahoma City ;

Lewis R. Wolberg. M. D.
Assistant clinical professor of psychiatry New York medical college ;

ainsi que les éditions du Seuil, Doin et Payot pour les facilités qu'elles nous ont accordées.

Préface

Ce livre a une très grande importance pour la sophrologie. Il a été écrit avec une clarté et une honnêteté scientifique parfaite par un médecin qui mérite tout notre respect.

En publiant cet ouvrage, le Dr Guy Roland Rager rend un très grand service à la sophrologie, non seulement en France mais dans les autres pays où les idées de l'Ecole sophrologique avaient besoin d'être précisées. Quelques interviews télévisées, dans des programmes non scientifiques, et certains commentaires parus dans la presse à sensation avaient contribué à créer un climat inquiétant et certains malentendus à l'égard de la sophrologie, école qui, depuis sa fondation, a essayé de maintenir les normes de l'éthique et de l'honnêteté médicales. Ce livre paraît donc à un moment important historiquement et devrait permettre de réformer toutes les conceptions erronées, en donnant les bases mêmes de la pensée sophrologique orthodoxe.

Dans les premiers chapitres, l'auteur aborde les sujets difficiles du magnétisme et de l'hypnose dont il décrit les méthodes et les techniques. Tout au long de son livre, il met en parallèle les différences fondamentales entre la sophrologie, l'ancienne hypnose et certaines autres écoles, tant au point de vue théorique que pratique. Il arrive à maintenir un équilibre difficile entre les concepts anciens et les idées sophrologiques utilisant fréquemment les deux terminologies.

Il aborde ensuite l'utilisation de la sophronisation dans les différents troubles psychosomatiques en consacrant un chapitre important aux maladies cardio-vasculaires dont il est un spécialiste de réputation internationale. Dans l'étude de l'asthme, il décrit une nouvelle méthode thérapeutique associant l'aéroionisation et la sophronisation. Le Dr Rager a mis au point un appareil d'aéroionisation dont les performances sont égales à celles des appareils soviétiques. L'aéroionisation est en effet une technique de traitement très utilisée en U.R.S.S., les pionniers de cette méthode ayant été les professeurs Tchijewski de Moscou et Boulatov de Leningrad. Dans le chapitre suivant, il décrit l'effet placebo, les indications de la sophronisation en gastro-entérologie, dermatologie, chirurgie, gynécologie, obstétrique, la relaxation psychomédicale, les techniques sophroniques en odontostomatologie, la sophronisation au cours de la préparation des sports de compétition, etc., décrivant les techniques principales de sophronisation et de relaxation aussi bien individuelles que collectives ; il aborde aussi l'approche sophrologique de la pensée orientale.

Le travail du Dr Rager est très complet et se base sur les travaux les plus récents des sophrologues appartenant à différentes spécialités. En ce qui me concerne, je suis très satisfait que cet ouvrage, que je considère comme fondamental dans l'état actuel du développement de la sophrologie, ait été écrit par un médecin interniste spécialisé en cardiologie, ce qui est en accord avec l'esprit de la sophrologie qui, contrairement à ce que pensent beaucoup de médecins, n'est pas une branche de la psychiatrie.

La sophrologie aspire à conquérir un jour la place qui lui revient au sein des études médicales. Personnellement, je ne pense pas qu'elle soit appelée à devenir une spécialité supplémentaire. L'étude de la conscience humaine intéresse d'une manière directe ou indirecte toutes les spécialités médicales et paramédicales. Il est vraiment paradoxal de constater que, dans nos facultés, les futurs médecins consacrent en moyenne deux heures par jour, durant deux ans, à l'étude de l'anatomie, tandis que l'étude de la conscience humaine n'est qu'un chapitre abordé beaucoup plus tard en psychiatrie.

Il est certain que l'on commence à prêter plus d'attention à l'étude de la psychologie médicale. La sophrologie aborde l'étude de la conscience humaine comme unité phénoménologique de l'expérience de l'être humain. Ce qui veut dire que la conscience acquiert une dimension spéciale et qu'à la lumière des progrès scientifiques de la médecine contemporaine, elle peut aspirer à devenir une discipline de base des sciences médicales. Il faut tenir compte en effet du fait que la conscience transcendantale de l'homme est responsable de l'énorme différence séparant la médecine de l'art vétérinaire. A la lumière de la phénoménologie de Husserl, la psychologie, dans son sens le plus strict, ne serait rien de plus que la science des contenus de la conscience.

Le Dr Rager est l'un de ces médecins qui sont arrivés à la sophrologie par l'expérience clinique journalière. Le contact avec l'homme malade l'a mis en rapport avec toute la problématique de l'existence de l'être. Dans sa spécialité, comme dans la plupart des autres, on observe journellement les répercussions des problèmes psychiques qui sont en définitive des distorsions structurelles de la conscience. Pour Binswanger, la maladie est un « événement » dans l'existence de la personne, dans sa manière « d'être dans le monde », et le Dr Rager est, dans sa spécialité, en contact journalier avec cet « événement » dans ses manifestations les plus dramatiques. C'est vraisemblablement pour cette raison que, lorsqu'il entra dans l'école sophrologique, il se rendit compte clairement que la sophronisation est un autre « événement existentiel » d'une très grande portée thérapeutique, susceptible d'entraîner rapidement l'amélioration ou la guérison des malades. C'est un « événement » qui peut dédramatiser le pathologique et même projeter l'homme dans une nouvelle dimension de sa conscience.

L'auteur de ce livre définit avec clarté les objectifs de la sophrologie qui est, comme on le sait, une école scientifique aspirant à travailler en toute honnêteté, en toute objectivité au progrès de la médecine et au bien de l'humanité. Cette école compte des spécialistes les plus divers, et des hommes qui, comme le Dr Rager, sont ouverts à toutes les méthodes qui peuvent être bénéfiques pour leurs malades.

L'histoire de la vie du Dr Rager est par elle-même une garantie scientifique de l'ouvrage. Pendant la guerre 1939-1945 il fut l'un des plus jeunes agents de liaison des réseaux alliés, décoré de la croix de guerre avec palmes, de la médaille de la Résistance, de l'Ordre national du Mérite. Après la guerre, il devait faire ses études de médecine à Strasbourg et sa spécialité de cardiologie à Paris. Dans cette dernière ville, il fut attaché au Centre médico-chirurgical cardio-vasculaire de la Pitié, dans le service du professeur Lian, l'un des grands noms de la cardiologie mondiale, avec qui il a réalisé de nombreuses publications et participé à la rédaction du tome III du Cœur *en 1952.*

Le travail qui devait donner une réputation internationale à l'auteur de cet ouvrage a été son livre sur la balisto-cardiographie qui fut couronné par l'Académie de médecine (prix Bizard, 1957). M. Mouquin, professeur de clinique cardiologique à la faculté de médecine de Paris, devait écrire à ce sujet dans La Presse médicale.

« Familiarisé avec cette question depuis plusieurs années, riche d'une expérience acquise en Europe et aux Etats-Unis dans les laboratoires des docteurs Starr à Philadelphie, Scarborough à Baltimore et Dock à New York, en particulier, et instruit par ses travaux personnels, Rager a pu, au prix de beaucoup d'efforts et de réflexion, s'orienter parmi les difficultés de tous ordres nées de la complexité des mesures envisagées, de la multiplicité des appareils et de l'interprétation souvent ardue des tracés. Il réussit à faire un travail qui se recommande par sa clarté ; si bien qu'il est accessible aux praticiens non initiés aux travaux de laboratoires. »

A la suite de la publication de ce livre, le professeur Starr fit *nommer le Dr Rager membre émérite de l'American Ballistocardiographic Research Society. Toujours à l'avant-garde, s'intéressant aux thérapeutiques nouvelles dans sa spécialité, Rager commença à travailler en collaboration, en Allemagne, avec le professeur Lampert de l'université de Francfort et le professeur Kohler de Bad Nauheim qui furent tous deux, en Allemagne, les pionniers du traitement de l'angine de poitrine par l'application de courants continus hautement stabilisés par voie transthoracique. Ses recherches furent couronnées par l'Académie de médecine, en 1967, qui lui décerna le prix Jean Levy Bricker récompensant le meilleur travail sur le traitement de l'angine de poitrine. Le Dr Rager est aussi l'auteur de* L'Infarctus ne tue pas, *livre de vulgarisation remarquable, traduit en cinq langues, dont le professeur Pasteur Vallery-Radot a dit qu'il « devait être mis entre les mains de tous les coronariens » ; pour la première fois il y parle des applications de la sophrologie à la cardiologie. L'auteur de cette œuvre est un scientifique qui, lorsqu'il aborde un nouveau sujet et commence un travail de recherche, le mène jusqu'à son terme en dépit de toutes les difficultés. La sophrologie l'a attiré tout d'abord au cours de sa formation scientifique générale et l'a passionné ensuite par les résultats obtenus dans le traitement et dans la prévention des maladies cardio-vasculaires. Le fruit de son premier enthousiasme scientifique est ce livre que je m'honore de préfacer. Il travaille actuellement dans sa clinique de Bordeaux au traitement des névroses d'angoisse postinfarctus du myocarde et adapte les techniques sophroniques à la réhabilitation des cardiaques.*

Il a acquis sa formation sophrologique en assistant à différents cours aussi bien en France, en Suisse, qu'en Espagne où j'ai eu l'honneur de le compter comme un de mes élèves les plus appréciés autant au cours du Collège officiel de Médecine qu'à la faculté de médecine de Barcelone et aux cours de relaxation dynamique de Sitgès. Le Dr Rager a participé activement au 1er congrès mondial de Sophrologie de Barcelone et la Société centrale de Sophrologie et de Médecine psychosomatique l'a nommé professeur depuis 1969. Il a été promu récemment directeur du centre de Sophrologie de Bordeaux et est l'un des très rares Français à être membre de l'American Society of Clinical Hypnosis.

Dans l'histoire relativement brève de la sophrologie, nous avions proposé de faire débuter l'époque scientifique au congrès mondial de Sophrologie qui s'est tenu en octobre 1971 à Barcelone et qui a réuni plus de 1 400 spécialistes représentant 42 pays. Nos prévisions deviennent des réalités. Nous avions dit, en effet, que dix années après sa fondation la sophrologie commencerait à publier ses premiers travaux scientifiques. Les premières thèses de doctorat ont été soutenues, les premiers livres ont été publiés. Parmi ceux-ci, cet ouvrage représente à l'heure actuelle, avec la plus grande authenticité, la véritable pensée de la sophrologie.

Professeur ALFONSO CAYCEDO
Barcelone, mai 1972.

Chapitre 1

HISTORIQUE

Le magnétisme et l'hypnose sont vieux comme le monde. On les découvre même au sein des cultures les plus primitives de l'Antiquité et des Temps modernes. Il y avait des temples du sommeil en Grèce et en Egypte, la médecine était alors une fonction sacerdotale et les prêtres connaissaient parfaitement le magnétisme et l'hypnose qu'ils utilisaient à des fins thérapeutiques. Les druides étaient également passés maîtres dans cet art. Comme l'a écrit Bernheim : « L'hypnotisme est né du magnétisme comme la chimie est née de l'alchimie. » Qu'est-ce que le magnétisme ou mesmérisme ?

Antoine Mesmer naquit en 1734 à Weiller, en Souabe. Son père était garde forestier et voulait faire de son fils un moine. Entré dans un monastère, Antoine s'en échappe peu de temps après, il arrive à Vienne où il fait tout d'abord un peu de droit, puis se tourne définitivement vers la médecine. Il passe sa thèse de doctorat en 1766, à l'âge de trente-deux ans. Cette dernière est consacrée à l'influence des planètes sur le corps humain. Dans sa thèse, il veut démontrer l'existence d'un fluide subtil provenant du cosmos, pénétrant tous les corps et remplissant l'univers. (Sa théorie est très proche de la théorie du prana indoue.) Il baptisa cette force « le magnétisme animal » afin de montrer son analogie avec les aimants (Magnet). Il voulait démontrer qu'il y avait une action du cosmos, des astres, des planètes sur notre santé. En cela, il est certain qu'il a été un précurseur puisque les travaux des biométéorologues modernes ont démontré d'une manière formelle l'action des influences météorologiques et cosmiques sur l'organisme et la santé de l'homme. Nous avons consacré tout un chapitre à l'étude de ces phénomènes dans notre livre l'*Infarctus ne tue pas*. Mesmer fait alors des recherches sur les possibilités d'application thérapeutique des aimants et il obtient des résultats.

En 1773, sa première cure est un succès. Elle se termine en effet par la guérison d'une jeune fille souffrant de convulsions : elle est rétablie par application d'un aimant sur l'estomac et sur chaque cuisse. Il soigne, avec l'aide de cette méthode, des personnalités en renom ; en particulier le professeur Osterwald (présidant l'académie des sciences de Munich) qui souffre d'une paralysie, et Bauer affligé d'une cécité. Ses démêlés avec le jésuite Hell, qui revendique la paternité du traitement, ne font qu'augmenter sa réputation et sa clientèle, d'autant que la presse s'empare de la polémique. Plus tard, il jugera que les aimants sont superflus tout en étant efficaces et que la seule imposition des mains suffit. Il est intimement convaincu que par l'imposition des mains il transmet son propre pouvoir personnel, son « fluide ». En 1775, il rapporte ses guérisons dans une *Lettre à un médecin étranger* qui a un profond retentissement.

Le corps médical viennois est, bien entendu, rapidement hostile à ce confrère qui réussit brillamment en magnétisant et en guérissant ainsi les affections les plus diverses. Le comble est atteint avec l'affaire de la demoiselle Paradies. Dans sa clinique, Mesmer soigne cette jeune fille de dix-huit ans, aveugle, qui est la pianiste particulière de l'impératrice Marie-Thérèse. Il existe deux versions des faits : la jeune Paradies aurait été guérie et serait demeurée chez Mesmer, devenant sa maîtresse. Ses parents étant venus la chercher, la jeune Paradies refusa de partir, d'où une altercation extrêmement violente entre mère et fille et entre Mesmer et le père qui tira l'épée. Le choc provoqué par cette émotion aurait à nouveau rendu la fille aveugle. Selon une autre version, la jeune fille guérie serait retournée chez l'impératrice, mais cette dernière aurait été furieuse car elle jouait moins bien du piano ; d'autre part elle ne reconnaissait pas les objets, ne les ayant jamais vus ; enfin, elle serait redevenue aveugle au bout de quelques mois. Selon toute vraisemblance, la jeune Paradies souffrait en réalité d'une cécité hystérique, il n'est donc pas surprenant que Mesmer ait pu la guérir.

Après ce dernier scandale qui n'a pu être étouffé, Mesmer est obligé de liquider ses biens et de partir pour Paris avec, comme l'écrit très justement Dominique Barrucand, « la détermination d'un Rastignac mais avec des moyens tout autres ». Il s'installe tout d'abord place Louis-le-Grand dans un hôtel qui correspond actuellement au numéro 16 de la place Vendôme. Son succès est immédiatement considérable et sa clientèle s'accroît de telle manière qu'il lui faut trouver un moyen pour soigner de plus en plus de malades. De la thérapeutique individuelle, il passera progressivement à la thérapeutique de groupe ; en cela aussi il a été un novateur. Les thérapeutiques de Mesmer sont rudimentaires ; il ne fait guère que toucher les malades, soit directement avec la main, soit indirectement avec une baguette de fer, ou de verre. Mais il les touche en vertu d'une théorie raisonnée qui est celle de la polarité. Il reconnaît que les pôles de noms contraires calment le patient tandis que ceux de même nom l'excitent. Ses élèves désignaient ces actions par le toucher du nom de « pôles amis » ou « ennemis », c'est-à-dire qu'il était démontré à tous que le premier faisait généralement du bien, tandis que le second déterminait des crises violentes que plusieurs considéraient comme inutiles. Pour augmenter son action, Mesmer emploie également des corps ou objets magnétisés. Sa clientèle augmentant, il forme un valet « toucheur » qui impose ses mains aux malades et il finit enfin par mettre au point son fameux baquet dont le marquis de Puységur nous a donné la description :

« Le fond du baquet est composé de bouteilles arrangées entre elles d'une manière particulière, remplies d'eau magnétisée. Au-dessus de ces bouteilles, on met de l'eau jusqu'à une certaine hauteur ; des baguettes de fer, dont une extrémité touche à l'eau, sortent de ce baquet tandis que leur autre extrémité, terminée en pointe, s'applique sur les malades. Une corde, en communication avec le réservoir magnétique et le réservoir commun, lie tous les malades les uns aux autres ; ce qui, s'il existe une circulation du fluide ou de mouvements, sert à établir l'équilibre entre eux. Les patients s'appliquent donc sur la partie malades des tringles en fer et s'attachent les uns aux autres avec des cordes. Dans cette ambiance très spéciale chacun attend plus ou moins un miracle. Puis, un *piano forte* se fait entendre, accompagné parfois de chants. D'autres fois, c'est un harmonica et le maître fait son entrée vêtu d'un habit de soie lilas, impassible, olympien, hiératique, tenant dans ses mains une longue baguette de fer dont il touche les malades. Il les regarde fixement pour les magnétiser encore, impose ses mains sur leur dos ou sur leur ventre. » Les phénomènes commencent alors à se produire ainsi qu'en témoigne Bailly : « Quelques malades n'éprouvent rien, d'autres crachent, sentent une chaleur locale ou une chaleur universelle et ont des sueurs. D'autres sont agités, tourmentés par des convulsions. Ces convulsions sont extraordinaires par leur nombre, leur durée, leur force. On en a vu durer plus de trois heures. Elles sont caractérisées par des mouvements involontaires et précipités de tous les membres et du corps entier, par le resserrement de la gorge, par des soubresauts, des hypocondres et de l'épigastre, par le trouble et l'égarement des yeux, par des cris perçants, des pleurs, des hoquets et des rires immodérés. Elles sont précédées ou suivies d'un état de langueur et de rêverie, d'une sorte d'abattement et même d'assoupissement. »

Bailly précise :

« On a observé que, dans le nombre des malades en crise, il y avait toujours beaucoup de femmes et peu d'hommes ; que ces crises mettaient une ou deux heures à s'établir, et que, dès qu'il y en avait une d'établie, toutes les autres commençaient successivement et en peu de temps. »

Il est certain que nous avons ici une excellente description de crises hystériques. Bon nombre de malades de Mesmer étaient en effet des hystériques. Le succès aidant, le maître achète l'hôtel de Bouillon où il s'installe luxueusement. A l'hôtel de Bouillon quatre baquets fonctionnent en permanence. L'un d'entre eux, situé à l'écart, est gratuit et réservé aux pauvres ; ce baquet, qui est pris d'assaut et qui semble moins efficace que les autres, étant insuffisant, Mesmer a l'idée de magnétiser le tilleul qui se trouve au milieu d'une petite place au bout de la rue du Coq-Héron ; c'est là que les gens viennent tous les jours s'attacher à l'arbre par des cordes et attendent qu'il se passe quelque chose. Si l'on en croit les témoignages oculaires de l'époque, très souvent les crises se produisaient et beaucoup de malades étaient guéris. Comme l'a fait remarquer Dumont, ces crises ne sont pas sans ressemblance avec les transes cultuelles ou encore avec l'hystérie collective déclenchée par les concerts de certaines « idoles ». Les malades retrouvaient leur équilibre, grâce à ces crises. Pour Mesmer, en effet, aucune maladie ne pouvait guérir sans crises. Il accusait la médecine d'empêcher, par les drogues, l'évolution spontanée des maladies, évolution déterminée par le magnétisme naturel. Dans le traitement public, on observait seulement des bâillements, des gémissements, des sanglots, des rires immodérés chez les uns, mais, chez les plus nerveux, particulièrement les femmes, des spasmes violents, des contractions, et souvent de très violentes attaques de nerfs : les malades se roulaient par terre, se contorsionnaient, frappaient violemment le sol avec les mains et les pieds au risque de se contusionner grièvement. Mesmer fit donc matelasser une chambre voisine de celle des baquets, dans laquelle on fit transporter les malades dès que la crise éclatait ; là ils pouvaient crier, se contorsionner, se convulsionner, sans danger de se blesser. Pour Mesmer, seuls certains individus privilégiés sont capables de distribuer leur fluide grâce à un sens mystérieux : « Un sens intérieur qui est en relation avec l'ensemble de l'univers et qui pourrait être considéré comme une extension de la vue. »

Très vite, l'hôtel de Bouillon devint le rendez-vous du Tout-Paris mondain. La reine Marie-Antoinette elle-même vint assister incognito à des séances de baquet. Comme l'a écrit Barrucand : « Il devient de bon ton de retenir pour l'après-midi une place au baquet et pour le soir une loge au théâtre. » Mesmer, de 1778 à 1780, fréquente de nombreux salons, essayant toujours de persuader les médecins officiels de venir contrôler le bien-fondé de sa thérapeutique. Son étoile monte de plus en plus, il a ses entrées à la Cour où il compte admiratrices et protecteurs : Mme de Lamballe, le prince de Condé, le duc de Bourbon et le marquis de La Fayette. Il essaie de rallier à sa cause les milieux scientifiques, mais son succès y est beaucoup plus restreint ; le magnétisme est défendu, il est vrai, par Laplace et Cuvier, mais la Faculté de médecine est absolument hostile. Seul Deslon, l'un de ses premiers disciples, s'y est fait le défenseur des thèses mesmériennes. Deslon est un allié de poids. Il est en effet l'un des régents de la Faculté de médecine et le premier médecin de Monseigneur le comte d'Artois (futur Charles X).

Pour essayer de vaincre les résistances des savants, Mesmer publie à Paris et à Genève, en 1779, un premier mémoire sur *La Découverte du magnétisme animal,* petit livre de quatre-vingt-six pages dans lequel il promet d'exposer sa doctrine quand le moment sera venu ; il raconte les guérisons qu'il a obtenues par l'application de sa méthode, cite des observations, mais ne relate en réalité que des faits historiques. Néanmoins, à la fin de l'ouvrage, il résume l'essentiel de sa doctrine en vingt-sept propositions. Ce mémoire, qui n'eut pas un très grand retentissement dans l'opinion et encore moins auprès des médecins, fut néanmoins le point de départ de la lutte violente qui se déroula au cours des années suivantes entre les partisans et les ennemis du magnétisme animal. Avec son sens extraordinaire de la publicité et de l'intrigue, Mesmer mit tout en œuvre pour attirer l'attention de l'opinion publique sur ses travaux. Son traitement public, réservé aux indigents, où les malades accouraient très nombreux de tous les coins de France, lui assurait une très importante notoriété. Bientôt le mouvement fit tache d'huile en province, grâce à ses disciples qui se groupaient en « sociétés harmoniques », et gagna l'Allemagne et la Suisse.

Le pasteur calviniste Lavater, initié par Mesmer au magnétisme, organisa de nombreuses conférences et dirigea d'innombrables cures magnétiques. Il enseignait que le magnétisme animal est une force bienfaisante d'origine divine dont la connaissance n'a été révélée qu'à certains initiés. Mesmer, n'arrivant pas à obtenir la réunion d'une commission de médecins pour vérifier le bien-fondé de sa méthode, décida de frapper un grand coup. Il annonça officiellement qu'il allait quitter la France. Ce faisant, il savait très bien que ses protecteurs à la Cour et ses amis très dévoués et puissants, comme l'avocat Bergasse, le conseiller Duval d'Estresmenil, le savant Court de Gébelin atteint d'une maladie incurable et que Mesmer a spectaculairement amélioré, allaient tout faire pour le retenir. Le moment paraissait d'autant plus propice que le bruit courait dans Paris que la reine Marie-Antoinette elle-même venait se faire soigner incognito à l'hôtel de Bouillon. Le roi fit alors savoir à Mesmer qu'il était prêt à lui accorder une pension de dix mille livres pour l'instruction de ses élèves, à condition que trois d'entre eux puissent être choisis par le gouvernement lorsque sa méthode aurait été reconnue officiellement. Mesmer refusa. A l'instigation de la reine Marie-Antoinette, de nouveaux pourparlers eurent lieu. On parla d'une rente viagère de vingt mille livres, on lui offrit un terrain, un château, à condition qu'il divulguât officiellement sa méthode. Nouveau refus de Mesmer qui partit pour Spa où il séjourna pendant quelques semaines. Ses amis, aussitôt, redoublèrent d'activité. L'avocat Bergasse et le financier Kormann fondèrent une société : « Société magnéto-thérapique », société par actions. Il fut convenu qu'elle réunirait au moins cent élèves, qu'ils recevraient une instruction complète, s'engageant toutefois sur l'honneur à ne pas divulguer le secret. Ainsi fut constituée la « société de l'Harmonie » qui groupait cent quarante élèves. Mesmer revint à Paris. Il organisa les cours, les conférences, et son fameux secret fut enfin divulgué. Le procédé de vendre une découverte scientifique, si découverte il y avait, n'est peut-être pas très noble mais n'a rien de déshonnête, comme l'a fait remarquer Durville. Ce qu'il y a de particulièrement remarquable c'est que tous les élèves de Mesmer, à l'exception de Berthollet, se déclarèrent satisfaits de l'enseignement reçu. C'est surtout par les membres de la société de l'Harmonie que nous connaissons les détails de la doctrine de Mesmer, car celui-ci a relativement peu écrit, si ce n'est des lettres et des brochures par lesquelles il répondit aux attaques auxquelles il était en butte. Le premier ouvrage important qui fut publié à ce sujet est celui de Caullet de Vaumorel, médecin de la Maison de Monsieur, sous ce titre : *Le Secret dévoilé ou aphorisme de Mesmer,* dicté à l'ensemble de ses élèves (Paris, 1875).

Pendant le séjour de Mesmer à Spa, le docteur Deslon se substitua à lui et eut son propre baquet. On assista aussitôt à une scission de la clientèle féminine. Mondain, élégant, disert, Deslon plaisait beaucoup. Ce fut bientôt l'affrontement. Les admiratrices « enragées » de Deslon imaginèrent d'inviter Mesmer à un récital de piano dont la vedette n'était autre que Mlle Paradies qu'elles avaient fait venir de Vienne et qui était toujours aveugle. Mais Deslon lui-même avait eu maille à partir avec ses collègues de la Faculté de médecine auprès desquels il s'était fait le champion du magnétisme animal. L'installation de son baquet avait suscité de violentes critiques et on lui avait enjoint de cesser cette activité sous peine de radiation de la Faculté. Deslon en avait conçu une vive amertume. Sa réussite aidant, il se crut de taille à affronter ses adversaires et intrigua pour obtenir la création d'une commission chargée d'examiner la valeur scientifique du magnétisme animal. Ce dernier devenait donc un véritable problème d'Etat.

Louis XVI décida de nommer deux commissions. La première était mixte et comprenait quatre médecins de la faculté de médecine de Paris (Borie, Salin, Guillotin, Darcet) et cinq membres de l'Académie des sciences parmi les plus illustres (Benjamin Franklin, Lavoisier, Le Roi, Bailly, de Borie). La deuxième commission était uniquement médicale, composée de membres de la Société royale de médecine (Poissonier, de Jussieu, Caille, de Mauduyte et d'Andry).

Deslon fait un exposé théorique devant les membres de la première commission qui tous se font magnétiser et ne notent rien de particulier. On fait une autre tentative sur sept malades choisis « dans la classe du peuple », puis avec sept autres choisis « dans la Société ». Les résultats obtenus sont nuls. Une femme, à qui l'on fait croire que Deslon la magnétise à travers une porte derrière laquelle il ne se trouve pas, présente une crise absolument typique. Comme le mentionne Barrucand, les rapports tirés par l'imprimerie royale à plus de quatre-vingt mille exemplaires sont diffusés dans toute la France. Les commissaires ont décrit les phénomènes ; ils ont d'ailleurs très objectivement admis les guérisons, mais ils ont réfuté catégoriquement l'existence du magnétisme animal dont il est impossible de donner une preuve matérielle. Bailly conclut : « Ayant enfin démontré par des expériences décisives que l'imagination sans magnétisme produit des convulsions et que le magnétisme sans imagination ne produit rien, rien ne prouve l'existence du fluide magnétique animal... » ; et il se croit obligé d'ajouter que « les attouchements, l'action répétée de l'imagination pour produire les crises, peuvent être nuisibles ; que le spectacle de ces crises est dangereux, porte à l'imitation et que, par conséquent, tout traitement public où les moyens du magnétisme sont employés ne peut avoir à la longue que des effets funestes ». A ce rapport était annexée une note confidentielle réservée à Sa Majesté et concernant les bonnes mœurs. Cette note eut autant de lecteurs que le rapport lui-même.

Les conclusions de la deuxième commission qui est, elle, uniquement composée de médecins, sont identiques : « Les effets produits par ces prétendus moyens de guérison sont tous dus à l'imitation et à l'imagination. » De Jussieu cependant ne signa pas ce rapport. Il en rédigea un, personnel, où il reconnaissait incontestablement certaines guérisons et demanda que l'on étudie d'une manière systématique ce qu'il appelait la médecine « d'attouchements ». Mesmer était furieux ; comme l'a justement écrit Jean Dauvin, il considérait qu'on avait jugé sa doctrine sur des démonstrations d'un dissident, d'un contrefacteur qui ne connaissait de sa méthode que le dehors. La partie était définitivement perdue pour Mesmer. Deslon devait mourir deux ans après la publication des rapports et Mesmer se retira à Mersbourg, petite ville au bord du lac de Constance, où il continua à soigner les pauvres. En 1812, le roi de Prusse lui offrit une chaire d'enseignement du magnétisme animal à Berlin, mais il déclina cette offre. Il devait mourir le 5 mars 1815. Dans le petit cimetière de Mersbourg sa tombe est toujours fleurie. L'œuvre de Mesmer a été poursuivie par ses élèves ; leurs théories ont évolué : de physiologiques, elles sont devenues psychologiques.

LE MARQUIS DE PUYSÉGUR

Le marquis Armand-Marc-Jacques Chastenet de Puységur naquit à Paris en 1751. Il était issu d'une vieille famille de l'Armagnac qui donna à l'Armée plusieurs grands chefs militaires. Il se distingua pendant la campagne d'Espagne. Colonel à l'âge de vingt-sept ans il fut élevé au grade de maréchal de camp (général de brigade). Ayant fait siennes les idées de la Révolution, il aurait pu parvenir aux plus hautes fonctions de l'Etat s'il n'avait préféré étudier le magnétisme.

En effet, dès l'arrivée de Mesmer à Paris, il devint l'un de ses disciples les plus fidèles et les plus assidus et mit en pratique l'enseignement du Maître. Il employa tout d'abord le baquet, puis il remplaça bientôt ce dernier par un arbre, car il existe déjà dans celui-ci « un mouvement vital » qu'il croit pouvoir augmenter par ses attouchements. « Mouvement vital » que l'arbre doit transmettre aux malades. Des cordes sont fixées aux branches et descendent jusqu'à terre ; les malades assis sous l'arbre tiennent l'extrémité des cordes dans leurs mains ou enroulent la corde autour de leur corps et les effets ne tardent pas à se produire. Ce traitement semble beaucoup plus doux que celui du baquet. Les crises sont beaucoup moins violentes, plus espacées et de Puységur lui-même ne croit pas que ces crises soient absolument indispensables au rétablissement de la santé. Il écrit même : « Les chambres de crises que l'on devrait plutôt appeler " enfer à convulsions " n'auraient jamais dû exister. » Pour lui, lorsque les crises surviennent, il ne faut pas quitter le malade : « Il ne faut quitter son malade que lorsqu'il est dans un état de tranquillité. » En 1789 toutes les sociétés harmoniques seront dissoutes et le marquis de Puységur, isolé, passera toutes les années noires de la Révolution dans son domaine, à Buzancy, poursuivant ses recherches sur le magnétisme.

C'est en mai 1784 qu'il magnétise un jeune paysan se prénommant Victor, souffrant d'une fluxion de poitrine. A son grand étonnement, au bout de huit minutes de magnétisation il voit ce dernier s'endormir d'un sommeil tout à fait différent du sommeil ordinaire. Dans une lettre qu'il adresse à la société de l'Harmonie, quatre jours après la première observation, il relate les faits de la façon suivante :

« Il parlait, et s'occupait tout haut de ses affaires. Lorsque je voyais ses idées devoir l'affecter d'une manière désagréable je les arrêtais et cherchais à lui en inspirer de plus gaies. Il ne fallait pas pour cela de grands efforts. Alors je le voyais content, s'imaginant tirer un prix, danser à une fête, etc. Je nourrissais en lui ses idées et par là je le portais à se donner beaucoup de mouvement sur sa chaise comme pour danser sur un air que je lui faisais répéter tout haut en chantant mentalement. Par ce moyen, j'occasionnais dès ce jour-là au malade une sueur abondante. »

De Puységur venait de découvrir l'état de somnambulisme tout en mettant l'accent sur le rôle de la suggestion. Par la suite, il devait observer que ce sujet témoignait dans son sommeil d'une prescience extraordinaire concernant la marche de sa maladie et de celle des autres. C'est lui qui le premier utilisa le terme de « clairvoyance » après avoir constaté que les malades mis en état de somnambulisme, et touchant d'autres malades, peuvent définir très exactement l'organe atteint. « C'est, dit le malade, une sensation véritable que j'éprouve dans un endroit correspondant à la partie qui souffre chez celui que je touche » ; et Puységur écrit ailleurs : « Tout malade dans cet état, bien dirigé par un magnétiseur expérimenté, non seulement connaît la cause, juge des symptômes et annonce le terme de ses maux, mais indique encore les moyens qui peuvent aider la nature au travail de sa guérison. » Nier que ces facultés existent en lui parce qu'on ne peut les concevoir n'en détruit pas la réalité. Les disciples du marquis de Puységur, très nombreux jusqu'à la veille de la Révolution, vont, comme l'a écrit Barrucand, « répandre à travers la France cette nouvelle forme de mesmérisme où l'oracle est non plus le magnétiseur mais le magnétisé en état de somnambulisme ».

DELEUZE

Deleuze naquit à Sisteron en 1753. Il fut nommé aide-naturaliste au Jardin des Plantes et choisi par les membres de cet établissement comme secrétaire. Il fut par la suite nommé bibliothécaire du Museum d'histoire naturelle en 1825. Ayant eu vent des expériences du marquis de Puységur, son premier réflexe fut celui du scepticisme. Les observations du marquis de Puységur lui semblaient relever de la plus pure invention. Ayant appris que l'un de ses amis était allé voir Mesmer et que ce dernier lui avait appris à magnétiser avec succès, il résolut d'aller voir Mesmer à son tour pour s'initier aux techniques de magnétisation. De retour chez lui, il fit de nombreux essais sur des malades et, ayant obtenu des résultats satisfaisants, il se livra d'une manière intensive à l'étude et à la pratique du magnétisme. Pour lui, l'agent magnétisme est un fluide impondérable comme la chaleur, la lumière ; il appartient en propre à l'organisme vivant et peut être extériorisé par la volonté. Ce fluide est le principe vital qui est responsable de la vie, de la santé. Ce fluide augmente chez le malade les forces médicatrices de la nature et favorise les crises qui tendent à expulser les principes morbides causes de la maladie. Pour Deleuze, on doit toujours favoriser le développement des crises, ne jamais essayer de les entraver. La lucidité des somnambules permet de diriger le traitement. Selon Deleuze, au cours de la première crise de somnambulisme il faut avant tout poser au malade les questions suivantes : « Vous fais-je du bien ? Combien de temps voulez-vous dormir ? Quand faut-il vous magnétiser de nouveau ? Voyez-vous votre mal ? » Dans la marche de ce traitement, le magnétiseur doit se laisser guider par le somnambule lucide. Il ne s'agit là cependant, comme l'a fait remarquer Barrucand, que d'une minorité de cas traités puisque seulement un sujet sur vingt est capable d'entrer en état de somnambulisme et qu'un somnambule sur cinq seulement présente des phénomènes de clairvoyance.

En 1819, Deleuze publie une histoire critique du magnétisme qui connaît un certain retentissement. Il est en effet alors bibliothécaire du Museum d'histoire naturelle, connu par de nombreux travaux : il a traduit *Les Amours des plantes* de Darwin (1799), *Les Saisons* de Thomson ; il a publié *Eudoxe ou entretiens sur l'étude des sciences.* En 1824, il écrit un nouveau livre, *Instructions pratiques sur le magnétisme,* où, d'une part, il codifie les techniques et, d'autre part, précise toutes les indications qui sont très larges.

LE BARON DU POTET

Il est certain qu'en 1825 le magnétisme connaît un nouveau regain de faveur. On voit des magnétiseurs expérimenter dans des services hospitaliers, tel le baron du Potet qui, en 1820, à l'Hôtel-Dieu, devant Husson, obtient la guérison spectaculaire d'une jeune femme présentant des vomissements incoercibles. Cet exploit lui ouvre les portes du service de Recamier à l'Hôtel-Dieu. Du Potet n'a pas de théorie personnelle originale ; comme Deleuze et de Puységur, il admet que les effets du magnétisme tiennent à deux causes distinctes ; au fluide et à l'âme, à la matière et à l'esprit, mais il donne la prépondérance à la première. Il est donc animiste contrairement aux mesmériens stricts qui sont fluidistes. Pour eux, en effet, c'est le fluide universel qui est le seul agent responsable du pouvoir magnétique et c'est uniquement lui qui opère la guérison. Du Potet travaille également avec les docteurs Georget, Rostand et Bertrand à la Salpêtrière.

LA FONTAINE

Né en 1803, à Vendôme, La Fontaine mourut à Genève en 1892. Après avoir étudié le magnétisme il parcourut la France en faisant des démonstrations publiques sur les scènes de théâtre et en traitant les malades. En 1841, il organisa des séances publiques de magnétisme à Manchester. C'est même avec lui, sur une scène de théâtre, que Braid fit la première observation qui servit de pierre angulaire à sa doctrine. Sa réputation de thaumaturge lui valut les pires ennuis en Italie : l'Eglise l'accusa d'imitation impie des miracles du Christ ; il fut emprisonné puis relâché par le roi Ferdinand de Naples qui lui rendit la liberté, à condition toutefois « qu'il ne rende plus la vue aux aveugles et l'ouïe aux sourds ». Il put cependant obtenir une audience particulière de Pie IX et, après une discussion très longue, le pape admit qu'il n'y avait aucune imitation des miracles du Christ. Il le félicita et l'encouragea en lui disant : « Monsieur La Fontaine, nous espérons vivement que pour le bien-être de l'humanité le magnétisme sera diffusé partout. »

NOUVEAU JUGEMENT DE L'ACADÉMIE

En 1826, l'Académie royale de médecine désigna une nouvelle commission pour enquêter sur le magnétisme animal. C'est Husson qui, en remplacement de Laennec malade, fut nommé rapporteur. Pendant six ans il va multiplier les expériences et lorsqu'il déposera son rapport, ce dernier sera tellement favorable que les académiciens stupéfaits et consternés décideront de ne pas le publier par crainte de ridicule. Husson, en effet, avait accumulé des expériences extrêmement spectaculaires de magnétisation à distance et de clairvoyance. La commission accepta le don de double vue, de diagnostic en état de somnambulisme.

de prévisions, de lecture les yeux bandés. Le triomphe des magnétiseurs ne fut que de courte durée car, en 1837, l'Académie nomma une nouvelle commission dont le rapporteur, Dubois, fit diligence. C'était un adversaire confirmé du magnétisme animal. Les expérimentations furent menées tambour battant et Dubois nia tout en bloc : depuis l'existence du magnétisme animal jusqu'à celle de l'état de somnambulisme. L'Académie, sur la proposition de Burdin, offrit un prix de 3 000 F aux sujets capables de lire un poème écrit sur une feuille de papier enfermée dans une boîte opaque. Aucun des candidats n'ayant pu remplir les conditions de l'épreuve, le prix Burdin ne fut pas décerné.

ELLIOTSON

La condamnation par l'Académie de médecine devait pour un temps réaliser l'accord de la médecine officielle, mais la thèse du magnétisme animal n'en restait pas moins très populaire ainsi que ses champions, tel le baron du Potet. Banni des hôpitaux qui lui étaient désormais fermés, il partit pour l'Angleterre et rallia à sa cause un jeune chirurgien, le Dr John Elliotson, qui fut très impressionné par ses récits d'interventions chirurgicales indolores pratiquées sur des sujets en état de sommeil magnétique. Passionné par les révélations de du Potet, Elliotson se mit au travail et réalisa des interventions chez des sujets en état de sommeil magnétique. Elliotson était un chirurgien extrêmement coté, professeur au Royal English College, à Londres, président de la Société royale de médecine et de chirurgie. Ces pratiques mesmériennes lui valurent immédiatement les critiques les plus virulentes de ses confrères. Il fut attaqué par le conseil de l'Université qui prétendit lui interdire les anesthésies par sommeil magnétique dans son propre service. Très courageusement, Elliotson démissionna de son poste de professeur à l'Ecole de médecine et de celui de médecin des hôpitaux. Avec l'aide de quelques amis et de quelques mécènes, il installa un hôpital mesmérique dans Fitzroy Square et fonda une revue baptisée *Zoist* qui avait pour but de propager les théories du magnétisme animal. Dans ce journal, qui ouvrit ses colonnes à d'éminents auteurs tels que Herbert Spencer, les histoires cliniques de cures mesmériques, médicales et chirurgicales, furent minutieusement rapportées. On y discuta également phrénologie et clairvoyance. Et dépit des attaques virulentes du *Royal College of physicians,* il multiplia ses cours et conférences, créa deux hôpitaux supplémentaires, les Mesmeric hospitals de Dublin et Edinburg. Au Mesmeric hospital de Dublin, le docteur Parker fit deux cents interventions chirurgicales sous sommeil magnétique. Les résultats obtenus, qui furent extraordinaires, n'en furent pas moins contestés par les officiels qui poussèrent la bêtise jusqu'à déclarer, lorsque l'un des assistants de Parker réussit une amputation d'un membre sous sommeil magnétique et sans douleur, que le patient était un imposteur et qu'il avait été dressé à ne pas souffrir.

JAMES ESDAILE

Le chirurgien James Esdaile, natif de Perth, en Ecosse, pratiqua la chirurgie aux Indes, à Calcutta, et fut un grand admirateur d'Elliotson dont il avait lu toutes les publications. En avril 1845, il tenta sa première intervention, une hydrocèle, sous sommeil magnétique et il réussit. Convaincu et conquis, Esdaile allait désormais se donner à fond à la mesméro-anesthésie. Il réalisa ainsi plus de deux mille interventions dont trois cents majeures. En dépit de ses succès, l'accueil réservé aux travaux d'Esdaile par le collège médical de Calcutta fut des plus réservés. Ses collègues affirmaient que les patients opérés n'étaient que des imposteurs. Mais Esdaile fit front. Il convoqua des journalistes et opéra devant eux, leur permettant ainsi de vérifier qu'il n'y avait pas d'imposture, mais que les malades étaient opérés sous mesméro-anesthésie, sans aucune souffrance. Les membres du collège médical de Calcutta furent tournés en ridicule par la presse et la renommée d'Esdaile devint telle que le gouvernement du Bengale décida d'ouvrir pour lui un hôpital, le Mesmeric hospital, où il soignerait maintenant, à côté des pauvres gens et des paysans qui constituaient sa première clientèle, des gens des classes plus aisées. Ayant accompli les vingt années de service aux colonies, prévues par son contrat, Esdaile devait rentrer en Angleterre. Dès son retour, il fut persécuté par ses confrères :

les membres de la British Medical Association estimaient qu'il était monstrueux de supprimer les phénomènes douloureux pendant les interventions chirurgicales, la souffrance étant à leurs yeux l'expression de la volonté divine. Bel exemple d'imbécillité confraternelle et ordinale, mais il est vrai que, dans ce domaine, même au XXe siècle, la mentalité du corps médical a fort peu évolué. Esdaile se retira en Ecosse où il devait mourir à l'âge de cinquante et un ans. Son frère devait publier son livre, *Mesmerism in India*, après sa mort. Dans cet ouvrage, il rapporte minutieusement toutes les observations de ses interventions chirurgicales sous sommeil magnétique et les applications du magnétisme à la médecine. Les Julian Press ont réédité ce livre il y a quelques années sous le titre *Hypnose en médecine et en chirurgie*.

Rappelons qu'à l'époque d'Esdaile les chirurgiens se lavaient plutôt les mains après l'intervention chirurgicale qu'avant ; la mortalité postopératoire par suite d'infection était de l'ordre de 30 à 50 p. 100. Esdaile, avant de venir à la mesméro-anesthésie, avait une mortalité postopératoire de l'ordre de 50 p. 100 du fait de complications infectieuses. Or, à son grand étonnement, lorsqu'il commença à utiliser la mesméro-anesthésie il constata que les complications infectieuses tombaient à 5 p. 100. Ce phénomène très curieux, et pour lequel on n'a pas encore trouvé d'explication, a été constaté par tous ceux qui ont fait de la chirurgie sous hypnose depuis.

L'ABBÉ DE FARIA

L'abbé de Faria est né dans l'enclave portugaise de Goa, dans les Indes orientales, en 1755. Jusqu'en 1813 sa vie nous est pratiquement inconnue. C'est à cette époque qu'il ouvre un cours public de magnétisme à Paris, qui connaîtra un succès temporaire. Mais, bientôt, le « bramine de Faria », comme il s'intitule lui-même, subit des échecs dont le plus retentissant nous est rapporté par Marrin dans son livre *L'Hypnoptisme théorique et pratique*, édité à Paris en 1899. Marrin nous y raconte que les procédés utilisés par de Faria étaient très voisins de ceux de l'hypnotisme moderne : « Pourquoi devint-il ridicule du jour au lendemain ? C'est qu'un comédien ayant feint de s'endormir au commandement de de Faria se leva tout à coup en riant et en s'écriant : « Eh bien ! Monsieur l'Abbé, si vous magnétisez les gens comme m'avez magnétisé moi, vous ne faites pas dormir grand monde, je me suis moqué de vous ! » Cette histoire se répandit comme une traînée de poudre dans tous les salons parisiens et discrédita le bramine de Faria qui suspendit ses cours de magnétisme public et se retira pour écrire un traité dont la mort devait interrompre la parution : *De la cause du sommeil lucide ou étude de la nature de l'homme* (1819). Comme l'a fait remarquer Caycedo, le fondateur de la sophrologie, dans la curieuse histoire du magnétisme et de l'hypnotisme, le concept de « suggestion » a acquis un rôle prépondérant grâce à l'abbé de Faria, à Braid et à l'école de Nancy. « Le mérite, écrit Schultz, d'avoir reconnu et employé pour la première fois la suggestion verbale dans toute sa signification, est dû à un moine portugais qui s'appelle lui-même le bramine Faria. »

Dans l'intéressante biographie qu'écrivit sur l'abbé le prix Nobel portugais Agaz Monis, celui-ci insiste sur le grand mérite de de Faria qui, au début du siècle dernier, a tenté une révision des concepts du magnétisme mesmérien et des idées au sujet du somnambulisme. Les techniques utilisées par de Faria sont au nombre de trois, et dans tous ces procédés c'est la suggestion qui occupe la première place. Son premier procédé est très comparable à celui que Bernheim utilisera plus tard : le sujet choisi est placé confortablement sur un siège, on lui recommande de fermer les yeux, de concentrer son attention en pensant uniquement au sommeil ; au bout d'un certain temps de Faria lui commande brutalement : « Dormez ! » Et les sujets les plus sensitifs entrent en état de transe hypnotique légère ; le réveil sera obtenu par le simple commandement : « Réveillez-vous ! » Il s'agit donc là d'une technique utilisant la suggestion verbale. Si cette technique échoue, de Faria utilise une technique de fixation qui consiste à demander au sujet de se concentrer sur sa main ouverte ; l'opérateur déplace très progressivement sa main, la rapprochant de plus en plus du front du sujet. Celui-ci ferme alors ses paupières et entre en état de transe hypnotique légère. Dans ce procédé, c'est surtout la concentration et la fixation du regard qui jouent le rôle principal. Enfin, si ces deux techniques échouent, il a recours à une technique d'attouchements : il touche légèrement les personnes aux tempes, à la base du nez, dans la région précordiale, dans la région du diaphragme, aux deux yeux et aux deux pieds. « L'expérience me démontra, dit l'abbé de Faria, qu'une légère pression de ces parties provoque toujours une concentration suffisante pour l'abstraction des sens. » Là encore, c'est la suggestion qui est en cause. Comme le fait remarquer Agaz Monis, ces pratiques sont encore utilisées aujourd'hui avec de petites variantes et il est certain que l'abbé de Faria a découvert le premier la suggestion hypnotique, car Braid ne publiera son livre *Neuro-hypnology* que trente ans plus tard, en 1843. « Indiscutablement, dit Agaz Monis, on doit à l'abbé de Faria la découverte du procédé suggestif de l'hypnose. C'est à lui aussi que revient la gloire d'avoir décrit les manœuvres physiques coadjuvantes qui furent employées après lui avec de légères modifications. » Il est absolument incontestable que, en dépit des railleries de ses contemporains, de Faria a non seulement découvert l'importance de la suggestion hypnotique, mais également décrit d'une manière précise, le premier, les suggestions posthypnotiques et insisté sur l'utilité des suggestions thérapeutiques. Il a de même parfaitement décrit l'anesthésie hypnotique chirurgicale.

BRAID

C'est au cours d'une de ses tournées en Angleterre que La Fontaine rencontre à Manchester James Braid, qui est alors l'un des chirurgiens de la ville venus assister aux représentations de La Fontaine et flairant une supercherie. A la première séance, il s'étonne que les sujets puissent duper le public aussi facilement. Intrigué, et désireux de confondre celui qu'il considère comme un charlatan, il revient à une autre démonstration publique de La Fontaine quelques jours plus tard, résolu à démasquer l'imposture. Il est surpris de constater cette fois-ci la réalité de certains phénomènes, en particulier l'impossibilité pour les sujets d'ouvrir leurs paupières ; une troisième démonstration emporte sa conviction. Rentré chez lui, il essaie de provoquer sur son entourage les mêmes phénomènes et se rend très rapidement compte qu'en faisant fixer un objet à quelqu'un pendant un certain temps on provoque une fatigue oculaire entraînant la fermeture des paupières, le sujet tombant dans un état de sommeil spécial. Il en conclut qu'il s'agit là d'un phénomène purement psychologique, qu'il baptise « catalepsie palpébrale », et il écrit : « La fixité soutenue du regard, en paralysant les centres nerveux des yeux et leurs dépendances et en détruisant l'équilibre du système nerveux, produit le phénomène. »

Braid publiera ses observations en 1843. Voulant lutter contre l'élément magique et théâtral de son époque et démythifier le mesmérisme, il baptise le sommeil nerveux, obtenu par fixation, « hypnotisme ». Il le décrit comme étant un état particulier du système nerveux déterminé par des manœuvres artificielles, état particulier amené par la concentration de l'œil mental et visuel sur un objet. Pour lui, la provocation de l'hypnose est due, d'une part à une cause physique (fixité prolongée des yeux sur un objet entraînant une paralysie par épuisement des muscles releveurs des paupières et destruction de l'équilibre du système nerveux), d'autre part à une cause psychique (fixité d'attention de l'esprit absorbé par une pensée unique). Sa méthode peut donc se définir ainsi : concentration sur un point et monoïdéisme. L'expérience amène Braid à attribuer à l'élément psychique une nette prédominance sur l'élément physique : « Les sujets exercés deviennent susceptibles d'être affectés entièrement par l'imagination. Chez les individus très sensibles, la simple supposition que l'on fasse quelque chose capable de les endormir suffit par produire le sommeil. » Braid constate que l'hypnose obtenue par ce procédé n'est pas un état identique chez les mêmes sujets, ce n'est pas toujours un sommeil profond : « C'est plutôt une série d'états différents, susceptibles de varier indéfiniment, depuis la rêverie la plus légère avec excitation ou dépression des fonctions, jusqu'au coma profond avec absence complète de connaissance et de volonté. » Husson lui-même, dans son rapport, avait écrit que le sommeil magnétique n'est pas toujours un sommeil complet et Braid ajoute judicieusement : « A parler rigoureusement, le mot hypnotisme devrait être réservé aux sujets seuls qui, en effet, tombent dans le sommeil et qui oublient au réveil tout ce qui s'est passé dans cet état. Quand celui-ci fait défaut, il n'est question que d'assoupissement et de rêverie. Il serait donc à propos d'établir une terminologie répondant à ces modifications. En effet, parmi les sujets susceptibles de guérison par hypnotisme, à peine un sur dix arrive-t-il jusqu'à la phase du sommeil inconscient. Le mot hypnotisme peut alors les induire en erreur et leur faire croire qu'ils ne tirent aucun profit d'un procédé dont les effets caractéristiques évidents ne paraissent pas être ceux qu'indique leur qualification. » En dépit de ces considérations, Braid propose de donner le nom d'hypnose à la production du sommeil artificiel quand il y a perte de la mémoire. Il résulte de cette conception de Braid, comme l'a fait remarquer Bernheim, que l'état qu'il a appelé hypnotique n'est pas indispensable à l'obtention des effets thérapeutiques. Braid applique en effet sa méthode à la thérapeutique comme Mesmer et ses successeurs y avaient appliqué le magnétisme. Il procède encore par manipulations et non par suggestion. En effet, la suggestion thérapeutique lui est totalement inconnue.

Les travaux de Braid n'ont pas de profond retentissement en Angleterre où ils se heurtent immédiatement à la réticence de la British Medical Association. En 1843, il publie son premier livre appelé *Neuro-hypnology* qui sera traduit en français sous le titre de *Sommeil névrotique.* Ce n'est que par la suite que Braid se rendra compte que l'hypnose est très différente du sommeil normal et il regrettera d'avoir utilisé ce nouveau vocable.

DURAND DE GROS

C'est seulement en 1859 qu'une communication du professeur Azam, de Bordeaux, à la Société de chirurgie de Paris appela l'attention sur l'hypnotisme et lui donna un assez grand retentissement. On fit, à l'exemple d'Azam, quelques expériences d'hypnotisation dans les hôpitaux, par fixation d'un point brillant, pour obtenir le sommeil anesthésique. Par ce procédé, les chirurgiens recherchaient avant tout un moyen d'anesthésie chirurgicale permettant de remplacer le chloroforme. Il y eut des tentatives heureuses, d'assez nombreux échecs, et l'on dut reconnaître que si l'analgésie absolue et durable s'obtient parfois, elle est relativement exceptionnelle, surtout chez des sujets impressionnés par l'attente d'une opération. Le braidisme ne fut l'objet que d'une curiosité éphémère. On n'y vit que l'analgésie sans soupçonner les autres phénomènes. Il tomba donc dans l'oubli en dépit des travaux très importants d'un de ses défenseurs, le Dr Durand de Gros, plus connu sous le pseudonyme de Philips. Proscrit du 2 Décembre, Philips est arrivé en Amérique en 1849 et mène de front des études sur l'hypnotisme et sur les relations de l'âme et du corps. Il publie en 1855 un livre, *Electro-dynamisme vital, ou les relations physiologiques de l'esprit et de la matière.* En 1860 il donne à Paris un premier cours théorique de braidisme qu'il publiera en 1860 sous le titre de *Cours théorique et pratique du braidisme ou hypnotisme nerveux*, toujours sous le nom de Philips. Ce livre est infiniment plus intéressant et plus important que le premier et, pour Barrucand, il marque une étape importante dans l'histoire de l'hypnose, son auteur se montrant non seulement un précurseur de l'Ecole nancéenne mais également de la pensée pavlovienne et du courant psychosomatique contemporain. Très schématiquement, Durand de Gros définit deux stades dans l'induction hypnotique. Le premier, ou stade hypotaxique, est essentiellement d'inspiration braidique. Pour lui, ce qui intervient dans la fixation du regard c'est essentiellement « la fixité de l'attention et la concentration de la pensée ». Bref, la concentration et le monoïdéisme réalisent un état très proche de l'abstraction sensorielle et servent à préparer le second stade qui, lui, est beaucoup plus important. Celui-ci, baptisé « idéo-plastique », est celui où l'on peut agir par la suggestion dans un but thérapeutique : « La deuxième et dernière partie de l'opération a pour but d'appliquer la force nerveuse, accumulée dans le cerveau, à développer des modifications fonctionnelles spéciales qu'on se propose de réaliser. » Comme l'a souligné Barrucand, l'œuvre de Durand de Gros, quoique parfois confuse, est riche d'hypothèses fécondes et de vues originales, particulièrement dans le domaine des corrélations somatiques et psychiques. Dès 1855 il définit ainsi la psychosomatologie : « L'histoire naturelle des relations anatomiques et physiologiques existant entre l'âme et le système organique. » Pour lui, l'hypnotisme est avant tout un moyen d'approche de la psychosomatologie, l'un des moyens que possède l'homme, spécialement le médecin, de mieux connaître ses semblables. Il déplore que le médecin, en règle générale, ne s'attache qu'à l'aspect purement somatique de son art. Il est le premier à avoir entrevu les possibilités d'une médecine psychosomatique si importante au XXe siècle.

LIÉBAULT ET L'ÉCOLE DE NANCY

En 1859, le grand clinicien Velpeau publie à l'Académie des sciences l'observation d'une incision d'un abcès de l'anus chez un malade opéré sous hypnose par Broca. Cette communication incite le Dr Liébault à reprendre les travaux de Braid. Liébault, après des études extrêmement solides à la faculté de médecine de Strasbourg, où il sera interne des hôpitaux à l'âge de vingt-cinq ans, s'installera comme médecin de campagne dans les faubourgs de Nancy. Esprit très curieux, il s'intéressera dès 1848 à l'hypnose et au magnétisme. Il a en effet été un très grand magnétiseur ainsi que le prouvent les publications qu'il a faites dans la *Revue du Magnétisme* d'Hector Durville. Il soigne gratuitement par hypnose bon nombre de malades et acquiert rapidement une solide réputation de guérisseur, ce qui lui vaut l'inimité de tous ses confrères locaux. En 1866 il publie son premier livre : *Du sommeil et des états analogues considérés surtout au point de vue de l'action du moral sur le physique.* Le retentissement de ce livre est pratiquement nul : cinq exemplaires vendus en cinq ans. Mais Liébault soigne et guérit par hypnose une malade de Bernheim atteinte d'une sciatique rebelle. Bernheim est alors depuis douze ans professeur de clinique médicale à Nancy et s'intéresse aux problèmes de l'hypnotisme et de l'hystérie. Très intrigué par le résultat obtenu par Liébault, il se décide à lui rendre visite et il est bien obligé, en dépit de son scepticisme, de se rendre à l'évidence : le sommeil hypnotique est une réalité, l'hypnose est une arme thérapeutique d'une valeur certaine.

En 1883, Bernheim fait connaître Liébault au monde médical, ainsi que sa doctrine et sa pratique. A la conception psychophysique de l'hypnotisme, Liébault va substituer celle du sommeil provoqué par la suggestion. Pour produire ce sommeil, les manipulations, dites « magnétiques », de Mesmer et de ses successeurs ne sont pas indispensables encore qu'elles constituent, comme l'ont montré les auteurs soviétiques contemporains, une technique d'induction de l'hypnose parfaitement valable. La fixation d'un point brillant au-dessus des yeux, comme le préconisait Braid, n'est pas non plus nécessaire ; pour lui, c'est la suggestion qui est tout. Liébault, tout en se faisant encore regarder dans les yeux par le sujet (pour fixer son attention), l'invite à dormir en lui annonçant les principaux symptômes qui préludent au sommeil : la pesanteur des paupières, l'engourdissement du corps, l'isolement du monde extérieur. Ces symptômes, il les répète plusieurs fois d'une voix douce, monotone, quelquefois impérative. Par ces suggestions répétées, l'idée de dormir s'insinue peu à peu dans l'esprit et finit, comme l'a écrit Bernheim, par se réaliser, quelquefois en peu de secondes, d'autres fois en peu de minutes. L'image psychique du sommeil évoque l'acte du sommeil.

La suggestion, dit Liébault, est la clé du braidisme. Pour lui, du moins dans ses publications officielles, il n'y a pas de fluide magnétique, il n'y a pas d'action physique hypnotisante, il n'y a que l'action psychique, l'idée. Il substitue donc la théorie psychique pure à la théorie fluidique de Mesmer et à la théorie psychophysiologique de Braid. Pour lui, tous les phénomènes constatés sous hypnose (l'anesthésie, la catalepsie, la suggestibilité, l'hallucinabilité) sont fonction du sommeil provoqué. Ce sommeil, pour Liébault, est identique au sommeil naturel ; il n'en diffère que par le fait que le sujet endormi par l'opérateur reste en rapport avec ce dernier et peut être influencé par lui. Mais cette différence n'en est pas une car on peut souvent, par la parole, se mettre en rapport avec son sujet endormi spontanément en lui parlant doucement, sans le réveiller, et l'on peut alors déterminer chez lui les mêmes phénomènes que ceux du sommeil provoqué. Ces phénomènes sont dus à la suggestibilité normale exaltée dans la concentration psychique du sommeil.

Liébault s'est lourdement trompé : le sommeil hypnotique n'a rien de commun avec le sommeil normal. Il eut évidemment le mérite d'avoir érigé en système une véritable méthode de psychothérapie suggestive pendant le sommeil provoqué. Comme l'a remarqué Bernheim, nous avons vu que Mesmer et ses successeurs avaient constaté la vertu thérapeutique du magnétisme animal, attribuée à l'influence du fluide. Braid faisait de l'hypnotisme thérapeutique, mais il procédait par des manipulations destinées essentiellement à produire des modifications circulatoires ou une activité des organes qu'il jugeait utiles dans certaines maladies. Il faisait ainsi, très probablement, de la suggestion sans le savoir. Liébault, le premier après de Faria, a recours à la suggestion verbale pendant le sommeil hypnotique. Comme l'a écrit Bernheim : « Il endort par la parole, il guérit par la parole, il met dans le cerveau l'image psychique du sommeil, il cherche à y mettre l'image psychique de la guérison. La suggestion peut en effet réaliser de la douleur, de l'anesthésie, de la contracture, de la paralysie ; si elle peut créer ainsi de toute pièce des troubles fonctionnels il est logique de penser qu'elle peut aussi atténuer, voire faire disparaître, des troubles existants. Puisqu'elle est capable de neutraliser une douleur réelle provoquée expérimentalement, il est très probable qu'elle peut aussi neutraliser les phénomènes douloureux provoqués par une maladie. » Cette idée très simple qui devait, comme l'a écrit Bernheim, s'imposer à l'esprit de l'expérimentateur, Liébault le premier l'a systématiquement appliquée à la thérapeutique, exagérant quelque peu, il faut le dire, la portée pratique de sa doctrine. Ainsi, tandis que le modeste médecin de province continuait son œuvre, ignoré de tous, le magnétisme, l'hypnotisme, le somnambulisme provoqué même, étaient rejetés par la science classique surtout depuis la deuxième condamnation de l'Académie de médecine.

En 1873, Charles Richet reprit d'une manière très minutieuse et très systématique l'expérimentation et publia dans le journal de Robin, en 1875, un article sur le somnambulisme provoqué qui fit sensation dans les milieux médicaux et détermina un grand regain d'intérêt pour l'hypnose. Liébault s'étant lié d'amitié avec Bernheim se joignit à lui, fondant ainsi l'école de Nancy qui devait acquérir une réputation mondiale, surpassant celle de la Salpêtrière. Liébault subira de plus en plus l'ascendant de Bernheim et finira par faire siennes les théories de son « cher Maître ». Au début, Liébault avait pensé que le sommeil provoqué par suggestions ne différait pas du sommeil naturel, que les mêmes phénomènes dits hypnotiques pouvaient être provoqués dans celui-ci. Puis, petit à petit, nous le verrons soutenir qu'il n'y a pas d'hypnotisme mais uniquement de la suggestion ;

c'est-à-dire qu'il n'y a pas d'état spécial artificiel anormal que l'on peut qualifier d'hypnose ; il n'y a que des phénomènes de suggestion exaltés que l'on peut produire dans le sommeil naturel ou provoqué. Etre hypnotisable, pour Bernheim, ne signifie pas être hystérique, comme le voudraient les médecins de la Salpêtrière, ou même névropathe. Tous les êtres normaux sont hypnotisables, à des degrés divers, car les degrés de suggestibilité varient considérablement suivant les individus. Le pourcentage de sujet réfractaires est relativement faible.

En 1884, Bernheim publie son premier livre intitulé *De la suggestion dans l'état hypnotique et dans l'état de veille*, où il expose ses théories. D'emblée, il se dégage des anciennes théories. Les phénomènes de suggestion ne sont pas fonction d'un état magnétique (Mesmer) ni d'un état hypnotique (Braid), ni d'un sommeil provoqué (Liébault), ils sont fonction des propriétés physiologiques du cerveau qui peut être actionné même à l'état de veille (la suggestibilité). Son élève Brullard donne du sommeil hypnotique la définition suivante : « Pour nous, le sommeil hypnotique provoqué est un état absolument physiologique se rencontrant chez l'homme sain et dont on retrouve l'analogue dans le sommeil naturel, dans les états intermédiaires (la rêverie, la méditation), dans le somnambulisme naturel et même à l'état de veille. De plus, le sommeil hypnotique dans toutes ses manifestations est un, c'est-à-dire qu'on peut le diviser en périodes, en états distincts. » L'école de Nancy agit donc sur le psychisme pour arriver au phénomène physique. Pour Bernheim, le fait d'imaginer tel ou tel état psychique, physiologique, sensoriel tend à entraîner la réalisation effective de cet état. Pour les « Nancéens », tous les phénomènes sont donc d'origine psychologique. Il est assez curieux de constater cependant que le Dr Liébault devait faire paraître, dans le journal du magnétisme d'Hector Durville, un article intitulé « Extériorisation de la force neurique » ; il y fait état de toute une série de guérisons obtenues par magnétisation de nourrissons chez lesquels il ne pouvait être question d'influence par suggestions verbales. Dans la préface de cet article Liébault écrit :

« Je regarde maintenant comme hors de doute, et c'est ce qui résulte de cet écrit, que le magnétisme animal est plus complexe qu'on ne le croit, et qu'on doit déjà l'envisager sous les deux points de vue qui, depuis un siècle, ont divisé ses adeptes en deux fractions opposées : les partisans du fluide et ceux de l'imagination, en tant que ces deux choses sont regardées comme les causes des phénomènes produits artificiellement sur autrui. Ce ne serait pas un mince progrès si ces deux différentes manières de voir étaient enfin acceptées l'une et l'autre ; car elles permettent de rendre raison de faits nombreux qui, auparavant, paraissaient inexplicables par un seul. Quoique magnétiste, psychologue et longtemps adversaire de la théorie du fluide par externation, il ne m'est plus possible de penser que certains phénomènes ne soient pas dus à l'action d'un organisme sur un autre sans aucune intervention de la pensée consciente du sujet ni mise en expérimentation. Une part de vérité est dans les deux camps et il est temps qu'on cesse de s'y accuser tour à tour d'être dupe de convictions imaginaires, et qu'on finisse par s'entendre. »

Cette publication devait lui attirer les foudres du professeur Bernheim ; ce dernier, à la fin de sa carrière, pense avoir démontré que le sommeil n'est pas indispensable à la manifestation des phénomènes hypnotiques : contracture, hallucinabilité, obéissance passive. Ces phénomènes peuvent être réalisés par suggestions à l'état de veille, sans sommeil. Liébault n'admet pas la réalité de ces faits et continue à soigner ses malades avec ses techniques hypnotiques. A la fin de leur carrière les deux maîtres de l'Ecole nancéenne resteront sur leurs positions.

JEAN-MARTIN CHARCOT ET L'ÉCOLE DE LA SALPÊTRIÈRE (1878-1884)

Comme l'a très justement remarqué Georges Guillain dans son ouvrage sur Charcot, si les travaux de ce dernier sur l'hystérie et les névroses furent l'objet de critiques assez souvent erronées, il semble bien, par contre, que ses recherches sur l'hypnose, la métalloscopie, la métallothérapie, publiées par lui-même ou par ses collaborateurs, aient soulevé des objections parfaitement justifiées. Lorsqu'il commence à s'intéresser à l'hypnose, en 1878, Charcot est arrivé au faîte de sa carrière. Il est une des gloires de la médecine française. Ses travaux de neurologie lui ont acquis une réputation internationale. En 1872 il succédera à Vulpian à la chaire d'anatomopathologie et ses travaux de neurologie lui vaudront, en 1882, d'être titulaire de la première chaire mondiale de neurologie. A cette période de son existence, Charcot, qui avait été le pionnier de la méthode anatomoclinique et qui était très organicien dans ses conceptions, fut attiré par la philosophie, la psychologie et l'étude des mécanismes des fonctions cérébrales. Comme l'a noté Guillain, il choisit, en dehors de ses élèves, des collaborateurs appartenant aux disciplines philosophiques et écrivit ces lignes : « Jusqu'à présent on s'est habitué à mettre la psychologie à part, on l'enseigne au collège, mais c'est une petite psychologie à l'eau de rose qui ne peut servir beaucoup. C'est une autre psychologie qu'il faut créer. Une psychologie renforcée par des études pathologiques auxquelles nous nous livrons. » Cette partie de l'œuvre de Charcot n'en est pas moins entachée de ce que le professeur Pierre Marie a appelé charitablement « une légère défaillance ». Les raisons profondes de cette défaillance sont faciles à comprendre. Comme l'a écrit Guillain, « Charcot a eu le tort de ne pas surveiller ses expériences. Il assurait le matin son service d'hôpital avec une régularité et une conscience exemplaires. Mais, comme tous les médecins de cette génération, il ne revenait pas dans son service l'après-midi. Ce furent donc ses chefs de cliniques, ses internes, ses assistants qui préparaient les malades, les hypnotisaient, organisaient les expériences. » Charcot n'a jamais hypnotisé personnellement un seul malade, pour la bonne raison qu'il ignorait tout des techniques hypnotiques et, qui plus est, n'avait jamais exercé la moindre surveillance sur la préparation des expériences ; par conséquent, il était absolument incapable d'en percevoir les insuffisances et les causes d'erreurs éventuelles. Il eut enfin le tort de donner ses leçons sur l'hypnotisme devant un public non médical. Axel Munthe, écrivain suédois qui fit une partie de ses études de médecine à Paris, dans sa jeunesse, raconte dans son *Livre de San Michele* ses souvenirs de la Salpêtrière au temps de Charcot. Les chapitres 18 et 19, il est vrai, ont été expurgés dans certaines éditions françaises pour ne pas nuire à la mémoire du « grand homme ». Axel Munthe y décrit admirablement l'ambiance de l'amphithéâtre de Charcot qui était devenu le rendez-vous mondain du Tout-Paris comme autrefois l'hôtel de Mesmer. On y côtoyait des hommes politiques, des journalistes, des acteurs, des actrices et quelques médecins. Les leçons du maître ressemblaient beaucoup plus à des représentations du Grand Guignol qu'à une consultation médicale. Stanislas de Guaita lui-même écrit dans un de ses livres :

« Les hypnographes parisiens ne sont peut-être pas à citer pour modèles. Ceux de l'école de la Salpêtrière particulièrement — M. Charcot en tête — font à vrai dire grand tapage et l'on va voir que je parle au propre comme au figuré ; l'appellation d'amphithéâtre dont ils décorent l'une des scènes de leurs exploits est un mot trop long de moitié. Ils soignent la mise en scène avec une sollicitude paternelle : pas d'étalage qui leur répugne, aucun accompagnement orchestral qui leur soit étranger, pas plus celui du tam-tam ou du gong chinois prodigués dans leurs expériences que celui de la réclame la plus dithyrambique et la plus brillante consentie par le plus grand nombre d'entre eux, pour ne pas dire encouragée de tous. »

Guillain lui-même reconnaît que Charcot « eut aussi le tort de faire ses cliniques sur la grande hystérie et sur l'hypnotisme non seulement pour les médecins mais aussi pour un public non médical. Les leçons, je l'ai déjà dit, attiraient les gens du monde, des acteurs, des littérateurs, des magistrats, des journalistes. La présentation des sujets en état de léthargie, de catalepsie, de somnambulisme, de sujets présentant des crises violentes, ressemblait trop à une véritable mise en scène théâtrale. »

Charcot était essentiellement neurologue, il n'était pas psychiatre, et, comme l'a dit très justement Daco, en tant que neurologue il s'occupait de la physiologie de l'hypnotisé, de ses mouvements et de ses réflexes, et passait complètement à côté des phénomènes psychologiques. Comme nous l'avons déjà dit, il ignorait tout des techniques d'induction de l'hypnose, n'ayant jamais hypnotisé lui-même un seul malade. La question qui se pose alors est de savoir où ses internes, ses assistants, ses chefs de clinique avaient appris à hypnotiser. Si l'on en croit le professeur Janet, les élèves de Charcot étaient en relation constante et suivaient des cours de magnétisme au Palais-Royal chez un magnétiseur professionnel très connu, le marquis de Puyfontaine, ce qui explique pourquoi l'on retrouve chez certains élèves de Charcot des techniques d'induction qui sont purement mesmériennes, chez Richet en particulier. La doctrine de Charcot a été analysée par Richet dans sa thèse publiée en 1878 : « Etude clinique de la grande hystérie ou hystéro-épilepsie. » Charcot, qui expérimente surtout chez des hystériques, considère l'état hypnotique développé chez eux comme une véritable névrose constituée essentiellement par trois états nettement différenciés et que l'on peut transformer l'un en l'autre au moyen de différents artifices techniques.

Premier état : c'est l'état léthargique. Il s'obtient soit par fascination (fixation du regard sur un objet brillant), soit par compression des globes oculaires à travers les paupières baissées. Il est caractérisé essentiellement par l'apparence d'un sommeil profond, la résolution musculaire, l'anesthésie complète, l'abolition de la vie intellectuelle. Les suggestions sont en effet impossibles à ce stade. Mais on observe une hyperexcitabilité neuromusculaire : tout muscle excité par pressions ou par frictions légères se contracte immédiatement.

Le second état est l'état cataleptique. Les membres restent immobilisés dans l'attitude qu'on leur donne. Pour faire passer le sujet de l'état léthargique à l'état cataleptique, il suffit de lui soulever les paupières. Si un œil est ouvert, le côté correspondant entre en catalepsie, l'autre restant en léthargie inerte. Une impression sensorielle soudaine et intense (bruits de tam-tam, coups de gong) peut d'emblée provoquer la catalepsie. Le cataleptique garde les attitudes que l'on donne à ses membres et il est sensible à la suggestion.

Troisième état : c'est l'état somnambulique qui peut être obtenu par la fixation du regard et par diverses pratiques. On transforme la léthargie ou la catalepsie en somnambulisme en exerçant sur le vertex ou sur le sommet de la tête des frictions légères. Cet état est caractérisé par une anesthésie plus ou moins marquée, par une hyperactivité des sens et surtout par le fait que le sujet en somnambulisme est hallucinable et apte à toutes les suggestions. On peut transformer en sens inverse le somnambulisme en catalepsie, en ouvrant les yeux du sujet en léthargie, en les fermant, et en comprimant légèrement les globes oculaires. Ces trois phases constituent ce que Charcot a appelé « le grand hypnotisme ou grande névrose hypnotique ».

A côté du grand hypnotisme il y a de petits hypnotismes dont les phénomènes sont moins tranchés, comme il y a la grande hystérie et les états hystériques mineurs. Les élèves de Charcot ont aussi repris les travaux de Burck sur la métallothérapie et sur le traitement par les aimants. Ils ont cru démontrer l'existence de phénomènes de transfert par l'aimant, dont Bernheim donne l'exemple suivant : « Voici par exemple un sujet hypnotisé ; je lève son bras gauche verticalement et je le mets en catalepsie dans cette attitude. Et j'applique alors un aimant sur le bras droit. Au bout d'un certain nombre de secondes, le bras droit se lève verticalement et se met en catalepsie alors que le bras gauche tombe inerte. Il y a eu transfert de la catalepsie au côté en rapport avec l'aimant. » On peut de même transférer la contracture, la paralysie, l'anesthésie, tous les phénomènes provoqués dans l'état hypnotique. L'aimant transfère aussi les anesthésies sensorielles (cécité, surdité psychique, hallucinations unilatérales de l'oreille, de l'odorat, du goût) d'un côté à l'autre. Ce transfert aura lieu sans l'intervention de la suggestion par un simple phénomène physique ou physiologique dû à l'aimant. Or, Bernheim a démontré formellement que l'hypnotisme de la Salpêtrière n'existe pas, que ces phénomènes divers ne se produisent pas quand le sujet ne sait pas qu'ils doivent se produire. La suggestion seule et l'imitation les ont réalisés. Comme Jean Dauven l'a très justement fait remarquer, Babinsky, qui fut le champion des transferts à l'aide de gros aimants, se déjugea très vite et se rallia à la suggestion, attribuant l'appellation grecque de « pithiatisme » (guérissable par la persuasion) au phénomène « dont la mise en scène effectuée sous ses ordres avait fait les beaux jours de la Salpêtrière ». A cette époque, régnait également, à côté de la magnétothérapie, la métallothérapie prônée par le Dr Burck. Elle finit après une longue période de scepticisme par être expérimentée dans les hôpitaux parisiens et les membres de la Société de biologie lui reconnurent une action « esthésiogène », c'est-à-dire qu'elle restaurait la sensibilité perdue par un trouble fonctionnel et augmentait la force musculaire. On étudia la vertu des différents métaux et l'on vit nos métallothérapeutes déclencher ou faire disparaître des attaques d'hystérie suivant le métal mis au contact du sujet. L'Institut devait accorder une récompense tardive à Burck, le couvrant ainsi d'honneurs. Bernheim, cependant, après une expérimentation minutieuse, démontra que la vertu thérapeutique des métaux était purement suggestive, portant ainsi un nouveau coup à l'école de la Salpêtrière. Comme l'écrit Guillain :

« Je ne puis dissimuler toutefois une question qui s'est posée souvent à mon esprit. Il y avait autour de Charcot des assistants d'une haute valeur scientifique, doués d'un esprit critique pénétrant, d'une valeur morale absolue. Il me paraît impossible que plusieurs d'entre eux n'aient pas eu de doutes sur la sincérité des sujets, n'aient pas compris l'invraisemblance de certains faits. Pourquoi n'ont-ils pas mis Charcot en garde ? La seule explication que je conçois, avec toutes les réserves qu'elle comporte, c'est qu'ils n'ont pas osé alerter Charcot, craignant les réactions violentes du Maître que l'on appelait le César de la Salpêtrière. »

Charcot lui-même, un peu tardivement d'ailleurs, finit par se rendre compte, peu avant sa mort, que le terrain sur lequel il s'était engagé était fort peu solide ; aussi prit-il la décision de reprendre dans son ensemble la question de l'hystérie et de l'hypnotisme. Malheureusement, souffrant d'une insuffisance coronarienne sévère, il devait mourir à peu de temps de là d'un infarctus du myocarde.

FREUD ET L'HYPNOSE

Sigmund Freud, à l'âge de vingt-neuf ans, devait (grâce à une bourse) passer six mois à Paris dans le service de Charcot. Il échappait ainsi à ses maîtres viennois et venait s'initier à la neurologie auprès du médecin prestigieux qui non seulement s'occupait des névroses dont tout le monde se désintéressait mais encore traitait certaines d'entre elles par l'hypnose. Il vint donc grossir les effectifs nombreux des assistants du Maître ; il pourra constater ce qu'il appellera plus tard « la réalité et la légalité des phénomènes hystériques », dont Charcot lui-même avait pressenti et même affirmé qu'ils étaient dus à « des idées ». Freud fut très marqué par son séjour parisien. Il raconte dans son livre, *Ma vie et la psychanalyse*, une séance de magnétisme où la pâleur mortelle du sujet en état de catalepsie l'avait convaincu de la réalité des phénomènes hypnotiques. « Bientôt après, dit-il, cette manière de voir trouva son prolongement scientifique, ce qui n'empêchera pas les professeurs de psychiatrie de déclarer, pendant longtemps encore, que l'hypnose est une charlatanerie périlleuse et de mépriser très haut les hypnotiseurs. »

Il est très surprenant de constater qu'avant de partir pour Paris Breuer, un éminent neuropathologue viennois à qui l'on doit la découverte du réflexe de Hering-Breuer (l'un des éléments du contrôle nerveux de la respiration), avait donné à Freud une observation capitale dans l'histoire de l'hypnose et celle de la psychanalyse puisqu'elle comporte deux clés très importantes, celles du traitement d'une malade hystérique, Bertha Pappenheim, par l'hypnose. Cette malade, jeune, fort belle, très intelligente, souffrait d'une névrose hystérique grave se manifestant par des troubles polymorphes, dégoût des aliments, contracture des membres, anesthésie. Elle fut soignée sous hypnose par Breuer. En état de transe hypnotique elle se mit à parler et Breuer l'encouragea à se confier à lui. Avec stupéfaction, il constata alors que chaque symptôme de la névrose hystérique de Bertha avait été provoqué par une émotion et qu'il disparaissait lorsque la malade revivait l'incident qui avait provoqué le traumatisme affectif. Bertha Pappenheim appelait cette méthode de libération sous hypnose sa *talking-cure* ou sa *chimney-sweeping* (ramonage de cheminée). Breuer baptisa cette méthode la « catharsis », ce qui signifie en grec « purification ou soulagement de l'âme ». Freud était intimement convaincu de la valeur thérapeutique de cette méthode qui, pour être efficace, devait faire revivre au malade ses émotions réelles, de manière à lui permettre de s'en libérer lui-même. Breuer venait de faire une découverte capitale : celle du mécanisme du refoulement. Il ne devait s'en rendre compte que quatre ans plus tard. Grâce à l'abaissement du niveau de conscience provoqué par l'hypnose, on pouvait faire resurgir des souvenirs refoulés et emmagasinés dans l'inconscient :

« L'hypnose avait recouvert un jeu de force qui maintenant se dévoilait et dont la compréhension donna à la théorie un fondement solide. On pouvait voir clairement que tout ce que le malade avait oublié, refoulé avait été sur le moment considéré par lui comme pénible, douloureux, ou honteux... C'est justement parce que c'était honteux ou douloureux que cela avait été oublié et rejeté dans l'inconscient. Afin de le faire redevenir conscient il fallait surmonter chez le malade quelque chose qui se défendait, il fallait déployer soi-même des efforts et accepter de faire pression sur celui-ci, de le contraindre. L'effort à fournir par le médecin était évidemment à la mesure de la résistance du malade. »

Ainsi donc, Breuer et Freud venaient de trouver que les hystériques souffraient essentiellement de réminiscences, que les réminiscences refoulées dans l'inconscient étaient capables d'engendrer des troubles graves susceptibles d'être supprimés par l'hypnose. Breuer devait découvrir, à quelque temps de là, une deuxième clé extrêmement importante en psychanalyse : le phénomène de transfert. Rendant visite à Bertha Pappenheim, qu'il croyait guérie, il eut la stupéfaction d'entendre la malade lui faire une déclaration d'amour et de constater qu'elle présentait des signes évidents d'une grossesse nerveuse dont il avait été l'agent bien involontaire. C'était une caricature de transfert. Robert Mauge, dans son excellent livre sur Freud, donne du transfert la définition suivante : « Le transfert est un phénomène dans lequel le malade reporte sur l'analyste (c'est-à-dire le médecin qui est en train de le psychanalyser) des sentiments, des attitudes qu'il a eus autrefois dans des moments qu'il est maintenant en train d'évoquer pendant les séances d'analyse. Ces attitudes peuvent être très diverses. Ce peut être un sentiment amoureux, mais aussi, au contraire, une attitude hostile, un violent ressentiment par exemple. »

Pendant l'été 1889 Freud viendra à Nancy pour parfaire sa technique hypnotique assez rudimentaire. « Je vis, dit-il, le vieux et touchant Liébault à l'œuvre auprès des pauvres et des enfants de la population prolétaire. Je fus témoin des étonnantes expériences de Bernheim sur ses malades d'hôpital et c'est là que je reçus les plus fortes impressions relatives à la possibilité de puissants processus psychiques demeurés cependant cachés à la conscience de l'homme. »

Par la suite, Freud devait se détourner de l'hypnose pour diverses raisons ; d'une part parce qu'il ne dominait pas cette technique ; qu'il redoutait les phénomènes transférentiels sauvages qui avaient failli causer de sérieux ennuis à Breuer ; qu'il était hostile à la suggestion hypnotique, la considérant comme un acte magique constituant un véritable viol de la personnalité du malade ; enfin, qu'il reprochait à cette méthode un nombre non négligeable d'échecs. En effet, se contentant simplement de traiter les symptômes suivant la technique chère à Libault, il s'aperçut rapidement que la disparition d'un symptôme était souvent suivie de l'apparition d'un nouveau symptôme de substitution. L'expérience acquise grâce à l'hypnose persuada Freud que le malade avait en lui tous les éléments de sa guérison et que le problème consistait à les lui faire exprimer librement, à l'aider à libérer son inconscient. Partant de ces constatations, Freud élabora sa méthode dite d'association libre, base de la psychanalyse, qui devait constituer l'un des événements intellectuels les plus marquants de la première partie de ce siècle. En effet, dans la civilisation où nous sommes, il ne peut plus être question à l'heure actuelle de contester ou de discuter la psychanalyse ; elle est dans les pays occidentaux un fait culturel tellement généralisé que, quelles que soient les critiques que l'on puisse lui adresser sur un plan purement théorique, il est absolument indispensable d'en connaître les tenants et les aboutissants, cela d'autant plus que toutes les explications psychologiques et psychopathologiques, que nous retrouvons dans les différents champs d'une pratique psychologique, procèdent directement ou indirectement des explications psychanalytiques. Contrairement à la plupart des autres méthodes psychothérapiques, elle a l'avantage d'être un corps de savoir psychologique relativement bien organisé ; en cela elle se laisse beaucoup mieux appréhender que la psychothérapie en général qui se définit comme l'utilisation thérapeutique de moyens psychologiques ; utilisation qui est extrêmement vaste, allant depuis des techniques comme la simple suggestion jusqu'à des techniques relationnelles et éducatives parfois assez mal décrites d'ailleurs. On peut donner de la psychanalyse une définition en trois points :

a) C'est une méthode d'investigation d'un certain nombre de processus mentaux habituellement inaccessibles à l'observation ; les processus inconscients qui n'apparaissent pas dans le dialogue habituel normal d'homme à homme sont étudiés à l'aide de techniques spéciales qui sont les techniques psychanalytiques, à savoir l'analyse des rêves par exemple, l'analyse des actes manqués. Il convient, avant de critiquer la psychanalyse, de se rappeler que l'investigation psychanalytique, la mise au jour de cette dimension inconsciente de l'individu, est ce qui a systématiquement agrandi notre horizon culturel au cours des cinquante dernières années, tant dans la poésie que dans la littérature et la peinture.

b) La psychanalyse est une technique de traitement qui s'adresse à certaines névroses particulières. C'est une thérapeutique longue, difficile, onéreuse, demandant beaucoup de temps. Les patients qui peuvent bénéficier d'une psychanalyse sont donc une extrême minorité par rapport à l'ensemble des sujets présentant des difficultés névrotiques. On a calculé qu'un psychanalyste qui travaillerait dix heures par jour toute sa vie ne pourrait traiter que trois cents malades. Il est vrai qu'à présent les techniques, appelées par Caycedo « *sophromnésiques* », permettent d'obtenir des résultats infiniment plus rapides et d'écourter singulièrement les cures ainsi que l'ont montré les travaux de l'éminent psychanalyste Jungien Rolland Cahen.

c) La psychanalyse est un corps de savoir psychologique, une théorie psychologique, une tentative d'explication de l'homme tout entier, une théorie cherchant peut-être de façon un peu plus précise que les précédentes à cerner une partie de la vérité ; à cet égard, elle est contestable et contestée comme n'importe quelle théorie, mais elle apporte dans cette dimension de l'inconscient des vues nouvelles, originales. Elle représente donc dans ce sens une tentative de systématiser la connaissance que nous avons de l'homme.

LE DÉCLIN DE L'HYPNOSE EN FRANCE

Pierre Janet :

L'hypnose ne devait guère survivre longtemps à la mort de Charcot. N'étant plus combattue, on s'en désintéressa et on l'abandonna progressivement. Son déclin fut encore accéléré par l'apparition de la psychanalyse et des anesthésiques. Un seul homme continuera à l'étudier et à la défendre : Pierre Janet, ancien élève de Normale supérieure, agrégé de philosophie. Il se passionne déjà pour l'hypnose. Il réalisera avec le Dr Gibert des expériences remarquables d'hypnose à distance qui auront alors un profond retentissement. En 1889, à l'âge de trente ans, il passe une thèse de doctorat de lettres sur l'automatisme psychologique. Il est nommé à Paris où il enseignera la philosophie dans plusieurs lycées et deviendra un familier du service de Charcot. Il prépare son doctorat en médecine et, en 1893, passera sa thèse de doctorat sur les troubles mentaux des hystériques. Son jury de thèse sera présidé d'ailleurs par Charcot. Il deviendra par la suite directeur du laboratoire de psychologie à la Salpêtrière et sera nommé en 1902 professeur au Collège de France. Comme l'a très justement écrit Barrucand, l'apport de Janet a été des plus féconds dans ses recherches sur la psychogénèse de l'hypnose, sur la psychothérapie et sur la médecine psychosomatique dont il peut être considéré comme l'un des fondateurs. D'ailleurs, il convient de souligner qu'avant Freud et Breuer il avait compris toute l'importance des traumatismes affectifs refoulés dans l'inconscient et leur rôle dans le déclenchement de certains troubles organiques. Dans sa thèse, il écrit textuellement, page 187 : « Il faudrait passer en revue toute la pathologie mentale et peut-être même une partie importante de la pathologie physique, pour montrer tous les désordres psychologiques et corporels que peut produire une pensée persistant ainsi en dehors de la conscience personnelle. » C'est lui qui, le premier, a décrit d'une manière très précise le phénomène d'abaissement du niveau mental au cours des états hypnotiques.

Pour Janet, le phénomène essentiel de l'hypnose est une suppression du contrôle personnel, la baisse du niveau mental entraînant une diminution notable du sens critique permettant l'implantation de la suggestion et sa transformation en action ou en croyance : « Ce qui est curieux, ce qui constitue la découverte essentielle faite par les magnétiseurs et les hypnotiseurs, c'est que nous pouvons, d'une manière artificielle, grâce à certains procédés qui reproduisent la fatigue et l'émotion, amener expérimentalement cette dépression momentanée et l'utiliser pour faire naître les impulsions que nous désirons. L'idée que nous faisons pénétrer dans l'esprit au moment favorable, quand la puissance de réflexion est épuisée, devient l'objet d'un assentiment immédiat et se transforme en impulsion. »

Janet insistera tout au long de sa carrière sur le fait que l'hypnose ne doit pas être envisagée comme une thérapeutique isolée, ne pouvant s'attaquer qu'exceptionnellement à la cause du mal ; elle n'a qu'un pouvoir curatif très limité. Reprenant l'analyse de 3 500 dossiers de névropathes soignés par hypnose, il ne totalisera que 250 cas franchement améliorés ou guéris par cette thérapeutique. Aux détracteurs de l'hypnose qui reprochent à cette méthode d'être dangereuse, Janet répondra dans son livre, *La Médecine psychologique* : « On a beaucoup exagéré les dangers que peuvent présenter ces traitements et je serais disposé à dire que l'hypnotisme et la suggestion sont malheureusement très peu dangereux. Je dis « malheureusement », car il est bien difficile de concevoir une thérapeutique qui soit à la fois efficace et dans tous les cas inoffensive. » A partir de 1918, Janet sera le seul en France à continuer les travaux scientifiques sur l'hypnose, qui resteront d'ailleurs sans écho après sa mort.

Hector Durville (l'école pratique de magnétisme).

A côté des écoles officielles de Bernheim, de Charcot et de celle de Janet, il convient de citer celle d'Hector Durville, personnage d'une envergure peu commune. Magnétiseur et hypnotiseur de très grande classe, il ouvre en 1882 le premier cours public de magnétisme. En 1887 il fonde la Société magnétique de France, et, grâce à sa notoriété, aux résultats qu'il obtient, aux nombreux médecins avec lesquels il travaille et qui contrôlent ses résultats, il parvient à créer une école pratique de magnétisme et de massages affiliée à l'université de Paris et qui sera reconnue d'ailleurs comme un établissement supérieur d'enseignement libre. Les expériences de Durville sont restées célèbres. C'est lui en particulier qui, pénétrant dans une cage, est arrivé à endormir sans difficulté des lions. Durville a décrit dans ses livres, avec beaucoup de détails, les états superficiels de l'hypnose. Après sa mort, ses élèves, dont les plus connus furent le colonel de Rochas, sous-directeur de l'Ecole polytechnique, et le Dr Lancelin, ont continué ses recherches. Le colonel de Rochas a étudié d'une manière très approfondie les états profonds de l'hypnose et décrit l'extériorisation de la sensibilité et de la motricité. Après sa mort, le Dr Charles Lancelin devait continuer les recherches sur les états profonds avec le célèbre médium du colonel, Mme Lambert.

L'HYPNOSE À L'ÉTRANGER

L'Ecole soviétique

Ce sont deux savants soviétiques illustres, Ivan Petrovitch Pavlov et Betcherev, qui ont réhabilité l'hypnose en démontrant expérimentalement qu'il s'agissait d'un phénomène purement physiologique. A la suite des travaux de ces auteurs, Bikow et ses élèves jetèrent les bases de la médecine cortico-viscérale. C'est lui qui démontra que toute une série d'affections comme l'ulcère d'estomac, l'hypertension artérielle, l'asthme pouvaient être déclenchées par des perturbations de l'activité nerveuse supérieure. Les travaux des psychothérapeutes, en particulier du célèbre psychiatre Platonov (qui devait publier en 1925 *L'Hypnose et la suggestion dans la médecine pratique* et, en 1957, son très remarquable ouvrage *La Parole en tant que facteur physiologique et thérapeutique*), ceux de Miassichev, de Povorinsky et de Streltchouk ont démontré l'importance considérable de la parole chez les sujets en état hypnotique, son action régularisante et rééquilibrante sur les fonctions des différents organes. Platonov pensait qu'il n'y avait pas une fonction de l'organisme susceptible de ne pas être influencée par la parole. Platonov, Welwosky et Nikolaiev ont mis au point les modalités de l'accouchement psychoprophylactique que nous étudierons en détail dans un prochain chapitre. Enfin, plus récemment, P.I. Boule, médecin au Premier Institut de médecine de Leningrad, service du professeur Boulatov, a consacré de très importants travaux à l'hypnose et à la suggestion dans le traitement des maladies cortico-viscérales.

L'Ecole allemande (J. H. Schultz) :

Johannes Henrich Schultz est né en 1884. Il fut l'élève de Weber et de Binswanger en psychiatrie. Nommé professeur de neurologie et de psychiatrie à l'université d'Iéna, il s'intéressa à la psychanalyse, fit la connaissance de Freud en 1911 et fut l'un des propagateurs les plus actifs des théories freudiennes en Allemagne. Son sens aigu d'une médecine de l'homme considéré dans sa totalité somatique et psychique, joint à sa parfaite connaissance des techniques hypnotiques, devait lui permettre d'élaborer sa méthode de déconnexion concentrative, baptisée « training-autogène », qui devait, grâce à ses élèves Durant de Boussingen, Wolfgang Luthe, Y. Crossa, A. Caycedo, se répandre par le monde. Sous le régime national-socialiste, mal vu du fait de ses opinions libérales, il dut se contenter de diriger l'institut de psychothérapie de Berlin. Son œuvre est considérable et intéresse non seulement la psychothérapie et la neuropsychiatrie mais également la médecine interne, la dermatologie et l'immunologie. Il devait mourir le 24 septembre 1970, quelques jours avant l'ouverture du Ier congrès mondial de Sophrologie dont il occupait la présidence d'honneur. Comme l'a souligné Caycedo :

« Il a été le scientifique occidental qui a le plus travaillé pendant ce siècle pour l'harmonie et la paix intérieure de l'homme et qui a le plus contribué à la démythification des phénomènes spéciaux de la conscience humaine. En plus d'une technique d'entraînement autogène et d'un travail de recherches gigantesque, il laisse pour la sophrologie et la médecine de son temps le message de sa vie. Il a dédié son existence tout entière à servir l'humanité et à construire les bases d'une nouvelle médecine, d'une médecine intégrale. »

LE RENOUVEAU DE L'HYPNOSE

La Seconde Guerre mondiale devait amener un regain d'intérêt pour les techniques hypnotiques. En effet, de nombreux psychiatres s'aperçurent qu'elles permettaient de guérir rapidement et définitivement la névrose de guerre qui touchait tous les soldats ayant subi de très fortes émotions au combat. En Angleterre en particulier, Wattfield, qui utilisait cette technique, devait obtenir d'excellents résultats. A la suite de ses travaux, la British Medical Association devait réhabiliter officiellement l'hypnose en 1955, cette dernière étant maintenant enseignée officiellement dans les facultés de médecine. En 1958, après plusieurs années de réflexion, l'American Medical Association intègre l'hypnose dans la thérapeutique médicale, cette dernière faisant partie maintenant de l'enseignement des facultés de médecine. En France, ce n'est qu'après 1950 que se dessinera un regain d'intérêt pour l'hypnose. Le premier congrès international d'hypnose et de médecine psychosomatique se tiendra en effet à Paris, en 1965, mais il n'aura pas beaucoup d'échos.

L'ÉCOLE SOPHROLOGIQUE

Le professeur Alphonso Caycedo, professeur de neuropsychiatrie à l'université de Barcelone, est le fondateur et l'initiateur de cette nouvelle démarche créée en 1960 : la sophrologie. De nombreux praticiens mal informés se font une idée très fausse de la sophrologie et pensent qu'elle est synonyme d'hypnose alors qu'il n'en est rien. L'hypnose est une technique en soi alors que la sophrologie étudie les changements d'états de conscience dans leur ensemble, parmi lesquels se trouve bien entendu l'état dit hypnotique. La sophrologie est née au sein de la médecine et en est partie intégrante, comme le soulignait très justement Abrezol. Il lui incombe donc d'étudier tous les phénomènes provoquant les modifications de la conscience : les techniques de relaxation autogène et hétérogène, les systèmes orientaux « d'entraînement », qui, comme le yoga, le zen et leurs dérivés, se pratiquent depuis des siècles ; également, bien entendu, tous les phénomènes improprement appelés hypnotiques par Braid au siècle dernier. La sophrologie étudie aussi les états de conscience similaires obtenus par des systèmes plus ou moins primitifs chez certains peuples ou sectes : vaudous, condomble, macumba. Elle admet en eux tous l'existence d'une racine psychosomatique commune, d'une grande valeur de recherche et dont l'étude enrichira la médecine de l'avenir. La sophrologie étudie aussi les modifications produites par l'action pharmacologique. Le professeur Caycedo a séjourné plusieurs années aux Indes et au Japon pour y étudier les modifications des états de conscience au cours des pratiques du raja-yoga chez les plus grands yogis des Himalayas et dans la pratique des techniques zen. De cette importante recherche est née la relaxation dynamique qui constitue une arme de première grandeur en thérapeutique psychiatrique. Le premier congrès mondial de sophrologie qui devait se tenir à Barcelone en octobre 1970 fut une réussite sans précédent. Pour la première fois dans l'histoire de la médecine, s'étaient donné rendez-vous en Occident, sur un pied d'égalité absolue, au Palais des congrès, à Barcelone, 1 400 spécialistes représentant 42 pays de l'Orient et de l'Occident, en marge de toute influence politique ou confessionnelle. La délégation indienne était présidée par le Dr Narain Varandani, spécialiste mondialement connu de la yoga-thérapie. La délégation tibétaine était conduite par le médecin personnel de Sa Sainteté le Dalaï-Lama, le Dr Yeshey Donden ; la médecine chinoise traditionnelle par le professeur Jean Lavier, professeur à l'université de Taipeh, et le Dr Schung. Le professeur Yugiro Ikemi et le professeur Joseph Chibata représentaient le zen japonais. Dans ce congrès était donc représentée la plus pure tradition de la médecine orientale : l'Inde, le Tibet, la Chine et le Japon, qui sont quatre piliers sur lesquels ont été construites et conservées à travers les siècles une philosophie et une méthode d'entraînement psychophysique que nous, médecins occidentaux, commençons à découvrir et à valoriser. L'Ecole sophrologique est, comme l'a dit Caycedo, « dans l'échange de connaissances entre l'Occident et l'Orient, entre la science physique qui fleurit si spectaculairement en ce siècle et la sagesse millénaire de la tradition orientale ; dans cette " union des opposés ", on trouve le début d'une nouvelle ère, le début d'une véritable médecine orientale ».

SOPHROLOGIE ET SOPHRONISATION

Sophrologie

Nous ne pouvons faire mieux que de reproduire les paroles que le professeur Caycedo a prononcées récemment à la faculté de médecine de Barcelone, lors de l'inauguration de l'Ecole supérieure de sophrologie, en octobre 1971. Cet exposé est à nos yeux fondamental car il éclaircit beaucoup de malentendus et répond d'une façon précise à toutes les questions que l'on peut poser concernant les origines et les buts de la sophrologie.

La rupture avec le passé

Caycedo retourne aux sources, se plaçant en marge des discussions stériles qui ont toujours caractérisé les recherches sur la conscience. Il rompt avec la tradition dialectique et propose de commencer une nouvelle étude des phénomènes de la conscience, en s'appuyant sur la pensée phénoménologique : « L'école sophrologique, dit-il, n'essaie pas de réfuter les thèses ni de s'approprier ou de défendre les théories. La sophrologie est par vocation une école de recherche qui aspire à contribuer à une meilleure connaissance de la conscience humaine : *ut conscientia noscatur.* »

Naissance de la sophrologie

La sophrologie est née à Madrid, en 1960, et a débuté par les recherches réalisées par Caycedo sur les phénomènes connus alors sous le nom d'hypnotisme. Caycedo s'était rendu compte que ceux qu'il observait au cours de ses expériences ne correspondaient pas aux descriptions de très nombreux auteurs qui ont joué un rôle très important dans la « construction des mythes historiques sur lesquels s'est cristallisée peu à peu une grande partie de la pensée magique de notre temps. Malgré les luttes violentes, presque héroïques, dit-il, qu'ont livrées de très grands médecins dans le but de " purifier " l'étude de " l'hypnose ", des " phénomènes hypnotiques ", les forces de la magie et du mythe furent plus puissantes. Ces pionniers de l'étude scientifique des phénomènes hypnotiques furent submergés par l'influence des magiciens, des illusionnistes de la scène et du music-hall, par une certaine catégorie d'occultistes ou d'amateurs de science-fiction toujours en quête de merveilleux ».

Nouvelle terminologie

Caycedo chercha donc une nouvelle terminologie absolument libre de tout compromis historique. Pour donner un nom au mouvement scientifique qui débutait, il proposa le nom de sophrologie, se mettant, du point de vue sémantique, en marge des discussions contradictoires dans lesquelles est impliquée la terminologie traditionnelle servant à désigner les phénomènes spéciaux de la conscience. « Le mot sophrologie, dit Caycedo, dérive des racines grecques « *sôs,* σώς » qui renfermaient pour les Grecs de l'Antiquité classique une signification très large, que nous pouvons résumer par : harmonie, équilibre ; « *phren* (φρήν) » : « esprit » ; et « logos (λόγος) » : « étude ».

Concepts de base

Caycedo a proposé comme hypothèse de base des travaux de recherche en sophrologie la division théorique de la conscience humaine en « niveaux » et « états ». On entend par « niveaux » les modifications quantitatives de la conscience, dans le sens de la clarté ou de l'obscurcissement. Par « états », nous entendons

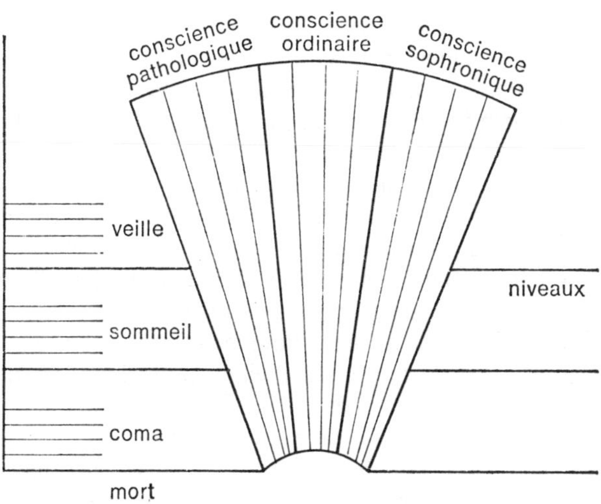

FIG. 1. — Schéma proposé par le docteur Caycedo pour différencier en sophrologie les concepts de *niveaux* et *états* de la conscience.

les modifications qualitatives. On différencie donc les états pathologiques des états ordinaires et des états sophroniques proprement dits.

DÉFINITION DE LA SOPHROLOGIE

« La définition de la sophrologie, disait le professeur Caycedo, a changé très peu depuis que je l'ai fondée à Madrid en 1960, il y a onze ans. Aujourd'hui, nous pouvons définir la sophrologie comme une école scientifique qui étudie la conscience humaine en partant de nouvelles conceptions, recherche des structures et possibilités, ainsi que ses modifications produites par des méthodes chimiques, psychiques et physiques pour son utilisation en médecine. » Le professeur Caycedo devait expliquer la définition mot à mot dans les termes suivants :

a) C'est une école, car elle réunit bon nombre de chercheurs appartenant aux spécialités les plus diverses, avec une unité de critères, des objectifs communs et une terminologie propre.

b) Elle est scientifique, car ses objectifs et ses travaux se font selon les normes les plus strictes exigées par la science.

c) Elle étudie la conscience humaine : son champ de travail se limite exclusivement à la conscience humaine, en temps que qualité essentielle, indivisible, originale, dynamique et transcendantale de l'homme. Elle exclut, pour autant, l'étude de la conscience animale ou zoo-conscience.

d) Partant de nouvelles conceptions, la sophrologie établit pour ses travaux une différence claire entre les concepts de niveaux et états de conscience, éloignant ainsi les concepts traditionnels d'autres écoles et évitant de la sorte les discussions stériles qui empêcheraient le progrès de la recherche.

e) Recherche des structures. Pour cette recherche, elle prend l'appui conceptuel de la pensée phénoménologique, en utilisant la description pure des phénomènes observés comme moyens d'approche de l'essence de ceux-ci.

f) Recherche des possibilités. Après plus de onze ans de recherche sur les phénomènes spéciaux de la conscience humaine, la sophrologie admet trois possibilités existentielles de la conscience :

— possibilité existentielle d'un domaine pathologique ;
— possibilité existentielle d'un domaine ordinaire ;
— possibilité existentielle d'un domaine sophronique.

Cette dernière possibilité démontrée par les études de l'Ecole sophrologique est l'apport principal de la sophrologie à l'étude de la conscience humaine.

g) Elle étudie les éléments chimiques qui produisent dans la conscience des modifications spéciales. Le chapitre de la pharmacologie de la conscience est d'une importance majeure pour la sophrologie et sa connaissance enrichit les études sophrologiques non seulement dans le champ de la recherche pure mais également dans celui de la thérapeutique.

h) La sophrologie recherche les procédés psychiques qui agissent sur la conscience humaine et produisent des modifications sur celle-ci. Ces processus peuvent être autogènes et hétérogènes.

i) Elle étudie aussi les processus physiques qui agissent sur la conscience humaine. Les différentes formes d'action physique sur la conscience font l'objet d'une étude approfondie par la sophrologie, même si, dans ces techniques, il existe presque toujours un facteur mixte (psychophysique).

j) La sophrologie est née au sein de la médecine et son utilisation pratique en ce qui concerne la thérapeutique est réservée exclusivement aux médecins dans leurs différentes spécialités, mais elle peut également être admise suivant différents degrés dans les professions paramédicales par le personnel qualifié. L'utilisation médicale de la sophrologie se fait de deux manières, soit par des techniques sophro-pédagogiques, soit par des techniques sophro-thérapiques.

SOPHRONISATION

La sophronisation se différencie du concept général de sophrologie car celle-ci étudie la phénoménologie de la conscience humaine tant ordinaire que pathologique et sophronique, alors que la sophronisation est un processus. Plus qu'une technique, la sophronisation est en effet un processus entraînant une modification des niveaux de conscience dans le sens ascendant ou descendant. Cette modification renferme la libération progressive de la puissance inhérente au nouvel état de conscience qui s'installe. Il faut tenir compte du fait que le processus sophronique peut être soit autosophronique, donc induit par le sujet lui-même, soit hétérosophronique, donc induit par une autre personne. En terminant l'exposé de ces concepts que nous considérons comme fondamentaux pour la sophrologie, le Dr Caycedo devait préciser sa position à l'égard de ce qu'il a appelé le nouveau mythe, issu de la pensée de quelques sophrologues, selon lequel il n'existe pas « de contrôle barométrique de la conscience humaine ». Caycedo faisait allusion à certaines publications récentes dans lesquelles nous avons pu lire, non sans stupéfaction, que « la sophronisation s'arrête là où l'hypnose commence ». Il est bien certain que les auteurs de ces articles n'ont pu se dégager des concepts de l'ancienne hypnose et postulent encore la réalité d'un pouvoir hypnotique caractérisé par une perte de conscience dont nous savons bien qu'elle n'est qu'un mythe fumeux de l'ancienne hypnose.

LA FORMATION DU SOPHROLOGUE

Le professeur Caycedo, dans une des conférences prononcées lors de l'inauguration de l'Ecole supérieure de Sophrologie de Barcelone, affirma clairement que le sophrologue devait être médecin ou dentiste et posséder une formation scientifique spécialisée concernant l'étude de la conscience humaine. Il admit cependant la possibilité de l'existence d'une catégorie de sophrologues auxiliaires appartenant à des professions paramédicales. Il insista plus particulièrement sur le fait qu'un sophrologue doit former sa personnalité comme une réalité objective en face de lui-même et face à son malade. Il doit avoir conscience de son « propre état de conscience » et doit pratiquer les techniques qui renforcent sa personnalité, en conseillant les techniques sophrologiques comme des expériences directes et des entraînements psychophysiques. Le training-autogène de Schultz et la relaxation dynamique sont particulièrement recommandés. En ce qui concerne l'abord du malade, le sophrologue doit, affirma le Dr Caycedo, baser son attitude avant tout sur le principe d'une coopération thérapeutique en évitant autant que possible l'attitude dominatrice classique de l'ancienne hypnose. Le Dr Roland Cahen, qui était présent lors de cette conférence, devait souscrire pleinement aux paroles du Dr Caycedo et ajouter que le sophrologue devrait aussi avoir l'honnêteté et l'éthique suffisantes pour s'abstenir de la pratique de la sophrologie s'il était lui-même malade ; dans ce cas, il devait rechercher le traitement adéquat à sa maladie. L'inauguration officielle de la première école de sophrologie a marqué une date très importante dans l'orientation scientifique de cette discipline. Les séminaires qui ont eu lieu à la faculté de médecine et au collège de médecine de Barcelone en témoignent. Il y eut des séminaires sur la sophrothérapie (techniques et applications), les bases anatomiques de la conscience humaine, l'histologie des centres biologiques de la conscience, Freud, les écoles psychanalytiques et la conscience, la sophrologie générale, la neurophysiologie de la conscience, la pharmacologie de la conscience humaine à la lumière de la sophrologie, la biochimie du système nerveux central, l'électro-encéphalogramme et les modifications de conscience, Jung et la conscience, l'introduction à la sophrologie clinique et spéciale.

Le professeur Caycedo devait lui-même parler sur le thème « *ut conscientia noscatur* » (pour que la conscience soit connue), qui est la devise qu'il a proposée pour la sophrologie, l'*homo sapiens*, la conscience humaine et son domaine pathologique, la conscience humaine et son domaine ordinaire, la conscience et son domaine sophronique, sophrologie et sophronisation, sophropédagogie et sophro-thérapie. Vu l'importance de ces exposés, nous résumerons dans un prochain chapitre ce que le professeur Caycedo a dit sur la phénoménologie de la conscience et son domaine sophronique.

Chapitre 2

L'HYPNOSE

Le mécanisme de l'hypnose nous est aussi inconnu que celui du sommeil, ce qui explique la floraison des théories qui prétendent l'expliquer. Là encore, comme partout ailleurs, quand un processus connu ne répond pas à un mécanisme précis capable de le faire comprendre entièrement, il faut se contenter d'analyser l'ensemble des explications qui, dans l'état actuel des choses, nous permet d'avoir, grâce à chaque théorie, une vue partielle, fragmentaire, comportant une part de vérité sur le processus étudié. Il est bien entendu que tous les théoriciens qui l'analysent considèrent, eux, que seule leur théorie correspond à la vérité. Nous décrirons donc les différentes théories de l'hypnose en essayant de mettre en évidence ce que chacune d'entre elles peut nous apporter sur le plan concret et pratique de la compréhension du phénomène.

Tout d'abord, nous essaierons d'en donner une définition dont nous savons au départ qu'elle est incomplète, entachée d'erreurs, mais qui nous a semblé l'une des moins mauvaises : l'hypnose est un sommeil incomplet de type spécial provoqué artificiellement par des manœuvres de suggestion, des actions physiques et mécaniques au cours desquelles le sujet est capable d'obéir aux suggestions de l'hypnotiseur.

1°) Sommeil incomplet de type spécial : l'état hypnoïde, intermédiaire entre la veille et le sommeil, est défini par des modifications existentielles, en premier lieu par des altérations de notre position dans le monde, caractérisées essentiellement par une diminution des corrélations avec le monde extérieur, ce dernier s'estompant pour disparaître complètement parfois dans les transes profondes. Cet état hypnoïde possède un régime électro-encéphalographique et neurophysiologique spécial s'exprimant, au point de vue psychologique, par un processus d'intériorisation ; c'est-à-dire que le sujet se replie sur lui-même et isole un type de relation tout à fait spécial, exclusif, avec son thérapeute, ce type de relation se caractérisant essentiellement par une dépendance voulue et acceptée. Cette relation est favorisée par un état psychologique particulier : la suggestibilité. L'effet de la technique hypnotique peut être essentiellement d'augmenter la suggestibilité, donc la réceptivité du patient.

2°) Sommeil spécial provoqué artificiellement : pour provoquer cet état il est nécessaire d'utiliser une technique hypnotique qui comprend un certain nombre d'éléments fondamentaux, mais comporte cependant des variations plus ou moins importantes suivant les auteurs. L'état hypnotique est donc un état psychologique renforcé par certains processus physiologiques, répondant à la définition d'un état psychophysiologique.

Nous allons maintenant étudier les différentes théories de l'hypnose qui peuvent être très schématiquement divisées en deux catégories :

1°) Les théories physiologiques, neurophysiologiques :

2°) Les théories psychologiques.

L'HYPNOSE : RÉPONSE CONDITIONNÉE

La théorie physiologique qui est allée le plus loin dans l'explication de l'hypnose est certainement la théorie pavlovienne. Avant d'en aborder l'étude, il convient de souligner que l'ensemble du travail de Pavlov a été fait sur l'animal et que, par conséquent, la théorie neurophysiologique est une généralisation de ce que Pavlov a découvert et décrit chez l'animal. Reste à savoir si l'hypnose humaine et l'hypnose animale sont des phénomènes comparables, c'est-à-dire si les faits que Pavlov a décrits comme des mécanismes d'inhibition dans certaines conditions très particulières chez l'animal et qu'il a appelés « hypnose animale », ont un rapport quelconque avec l'hypnose humaine. Pour Pavlov, l'hypnose est un sommeil partiel lié à une inhibition limitée à la fois topographiquement et en intensité. Si le cortex est presque totalement inhibé, il ne perçoit plus un ensemble d'incitations ; mais comme il n'est pas complètement inhibé, topographiquement, il reste des points vigiles qui permettront l'établissement d'un rapport entre l'hypnotiseur et l'hypnotisé. Si, par exemple, vous dites à un sujet en état d'hypnose : « Vous n'entendez plus les bruits, mais vous entendez ma voix », le sujet aura une inhibition de l'ensemble des perceptions des bruits, mais certaines zones corticales, considérées comme étant de l'ordre de la compréhension de la parole, resteront vigiles et permettront au sujet une relation particulière avec son thérapeute. Pavlov a décrit trois phases au processus hypnotique :

a) L'égalisation. C'est une phase proche de l'état normal, disons la phase d'induction, où tous les excitants, quels qu'ils soient, agissent de la même façon.

b) Phase paradoxale faisant suite à la phase d'égalisation. La phase paradoxale est caractérisée par le fait qu'un excitant fort peut avoir une réaction faible et qu'un excitant faible peut avoir une réaction forte. C'est la phase d'état de l'hypnose au cours de laquelle les bruits extérieurs ne gênent pas le sujet : on peut claquer la porte. Toutes ces excitations sonores fortes ne gênent absolument pas le malade ; par contre il perçoit électivement le terpnos-logos, c'est-à-dire l'excitant verbal faible de l'hypnotiseur.

c) Phase ultra-paradoxale. A cette phase un résultat peut être obtenu par un stimulus négatif, c'est-à-dire un stimulus auquel les cellules cérébrales ne sont pas habituellement sensibles, auxquelles elles ne réagissent absolument pas à l'état de veille.

A partir des travaux de Pavlov, qui sont d'une extraordinaire précision, on a voulu décrire toute une philosophie de la vie et de l'activité cérébrale supérieure ; ce travail a donné naissance à ce que l'on appelle « le pavlovisme ». Cette philosophie scientiste mécaniste est une extrapolation simpliste et dangereuse des travaux expérimentaux de Pavlov qui est d'ailleurs, à l'heure actuelle, critiqué par les chercheurs soviétiques eux-mêmes depuis que la psychologie a été réhabilitée officiellement au cours d'une importante réunion tenue sur l'initiative de l'Académie des sciences et de médecine et des sciences pédagogiques d'U.R.S.S., en mai 1962. Déjà, Horvai, éminent psychologue tchécoslovaque, écrivait en 1959 : « La théorie pavlovienne de l'hypnose n'est pas un dogme. Pavlov n'est pas arrivé à élaborer suffisamment ses idées... D'autres sont uniquement hypothétiques. » En 1962, un éminent neurophysiologiste devait écrire que l'hypnose, comme le sommeil, s'explique par l'inhibition corticale, mais que, malheureusement, personne n'a jamais su ce qu'était l'inhibition. Le problème posé par la théorie pavlovienne, qui est celui de la validité du transfert des résultats expérimentaux de l'animal à l'homme, est loin d'être résolu. D'autant que pour conditionner l'animal on utilise un excitant sonore, par exemple le coup de sonnette, alors que pour l'homme on utilise la parole. L'utilisation d'un stimulus verbal nous introduit dans une dimension humaine qu'implique le langage : le monde de l'imaginaire et du symbolique. Ce simple point de détail nous fait toucher du doigt les différences fondamentales existant entre les conditions expérimentales des hypnoses animale et humaine.

LA THÉORIE DE LA DISSOCIATION

Cette théorie fut formulée par Janet. Pour lui l'hystérie était la conséquence d'un clivage, d'une dissociation de la conscience en deux parties et il soutenait que l'hypnose provoquait artificiellement le même processus de dissociation. Pendant de nombreuses années, cette théorie de la dissociation a été considérée comme l'une des meilleures, la profondeur de l'hypnose étant proportionnelle au degré de dissociation obtenu. Elle considérait l'hypnose comme une forme d'automatisme. D'après Janet, il y a en effet deux niveaux distincts de comportement : le niveau de la volonté, de l'effort et du dessein d'une part, celui de l'activité réflexe d'autre part. Selon lui, l'hypnose abolit la volonté et l'on assiste alors à l'installation d'un comportement réflexe absolument dissocié du conscient [1]. L'existence d'une amnésie

1. Pour Cahen, le seuil de la conscience est double, résultant de la superposition du seuil de conscience et du seuil de vigilance. Les états sophroniques seraient dus à une dissociation entre ces deux seuils.

posthypnotique semble justifier cette hypothèse, mais on sait maintenant que cette amnésie qui a fait couler tant d'encre est beaucoup plus apparente que réelle.

THÉORIE DÉRIVÉE DE LA PSYCHOLOGIE EXPÉRIMENTALE

Les idées de l'Ecole nancéennne sur la suggestion ont été reprises par les behaviouristes, en particulier par Hull, White, Sarbin, dont les travaux ont été analysés par Chertok. Pour eux, il n'y a, entre la suggestion à l'état de veille et la suggestibilité au cours des états dits hypnotiques, qu'une différence qualitative mais non quantitative. White, en 1941, présente l'hypnose comme une sorte d'apprentissage, de jeu, le sujet jouant le rôle « d'une personne hypnotisée conformément aux indications données par l'expérimentateur et aux idées que s'en fait le sujet ». Sarbin lui aussi, en 1950, insistera sur l'importance du rôle que joue l'hypnotisé. Avec Weitzenhoffer apparaissent les premiers doutes. Parti des travaux de Hull, cet auteur finit par admettre que la suggestibilité n'est pas tout et qu'il y a « quelque chose d'autre ». Orne, en 1962, pense qu'il existe une « essence de l'hypnose » et des « artefacts » — ceux-ci étant le produit des influences socio-culturelles d'une époque donnée et des éléments communiqués consciemment ou inconsciemment par l'hypnotiseur. En effet, on a remarqué depuis longtemps l'importance dans la relation hypnotique des idées admises sur l'hypnose, des idées inconscientes du socius. L'expression de la transe du malade de 1970 est certainement très différente de celle du malade de Mesmer parce que les influences socio-culturelles sont différentes. Il y a donc un espèce de conformité, de contrat, entre l'hypnotiseur et l'hypnotisé, chacun d'entre eux jouant son rôle suivant des schémas socio-culturels.

THÉORIE PSYCHANALYTIQUE DE L'HYPNOSE

Pour les psychanalystes, l'hypnose est une régression provoquée qui met le sujet en situation transférentielle. (Le transfert est caractérisé essentiellement, comme nous le verrons par la suite, par le report sur le médecin de sentiments qui ont été éprouvés dans le passé par le sujet.) Ceci pose deux problèmes : 1) Comment peut-on provoquer cette régression ? 2) Comment peut-on caractériser l'état hypnotique ?

1) Comment peut-on provoquer cette régression ? Les psychanalystes estiment que l'on peut provoquer la régression essentiellement par deux moyens : d'une part par des manipulations sensori-motrices, c'est-à-dire sans paroles. En effet, il faut se rappeler que pendant très longtemps, Mesmer et ses élèves induisaient l'état hypnotique par des passes, cette technique d'induction étant encore utilisée par certaines écoles, en particulier par les Soviétiques. On trouvera en effet dans l'excellent livre de P. I. Boule un paragraphe concernant les techniques d'induction non verbales par passes. Ces passes impliquent une manipulation sensori-motrice, c'est-à-dire qu'elles impliquent des modifications de l'état neuropsychologique central et déclenchent la transe. Autrement dit, la parole n'est absolument pas nécessaire pour déclencher un état hypnotique. Un des premiers hypnotiseurs réalisait une hypnose profonde simplement avec des passes dites « magnétiques » et Esdaile a réalisé toutes ses interventions chirurgicales en se servant d'une technique d'induction par passes.

2) Comment caractériser l'état hypnotique ? Selon Kubie et Margolin, la régression se fait par un mécanisme d'identification ; par la parole, l'hypnotiseur joue un rôle dans ce transfert au cours duquel le sujet régresse à un état comparable à celui d'un nourrisson ; l'hypnotiseur joue le rôle du personnage idéal, tout-puissant — et il agit dans cette situation du transfert, parfois, comme un père tout-puissant ou comme une mère bonne et aimante. Les psychanalystes ont distingué les hypnoses autoritaires de type paternel et les hypnoses douces, de type maternel. Si un patient a un point de fixation plus facile au niveau de sa problématique paternelle, il préférera un hypnotiseur du type paternel dominateur. Un autre préférera des méthodes du type maternel, ce qui ne veut pas dire d'ailleurs qu'il ne réagira pas à une hypnose autoritaire.

Les techniques sensorimotrices ont été généralement abandonnées parce qu'elles présentaient un rapport de corps à corps un peu plus difficile, qu'elles sont assez longues et enfin pour éviter des transferts profonds. L'état hypnoïde est une régression qui se caractérise pour les psychanalystes par deux facteurs : d'une part elle est plus ou moins profonde, ce qui veut dire que, suivant les séances, le sujet se comportera comme un enfant plus ou moins grand, allant du nourrisson (hypnose profonde où la passivité est totale) jusqu'à l'enfant plus ou moins âgé, plus ou moins obéissant. Il y a donc des niveaux de régression, étant bien entendu que ces niveaux ne correspondent jamais à une assimilation totale du vécu antérieur. Cette régression est en réalité une reviviscence. D'autre part, la régression est toujours plus ou moins complète car elle n'englobe jamais toute la personnalité du sujet. Par exemple, un sujet peut très bien faire une hypnose très profonde sur le plan psychomoteur ; il présentera une passivité totale, une résolution musculaire complète ; par contre, sa moralité restera au niveau adulte, ce qui fait qu'il sentira rapidement si vous sortez de votre contrat. Si vous essayez de dépasser ce que le sujet a décidé d'investir dans la relation, à savoir se faire soigner, et que vous lui suggérez quelque chose qui lui paraît choquant, contraire à son code moral, vous le verrez se réveiller rapidement, souvent avec angoisse. Cette régression est un phénomène très complexe. Ce n'est jamais l'ensemble de la personnalité du sujet qui régresse d'une manière globale ; il faut donc la concevoir avec des niveaux et des structures. Elle est dominée enfin par une situation transférentielle ; ces réactions transférentielles sont aggravées : elles se passent en effet dans l'imaginaire avec des parents idéalisés (quand on parle d'identification, il ne s'agit pas d'identification aux parents réels) ; l'hypnotiseur est donc identifié à un père ou à une mère toutpuissants, ce qui explique d'ailleurs, dans une certaine mesure, pourquoi il peut obtenir des régressions aussi importantes. La théorie psychanalytique rend compte de la position psychologique de l'hypnotisé, mais il est impossible d'expliquer par la régression l'anesthésie hypnotique.

Les psychanalystes insistent beaucoup sur la notion du contrat entre l'hypnotiseur et l'hypnotisé. Il y a en effet une espèce de contrat tacite inconscient qui prélude à la relation hypnotique. Prenons par exemple le cas du dentiste : dans le contrat, le sujet et le dentiste auront décidé que l'hypnose serait utilisée dans un but extrêmement précis qui est celui d'obtenir l'analgésie. Chacun des deux acteurs est tenu de respecter les clauses de ce contrat tacite. Si le jeu n'est plus honnête, c'est que l'un ou l'autre ne « joue » plus le contrat et l'on voit alors apparaître des résistances, des complications. Si, au cours du même contrat d'analgésie, l'hypnotiseur essaie de s'attaquer à un symptôme pathologique, il rompt le contrat ; le sujet le sent immédiatement et installe rapidement une résistance secondaire. Nous savons en effet que, dans les névroses, les symptômes sont des mécanismes d'équilibration ; un sujet s'équilibrera à son symptôme. Une petite névrose obsessionnelle, le sujet étant par exemple en proie à un doute obsédant, se traduira par de perpétuels contrôles et d'innombrables recommencements. Cette névrose obsessionnelle, qui le rend évidemment très anxieux, est en réalité un mécanisme de défense qui lui permet de vivre et de ne pas tomber dans la psychose. Autrement dit, cette névrose est une défense contre une maladie mentale majeure. Il faut donc être circonspect et ne pas s'attaquer inconsidérément à un symptôme qui, en disparaissant, risque d'être remplacé par un symptôme encore plus grave, le sujet risquant de se destructurer complètement ; ce qui est heureusement très rare, car il est en réalité extrêmement difficile de faire disparaître un symptôme important qui sert de mécanisme d'équilibration. Cette éventualité est extrêmement rare, sinon pratiquement impossible, car le sujet dispose de mécanismes de défense suffisants pour son équilibration psychologique, ce qui fait que la suggestion présentée est rejetée.

Il faut toujours avoir présent à l'esprit que les symptômes sont en quelque sorte l'expression de surface de graves conflits profonds inconscients. Ils ont donc une signification et une utilité majeures dans l'équilibration psychologique de l'individu, lui permettant de drainer en quelque sorte de l'énergie psychique qui serait autrement déchargée sous forme d'angoisse et d'anxiété. Rappelons-nous que Janet lui-même, à l'époque héroïque de l'hypnose, voulant s'attaquer uniquement aux symptômes pour les faire disparaître par suggestion, ne devait obtenir sur 3 500 malades traités, dont la très grande majorité étaient d'ailleurs hystériques, que 7 p. 100 de résultats favorables.

LA THÉORIE DE LA RÉGRESSION ATAVIQUE DE L'HYPNOSE

Lorsque nous avons discuté le phénomène de la suggestion, nous avons dit qu'une idée pouvait être acceptée par deux mécanismes diférents. En effet, nous pouvons l'évaluer logiquement ; si nous la trouvons bonne, raisonnable, nous l'acceptons. Par contre, dans certaines conditions, nous acceptons des idées sans les soumettre à la critique. La suggestion est le processus qui permet l'acceptation non critique des idées. Du point de vue de l'évolution, la possibilité d'évaluation logique est un facteur récemment acquis par le cerveau. A un stade plus primitif de l'évolution, il acceptait, selon Meares, les idées par un processus beaucoup plus simple, celui de la suggestion qui a été progressivement supplantée par le processus d'évaluation logique. En 1957, Meares devait publier sa théorie sur la régression atavique de l'hypnose. Pour lui, le phénomène de base de l'hypnose est une régression au mode de fonctionnement primitif du cerveau, mode par lequel les idées sont acceptées sans critique par simple suggestion. La régression atavique rend compte de l'augmentation de la suggestibilité, des caractères régressifs, de l'absence de toute répression, qui est une possibilité récente, et de l'importance de transfert qui est indispensable pour donner au patient la sensation de sécurité dont il a absolument besoin pour pouvoir régresser au niveau mental primitif. Cette régression, qui est le phénomène de base, agit également sur toute une série de mécanismes psychologiques parmi lesquels l'identification (l'identification est un mécanisme psychologique qui consiste à ne faire qu'un avec l'autre et peut être partielle ou totale. C'est ainsi qu'il existe chez le nourrisson une identification au premier objet qu'il rencontre, c'est-à-dire la mère), l'introjection (lors de l'introjection, mécanisme plus complexe qui se déroule en deux temps, le sujet introduit d'abord un élément exogène en lui-même, puis il en revendique la propriété, l'imitation est donc la source de l'introjection), le besoin de jouer un rôle, les défenses et la communication hystérique, sont les plus importants. Du fait de la régression atavique, ces mécanismes psychologiques agissent beaucoup moins bien qu'à l'état normal. La neutralisation partielle de ces mécanismes psychologiques est responsable de beaucoup des phénomènes les plus importants de l'hypnose. Le sujet hypnotisé du fait de la régression atavique retourne au mode beaucoup plus primitif de communication non verbale.

LE TRANSFERT

Le transfert peut se définir comme le report sur le thérapeute de sentiments qui ont été éprouvés dans le passé par le patient. Sentiments qui sont d'autant plus forts qu'ils ont été éprouvés pour la première avec des personnages significatifs de notre vie, ceux qui nous l'ont donnée et avec lesquels nous avons fait nos premières expériences, c'est-à-dire nos parents. La force du transfert, sa répétition viennent précisément de la force de ces premières expériences vécues.

Il faut différencier le transfert d'avec l'amour. En hypnothérapie il est certain que nos patients nous aiment (pas d'amour, comme le souligne très justement Durand de Boussingen, mais parce que nous sommes essentiellement des personnages rassurants). Dans l'hypnose, du fait du transfert et de la régression, nous revenons à une situation où le sujet était petit et sous la dépendance de son père et de sa mère, ce qui implique la répétition et la régression. L'hypnose se caractérise par une situation de répétition des conduites d'une part, et également, comme nous l'avons vu, de régression ; c'est-à-dire que le sujet, dans le contrat, abandonne ses mécanismes de défense conscients ; il aboutit à des conduites plus anciennes régressives et régressivantes du nourrisson vis-à-vis de sa mère et s'abandonne complètement. On obtient donc un état de dépendance très important où se manifeste une absence de volonté et où le sujet s'identifie à l'image de l'autre. Ce qui fait que l'on décrit deux types d'hypnose : l'une maternelle, basée sur des relations transférentielles d'amour l'autre paternelle, qui est basée sur des réactions de crainte. Il y a également, de la part du sujet, une réceptivité de votre personnage qui est dans un style paternel ou dans un style maternel. D'où l'importance, sur le plan de la technique, d'une certaine souplesse qui vous permettra de vous adapter au sujet. L'hypnose implique donc deux choses : d'une part une régression, d'autre part une position imaginaire de transfert profond, c'est-à-dire un jeu de rôles, une répétition de conduites antérieures, le sujet n'acceptant cette situation du fait de la régression qu'à condition qu'elle soit comprise dans un contrat précis entre le thérapeute et lui. Les réactions de nos malades ne nous concernent pas, elles concernent leurs expériences antérieures ; la situation est déplacée et, quand le patient a un transfert positif, c'est-à-dire quand il déplace des situations antérieures sur nous, nous sommes tout prêts à admettre que ce n'est pas du transfert mais de l'amour, et, ce faisant, très rapidement nous risquons non plus de jouer un personnage, comme le dit très justement Durand de Boussingen, mais de nous laisser jouer par le personnage qu'on nous donne, et nous devenons le grand médecin, le grand dentiste, l'être le plus intelligent, etc.

Pour le malade, comme l'a souligné Lacan, le médecin est celui qui est censé savoir et pouvoir. Ce savoir et ce pouvoir sont d'ailleurs partiellement vrais, mais il est certain que le malade leur ajoute beaucoup d'éléments subjectifs ce qui fait que, comme l'a écrit Cahen, « ce que le malade attribue au médecin est, pour une part, réel et existant ; pour une part, fantasmique » et que « beaucoup de masses affectives inconscientes, momentanément actives, par conséquent « en mal de projection », s'engouffrent dans le canal de la relation ».

Quand le transfert est négatif, le sujet nous manifeste des sentiments violents et hostiles et, là encore, nous risquons de nous laisser prendre au jeu en lui expliquant que nous sommes pleins de bonnes intentions à son égard alors qu'il nous parle de lui, de son passé, qu'il projette sur nous des événements datant de quinze, vingt ans et parfois plus. Le danger est précisément alors « d'entrer dans la situation », ce qui va nous amener à des heurts et à des disputes, à un véritable dialogue de sourds. Nous devons donc toujours avoir présent à l'esprit que le sujet vient chez nous avec des problèmes antérieurs et que ce sont ceux-ci qu'il transfère, qu'il projette sur nous et que, par conséquent, son affection, son admiration (ou son hostilité et sa hargne) ne correspondent nullement à des sentiments actuels. De toute manière, au fur et à mesure que la « relation » s'établit, nous rentrons progressivement, *nolens volens,* dans l'imaginaire du patient avec notre propre imaginaire, notre propre passé, notre propre histoire, et nous arrivons alors à établir un contre-transfert, et c'est celui-ci que le thérapeute doit savoir manier avec beaucoup de doigté, de subtilité, au cours du traitement, ce qui nécessite beaucoup d'intuition, d'expérience, et ne saurait s'apprendre dans les livres.

Ainsi, le schéma relationnel médecin-malade répond au champ de force suivant que Jung appelait Quaternio :

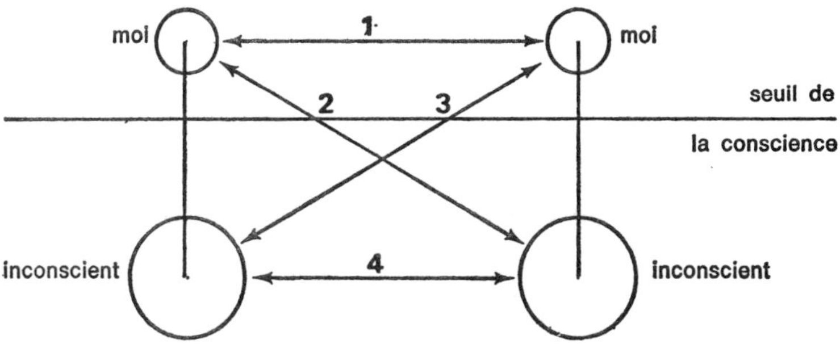

FIG. 2. — Jusqu'à Freud on ne connaissait que l'interrelation selon la flèche 1. Il faut y ajouter les interrelations selon les flèches 2-3-4. Comme l'écrit Cahen : « C'est dans cette trigonométrie complexe, ici simplifiée à l'extrême, que se joue et s'effectue toute l'action du médecin sur son malade, singulièrement s'il est fait appel à des activités hétéro-suggestives, hypnoïdes, sophroniques. »

Chapitre 3

L'AUTO-HYPNOSE

Au cours de l'auto-hypnose, c'est le sujet lui-même qui fait sa propre induction et son approfondissement sans intervention de qui que ce soit. Pour ce faire, on apprend au sujet comment il pourra entrer lui-même dans l'état hypnotique quand il en éprouvera le besoin. Cette technique est plus facile à assimiler lorsque le sujet a déjà été hypnotisé et placé en état de transe moyenne ou profonde. Mais avec un peu d'entraînement, un patient qui n'a jamais été hypnotisé peut arriver à réaliser lui-même un état auto-hypnotique. On arrive en général à induire une transe légère ou moyenne, assez rarement une transe profonde, ce qui tient au fait que le sujet, étant son propre hypnotiseur, joue un rôle double, à la fois actif et passif. Il doit, de ce fait, conserver le contrôle de l'opération ; ce qui limite l'approfondissement, une partie de son moi conscient devant rester vigile. Comme l'a écrit Hartland, tout se passe comme si la partie consciente de l'individu assurait le rôle de l'hypnotiseur en formulant les suggestions, et pénétrait ensuite dans l'inconscient pour les faire accepter et exécuter. L'auto-hypnose peut donc s'enseigner à tous les sujets qui sont capables de parvenir à un état hypnotique d'une manière habituelle. En général, elle peut être utilisée d'une manière très efficace, et c'est d'ailleurs son principal usage, pour lutter contre l'angoisse, l'anxiété, chez les sujets qui se sentent perturbés sur le plan émotionnel. Elle peut également être utilisée avec d'appréciables succès dans l'insomnie, pour la préparation d'interventions chirurgicales ou dentaires, et, d'une manière générale, pour aider un sujet à faire face à une situation anxiogène. C'est elle qui, par exemple, permettra à l'asthmatique de faire avorter sa crise en dehors de toute autre mesure thérapeutique. Grâce à elle également on peut apprendre à un sujet à réaliser une auto-anesthésie ; elle permet d'élever le seuil de la douleur, diminuant très sensiblement la perception douloureuse, ce qui est d'un grand intérêt tant en dentisterie qu'en chirurgie et en obstétrique. L'auto-hypnose fait également partie des techniques de déconditionnement (qui doivent permettre de contrôler les habitudes néfastes telles que l'usage excessif du tabac, de l'alcool, ainsi que la boulimie). Elle est également une aide précieuse dans la lutte contre le « tract » chez tous ceux qui doivent se produire en public, et d'une manière générale dans toutes les situations où l'on doit faire ses preuves, alors que, précisément, l'anxiété et la crainte risquent de compromettre le succès en perturbant la mémoire. Il est certain que la capacité de concentration est considérablement augmentée chez les étudiants qui peuvent étudier en état d'auto-hypnose. Ils sont capables, non seulement d'un plus grand travail, mais aussi d'une augmentation de mémoire. Enfin, au cours d'un traitement, toutes les suggestions hypnotiques que le patient reçoit du thérapeute sont renforcées par l'auto-hypnose.

Quelles sont les méthodes permettant d'obtenir l'auto-hypnose ?

1) La suggestion posthypnotique : La méthode la plus simple et la plus facile pour enseigner aux sujets l'auto-hypnose est de leur donner un « signe signal » qu'ils peuvent utiliser eux-mêmes. Le sujet est hypnotisé et son état approfondi au maximum. Une fois ce résultat obtenu, on donne au sujet une suggestion posthypnotique suivant laquelle, sur un signal déterminé qu'il se donnera à lui-même, soit un geste qu'il accomplira, soit une formule qu'il se répétera, il se retrouvera instantanément dans un état de relaxation aussi profond que celui où il se trouve actuellement. C'est ainsi que vous pourrez suggérer ceci à votre malade : « Chaque fois que vous en aurez besoin, il vous suffira de vous isoler dans un endroit tranquille, de vous détendre et de vous toucher trois fois le front avec votre main droite pour qu'immédiatement vous vous retrouviez dans un état de relaxation aussi profond que celui où vous êtes actuellement. » Si vous utilisez un signal verbal, ayez soin de choisir un mot dont il ne fait pas un usage courant, par exemple : « Toutes les fois que vous voudrez vous détendre, vous relaxer comme vous le faites maintenant, vous n'aurez qu'à vous isoler dans un endroit tranquille, fermer les yeux et vous dire : " Je me relaxe, je me relaxe, je me relaxe. " » Cette technique comporte un certain nombre d'inconvénients. D'une part, pour pouvoir se servir du signe signal il faut que le thérapeute ait pu mettre le sujet dans un état hypnotique profond, ce qui n'est pas toujours facile ; enfin, l'action de la suggestion posthypnotique est limitée dans le temps, elle devra donc être renforcée de temps en temps par le thérapeute.

2) Méthode utilisant la suggestion posthypnotique et la réhypnotisation : De l'avis du professeur Fleischer, cette technique donne les meilleurs résultats. Dans un premier temps, on essaie d'amener le sujet dans l'état le plus profond qu'il est susceptible d'éprouver, en utilisant comme induction la technique de relaxation, après avoir expliqué au sujet que, lorsque les muscles du corps seront parfaitement détendus, il se sentira infiniment mieux, infiniment plus calme, plus confiant, parce que, du point de vue physiologique, un sujet en état de relaxation est incapable d'éprouver des sensations telles que l'anxiété, la colère, la crainte. Une fois l'état du sujet approfondi au maximum, vous lui dites :

« Vous vous sentez très bien maintenant, n'est-ce pas ? Parfaitement calme, parfaitement détendu. Quand vous voudrez vous retrouver à nouveau dans le même état, il vous suffira de fermer vos yeux, de détendre les muscles de vos jambes ; vous les laissez se décrisper, vous les laissez devenir mous, vous les sentez devenir souples, puis vous relaxez les muscles de vos bras, vous les laissez devenir souples, vous les laissez se détendre, et vous sentez petit à petit que vos bras deviennent mous et lourds. Vous relaxerez ensuite les muscles de vos paupières, vous les laisserez se décrisper, vous relaxerez les muscles de votre visage, en particulier les muscles de vos mâchoires, de manière à ce que vos dents se touchent à peine. »

Bref, le sujet étant en état hypnotique, on lui répète entièrement la technique d'induction par la relaxation. Puis vous lui dites qu'il pourra approfondir cet état grâce à la respiration : « Chaque mouvement respiratoire augmente votre état de relaxation ; à chaque inspiration vous sentez que votre corps devient de plus en plus mou, de plus en plus décontracté, de plus en plus lourd. » En répétant la technique d'induction comme une suggestion posthypnotique, vous utilisez en réalité une méthode d'approfondissement qui est celle de la réhypnotisation que le sujet se fera lui-même. Vous êtes donc certain que, grâce à cette technique de suggestion posthypnotique-réhypnotisation, vous lui permettrez d'induire, en l'approfondissant, son état autohypnotique.

LE TRAINING-AUTOGÈNE DE SCHULTZ

J. H. Schultz, professeur de neuropsychiatrie à l'université de Iiéna, a mis au point une technique d'auto-hypnose très répandue : le training-autogène, comportant un système de conditionnement personnel, lent et progressif, grâce auquel on obtient la plupart des phénomènes de l'hypnose normale. Nous étudierons les grandes lignes de cette méthode dans un chapitre particulier.

LES ENREGISTREMENTS SUR BANDES MAGNÉTIQUES

L'induction d'un état hypnotique chez un sujet déjà conditionné peut être obtenue par un enregistrement de l'induction effectué par le thérapeute sur bande magnétique. La profondeur de l'état obtenue par cette méthode est en général plus importante que celle obtenue par auto-hypnose, le sujet n'étant plus obligé de conserver une partie de son moi conscient à l'état vigile pour formuler les suggestions. Si d'un point de vue purement technique il ne s'agit pas d'une auto-hypnose vraie, puisque c'est la voix du thérapeute enregistrée qui induit l'état hypnotique, du point de vue pratique le sujet éprouve l'hypnose par lui-même sans avoir besoin du secours d'un tiers. Dans notre pratique, cette technique d'enregistrement est d'un très grand secours chez les sujets ayant besoin d'un traitement quotidien ou biquotidien comme les migraineux, les asthmatiques, certaines névroses d'angoisses graves. En règle générale, nous préparons des bandes personnalisées, adaptées à la personnalité et à l'histoire de chaque malade. Il convient de signaler que la profondeur de l'état atteint avec ces enregistrements est nettement moins importante que celle obtenue en général lors d'une séance avec le thérapeute.

CONTRE-INDICATIONS DE L'AUTO-HYPNOSE

Les contre-indications de l'auto-hypnose sont limitées. Ce sont celles de l'hypnose en général ; autrement dit, lorsque dans le passé d'un patient on retrouve des antécédents de psychose ou si ce sujet vous paraît à la limite de la normale, que vous pensez qu'il peut être un prépsychotique, alors il faut vous abstenir de toute thérapeutique hypnotique et prendre l'avis d'un psychiatre. Comme le fait remarquer Fleischer, « quand on se borne à enseigner au patient une technique de relaxation poussée on peut être absolument sûr que cet enseignement ne risque de faire aucun mal ».

UTILISATION THÉRAPEUTIQUE DE LA SUGGESTION POSTHYPNOTIQUE

Nous verrons que les suggestions données sous hypnose pouvaient être réalisées par le sujet un certain temps après son réveil, la durée d'action d'une suggestion posthypnotique étant assez longue parfois. On comprend aisément tout le parti qu'on peut tirer au point de vue thérapeutique de la suggestion posthypnotique qui non seulement facilite l'induction d'une transe auto-hypnotique, mais permet d'agir sur tel ou tel symptôme bien défini. Il faut toujours avoir présent à l'esprit que la suggestion posthypnotique doit être énoncée d'une manière simple, claire, concise, sans aucune ambiguïté. Il faut qu'elle n'ait qu'une interprétation possible. Son usage peut être utile dans les cas suivants : soulagement de l'anxiété, de l'insomnie, facilité et approfondissement de l'hypnose au cours des séances suivantes, induction de l'auto-hypnose, lutte contre la douleur et contre certaines habitudes nocives : tachyphagie, alcoolisme, tabagisme. Elle peut également aider à maîtriser une crise d'asthme débutante. Elle constitue une arme thérapeutique efficace dans le traitement de certains prurits, en particulier le prurit vulvaire. Enfin, elle peut également faciliter la prise de certains médicaments à heures fixes.

Chapitre 4

SUGGESTION ET SUGGESTIBILITÉ

Avant d'entreprendre l'étude des techniques d'induction de l'hypnose, qu'il est important de connaître mais dont Caycedo et l'Ecole sophrologique ont démontré qu'elles font partie intégrante d'un rituel parfaitement inutile qui peut être abandonné, il nous paraît indispensable de définir brièvement la suggestion et la suggestibilité. On sait en effet qu'elles jouent un rôle important dans l'hypnose. Certaines écoles, en particulier celle de Berheim, dont les idées ont été reprises par les behaviouristes (Hull), pensaient qu'elles expliquaient tout. Mais, actuellement, même les élèves de Hull, Weintzenhoffer en particulier, admettent que la suggestibilité n'explique pas tout le phénomène hypnotique, qu'il y a « autre chose ». Horn lui-même admet qu'il existe une « essence de l'hypnose » et que celle-ci échappe, et pour cause, aux chercheurs.

LA SUGGESTION

Une idée peut être acceptée de deux façons différentes : soit après examen, parce qu'elle a paru parfaitement logique, ou au contraire sans examen parce qu'elle nous a été suggérée. La suggestion est le processus psychologique par lequel nous acceptons une idée sans qu'il y ait aucune raison logique de le faire. C'est donc un processus qui permet l'acceptation sans critique des idées. On appelle également suggestion l'idée qui est offerte au sujet pour être acceptée de manière non critique.

LA SUGGESTIBILITÉ

La suggestibilité est l'aptitude par laquelle un individu est capable d'accepter, en dehors de toute critique, des idées ou des faits, et sa tendance à les réaliser. Les faits ou les idées présentés sont, sans jugement aucun, reçus comme des vérités. Il est certain que la suggestion est d'autant plus puissante qu'elle s'adresse à l'inconscient de l'individu.

Nous subissons continuellement les assauts de la suggestion. Les techniques audio-visuelles dans notre vie journalière (les éditoriaux de nos quotidiens, le journal télévisé) nous suggèrent ce que nous devons penser de la politique gouvernementale. La publicité dans le métro, le cinéma, à la télévision, dans les journaux, nous fait acheter le meilleur dentifrice, le slip le plus confortable, le soutien-gorge le plus moulant et le plus esthétique. Les devantures des magasins sont agencées de manière à nous suggérer ce que nous devons acheter. La vue d'un bel objet provoque chez certains de l'admiration, chez d'autres de l'indifférence, chez un troisième l'envie de l'acheter, chez d'autres enfin le désir de le voler. Ainsi, le cerveau intervient chez chaque individu suivant sa personnalité, afin de transformer l'impression en idées, et pour élaborer celles-ci. Chaque idée suggère d'autres idées, et ces idées se transforment elles-mêmes en sensations, émotions, images diverses, aboutissant, comme le disait Bernheim, à « une synthèse suggestive » que chaque individu réalise à sa façon. Ainsi, nous ne pouvons échapper à cette action de la suggestion qui influence continuellement nos pensées, nos actions, et ce, la plupart du temps, à un niveau inconcient. Prenons un exemple simple : vous utilisez depuis longtemps une pâte dentifrice dont vous êtes satisfait. En vous rendant à votre travail dans le métro, vous admirez une très belle affiche : dents blanches, haleine fraîche... Vous allez au cinéma : pendant l'entracte, une ravissante jeune femme vous vante « dents blanches, haleine fraîche ». Vous ouvrez *Jour de France* ou *Paris-*

Match : « Dents blanches, haleine fraîche »... Vous partez en voyage, et, à l'arrivée, vous constatez que votre tube dentifrice est vide. Le pharmacien chez lequel vous vous rendez n'a malheureusement pas en stock votre dentifrice habituel, mais il vous donne le choix entre différentes autres marques ; aussitôt surgit de votre inconscient « dents blanches, haleine fraîche » et vous finissez par acheter le dentifrice dont le mérite vous a été suggéré par les affiches, le cinéma, les publicités journalistiques, et peut-être les lignes qui précèdent... A l'étranger, la publicité à la télévision est insérée au milieu de programmes dont on sait qu'ils sont très suivis. Il y a un demi-siècle environ, Henry Ford récompensait largement tout écho présentant ses voitures comme de la camelote pour quincaillers. André Citroën lui-même le rejoignait sur ce point : « En bien ou en mal, l'important c'est qu'on en parle. » En France, M. Bleustein-Blanchet, éminent publiciste, a traité ces questions dans deux ouvrages remarquables intitulés *La Persuasion insidieuse* et *La Rage de convaincre,* titres qui se passent de tous commentaires. Certains publicistes ont été très loin dans ce domaine, superposant en cours de projection du film, pendant une fraction de seconde, une inscription que le sujet pourra lire sans en avoir conscience, ce qui à notre avis constitue une atteinte grave au libre arbitre du spectateur.

Prenons un autre exemple, celui de la suggestion émotive. On sait, depuis longtemps, que certains états d'âme peuvent augmenter considérablement la suggestibilité des individus. Telles sont certaines émotions : foi religieuse, passion vive, amour, colère, haine ou entraînement par l'exemple dans certains groupes. Le sens critique altéré par la passion ou l'émotion ne peut plus écarter la suggestion passionnelle qui s'implante alors sans difficulté. Les meneurs de foule connaissent parfaitement la puissance de la suggestion, ils savent admirablement l'utiliser. A cet égard, la fête du *Parteitage*, anniversaire de la fondation du parti national-socialiste, est un modèle du genre : toute la mise en scène est destinée à conditionner la foule en augmentant sa suggestibilité. Des dizaines de milliers d'hommes debout, rangés, attendant devant une arène de pierre et de marbre, pendant que les cloches de Nuremberg sonnent à toute volée, que retentissent les hymnes patriotiques dont on connaît l'extraordinaire résonance affective. Cette foule disponible, tendue, ne pense qu'à une chose : l'arrivée imminente du Führer. Celui-ci, avec un léger retard, entre seul, sans gardes, par une allée prolongée par la forêt. Toute l'attention de la foule est polarisée sur lui, tandis que roule le canon. Alors retentissent les « *Sieg Heil ! Sieg Heil !* » poussés par des milliers d'individus. Le décor théâtral, l'augmentation progressive de la tension émotionnelle de la foule éminemment disponible du fait de l'attente, du conditionnement sonore, de l'ambiance générale, sont autant de facteurs augmentant la suggestibilité à l'état de veille. L'arrivée spectaculaire du Führer réalise deux conditions supplémentaires que connaissent bien les sophrologues habitués à manipuler les états de conscience, puisqu'elles sont indispensables à l'induction d'un état sophronique : d'une part, le détournement de l'attention — la foule n'a d'yeux que pour Hitler, toute son attention est concentrée sur lui ; d'autre part, en hurlant sa joie, elle fait du monoïdéisme, c'est la communion en un seul homme. Le Führer peut prendre la parole, il a devant lui une marée humaine qui a abdiqué tout sens critique ; son discours persuasif « empoignant » sera donc parfaitement reçu.

Serge Tchakhotine, qui a fait une analyse très pertinente des mécanismes historiques des succès temporaires des dictatures, obtenus au moyen d'armes psychologiques par la propagande, a montré que cette dernière était basée sur le fait expérimental que les hommes ont des réactions très différentes à l'égard des suggestions imposées. 90 p. 100 succombent à la suggestion, 10 p. 100 y résistent. Cette notion vérifiée par Tchakhotine découle de l'analyse des chiffres de fréquentation des meetings politiques à Heidelberg, ville de 60 000 électeurs en 1932. Les meetings du parti social-démocrate antinazi, parti le mieux structuré de l'époque, étaient suivis en moyenne par 600 à 800 personnes avec un maximum de fréquentation de 2 000 personnes. La fréquentation des meetings nationaux-socialistes était pratiquement du même ordre de grandeur. Les autres partis catholiques, libéraux, communistes, n'atteignaient en tout que 1 000 personnes. En additionnant 2 000 sociaux-démocrates, 2 000 nationaux-socialistes et 1 000 divers, on obtient 5 000 voix. Le nombre des électeurs de Heidelberg étant de 60 000, le sort de la bataille électorale dépendait donc essentiellement des 55 000 électeurs passifs, hésitants, ne fréquentant pas les meetings politiques. On conçoit donc que l'objectif primordial de tout parti politique était d'essayer de faire voter pour lui la masse des 55 000 indécis. Comme le souligne Tchakhotine, « la clé de la propagande politique est là ». Lénine, qui fut avec Hitler le plus grand propagandiste de notre temps, écrivait : « Le propagandiste révolutionnaire doit penser à l'échelle des centaines, l'agitateur des dizaines de mille, et l'organisateur, celui qui guide la révolution, des millions. » Et plus loin : « Le propagandiste agit principalement par écrit, l'agitateur de vive voix. » Hitler, dans *Mein Kampf,* distingue bien les fonctions du propagandiste et celles de l'organisateur : « La tâche de la propagande est d'attirer les adeptes, celle de l'organisation est de capter des partisans, des affiliés au parti. » Il fallait donc que le propagandiste, l'agitateur, l'organisateur sachent où et comment faire agir sur la masse des indécis les slogans et les symboles aptes à conditionner les sujets à un comportement propice au parti national-socialiste. Hitler écrit : « Dans sa grande majorité, le peuple se trouve dans une disposition et un état d'esprit à tel point féminin que ses opinions et ses actes sont déterminés beaucoup plus par l'impression produite sur ses sens que par la pure réflexion. »

Lorsque l'on étudie le mécanisme des méthodes de la propagande nationale-socialiste, on s'aperçoit qu'elle est essentiellement à base réflexologique ; on est en présence de techniques qui font appel aux mécanismes et aux lois régissant les activités nerveuses supérieures de l'homme, découvertes par Pavlov. Il est très peu probable que Hitler ait connu les travaux de Pavlov, mais il les a, selon toute vraisemblance, redécouverts intuitivement. Il a ainsi inconsciemment appliqué au maniement des foules, à la bataille politique, idéologique, les lois mises en évidence par Pavlov. Par quels moyens peut-on influencer les masses ? Nous avons vu qu'il y a schématiquement 10 p. 100 des sujets capables de résister à des suggestions brutales ; ils ne peuvent donc être gagnés par la suggestion, mais uniquement par la persuasion, le raisonnement ; donc par ce que Tchakhotine baptisera la « ratio-propagande » : journaux, discours par radio, meetings avec discussion, brochures, tracts, contacts personnels lorsque les propagandistes faisant du porte-à-porte prennent contact personnellement avec des gens qui les intéressent pour discuter avec eux les théories du parti et essayer de les y embrigader. (Ces procédés seront d'ailleurs largement utilisés également dans les pays dits démocratiques.)

Pour les 90 p. 100 des sujets dont le cerveau est accessible à la suggestion émotionnelle, la senso-propagande est utilisée, basée sur la suggestion, manipulant essentiellement les pulsions agressives et visant à déclencher, suivant les circonstances, la peur, l'enthousiasme ou le délire extatique ou furieux. « Au moyen de symboles et d'actions agissant sur les sens, causant des émotions, on cherche à impressionner les masses, à terrifier l'ennemi, à éveiller l'agressivité de ses propres partisans. En plus des symboles graphiques, plastiques et sonores c'est surtout l'emploi de drapeaux, d'uniformes, de grandes manifestations, de défilés à grand fracas, qui caractérise la propagande de ce type employée par les dictatures. » Comme l'a écrit Domenach : « La propagande emprunte à la poésie la séduction du rythme, le prestige du verbe et jusqu'à la violence des images. Elle fait rêver le peuple aux grandeurs passées et aux lendemains meilleurs. » Notons au passage que les drapeaux et les étendards les plus utilisés sont le plus souvent de couleur rouge, ce qui s'explique par l'action excitante de cette couleur. On a pu constater, dans certaines usines de produits photographiques, que les ouvriers travaillant dans une ambiance colorée rouge devenaient irritables, colériques, très irascibles. La couleur rouge fut abandonnée au profit de la couleur verte et les troubles du comportement des ouvriers disparurent complètement. Il est possible aussi, comme l'a noté de Felice, que « la vision du sang soit évoquée chez certains par la couleur rouge intense et éveille en eux des impulsions bestiales que la censure sociale avait refoulées, et qui les préparent à se livrer à des actes de violence ». En ce qui concerne les vêtements militaires, comme l'écrit Tchakhotine, « l'uniforme aux couleurs éclatantes, son attrait, jouent un grand rôle déjà dans les vocations enfantines. La bataille primitive est psychiquement destinée à mettre en valeur l'individu, non pas tant aux yeux de son adversaire, qu'à ceux des spectateurs et des spectatrices du combat. C'est la raison principale pour laquelle la « grande tenue », avec ses panaches, ses épaulettes et ses boutons qui brillent au soleil, se maintient à côté du kaki ou du gris traditionnel de campagne. » Les propagandistes nationaux-socialistes savaient fort bien que le délire de la foule est un état rythmique comportant des périodes de tensions auxquelles succède une détente brutale. Le Führer était passé maître dans cet art. En général, il mettait son auditoire en condition par un discours long, dont les effets sonores allaient crescendo, sachant fort bien que si le discours est long la parole monotone produit une inhibition des sujets au niveau intellectuel relativement bas, entraînant une baisse du niveau de conscience, les faisant plonger dans une véritable transe hypnotique et qu'une fois ce résultat obtenu on peut recourir à des excitations verbales de haute intensité. Comme nous l'avons vu, en effet, Pavlov a montré qu'à la phase paradoxale un excitant faible peut provoquer une réponse forte, de même qu'un excitant fort provoque une réponse faible.

Arrivé à ce stade, le Führer, en artiste consommé, coupe son discours de bons mots, de phrases ironiques, d'apostrophes à l'égard de ses adversaires qui détendent brutalement l'auditoire, provoquant un rire énorme, des acclamations ayant pour effet de souder les membres de l'auditoire en une complicité joyeuse. Le thème abordé est en général simple et le discours comporte de nombreuses répétitions. Hitler dit : « Tout le génie déployé dans l'organisation d'une propagande n'aboutirait à aucun succès si on ne tenait compte d'une façon toujours également rigoureuse d'un principe fondamental : elle doit se limiter à un petit nombre d'objets, et les répéter constamment. La persévérance... est la première et la plus importante condition du succès. » Le plus bel exemple de cette technique du viol des foules par la propagande est rapporté par le Führer lui-même dans *Mein Kampf*, lorsqu'il raconte sa première grande réunion au cirque Krone à Munich : « Dès cette première demi-heure, des acclamations spontanées, éclatant de plus en plus nourries, commencèrent à m'interrompre. Au bout de deux heures, elles firent place à un silence religieux qui, bien des fois depuis, me pénétra et qui restera inoubliable pour tous ceux qui l'ont vécu. On eût presque entendu un souffle dans cette foule immense et, quand j'eus prononcé les dernières paroles, un flot d'acclamations déferla, puis la foule entonna avec ferveur le chant rédempteur *Deutschland Uber Alles !* On ne peut décrire avec plus de précision un phénomène d'hypnose collective consécutive à une inhibition verbale et le phénomène de désinhibition lui faisant suite.

PRINCIPES DES LOIS DE LA SUGGESTION

L'induction d'un état hypnotique nécessite également la connaissance des lois de la suggestion et quelques notions sur la manière dont celle-ci doit être donnée. La plupart de nos connaissances concernant ces lois découlent des travaux d'Emile Coué, un pharmacien nancéen qui avait mis au point, en 1800, une technique d'autosuggestion qui lui permit un certain nombre de constatations importantes. Les phénomènes de suggestion sont régis par trois lois :

1) Loi de la concentration de l'attention :

Lorsque toute notre attention est concentrée sur une seule idée, autrement dit lorsque nous faisons du monoïdéisme, cette idée a tendance à se réaliser spontanément, à se transformer en acte. Cela est particulièrement vrai en état d'hypnose lorsque la suggestion s'adresse à l'inconscient alors que l'attention et, dans une certaine mesure, les facultés critiques du sujet ne sont plus en éveil. Ce fait peut expliquer l'échec de certaines suggestions trop autoritaires, répétées d'une manière trop insistante.

2) Loi de l'effet inverse :

Cette loi a été formulée par Coué. Si un sujet pense : « Je devrais faire telle chose, mais je ne peux pas la faire », plus il essaie de faire cette chose, moins il en est capable. « La volonté que nous revendiquons si fièrement, écrivait Coué, cède toujours le pas à l'imagination, c'est une règle absolue. » Coué en donne des exemples très probants : les sujets insomniques ont souvent l'occasion de vérifier le bien-fondé de cette loi. Plus l'insomnique essaie de trouver son sommeil, plus ce dernier le fuit. Nous marchons très facilement, par terre, sur une planche assez large. Si nous plaçons cette dernière entre deux chaises, nous pouvons encore marcher facilement dessus. Par contre, si nous placions cette planche à la hauteur des tours d'une cathédrale, nous serions sûrs de tomber en essayant de marcher dessus. Nos doutes nous empêchent de marcher ; étant donné que nous pensons que cela est absolument irréalisable, nous sommes à peu près certains de tomber.

Dans l'induction de la transe hypnotique, on observe parfois des difficultés de cet ordre : plus le sujet essaie d'être coopératif, plus il résiste à nos suggestions. Plus au contraire il reste passif, plus l'induction est aisée. On peut utiliser la loi de l'effet inverse pour l'induction et pour l'approfondissement de la transe comme nous le verrons.

3) Loi de l'effet dominant :

Cette loi postule qu'une émotion forte tend toujours à remplacer une émotion faible. Si par exemple vous vous trouvez dans une situation où la peur est plus forte que la colère, vous optez immédiatement pour la fuite. Si, au contraire, la colère est plus forte que la peur, vous passez à l'attaque. On sait par ailleurs que la peur coupe la faim, le sommeil, le désir sexuel, grâce à des mécanismes physiologiques régis par le diencéphale.

4) Loi de priorité dans le temps (Weitzenhoffer) :

Toutes choses étant égales, quand on fait deux suggestions antagonistes, celle qui est faite la première a la priorité sur l'autre.

5) Loi de priorité de profondeur (Weitzenhoffer) :

De deux suggestions antagonistes, c'est celle qui est associée à la profondeur la plus grande de la transe qui s'accomplit.

6) Loi de priorité de pénétration (Weitzenhoffer) :

De deux suggestions antagonistes, celle qui est la plus « pénétrée » par des facteurs autres que la profondeur, a la priorité sur l'autre. (Par expression de « pénétré », Weitzenhoffer entend le degré, la stabilité, la permanence d'association préexistante de cette suggestion qui constitue déjà des déterminantes de comportement.) Il ne faut cependant pas attacher une valeur absolue à ces deux dernières lois qui n'ont été mises en évidence que d'une manière indirecte.

LES DIFFÉRENTS TYPES DE SUGGESTION, LA MANIÈRE DE LES DONNER

Les suggestions peuvent être données d'une manière autoritaire sur le ton du commandement. Cette manière de faire n'est indiquée, à notre avis, que s'il existe chez le malade un besoin d'être dominé. En dehors de ces cas particuliers, cette méthode est souvent à l'origine de phénomènes de résistance. La méthode permissive « vous pouvez faire ceci », au lieu de « vous devez faire ceci », est peut-être un peu plus lente mais mieux acceptée, le sujet n'ayant pas l'impression d'être dominé. Les cas de résistance sont ici beaucoup moins nombreux. Les suggestions peuvent être positives ou négatives. D'une manière générale, les suggestions positives sont toujours beaucoup plus efficaces que les suggestions négatives. Si, par exemple, à un malade qui souffre de céphalée vous suggérez que ses douleurs vont disparaître, en lui disant : « Vous n'allez plus ressentir aucune douleur », suggestion négative, vous avez à peu près toutes les chances d'échouer. Si au contraire vous lui suggérez, suivant la technique d'Erickson, qu'il va ressentir une chaleur douce, agréable sur son front et qu'il se sentira de mieux en mieux, ce n'est que lorsqu'il ressent effectivement et nettement la sensation de chaleur avec une impression de soulagement que vous associez alors la suggestion négative de la disparition de douleur.

Ajoutons, aux lois de la suggestion, les recommandations données par John Hartland.

1) La suggestion doit toujours être énoncée de manière très claire, non ambiguë. N'oubliez pas que vous cherchez essentiellement à obtenir un abaissement du niveau de conscience de votre sujet. Il ne doit y avoir aucun doute quant à l'intention recherchée. Ayez toujours présent à l'esprit qu'en état d'hypnose vous vous adressez à l'inconscient du malade et que votre suggestion est acceptée littéralement. Utilisez donc une terminologie extrêmement simple, des phrases courtes et concises n'ayant qu'une seule interprétation possible.

2) Utilisez les suggestion simples, ne compliquez pas les choses. Plus une suggestion est compliquée, plus sa réalisation est

difficile. Vous risquez, en donnant des suggestions compliquées, d'obtenir une élévation du niveau de conscience de votre sujet et de déclencher un phénomène de résistance.

3) Utilisez le moins possible la manière autoritaire de façon à éviter que le sujet ait l'impression d'être dominé, ce qui peut déclencher une résistance.

4) En énonçant les suggestions, vous devez trouver une intonation, un rythme appropriés. (Pour les Indous, le nom, le mot, le verbe, sont des médiateurs subtils entre le corps matériel et la pensée subtile. Les doctrines du Gnana yoga professent que tout est vibration et que la vibration obéit à un certain rythme ; la santé, l'équilibre, le mouvement efficient dépendent de l'accord d'un rythme particulier avec le rythme universel.) Les sensations de lourdeur, de pesanteur par exemple, seront suggérées en parlant plus lentement, en appuyant sur les mots de manière à communiquer verbalement au sujet l'impression de pesanteur, de lourdeur. La répétition de la suggestion est très importante, il est bon de laisser un petit intervalle libre entre deux suggestions. Finalement, tout hypnotiseur doit savoir jouer sur le rythme, les changements d'inflexion et de modulation de la voix, autant de choses qui ne s'apprennent pas dans les livres et ne sont ressenties qu'intuitivement.

5) Quelle que soit la profondeur de la transe obtenue, respectez toujours votre contrat avec le malade. Ne donnez jamais de suggestions désagréables ou contraires au code moral de votre patient. Hartland insiste justement sur le fait que, même dans les cours où l'on donne des suggestion posthypnotiques pour démontrer la réalité du phénomène, il faut toujours prendre le soin d'éviter des suggestions qui risquent de ridiculiser les sujets. Comme nous l'avons dit, dans l'hypnose il y a un contrat patient-malade ; il faut en respecter les termes ; toute suggestion contraire au code moral entraînera, quelle que soit la profondeur de la transe, une résistance et le réveil brutal du sujet (s'accompagnant souvent d'une sensation d'angoisse intense) dont vous aurez perdu la confiance.

6) En ce qui concerne les suggestions thérapeutiques, les plus importantes doivent être réservées pour la fin. Commencez toujours votre traitement par les suggestions les plus simples et terminez par celles qui sont les plus importantes, car ce sont

les dernières suggestions, formulées au moment où la transe est la plus profonde, qui risquent d'être les mieux acceptées.

7) Les suggestions devront toujours être énoncées en termes qui seront appropriés à la manière de penser et aux habitudes du sujet.

Chapitre 5

LES MÉTHODES D'INDUCTION DE L'HYPNOSE

Avant d'entreprendre l'induction, il faut que le sujet soit placé dans des conditions de confort optimales pour lui permettre d'obtenir une très bonne relaxation. Il faut donc d'abord s'assurer que rien ne le perturbera sur le plan physique ; s'il a besoin d'aller aux toilettes il faut l'y envoyer avant de commencer, le placer dans un fauteuil très confortable pourvu d'un dossier suffisamment haut pour maintenir sa tête, les jambes étant étendues ; ou bien sur un lit, la tête calée par un oreiller. Dans l'hypnose, nous cherchons essentiellement à obtenir, comme nous l'avons vu au chapitre précédent, la régression. Si le sujet ne régresse pas, il n'a pas l'abandon ni la suggestibilité nécessaires pour entrer dans la transe. Nous cherchons donc à obtenir cet effet par l'utilisation de facteurs régressivants :

1) *L'isolement sensoriel.* Le sujet est placé dans une atmosphère feutrée, sans bruits, avec un éclairage réduit. L'isolement sensoriel, ainsi que l'ont montré des études très poussées, a une action régressive.

2) *Les manipulations.* L'hypnotiseur procède à des manipulations. Au début de l'hypnose, on faisait des passes qui sont des manipulations consistant à mettre progressivement le sujet dans une atmosphère de bercement, de monotonie. Ces passes hypnotiques, qui déclenchent la transe au bout d'un certain temps, ont été abandonnées parce qu'elles introduisaient une relation trop proche, une relation de corps à corps avec le

malade. Or il est important de contrôler la relation, de ne pas être trop proche du malade. C'est pourquoi, les hypnothérapeutes préfèrent garder une certaine distance avec leurs patients et, être trop proche du malade. C'est pourquoi, les hypnothérapeutes préfèrent garder une certaine distance avec leurs patients et, par exemple, ils les reçoivent non pas en costume de ville mais vêtus d'une blouse blanche. Les passes ont été remplacées par la parole berçante, douce, monotone, monocorde, simple, une parole qui rappelle quelque peu le langage que nous avons vis-à-vis de l'enfant. Cette parole permet d'une part de fixer l'attention du sujet, d'empêcher le galopage mental, et d'autre part elle va permettre l'induction de l'état hypnotique. Dans notre discours, nous n'utilisons pas de facteurs rationnels, mais des images, nous parlons au sujet des vacances, du beau temps, de la mer, de la montagne ; autrement dit, nous l'introduisons dans cette régression imaginaire, dans ce langage affectif qui est au-dessous du langage rationnel et le plaçons dans une situation d'infériorité absolue qu'il accepte, ayant dépassé le stade critique. Cette régression partielle ne dure pas et doit être contrôlée par le thérapeute. Au cours de la transe hypnotique, le sujet expérimente un nouveau mode d'être, une nouvelle existence, un nouveau type de rapports avec l'hypnotiseur impliquant une certaine dépendance psychophysiologique, un certain régime de fonctionnement tant dans l'ordre somatique que dans l'ordre psychologique. On a parlé du langage du thérapeute qui est imaginaire, symbolique, langage du corps. Le patient répond lui aussi en langage du corps, c'est ce qui permet d'ailleurs d'expliquer le phénomène d'anesthésie au cours de l'état hypnotique.

LES TECHNIQUES D'INDUCTION RAPIDE

Toutes les techniques d'induction rapide sont basées sur le même principe : le détournement brutal de l'attention du sujet qui est suivi par la suggestion impérative de dormir. L'utilisation de ces techniques est extrêmement limitée et comporte, en gros, trois indications :

a) lorsque le sujet présente d'entrée une résistance à l'hypnose et que le praticien a besoin de vaincre rapidement cette résistance ;

b) lorsque le thérapeute est limité par le temps ;

c) en cas d'urgence, en particulier chez les malades qui souffrent ou lorsqu'il y a des facteurs de distraction et que la situation nécessite une intervention immédiate.

1) La technique de l'abbé Faria, technique simple, dominatrice ; l'abbé Faria brandissait un crucifix, demandait aux malades de fixer le crucifix ; une fois le détournement de l'attention obtenue, il leur commandait impérativement de dormir.

2) Méthode d'Estabrook : dans cette méthode, le détournement de l'attention est obtenu en exerçant une forte compression sur le crâne du sujet qui est suivie d'une décompression brutale accompagnée de l'ordre : dormir.

3) Méthode de Withlow : la tête du sujet étant maintenue par la main gauche de l'opérateur, celui-ci exerce une forte pression avec le pouce et l'index de la main droite sur les deux carotides. Cette pression ne sera pas maintenue plus de quinze secondes ; l'opérateur fait en même temps des suggestions de fermeture des paupières puis de sommeil. Cette méthode brutale, provoquant une anoxie cérébrale transitoire, est à déconseiller formellement car elle peut déclencher des accidents graves.

4) Méthode de Hanssen : cette méthode est très brutale et nous la déconseillons. Elle revient essentiellement à déséquilibrer le sujet qui tombe sur le sol, ce qui provoque un détournement de son attention ; lorsqu'il est sur le sol, on lui donne l'ordre de dormir.

5) La technique de Fleischer : c'est la technique la plus élaborée. Nous allons étudier, d'une manière détaillée, la dynamique de l'induction.

Dans cette méthode, le praticien et le patient sont debout tous les deux, face à face. Le praticien prend la main droite du patient comme pour la lui serrer et lui demande de se placer, les pieds joints, talon contre talon, pointe contre pointe (lorsqu'il s'agit d'une femme qui porte des talons hauts, on lui demande de se déchausser). Une fois le sujet en position, on lui dit : « Fort bien ! maintenant êtes-vous prêt ? » Lorsqu'il vous a répondu « oui ! », on lui commande : « Fermez les yeux ! » Dès que les yeux du patient sont fermés, l'opérateur élève le bras droit du patient jusqu'au niveau de l'épaule en prenant soin de placer sa main gauche sous le coude droit, en exerçant une légère pression de façon à ce que le bras droit du sujet soit en extension rigide. Le praticien place son pied gauche dix centimètres en arrière du pied droit du patient et il dit alors : « Vous vous sentez tomber en arrière, vous tombez, vous tombez, vous tombez... » et, en même temps qu'il prononce ces paroles, il pousse imperceptiblement le sujet en arrière. (Dans la majorité des cas, les sujets basculent spontanément en arrière.) Dès que l'on a atteint la limite de la perte d'équilibre, l'opérateur qui tient la main droite du patient et qui tient également le coude droit, tire avec fermeté le sujet vers l'avant en lui commandant : « Dormez profondément, vous dormez ! » A ce stade, l'état d'hypnose obtenu est en général suffisant pour que l'on puisse donner les suggestions d'approfondissement classiques. On glisse une chaise derrière le sujet en lui suggérant que ses jambes deviennent de plus en plus molles, qu'il peut s'asseoir sur la chaise et que, dès qu'il sera assis, son état de relaxation s'approfondira de plus en plus. Si après l'induction instantanée on a l'impression que la transe hypnotique obtenue n'est pas assez profonde, on approfondira tandis que le patient est encore debout, en se servant de la catalepsie rigide du bras suivant une technique qui sera donnée ultérieurement.

6) Hypnose instantanée en position assise : la même technique peut s'employer avec le patient en position assise. On demande au patient de s'asseoir sur une chaise ou un tabouret sans dossier, on s'assure que ses jambes ne sont pas croisées et que les pieds sont bien à plat sur le sol ; alors on demande au patient sa main droite et on la serre fermement en lui disant : « Etes-vous prêt ? » Là encore, dès qu'il a répondu par l'affirmative, on lui demande de fermer les yeux, on lève son bras droit à l'horizontale en plaçant la main gauche sous le coude droit et on lui suggère qu'il tombe en arrière. Lorsqu'il a atteint la limite de la perte d'équilibre, on le tire fermement en avant en lui donnant l'ordre de « dormir profondément, profondément, profondément ».

DYNAMIQUE DE L'INDUCTION DE L'HYPNOSE INSTANTANÉE PAR LA MÉTHODE DE FLEISCHER

Comme nous l'avons dit, cette technique d'induction instantanée est une technique très élaborée.

1) Le sujet est placé en position verticale, les pieds joints, talons et pointes, de manière à réduire au minimum le polygone de sustention, ce qui limite ses chances de résister tant à la suggestion de tomber en arrière qu'à la légère poussée que nous lui imprimons et dont il n'est pas conscient. Le professeur Hull, chef de file des behaviouristes, a fait une étude importante sur les tests de suggestibilité, en particulier sur la chute en arrière. Etude qu'il a publiée dans son livre *L'Hypnose et la suggestibilité,* paru en 1953. Ces tests de chute en arrière ont été pratiqués à l'université de Yale sur des centaines d'étudiants. Il a été prouvé que lorsqu'une personne qui se tient debout reçoit l'ordre de fermer les yeux et de s'imaginer qu'elle tombe en arrière, elle éprouve réellement l'impression de tomber en arrière. Hull a pu mettre ce fait en évidence sur 90 p. 100 des étudiants testés. De plus, il est bien évident que la réduction du polygone de sustentation ne fait qu'améliorer les choses.

2) En serrant la main, on établit une communication non verbale où symboliquement l'opérateur est le sujet dominant.

3) Lorsque nous élevons le bras droit du patient et que nous le maintenons bien rigide à l'horizontale, ce dernier ne sent pas la légère poussée que nous lui imprimons vers l'arrière, tandis que son corps tout entier bascule jusqu'à la limite de la perte de l'équilibre. A ce moment-là, toute son attention est concentrée sur cette sensation de chute, il prend conscience de la réalité du phénomène. L'attention étant complètement détournée, nous pouvons maintenant implanter la suggestion en le tirant en avant et en lui ordonnant de dormir. Dans les conditions habituelles de l'hypnose, Fleischer, dont les techniques sont très proches des techniques sophroniques, n'utilise jamais le mot « sommeil » pour l'induction et préfère les suggestions de relaxation. Cependant, dans l'induction instantanée, nous sommes obligés de nous servir d'un mot capable d'entraîner une réponse instantanée. Depuis l'enfance, nous avons été conditionnés à répondre au mot « som-

meil » avec une compréhension et un effet immédiats. Par conséquent, lorsque nous avons besoin de réaliser une induction immédiate, il faut avoir recours à ce mot en dépit des inconvénients qu'il présente et que nous aurons l'occasion d'étudier.

TECHNIQUE INSTANTANÉE PAR LA VISION DU DOIGT

Cette technique est simple, efficace et elle comporte elle aussi le détournement de l'attention, la convergence des globes oculaires vers le haut favorisant la déconnection intériorisante et l'implantation de la suggestion. Le patient étant assis, l'opérateur lui demande de fermer les yeux et, alors qu'il lui appuie fortement l'index sur le sommet du crâne, il lui demande d'imaginer que le sommet de son crâne est en verre et qu'il lui est posible de voir son doigt au travers du crâne. Il lui dit alors : « Vous pouvez voir le bout de mon doigt pendant que j'appuie sur votre tête ; fixez bien mon doigt (le sujet automatiquement fait converger ses yeux) ; et maintenant tout se passe comme si vous ne pouviez pas ouvrir vos yeux ; très bien ! ne tentez pas de les ouvrir et dormez, dormez profondément. » Il est évident que lorsque le sujet révulse ses yeux en arrière et tente de regarder le doigt au sommet du crâne, non seulement il lui est impossible d'ouvrir les yeux, et il a l'impression que le phénomène se produit réellement, mais encore la convergence des globes oculaires vers le haut provoque une déconnection intériorisante qui, à elle seule, peut entraîner un approfondissement de la transe hypnotique (on sait que les yogis du troisième œil se servent de la convergence des globes oculaires au début de leur méditation pour obtenir une déconnection intériorisante rapide). Et, là-dessus, grâce à la suggestion impérative « dormez ! », le patient entre en état d'hypnose et il est possible d'approfondir cet état grâce aux techniques habituelles.

TECHNIQUE INSTANTANÉE DES MAINS CROISÉES

Cette technique découle de la méthode des mains croisées qui sera étudiée plus loin. On demande au sujet de croiser ses mains en serrant les doigts les uns contre les autres puis on lui dit : « Fermez vos yeux ! Maintenant, imaginez que pendant que je compte de un à trois vous ne pouvez absolument pas desserrer vos mains, vous les sentez qui se serrent de plus en plus. *Un !* plus étroitement serrées. *Deux !* de plus en plus fortement serrées. *Trois !* encore plus fortement serrées. Vos mains vous paraissent maintenant collées ; elles sont absolument verrouillées, vous ne pouvez plus les séparer ; n'essayez pas et dormez de plus en plus profondément, de plus en plus profondément, de plus en plus profondément. » Dès l'instant où le patient aura l'impression de ne plus pouvoir séparer ses mains, toute son attention sera détournée et il aura l'impression que le phénomène se réalise. Vous pourrez alors implanter la suggestion « dormez ! » qui induira l'hypnose instantanée. L'opérateur permet alors au patient de se libérer les mains et il approfondit son état suivant les techniques classiques.

Il convient de noter que pour l'exécution de toutes les techniques d'induction instantanée les conditions nécessaires et suffisantes à l'hypnose, que nous étudierons au chapitre suivant, sont réunies.

Chapitre 6

LES MÉTHODES D'INDUCTION LENTE

Il existe une multitude de techniques d'induction lente de l'hypnose. Elles sont tellement nombreuses que l'on pourrait leur consacrer un livre entier. C'est la raison pour laquelle nous n'allons étudier qu'un certain nombre d'entre elles : celles qui ont un intérêt historique, celles qui sont utilisées le plus couramment, même par des médecins. Comme l'a démontré l'Ecole sophrologique, toutes ces techniques constituent un rituel parfaitement inutile, car, comme l'a dit Dumont : « Elles ne sont pas faites pour les hypnotisés mais en réalité pour les hypnotiseurs. » Tous ceux qui ont pratiqué l'hypnose savent que l'induction est angoissante, l'hypnotiseur redoutant toujours consciemment ou inconsciemment l'échec. Toutes les méthodes d'induction ont un dénominateur commun : la fermeture des yeux qui signe l'entrée du sujet dans la transe. Il faut donc à tout prix obtenir la fermeture de ces yeux qui vous jugent, de ces yeux qui ont fait que Freud s'est mis derrière le divan pour ne plus les avoir en face de lui. Avant de passer en revue les techniques rituelles rejetées par Caycedo et l'Ecole sophrologique, voyons quelles sont les conditions préalables de l'hypnose. Pour Fleischer, ces conditions nécessaires et suffisantes sont au nombre de cinq :

1) La croyance.

Si vous voulez obtenir l'hypnose, il faut y croire. L'opérateur doit avoir une confiance absolue dans sa capacité de créer le rapport hypnotique. Cette croyance, cette confiance se communiquent d'ordinaire au patient d'une manière non verbale. Lorsque l'opérateur est parfaitement à son aise, lorsque le ton de sa voix est calme, confiant, qu'il n'a aucune hésitation, que sa parole est parfaitement assurée, pleine d'aisance, il est alors capable de communiquer à son patient ce sentiment de calme et de confiance. Ne commencez jamais par exemple votre induction par : « Nous allons essayer de... » Si vous parlez de tentative, c'est que vous n'avez aucune confiance en vous, votre patient le sentira et il n'aura lui non plus aucune confiance. La manière la plus aisée de faire passer ce message de confiance à votre patient est de connaître parfaitement votre technique d'induction. Vous ne devez pas avoir l'ombre d'une hésitation, vous devez trouver instantanément votre rythme, votre débit, votre modulation.

2) L'attente.

Le patient a confiance en vous et il s'attend à ce qu'il se passe quelque chose, quelle que soit la méthode d'induction que vous avez choisie. Il n'est pas du tout nécessaire que votre sujet s'attende à être hypnotisé. Si, par exemple, vous utilisez pour votre induction la technique de relaxation, vous lui avez demandé tout d'abord s'il aimerait apprendre à se relaxer, et alors, une fois que vous lui aurez posé cette question, il s'attendra à ce que vous lui fassiez quelque chose, à ce que vous lui enseigniez quelque chose qui l'aide effectivement à se relaxer. Il est donc dans un état d'attente et c'est ce sentiment d'attente qui est l'une des conditions permettant au sujet de parvenir à l'hypnose.

3) La concentration et le détournement de l'attention.

Le but de cette manœuvre est essentiellement de rétrécir le champ de conscience du sujet en focalisant son attention et en la détournant, après quoi l'hypnotiseur peut lui présenter les suggestions. Dans la méthode de Bernheim, l'hypnotiseur ordonne au sujet de le regarder fixement dans les yeux, ce qui entraîne la concentration de l'attention du sujet sur les yeux de l'hypnotiseur et le détournement de son attention, qui est entièrement polarisée sur les yeux de l'opérateur, ce qui permet à ce dernier de lui suggérer que ses paupières deviennent de plus en plus lourdes, qu'elles sont de plus en plus lourdes, que ses paupières se ferment, qu'il sent le sommeil venir, etc. L'attention du sujet peut être détournée en lui faisant utiliser les cinq sens : la vue (« Regardez mes yeux, regardez ce point brillant »), l'ouïe (le coup de gong que l'on affectionnait beaucoup à la Salpêtrière n'avait pour but que le détournement brutal de l'attention du sujet), le goût, l'odorat et même le sens kinestésique.

4) La suggestion.

Lorsque l'attention du sujet est concentrée et détournée, on peut implanter les suggestions. Par exemple, si l'on a demandé au sujet de fixer toute son attention sur son pouce et qu'on lui répète que ses paupières deviennent de plus en plus lourdes, de plus en plus lourdes, il a au bout de quelques instants effectivement l'impression que ses paupières deviennent de plus en plus lourdes et que ses yeux se ferment.

5) La réalisation.

Au fur et à mesure que le sujet constate que les suggestions qu'on lui présente se réalisent, sa faculté critique diminue progressivement et sa suggestibilité augmente. L'hypnose s'installe progressivement.

MÉTHODE DU HAND-SHAKE DE DAVE ELLMAN

Cette méthode, qui est une méthode semi-rapide, utilise pour le détournement de l'attention et l'induction un geste familier et amical qui permet d'établir une communication non verbale par laquelle le sujet est sécurisé et où l'hypnotiseur est le personnage dominant. Vous prenez donc la main de votre sujet et vous dites : « Je prends votre main et je vais vous la serrer trois fois. Au premier *hand-shake* vous sentirez vos paupières devenir lourdes, vous les laisserez devenir lourdes, fatiguées. Au deuxième *hand-shake,* vos yeux auront envie de se fermer, vous les laisserez se fermer. La troisième fois, vos yeux seront complètement fermés, les muscles qui les entourent complètement détendus, vous n'aurez plus envie de les ouvrir. » Et, ayant obtenu ce résultat, vous enchaînez : « Relaxez les muscles qui entourent vos yeux, faites comme si vous ne pouviez ouvrir vos yeux, comme si tous les muscles qui entourent vos yeux étaient fatigués, détendus. Vous allez pouvoir tester maintenant à quel point il vous est impossible d'ouvrir vos yeux. Vous allez essayer de les ouvrir et vous constaterez, ce faisant, que plus vous essayez de les ouvrir plus ils restent fermés, plus vos paupières deviennent lourdes. N'essayez plus de les ouvrir. Cette relaxation que vous avez des muscles autour de vos yeux va maintenant descendre d'un seul coup dans tout votre corps jusqu'au bout de vos orteils ; tout votre corps est détendu, relaxé. » Si vous êtes dentiste et que vous avez un travail à faire en bouche, car cette méthode d'induction est très pratique pour les dentistes, vous enchaînez : « Et maintenant, tout ce que l'on peut faire dans votre bouche ne peut plus vous déranger pour autant que vous restiez dans cet état de relaxation. Désirez que cette chose arrive et vous verrez qu'elle arrivera. »

Une autre variante de cette méthode consiste à faire le *hand-shake* et de faire descendre la main gauche devant le visage du sujet en lui disant : « Observez ma main ; lorsqu'elle arrivera à la hauteur de votre menton, vos paupières seront fermées et vous n'aurez plus aucune envie de les ouvrir. » Et au troisième *hand-shake,* lorsque la main gauche arrive au niveau du menton, vous dites : « Maintenant fermez vos yeux, relaxez vos muscles autour de vos yeux, relaxez-les au point qu'ils ne peuvent plus travailler, vous verrez qu'ils ne peuvent plus travailler ; faites un test, essayez de les ouvrir et vous constaterez alors que plus vous essayez de les ouvrir, plus vos paupières se ferment. » Par ce simple artifice, on obtient la fermeture des yeux. Cette technique d'Ellman a pour elle sa simplicité d'exécution et sa rapidité relative, l'induction pouvant être obtenue en moins de trois minutes.

LA TECHNIQUE DE BERNHEIM

C'est une technique de fixation, l'hypnotiseur fixant ses yeux sur ceux du sujet, demandant au sujet de le fixer. Voici le rituel de Bernheim tel qu'il l'expose dans son livre : *De la Sugges-*

tion dans l'état hypnotique et dans l'état de veille, 1884. « Regardez-moi bien et ne songez qu'à dormir. Vous allez sentir une lourdeur dans les paupières, une fatigue dans vos yeux ; vos yeux clignotent, ils vont se mouiller ; la vue devient confuse ; les yeux se ferment. » Quelques sujets ferment les yeux et dorment immédiatement. Chez d'autres, dit Berheim, « je répète, j'accentue davantage, j'ajoute le geste ; peu importe la nature du geste. Je place deux doigts de la main droite devant les yeux de la personne et je l'invite à les fixer ; ou, avec les deux mains, je passe plusieurs fois de haut en bas devant ses yeux ; ou bien encore, je l'engage à fixer mes yeux et je tâche en même temps de concentrer toute son attention sur l'idée de sommeil. Je dis : " Vos paupières se ferment, vous ne pouvez plus les ouvrir. Vous éprouvez une lourdeur dans les bras, dans les jambes, vous ne sentez plus rien, vos mains restent immobiles, vous ne voyez plus rien ; le sommeil vient. " Et j'ajoute d'un ton un peu impérieux : " Dormez ! " Souvent ce mot l'emporte ; les yeux se ferment ; le malade dort. »

Il est assez amusant de constater que Bernheim, ce rationaliste qui ne croyait qu'à la suggestion et qui a voulu démythifier le magnétisme, après avoir été d'ailleurs instruit par un hypnotiseur et un grand magnétiseur (Liébault), a prôné la technique de fixation des yeux et de fascination qui a très largement contribué à répandre dans le public la notion de pouvoir de l'hypnotiseur et à faire passer ce dernier pour un thaumaturge.

LA MÉTHODE DE BRAID

Dans cette méthode, rappelons-le, c'est le sujet qui fait lui-même sa propre induction. On lui fait fixer un objet brillant, un petit miroir par exemple, qui est placé à 25 cm de ses yeux. On lui demande de fixer intensément, de concentrer toute son attention sur ce point brillant. Chez certains sujets très suggestibles, la fixation prolongée du point brillant peut induire spontanément la transe hypnotique. En pratique courante, l'attention du sujet étant détournée et concentrée par la fixation sur le point brillant, on lui donne une série de suggestions rituelles : relaxation des muscles entourant les yeux, lourdeur des paupières, fermeture progressive des yeux, relaxation des bras et des jambes avec sensation de lourdeur, etc.

LA MÉTHODE DE LÉVITATION DE LA MAIN DROITE D'ERICKSON

Cette technique qu'Erickson a mise au point en 1923, et qu'il a d'ailleurs personnellement abandonnée complètement, est très largement utilisée aux Etats-Unis par les odontologues. Elle présente un avantage : celui d'amener en général le sujet hypnotisé pour la première fois dans un état de transe souvent profond. Elle présente par contre de sérieux inconvénients, dont le principal est l'imprévisibilité de la durée de l'induction qui peut durer parfois une heure et plus. Etant donné son intérêt historique, nous allons la donner *in extenso* :

« Asseyez-vous très confortablement sur cette chaise et laissez-vous aller, relaxez-vous. Maintenant que vous êtes assis confortablement, posez vos deux mains bien à plat sur vos cuisses. Vous allez surveiller vos mains très attentivement, remarquez que vous pouvez les observer attentivement. Vous allez maintenant constater que certaines choses vont se produire au cours de votre relaxation. Elles se sont toujours produites quand vous vous relaxiez, mais vous n'y avez pas prêté attention. Je vous les signalerai au fur et à mesure. Je voudrais que vous vous concentriez sur toutes les sensations et toutes les impressions que vous ressentirez dans vos mains. Peut-être sentirez-vous la lourdeur de votre main posée sur votre cuisse ou aurez-vous la sensation d'une pression, peut-être sentirez-vous le contact de l'étoffe de vos pantalons contre la paume de votre main ou la chaleur de votre main sur votre cuisse. Je veux que vous observiez et que vous analysiez toutes les sensations que vous éprouvez. Peut-être ressentirez-vous une légère démangeaison. Quelle que soit la sensation que vous ressentez, je veux que vous l'observiez. Regardez votre main et remarquez comme elle est tranquille, comme elle reste dans la même position. Il y a cependant des mouvements en elle, mais ils ne sont pas encore perceptibles. Je veux que vous gardiez les yeux sur votre main. Concentrez toute votre attention sur votre main, ne vous laissez pas distraire, gardez les yeux fixés sur votre main et attendez jusqu'à ce que les mouvements imperceptibles qui se trouvent en elle deviennent visibles. »

A ce stade de l'induction l'attention du sujet est concentrée et entièrement détournée, les suggestions très simples de lourdeur des mains, de pesanteur, de chaleur, qui sont celles que n'importe qui éprouverait dans les mêmes conditions, ont été réellement ressenties et il considère qu'elles sont le produit de sa propre expérience. Il est donc en train de dépasser le stade de faculté critique et tout le jeu de l'hypnotiseur va consister à lui offrir maintenant des suggestions entraînant des réponses sensorielles ou motrices auxquelles il répondra comme si elles appartenaient à sa propre expérience. Normalement, si le sujet n'est pas résistant, un léger mouvement, un léger tressaillement de sa main va apparaître ; il sera immédiatement signalé et on ajoutera que ce mouvement va s'amplifier progressivement. Le thérapeute doit également exploiter toutes les autres réactions objectives du sujet pour approfondir son état, la respiration profonde, un mouvement des jambes qu'il aura remarqué, etc.

« Il sera intéressant de voir lequel de vos doigts va bouger le premier, ce sera peut-être le majeur ou l'index, ou l'annulaire, ou l'auriculaire, ou le pouce. L'un de vos doigts va tressaillir ou bouger légèrement. Vous ne savez pas exactement quand, ni à quelle main, regardez toujours vos mains attentivement, et vous remarquerez d'abord un léger tressaillement, peut-être, à la main droite. Tenez ! Le pouce tressaille et bouge. Au début du mouvement vous remarquerez une chose intéressante. Les espaces qui sont compris entre vos doigts s'élargissent très lentement, vos doigts s'écartent, vos doigts s'écartent très lentement, et vous noterez que les espaces entre vos doigts s'élargissent de plus en plus. Ils vont s'écarter lentement, les doigts s'écartent de plus en plus, de plus en plus, de plus en plus. » (Nous avons placé ici la première suggestion réelle à laquelle le malade doit répondre. Si les doigts commencent à s'écarter effectivement c'est parce que le patient réagit comme prévu à la suggestion. L'hypnotiseur continue son jeu, il parle comme si la réponse avait pu venir d'elle-même dans le cours normal des événements.)

« Tandis que vos doigts s'écarteront, vous remarquerez que bientôt les doigts voudront se redresser en formant un arc au-dessus de la cuisse comme s'ils voulaient se lever de plus en plus haut, de plus en plus haut, de plus en plus haut. » (L'un des doigts commence à se lever, l'index par exemple.) « Remarquez comme votre index se lève, et en même temps les autres doigts veulent suivre. Les voilà maintenant qui se lèvent lentement. » (Le phénomène se réalise.) « Pendant que les doigts se lèveront vous allez ressentir une impression de légèreté dans la main, une sensation de légèreté d'autant plus que vos doigts se dressent en arc et que toute la main va se soulever, s'élever lentement, comme si c'était une plume, comme lorsqu'un ballon monte en l'air, monte, monte, monte en l'air, en l'air, en l'air, s'élève de plus en plus haut, de plus en plus haut, votre main devient de plus en plus légère, de plus en plus légère. » (La main commence à se lever.) « Quand vous regardez votre main se lever, vos remarquez que le bras monte, monte, monte en l'air un peu plus haut, un peu plus haut encore, encore, encore, encore. » (Le bras s'est levé d'environ 10 cm au-dessus de la cuisse et le patient le regarde fixement.) « Regardez toujours la main, le bras qui s'élève et, pendant que votre bras et votre main s'élèvent, vous constatez que vos yeux deviennent fatigués, que vos yeux deviennent de plus en plus fatigués, vos paupières deviennent de plus en plus lourdes, de plus en plus lourdes. Tandis que votre bras continue à se lever, vous vous sentirez fatigué, détendu, et vous aurez envie de dormir, une grande envie de dormir. Vos yeux se feront de plus en plus lourds et peut-être que vos paupières voudront se fermer. Et pendant que votre bras se lèvera de plus en plus haut, vous voudrez vous sentir de plus en plus détendu, vous aurez de plus en plus sommeil, vous voudrez éprouver un sentiment de paix, de détente, en fermant vos yeux et en vous endormant. »

(On utilise en réalité ici une technique d'approfondissement par superposition de suggestions, la réalisation de la suggestion précédente renforçant la suggestion suivante et approfondissant l'état du malade.)

« Votre bras s'élève encore de plus en plus haut, de plus en plus haut et vous devenez de plus en plus somnolent, vos paupières se font de plus en plus lourdes, de plus en plus lourdes, votre respiration devient de plus en plus lente, calme, régulière ; respirez profondément, inspirez et expirez. Tandis que vous regardez toujours votre main et votre bras, et que vous vous sentez de plus en plus somnolent et détendu, vous remarquez que la direction de votre main va changer. Votre bras commence à se courber et la main va se rapprocher de plus en plus de votre visage, de plus en plus de votre visage, encore, encore, de plus en plus, et maintenant qu'elle se lève vous allez lentement mais sûrement entrer dans un profond, profond sommeil dans lequel vous vous détendrez profondément et autant que vous voudrez. Le bras va continuer à s'élever plus haut, encore plus haut jusqu'à ce qu'il ait atteint votre visage, et vous aurez de plus en plus sommeil, mais vous ne devez pas vous endormir avant que votre main n'atteigne votre visage. Quand votre main atteindra votre visage vous serez endormi, profondément endormi. » (Ici, il faut laisser le patient régler lui-même le rythme suivant lequel il va « s'endormir », de manière que lorsque sa main atteindra son visage il ait l'impression de « s'endormir » parce que tel est son désir. La lévitation de la main et l'endormissement continuant à se renforcer mutuellement. Lorsque finalement le patient fermera les yeux, il va entrer dans une transe à l'induction de laquelle il aura participé. Par la suite il ne pourra donc pas nier l'existence du phénomène.)

« Maintenant, votre main change de direction ; elle s'élève vers votre visage, vos paupières sont de plus en plus lourdes, de plus en plus lourdes, vous avez de plus en plus sommeil, de plus en plus sommeil, vos yeux se font lourds, très lourds et votre main droite va vers votre visage, vous vous sentez de plus en plus fatigué et somnolent, vos yeux se ferment, vos yeux se collent. Quand votre main atteindra votre visage, vous serez endormi, plus profondément endormi, vous sentirez une grande somnolence et vous vous sentirez de plus en plus somnolent, de plus en plus somnolent, de plus en plus somnolent, vous aurez une grande envie de dormir, une grande fatigue. Vos paupières sont comme du plomb et votre main se lève, se lève droit vers votre visage et quand elle atteindra votre visage vous serez endormi. » (La main du patient atteint son visage et ses yeux se ferment.) « Dormez, dormez tout simplement, laissez-vous aller, je veux que vous vous laissiez aller, que vous vous relaxiez complètement, relaxez-vous, détendez tous vos muscles, ne pensez qu'à une chose, au sommeil, au sommeil profond, très profond, de plus en plus profond. »

LA TECHNIQUE DE FIXATION DU POUCE DE WOLMAN

Cette technique est simple. Vous demandez au patient d'étendre son bras droit à l'horizontale, devant lui, et de fixer intensément l'ongle de son pouce : « Etendez simplement votre bras droit devant vous. Maintenant, fixez votre attention sur l'ongle de votre pouce. Ne le quittez pas un seul instant des yeux. Tandis que vous fixerez l'ongle de votre pouce vous sentirez que votre bras deviendra de plus en plus lourd, de plus en plus pesant et, quand votre bras s'abaissera et que votre main touchera votre cuisse, vous fermerez vos yeux et vous vous relaxerez complètement, totalement.

« Maintenant vous sentez votre bras devenir de plus en plus lourd et, tout en continuant à fixer l'ongle de votre pouce, vous sentez que votre bras devient de plus en plus lourd, de plus en plus pesant, tellement lourd, tellement pesant qu'il commence à s'abaisser, il s'abaisse, il descend de plus en plus car il s'alourdit de seconde en seconde et quand votre bras touchera votre cuisse vous fermerez les yeux et vous vous relaxerez entièrement ; votre bras vous paraît de plus en plus lourd. » (Vous poursuivez alors la suggestion de la lourdeur du bras et vous surveillez le moment où la main touche la cuisse et où les yeux du patient se ferment.) « C'est très bien. Votre main a touché votre cuisse, vos yeux sont fermés. Maintenant, relaxez-vous de plus en plus profondément. Et c'est précisément parce que vous êtes en train de vous relaxer et que les muscles qui entourent les yeux sont bien relaxés, bien détendus, que tout se passe simplement comme si vous ne pouviez plus ouvrir les yeux. Ne tentez donc plus d'ouvrir les yeux et relaxez-vous de plus en plus profondément, vous vous sentez si bien. » (Les yeux sont fermés, le sujet a l'impression que ses paupières sont lourdes, il a dépassé sa faculté critique, vous allez alors vous servir de la respiration pour approfondir son état.)

« Maintenant, vous respirez lentement, calmement ; à chaque mouvement respiratoire votre corps s'engourdit de plus en plus, à chaque mouvement respiratoire votre état de relaxation s'approfondit de plus en plus profondément, de plus en plus profondément et vous vous sentez de mieux en mieux, de mieux en mieux, parfaitement calme, parfaitement relaxé. Vous êtes maintenant si calme, si détendu, si relaxé que plus rien ne peut venir vous déranger. »

LA TECHNIQUE DU SERREMENT DE MAINS

Cette technique du serrement de mains est en réalité, comme le fait remarquer Fleischer, une technique autoritaire déguisée en méthode d'induction permissive dont voici le détail :

« Tout ce que je veux que vous fassiez, c'est de serrer vos mains l'une contre l'autre et que vous fermiez vos yeux. C'est très bien. Maintenant, je vais compter jusqu'à trois et pendant que je compterai vous serrerez vos mains, plus étroitement, plus fortement, en faisant semblant de ne plus pouvoir les séparer. Quand j'atteindrai *trois* ! précisément parce que vous serez si bien concentré, vous ne serez plus capable de les séparer l'une de l'autre. Je vous demanderai de relaxer vos mains ou bien de vous relaxer vous-même. A ce point, ayant atteint votre maximum de concentration, vous serez capable de très bien vous relaxer, vos mains et vous-même. Je vous enseignerai alors comment vous relaxer plus profondément. Vous avez compris ?... C'est très bien.

« Les yeux fermés, concentrez-vous. Pensez simplement que vous ne pouvez pas séparer vos mains l'une de l'autre et, pendant que je compterai jusqu'à trois, vous les sentirez devenir de plus en plus jointes, de plus en plus serrées. *Un !* plus jointes et plus serrées. *Deux !* encore plus jointes et plus serrées, plus serrées et plus jointes. *Trois !* plus jointes et plus serrées encore, vous les sentez comme collées, vos doigts sont engrenés, vos mains sont complètement verrouillées, vous ne pouvez pas les séparer l'une de l'autre, ne tentez pas de les séparer, et relaxez-vous. »

(Arrivé à ce stade, l'attention du sujet complètement détournée, les mains étroitement verrouillées, les suggestions vont commencer à recevoir un début de réalisation. On se sert de la respiration pour approfondir l'état du malade.)

« Gardez vos mains serrées, respirez profondément, lentement, calmement, inspirez et expirez, votre respiration devient lente et régulière, chaque mouvement respiratoire augmente votre état de relaxation, chaque mouvement respiratoire vous plonge dans un état de relaxation de plus en plus agréable et de plus en plus profond. Maintenant, parce que vous êtes en train de vous relaxer et que tous vos muscles se détendent, les muscles qui entourent vos yeux sont de plus en plus relaxés eux aussi, de plus en plus détendus, et tout se passe comme si vous ne pouviez plus ouvrir vos yeux. N'essayez plus de les ouvrir et relaxez-vous encore plus profondément. Maintenant, je vais vous apprendre comment vous relaxer encore plus profondément. Je vais compter à rebours de trois vers un, et tandis que je compterai, vous sentirez vos mains devenir plus souples, plus libres, vos doigts vont se déverrouiller et quand j'atteindrai *un !* vous pourrez séparer vos mains. Mais vous ne vous réveillerez pas, vous vous relaxerez bien au contraire plus profondément, vous vous sentirez encore mieux. *Trois !* vos doigts commencent à s'assouplir. *Deux !* vos mains sont de plus en plus souples, de plus en plus libres. *Un !* vous pouvez désengrener vos doigts et vous vous relaxez de plus en plus profondément, et plus rien ne vous dérangera, plus rien ne vous ennuiera, plus rien ne vous troublera, tandis qu'en gardant vos yeux fermés vous vous relaxez de plus en plus profondément, vos bras deviennent de plus en plus lourds, de plus en plus pesants, vos jambes se détendent, se décrispent et deviennent lourdes et pesantes. »

LA MÉTHODE DE RELAXATION PROGRESSIVE

Cette technique, encore nommée par Fleischer « Méthode déguisée », est très proche des techniques sophroniques. En effet, à notre époque, le terme relaxation a une dénotation très agréable en général, à la différence du mot hypnose, lourd de sous-entendus et qui est presque toujours à l'origine de résistance consciente ou inconsciente. Le mot relaxation n'implique pas la perte du contrôle de soi-même ou un quelconque sentiment de domination. C'est donc un terme de choix. Fleischer a fait une série d'expériences qui démontrent que, contrairement à l'opinion émise par beaucoup d'auteurs, il semble qu'un sujet a d'autant plus de chances d'être hypnotisé qu'il s'attend à être, non pas hypnotisé, mais relaxé. Cet auteur a fait en 1961 une série d'expériences sur deux groupes de volontaires. Les sujets du premier groupe s'attendaient à être hypnotisés et avaient été recrutés à cet effet. Les sujets du deuxième groupe pensaient qu'ils allaient s'initier à une technique de relaxation.

La technique d'induction par relaxation progressive fut enregistrée sur disque et servit individuellement à l'induction des sujets des deux groupes. Les résultats montrèrent qu'il y eut un plus grand nombre d'inductions hypnotiques chez les sujets qui s'attendaient à être relaxés que chez ceux qui s'attendaient à être hypnotisés. Ceci se comprend fort bien et nous l'expliquerons lorsque nous étudierons le phénomène de résistance. On sait en effet que beaucoup de sujets sont résistants à l'hypnose, soit qu'ils manquent de motivations, soit purement et simplement du fait d'une anxiété importante. Il est bien évident que si vous proposez non pas l'hypnose mais une technique de relaxation qui n'est pas imposée au sujet (mais que le sujet aura l'impression de faire lui-même), vous éliminez, comme dans la sophronisation, la plupart des facteurs de résistance. Lorsque vous vous servirez de la technique déguisée, il faut donc vous arranger de manière que le patient auquel vous proposerez la relaxation, non seulement consente à cette expérience, mais qu'il éprouve le désir d'apprendre à la ressentir. L'approche du patient par la technique déguisée est conçue de telle façon que ce dernier répondra qu'il désire apprendre à se relaxer, cette réponse affirmative étant prévue *a priori* simplement parce que le dialogue praticien-patient est conçu de manière telle que ce dernier ait le désir de répondre par l'affirmative.

Comment obtenir un tel résultat ? D'une manière très simple. Vous demandez à votre sujet : « Avez-vous jamais eu réellement la possibilité d'apprendre à vous relaxer ? Vous savez, si vous arriviez à vous relaxer convenablement, vous vous sentiriez vraiment beaucoup mieux. » Si le sujet répond par la négative, vous lui dites : « Voulez-vous que je vous apprenne une méthode simple mais très efficace de relaxation ? » Votre patient répondra par l'affirmative, et vous pouvez être assuré de sa coopération. Lorsque l'on n'obtient pas tout de suite une réponse affirmative ou que le sujet demande d'autres explications, on oriente le dialogue de manière à provoquer le désir d'acceptation du patient, ce qui est généralement extrêmement simple. Par exemple, vous direz : « Essayez donc de vous relaxer quelques instants. » Puis vous prendrez la main de votre patient, vous l'élèverez puis vous la laisserez tomber. La plupart du temps la main descendra avec lenteur, quelquefois même elle ne descendra pas du tout. Il est bien rare que la main retombe lourdement comme un poids abandonné à sa chute. Ce petit stratagème fera prendre conscience à votre sujet du fait qu'il n'est pas relaxé et vous enchaînez à ce moment-là : « Vous voyez bien que vous n'êtes pas relaxé ; si réellement vous étiez parfaitement relaxé, votre bras tomberait comme une masse de plomb. Voulez-vous me laisser vous enseigner une méthode simple de relaxation ? » En général, la réponse sera à ce moment-là positive et vous passerez immédiatement à l'induction : « Etes-vous prêt ? » Le sujet vous ayant répondu par l'affirmative, vous direz : « Maintenant tout ce que je vous demande, c'est de fermer les yeux. » (Cet ordre est donné lentement, fermement, distinctement, d'une voix assurée.) On demande ensuite au patient de détendre les masses musculaires de ses cuisses, de ses jambes, de ses pieds, en insistant sur la sensation de détente, de souplesse des masses musculaires, puis sur la sensation de lourdeur. Ensuite, on lui fait détendre les masses musculaires de ses bras, de ses avant-bras, de ses mains et de ses doigts jusqu'à ce qu'il éprouve la sensation de pesanteur. Une fois obtenue la relaxation complète des bras et des jambes, on lui suggère la relaxation des muscles des yeux : « Maintenant, détendez les muscles qui sont autour de vos yeux. Vous les sentez qui se détendent, qui se décrispent, qui se décontractent, qui deviennent mous, de plus en plus mous, et, au fur et à mesure qu'ils se détendent, vous constatez que vos paupières deviennent lourdes, de plus en plus lourdes, tellement lourdes que tout se passe comme si vous ne pouviez plus ouvrir vos yeux. N'essayez même pas de les ouvrir, relaxez-vous de plus en plus profondément. » Plutôt que de dire d'une manière autoritaire et directe : « Vous ne pouvez pas ouvrir vos yeux », contentez-vous de la formule : « Tout se passe comme si vous ne pouviez pas ouvrir vos yeux », car, si par hasard il arrivait à votre patient d'ouvrir les yeux, vous n'auriez pas perdu la face, vous pourriez lui expliquer que « tout se passe comme si... » En somme, la dynamique de cette induction part des jambes, continue par les bras, vise essentiellement à donner au patient le sentiment que ses muscles sont effectivement relaxés de manière à ce que lorsqu'il arrive à détendre les muscles de ses yeux et que vous lui dites éventuellement : « Tout se passe comme si vous ne pouviez plus ouvrir vos yeux, essayez de les ouvrir. Plus vous essayez de les ouvrir et plus ils se ferment », à ce moment-là vous le voyez en général faire un petit battement de paupières et vous obtenez la catalepsie des paupières qui indique l'entrée dans l'état hypnotique.

Cette technique d'induction par relaxation progressive vous aura donc demandé très exactement une minute et demie pour amener votre sujet aux portes de l'hypnose. Vous pouvez alors approfondir l'état en vous servant de la respiration comme technique d'approfondissement. Vous réveillerez ensuite très progressivement votre patient en lui suggérant que la force revient dans les muscles de ses bras, dans les muscles de ses jambes, que sa respiration s'approfondit, qu'il peut bouger ses doigts et ses orteils. Vous lui suggérerez de respirer profondément, de s'étirer comme il le fait le matin au réveil et d'ouvrir ensuite les paupières. Le grand intérêt de cette méthode est de donner l'impression au sujet qu'il a collaboré avec le praticien, tout au long de l'expérience, sans avoir nullement été assujetti par lui. Elle est particulièrement pratique lorsqu'on a affaire à des sujets anxieux craignant de perdre le contrôle d'eux-mêmes.

TECHNIQUE D'INDUCTION POUR LES ENFANTS

Le problème posé par l'induction de l'état hypnotique chez les enfants est un peu particulier, mais il n'offre en général aucune difficulté insurmontable. Les enfants sont en effet très suggestibles et atteignent très rapidement des états profonds. Leur grande facilité de visualiser les choses, leur imagination débordante, permettent d'obtenir facilement l'hypnose par les techniques faisant appel au jeu, à l'imagination. C'est à partir de huit ans que l'on obtient les meilleurs résultats, et, avec un peu d'habitude, on y arrive chez des enfants beaucoup plus jeunes à condition de savoir éveiller et capter leur attention. Le comportement de l'enfant en état de transe, même profonde, diffère sensiblement de celui de l'adulte. Il peut en effet bouger, se gratter, s'agiter, bref avoir un comportement qui, chez un adulte, indiquerait une résistance.

La technique du jeu

Cette technique, préconisée par Dave Ellman, est la suivante : On dit à l'enfant : « Je parie que tu joues souvent avec des poupées, et tu fais semblant probablement qu'elles sont vivantes, tu fais comme si elles étaient des personnages réellement vivants. Alors je te propose de faire un petit jeu très amusant ; on va jouer à " faire semblant ", à faire " comme si ". Si tu veux apprendre ce petit jeu, tout ce que l'on pourra faire par la suite dans ce cabinet ne pourra absolument pas t'ennuyer ni te déranger. Veux-tu jouer à ce petit jeu ? » (Il est important de demander et d'obtenir la participation de l'enfant.) « Ouvre tes yeux très grands, je vais te montrer ce petit jeu, je vais faire fermer tes yeux avec mes doigts (on met l'index et le pouce sur les yeux), j'abaisse tes paupières en les poussant vers le bas, et maintenant tu prétends de tout ton cœur que tu ne peux plus ouvrir les yeux, c'est tout ce que je te demande de faire, juste de faire semblant que tu ne peux plus ouvrir les yeux, maintenant je vais enlever la main et tu fais tellement semblant que tu ne peux plus ouvrir les yeux ; tu vois qu'ils ne s'ouvrent pas pendant le temps que tu prétends cela. Tu peux maintenant essayer de les ouvrir et tu vas t'apercevoir que ce n'est pas possible. Cesse donc d'essayer de les ouvrir et dors profondément, profondément, profondément. » (A ce moment-là on peut aussi dire à l'enfant qu'il verra son spectacle de télévision préféré tout en s'endormant de plus en plus profondément.) « Dans quelques minutes, je te dirai ce qu'il faut que tu fasses pour te réveiller, et tu te sentiras si bien ! Entre-temps, plus rien ne t'ennuiera, tu te sentiras parfaitement bien, de plus en plus profondément endormi. »

Technique de la télévision

« Bonjour, Jacques ! Je viens d'apprendre un jeu très étonnant auquel tu ne croiras pas à moins de l'avoir essayé toi-même. Peux-tu imaginer que je puis apprendre à toutes les personnes à assister à leur spectacle de télévision favori, à leur film préféré, à leur partie de base-ball, de football ? Tout ce qu'ils ont déjà vu, ils pourront le revoir et, en étant capable de le voir une seconde fois, ils en profiteront beaucoup plus. Par exemple, si tu avais à choisir quel est le spectacle de télévision ou de cinéma qu'il te plairait de voir immédiatement de l'endroit où tu es assis ? Je sais que cela peut te paraître incroyable, cependant tu n'auras qu'à faire ce que je t'indiquerai et je te montrerai que cela marche alors parfaitement. » L'enfant dit par exemple qu'il aimerait revoir les aventures de Thierry la Fronde. « Très bien ! ferme les yeux, et ne les ouvre pas avant que je te le demande. C'est parfait comme cela ! Imagine que tu es installé dans ta chaise préférée, très confortablement, parfaitement détendu, en train de regarder la télévision. Dans quelques instants, tu verras Thierry la Fronde apparaître sur l'écran. Dès que tu l'apercevras, fais-le-moi savoir en levant ta main droite. Continue à surveiller l'écran, et, dès que tu l'apercevras, lève simplement la main droite... » Aussitôt qu'il aura levé la main droite, poursuivez : « Maintenant continue à regarder, l'image devient de plus en plus nette, continue à regarder et maintenant dors, dors de plus en plus profondément tout en continuant à regarder la télévision ; tu peux regarder la télévision tout en dormant de plus en plus profondément. Maintenant, continue à regarder le spectacle, et plus rien ne viendra te déranger tandis que tu dors profondément, profondément, profondément. » Arrivé à ce stade, vous pouvez utiliser la respiration comme moyen d'approfondissement. On peut utiliser le mot « dormir » avec les enfants, car en général il n'existe pas comme chez l'adulte de résistance inconsciente à son encontre.

Méthode rapide des mains serrées

Cette technique, qui est une variante de la technique utilisée chez les adultes, est habituellement efficace dans de nombreux cas de résistance. On utilise à nouveau la technique du jeu qui consiste à « faire semblant » :

« Je connais un jeu merveilleux. N'as-tu jamais joué à faire semblant ? Sais-tu que si tu fais assez fortement semblant de faire quelque chose, toutes les choses que tu souhaiterais voir se produire peuvent se produire ? Laisse-moi te montrer ce jeu-merveilleux. C'est très simple, tout ce que je te demande, c'est de croiser tes mains et de fermer tes yeux. Pendant que je compte de un à trois, tu feras semblant que tes mains sont devenues de plus en plus serrées, de plus en plus collées étroitement l'une contre l'autre. Voici maintenant le côté merveilleux du truc : quand j'atteindrai *trois !* justement parce que tu as bien fait semblant, tu ne seras plus capable de séparer tes mains l'une de l'autre jusqu'à ce que je t'en montre le moyen. Aimerais-tu essayer de le faire ? Tu verras, c'est très amusant ! » (Il faut toujours demander la collaboration de l'enfant.) « Oui ? Très bien. Maintenant, croise tes mains, serre-les, ferme tes yeux, et tu fais semblant que tes mains deviennent de plus en plus serrées. *Un !* de plus en plus serrées, collées. *Deux !* encore plus serrées, plus collées. *Trois !* plus serrées, collées. Elles sont si serrées qu'elles te semblent littéralement soudées l'une à l'autre, tu ne peux plus les séparer. N'essaie plus de les séparer et dors, dors de plus en plus profondément. Maintenant, tandis que je vais compter à rebours de trois à un, tes mains vont te sembler de plus en plus molles, de plus en plus libres et quand j'atteindrai *un !* tes mains seront séparées l'une de l'autre. Cependant, tu ne t'éveilleras pas, au contraire tu plongeras dans un sommeil de plus en plus profond ; tu te sentiras de mieux en mieux. *Trois !* tes doigts deviennent plus souples et plus libres. *Deux !* tes mains sont plus molles et plus libres, tout en tombant dans un sommeil de plus en plus profond. *Un !* tu peux maintenant séparer tes mains l'une de l'autre tout en plongeant dans un sommeil de plus en plus profond. Et tout en dormant tu peux m'écouter, tout en plongeant dans un sommeil de plus en plus profond. »

Technique des mains croisées, de fixation de l'ongle du pouce

Fleischer préconise cette méthode lorsque l'enfant a exprimé ou montré de la mauvaise volonté à fermer les yeux. Cette technique ressemble assez à la technique des mains croisées, à cette différence que l'on ne demande pas à l'enfant de fermer ses yeux, mais simplement de fixer intensément l'ongle de son pouce tandis qu'il serre ses mains le plus fortement possible. L'approche est toujours la même : on propose à l'enfant un jeu qui consiste à faire semblant, on lui dit de fixer son pouce, on compte jusqu'à trois en lui suggérant que ses mains deviennent de plus en plus serrées, que ses paupières deviennent de plus en plus lourdes et qu'à trois ses yeux seront fermés et qu'il s'endormira. Lorsque la fermeture des paupières est obtenue, on utilise la respiration comme technique d'approfondissement ; ou bien on lui suggère qu'il peut regarder son film préféré à la télévision ou au cinéma, tout en s'endormant d'un sommeil de plus en plus profond.

LES TECHNIQUES MESMÉRIENNES

Comme nous l'avons déjà vu, depuis les travaux de Kubie et Margolin, les psychanalystes admettent que l'hypnose est essentiellement une régression provoquée, mettant le sujet en situation transférentielle. On sait à l'heure actuelle que cette régression peut être provoquée soit par de simples manipulations sensorimotrices, soit par la suggestion verbale. Il faut rappeler que pendant longtemps, à la suite de Mesmer et de ses élèves, en particulier du marquis de Puységur, la transe hypnotique était induite par des passes dites « magnétiques ». Ces passes constituent en fait les manipulations sensorimotrices entraînant des modifications de l'état neuropsychique central propres à déclencher la transe. Tous ceux qui manient les techniques hypnotiques ont pu vérifier la réalité de ce phénomène. N'oublions pas que c'est en 1845 que le chirurgien anglais James Esdaile découvrit que les passes mesmériennes lentes, rapprochées, répétées le long du corps permettaient d'induire un état de transe hypnotique profond s'accompagnant d'une anesthésie. L'anesthésie était obtenue en général en trente minutes. Elle nécessitait parfois une heure et davantage. Lorsque l'induction de l'anesthésie était longue, plusieurs sujets se relayaient auprès du malade pour faire les passes. Esdaile devait, comme nous l'avons déjà dit, faire trois mille interventions sous hypnose, dont trois cents majeures. Ceci se passait, ne l'oublions pas, à une époque où l'on ignorait tout de l'asepsie et de l'antisepsie, où les chirurgiens se lavaient les mains plus souvent après l'intervention qu'avant. La mortalité chirurgicale était de 45 p. 100 lorsque Lister prit son service à l'hôpital universitaire de Glasgow. Si l'anesthésie générale s'était largement répandue depuis 1845, elle n'avait en rien diminué la mortalité liée essentiellement à l'infection. Les statistiques d'Esdaile étaient identiques à celles de ses collègues européens : 50 p. 100 de mortalité avant l'utilisation de l'anesthésie par hypnose. Or il constata, non sans étonnement, que non seulement l'hypnose permettait d'opérer avec une anesthésie parfaite mais encore que les suites opératoires étaient bien meilleures, les infections beaucoup plus rares. La mortalité opératoire tomba de 50 à 5 p. 100. L'Ecole réflexologique soviétique admet elle aussi la réalité du phénomène qu'elle a d'ailleurs démontrée expérimentalement. Comme le rappelle P.I. Boule dans son très remarquable ouvrage : *L'hypnose et la suggestion dans la clinique des maladies internes*, Petrova et Birman, collaborateurs de Pavlov, ont démontré dans une étude minutieuse, extrêmement poussée, faite dans le laboratoire de Pavlov, que l'action des excitations faibles sur la peau des chiens est le procédé le plus rapide pour déterminer l'apparition de l'inhibition corticale et du sommeil hypnotique. Les chiens de Pavlov étaient soumis à des stimuli variés tels que les caresses, les passes, les attouchements avec des épingles émoussées ; ces données expérimentales ont d'ailleurs été utilisées, comme le souligne Boule, dans l'étude de l'apparition du sommeil hypnotique chez l'homme. Pavlov écrivait lui-même à ce sujet : « Les procédés d'hypnotisation chez les hommes correspondent à ceux utilisés chez les animaux. Un des anciens procédés, les passes, c'est-à-dire les excitations faibles, uniformes et répétées de la peau, sont semblables à celles que nous utilisons dans nos expériences. » Nous donnons ici mot à mot les quatre méthodes agissant sur l'analyseur cutané telles que Boule les a décrites dans son libre.

Premier procédé

« Le malade est couché sur un lit (éviter les couchettes en cuir). Le cou, la partie supérieure du thorax ainsi que les mains sont découverts ; une bouillotte est mise aux pieds. Le médecin s'étant lavé et réchauffé les mains s'installe devant le malade ; puis, pendant quinze à vingt minutes, il passe légèrement ses mains de haut en bas, le long du corps du malade, de la tête aux pieds, en touchant à peine la peau du visage, du cou, du thorax et des mains. Ses mouvemements produisent un genre de massage exécuté lentement et régulièrement. Malgré le silence du médecin, le malade manifeste des signes de somnolence, ses yeux se ferment et il s'endort. Après vérification de cet état, la suggestion thérapeutique peut commencer. »

Deuxième procédé

« Même position du médecin et du malade. Le médecin exécute les mêmes mouvements tout en les accompagnant des suggestions verbales de ce type : « Fermez les yeux, pensez au sommeil, respirez tranquillement, régulièrement, profondément... Et maintenant, en écoutant chaque mot que je prononce, chaque respiration... vous ressentez une torpeur agréable... une détente complète... une lourdeur de tout votre corps... une somnolence agréable vous prend... L'envie de dormir augmente... Endormez-vous, endormez-vous plus profondément... Tout votre corps est dans une torpeur agréable, il est lourd, une envie agréable, irrésistible de dormir vous prend... Vous n'avez plus la force de bouger... Vous ne pouvez plus ouvrir les yeux... Vous avez envie de dormir... Dormez profondément ! Encore plus profondément ! dormez... ! "

« Ce procédé agit en général mieux que le précédent, cependant, certains patients gênés par les paroles s'endorment mieux en silence. »

Troisième procédé

« C'est le procédé le plus ancien. Les positions du médecin et du malade sont les mêmes avec cette différence cependant que les mains du médecin ne touchent pas la peau du patient dont elles se trouvent distantes de 2 à 5 cm. Il est important d'exécuter ces passes avec les mains chaudes et de ne jamais toucher la peau du patient. Les " passes " constituent les excitations thermiques faibles qui sont cependant perceptibles par des récepteurs cutanés. Il est possible qu'un léger massage soit produit par le mouvement de l'air. Si un thermomètre ultra-sensible est approché de la main, il indique une élévation de température. Il est évident que cette action joue un rôle décisif dans le succès des " passes ". »

Quatrième procédé

« Même technique que dans le troisième, mais accompagnée de suggestions verbales. »

Par quel mécanisme les « passes » peuvent-elles induire la transe hypnotique ? Si l'on veut étudier les choses très objectivement, en dehors de tout préjugé, trois hypothèses peuvent être envisagées.

1) L'hypothèse de l'Ecole pavlovienne qui a démontré la réalité du phénomène et pense qu'il est dû à des modifications de l'état neuropsychique du sujet liées à des excitations faibles, tactiles ou thermiques favorisant le développement progressif de l'inhibition corticale responsable de la transe hypnotique.

2) L'hypothèse dérivée de la psychologie expérimentale fait de l'hypnose une sorte de jeu qui est en quelque sorte le produit des influences socio-culturelles d'une époque donnée et des éléments communiqués consciemment ou inconsciemment par l'hypnotiseur à l'hypnotisé. Dans cette hypothèse, la suggestion joue encore un rôle important.

3) L'hypothèse fluidique ou électrique : certains travaux de Becker et Bachman permettent d'envisager le rôle possible de phénomènes électriques dans le déclenchement de l'anesthésie au cours de la transe hypnotique.

Chapitre 7

LA COMMUNICATION NON VERBALE

L'un des buts de l'interrogatoire médical est d'établir une relation avec les malades. Mais le langage parlé, c'est-à-dire les mots, les symboles ou les bruits, ne représente qu'une partie du message, l'autre étant exprimée par des moyens différents. Comme l'a très justement écrit Meares : « La relation médecin-malade peut être comparée à un système à canaux multiples, chaque canal pouvant transmettre différents messages simultanément. » Elle s'établit bien sûr partiellement à l'aide du langage, mais il n'y a pas que le contenu logique des mots qui entre en ligne de compte, il y a la manière dont ils sont exprimés, et surtout ce qu'ils sous-entendent. Indépendamment de notre parole, notre attitude, nos gestes, nos expressions, notre mimique, bref notre comportement général donnent une certaine tonalité à notre message. Le message peut également se transmettre par le toucher ou par l'intermédiaire de la perception visuelle : mots, symboles, écrits. Dans notre vie quotidienne nous utilisons couramment cette forme de communication. Un sourire, un haussement d'épaules, un clin d'œil, un hochement de tête, peuvent signifier davantage qu'un long discours. Depuis les travaux de Bernheim, on sait que la plupart des phénomènes de l'hypnose peuvent être obtenus à l'état de veille après avoir détourné l'attention du sujet. En 1940, au laboratoire de psychologie de l'université de Brooklyn, une expérimentation à grande échelle fut réalisée en vue d'édudier la dynamique de la suggestion à l'état de veille. On se servit de jeunes étudiants, filles et garçons, ignorants de la nature et du but de l'expérience. On les fit entrer dans une salle de projection. Ceci se passait il y a une trentaine d'années, à une époque où l'érotisme et le nudisme n'avaient pas encore acquis droit de cité. Ces étudiants étaient âgés en moyenne de dix-huit ans. On leur projeta un film dont le thème était relativement simple : Un très beau jeune homme s'avance vers une femme jeune, très belle, légèrement vêtue d'un bikini. L'homme porte un short déchiré, et ainsi à peine vêtu, il prend la jeune fille dans ses bras et commence à l'embrasser avec passion. Il est certain qu'une telle scène est de nature à capter entièrement l'attention de l'auditoire, ce qui était d'ailleurs le but recherché. La scène se déroulait très lentement et, pendant son déroulement, l'assistant du professeur, assis au fond de la salle, répétait d'un ton monotone : « Votre bras droit devient de plus en plus léger, de plus en plus léger, de plus en plus léger. » Et il constata qu'effectivement, chez un certain nombre de sujets, le bras droit se soulevait lentement. Le résultat avait été obtenu chez les sujets les plus suggestibles. On leur demanda alors pourquoi ils avaient soulevé le bras ; ils répondirent que la projection avait eu lieu dans une salle de classe et qu'ils avaient entendu une voix professorale leur disant que leur bras devenait de plus en plus léger ; ils avaient interprété ces paroles comme un ordre de lever le bras. Il s'agissait là en réalité d'une tentative de justification, de rationalisation. Nous trouvons toujours une bonne raison, après coup, pour nous justifier de notre conduite. Certains psychologues lurent le compte rendu de l'expérience et soutinrent qu'effectivement ces jeunes gens, qui suivaient des cours depuis des années, avaient tout simplement obéi aux ordres suivant un mécanisme réel de réflexe conditionné. Pour vérifier le bien-fondé de cette hypothèse, l'expérience fut renouvelée avec un groupe de jeunes gens non avertis et, là encore, ils constatèrent qu'un certain nombre de sujets levaient les bras. Une fois ce résultat obtenu, l'assistant qui conduisait l'expérience leur suggéra : « Je vais compter jusqu'à trois et, lorsque j'arriverai à trois, vos bras seront anesthésiés du coude jusqu'au bout des doigts. » A ce moment-là l'assistant fit le tour de la pièce muni d'une aiguille hypodermique et donna des coups d'aiguille dans les bras ; il constata que les sujets ne présentaient pas le moindre signe de douleur. Cette expérience est une très belle démonstration de suggestion à l'état de veille, suggestion qui démontre que lorsque l'attention est détournée il n'est pas nécessaire d'être en état d'hypnose pour présenter des phénomènes dits hypnotiques, telle l'anesthésie.

TESTS DE SUGGESTIBILITÉ

Il existe plusieurs tests qui permettent de déterminer la suggestibilité à l'état de veille et font partie de l'arsenal de l'ancienne hypnose ; ces tests sont rejetés par les sophrologues.

a) Le test du balancement : on demande au sujet de se mettre debout, les pieds joints, les yeux fermés. L'hypnotiseur se trouve derrière lui et, après l'avoir assuré qu'il ne pourra tomber, lui suggère qu'une force l'attire en arrière. On voit alors le sujet commencer à osciller sur lui-même comme s'il était attiré vers l'arrière. Plus l'amplitude des oscillations est grande, plus le degré de suggestibilité est important.

b) La catalepsie des paupières : après avoir ordonné au sujet de fermer les yeux, on lui suggère que ses paupières deviennent de plus en plus lourdes, qu'elles sont fermées, collées, qu'il ne peut plus ouvrir ses yeux. Le papillotement des paupières constitue déjà un excellent signe prouvant que la suggestion agit ; la difficulté que le sujet éprouvera à les ouvrir permettra de mesurer approximativement la suggestibilité.

c) Le pendule de Chevreul : on place entre le pouce et l'index du sujet un petit pendule qu'il tient au-dessus d'une règle. On lui demande de fixer la boule en lui recommandant de ne faire aucun mouvement susceptible de faire osciller le pendule. On lui suggère alors que le pendule commence à osciller le long de la règle et qu'il oscille de plus en plus. La rapidité et l'amplitude de la réponse permettent une évaluation de la suggestibilité.

Si l'on veut déterminer quels sont les sujets les plus suggestibles d'un groupe, on peut avoir recours aux tests de la lévitation du bras ou des mains serrées que nous avons étudiés avec les techniques d'induction. Les sujets qui gardent les mains verrouillées le plus longtemps sont en principe les plus suggestibles. Avec ceux-ci vous pouvez aller plus loin et obtenir une catalepsie rigide du bras ainsi que des mouvements automatiques, sans aucune communication verbale. Chez les plus suggestibles, il est possible d'obtenir, après ces exercices, une anesthésie limitée.

Chapitre 8

L'APPROFONDISSEMENT DE L'ÉTAT HYPNOTIQUE

L'étude des techniques permettant d'obtenir l'approfondissement de l'état hypnotique constitue l'un des chapitres les plus importants de la méthodologie hypnotique. Ici aussi la sophrologie s'éloigne tout à fait des concepts de l'ancienne hypnose, mais du point de vue historique nous allons passer en revue les plus importantes d'entre elles en insistant plus particulièrement sur celles qui nous ont paru les plus efficaces et les plus faciles à manier.

1) Le temps :

Le temps par lui-même est un facteur d'approfondissement. Plus votre séance sera longue plus les chances d'approfondissement seront grandes. Vous pouvez d'ailleurs vous servir de la notion de temps comme facteur d'approfondissement. Si, l'induction étant faite, vous dites à votre malade : « je vais rester silencieux pendant deux minutes, vous n'entendrez plus ma voix, et lorsque vous l'entendrez à nouveau vous aurez atteint à un état de relaxation plus profond », cette technique utilise trois facteurs : d'une part le temps lui-même, deuxièmement le temps pris comme signe-signal, enfin la suggestion.

2) La suggestion simple :

Pendant l'induction vous suggérez à votre malade que son état de relaxation s'approfondit de plus en plus, que son corps devient de plus en plus lourd, de plus en plus lourd, qu'il s'engourdit de plus en plus ; le patient accepte sans aucune difficulté ces suggestions d'approfondissement qui peuvent d'ailleurs être formulées d'une manière très simple : « Votre état de relaxation s'approfondit de plus en plus profondément, de plus en plus profondément, de plus en plus profondément. »

3) Approfondissement par utilisation de la prise de conscience du sujet :

La prise de conscience de la réalité du phénomène hypnotique par le sujet peut être manipulée et servir de moyen d'approfondissement. Lorsque vous suggérez à un malade : « Votre bras est rigide, plus vous essayez de le plier, plus il est rigide », qu'il essaie de plier son bras et que celui-ci ne se plie pas, il prend conscience de la réalité du phénomène et son état s'approfondit à ce moment-là. Dans ce cas particulier, vous vous êtes servi de la loi de l'effet inverse de Coué : « Plus vous essaierez de plier votre bras, plus il sera rigide. » Vous pouvez également vous servir de cette loi pour obtenir la catalepsie des paupières ; après avoir suggéré la sensation de lourdeur vous suggérez que les yeux sont fermés en disant : « Vos paupières sont tellement lourdes que vos yeux sont maintenant fermés ; tout se passe comme si vous ne pouviez plus les ouvrir, n'essayez plus de les ouvrir. » Et le patient n'essaie même plus d'ouvrir les yeux ; il croit qu'il a essayé de le faire puisque vous lui avez dit : « N'essayez plus. » Vous pouvez vous servir ainsi, pour l'approfondissement de la transe, de tout phénomène que le sujet est capable de ressentir et qui est lié à la profondeur de son état. La relaxation elle-même, par exemple, peut servir de moyen d'approfondissement. Vous suggérez au sujet : « Lorsque votre bras sera complètement mou, complètement décontracté, votre état s'approfondira de plus en plus » ; vous lui soulevez l'avant-bras à plusieurs reprises et vous le laissez tomber en répétant : « plus votre bras sera mou, décontracté, plus votre état de relaxation s'approfondira, profondément, de plus en plus profondément ». Cette méthode est incontestablement l'une des plus efficaces et d'ailleurs des plus couramment utilisées.

4) Approfondissement par suggestion posthypnotique :

Cette technique peut être également très utile ; avant de faire sortir le sujet de sa transe vous lui suggérez qu'à la prochaine séance il éprouvera un état de relaxation beaucoup plus profond que celui où il a été aujourd'hui. En dentisterie, en particulier, elle donne d'excellents résultats. Vous suggérez au sujet : « La prochaine fois que vous viendrez, que vous vous assiérez dans ce fauteuil, vous atteindrez un état de relaxation encore plus profond que celui où vous êtes aujourd'hui et vous resterez parfaitement calme, parfaitement détendu pendant le travail en bouche. »

5) Approfondissement par la méthode d'hypnose fractionnée de Vogt :

Cette méthode est incontestablement la plus efficace en matière d'approfondissement. Elle consiste essentiellement à déshypnotiser et à réhypnotiser le sujet plusieurs fois au cours de la même séance. Une variante en est ce qu'on appelle la technique du *feed-back*. Le sujet étant en état d'hypnose, différentes suggestions lui ayant été offertes, on lui demande de décrire très exactement les sensations qu'il a ressenties en notant soigneusement leur chronologie. Le sujet sera alors réhypnotisé et, pour l'approfondissement, le thérapeute se servira, en les donnant dans l'ordre chronologique, des suggestions qui se sont révélées efficaces. Il couplera ces dernières à une suggestion de relaxation de plus en plus profonde.

6) Approfondissement par superposition des suggestions « pyramiding » :

Cette technique, qui est d'ailleurs celle des hypnotiseurs de music-hall, consiste à superposer les suggestions et à suggérer un approfondissement chaque fois que l'une d'elles se réalise.

Ainsi, le sujet ayant atteint un état de profondeur moyen, vous lui suggérez qu'il est étendu sur la plage arrière d'un bateau, par une très belle journée d'été ; qu'il sent les rayons du soleil qui viennent réchauffer son corps, qu'il voit le long de la côte de très belles villas entourées de jardins garnis de fleurs, qu'il sent le parfum des fleurs, que maintenant il laisse pendre son bras dans l'eau, qu'il ressent très bien le contact de l'eau fraîche contre son avant-bras et sa main. Vous vous assurez que chacune de ces suggestions est suivie d'effets et, chaque fois qu'il en est ainsi, vous lui suggérez que son état s'approfondit de plus en plus. Dans cette méthode, en entassant les suggestions les unes sur les autres, vous multipliez leurs effets.

7) Approfondissement par combinaison de deux suggestions.

Dans cette méthode on donne une première suggestion, qui sera celle que l'on veut renforcer, et on la fortifiera en se servant d'une autre qui s'est déjà révélée efficace chez le sujet. Supposons que vous ayez obtenu l'anesthésie légère de la main droite et que vous vouliez l'approfondir. Pour ce faire, vous pouvez alors vous servir de n'importe quelle suggestion qui a déjà été suivie d'effets. Vous prenez le bras gauche de votre patient et vous lui dites : « Attention, maintenant je vais compter jusqu'à trois et à trois votre bras deviendra rigide et plus vous essaierez de le plier, plus il deviendra rigide. Pendant ce temps-là votre main droite sera de plus en plus engourdie, de plus en plus engourdie, de plus en plus insensible. » Le but recherché est que le sujet prenne conscience du phénomène et qu'il se dise : « Mon bras gauche, c'est exact, est en train de devenir rigide, donc l'anesthésie de ma main droite va certainement s'approfondir. » Si vous savez que le sujet a déjà ressenti une sensation de chaleur et lui suggérez qu'il se sent de plus en plus chaud, de plus en plus chaud, vous lui suggérez qu'à mesure qu'il a de plus en plus chaud, sa main droite devient de plus en plus engourdie, endormie, insensible.

8) Approfondissement par signe-signal :

L'utilisation du signe-signal n'est qu'un cas particulier de l'utilisation de la suggestion. Vous dites par exemple au sujet : « Je vais compter jusqu'à dix et à chaque chiffre votre état de relaxation s'approfondira de plus en plus, vous vous relaxerez de plus en plus profondément. *Un !* profondément ; *deux !* de plus en plus profondément ; *trois !* de plus en plus profondément », etc. N'importe quel stimulus peut être utilisé par extension comme signe-signal pour obtenir l'approfondissement. Chez un sujet présentant un larmoiement assez important au cours de l'induction de la transe, vous pouvez dire : « Quand vous sentirez les larmes venir, vous sentirez que votre état s'approfondira de plus en plus. » Si à ce moment-là vous entendez le klaxon d'une ambulance qui passe dans la rue, vous dites : « Et quand vous entendez la voiture, le klaxon de l'ambulance, votre état s'approfondit de plus en plus. » Quel que soit le bruit, même gênant, vous l'utilisez pour obtenir l'approfondissement. Si la sonnerie de votre téléphone retentit, vous vous en servez pour approfondir l'état et vous enchaînez immédiatement : « Quand vous entendrez la sonnerie du téléphone retentir, votre état s'approfondira de plus en plus, de plus en plus. »

9) Approfondissement par la respiration :

Vous suggérerez à votre patient de respirer lentement et profondément et lui direz que « chaque mouvement respiratoire augmentera son état de relaxation, qu'à chaque mouvement respiratoire son corps deviendra plus mou, plus lourd, plus engourdi ». En suggérant la respiration lente et profonde, vous savez que le rythme respiratoire d'une personne endormie est ralenti et atteint parfois des valeurs qui sont la moitié de celles de son rythme normal à l'état de veille. En disant à vos malades de respirer lentement et tranquillement, d'une part chaque mouvement respiratoire joue comme signe-signal d'approfondissement, et, d'autre part, la plupart des sujets associent à cette respiration lente, calme, l'idée de sommeil qui, elle aussi, renforce l'approfondissement.

10) Approfondissement par la lévitation de la main et du bras :

Cette technique sensorimotrice vise à provoquer chez le sujet la sensation que le bras s'élève tout doucement de lui-même, cette élévation progressive s'accompagnant d'un approfondissement de l'état du malade. Elle peut se formuler de la manière suivante : « Concentrez votre attention sur votre bras droit et sur votre main droite. Vous constatez maintenant que votre main droite et votre bras droit deviennent de plus en plus légers, de plus en plus légers, et plus vous sentez votre main qui s'élève, plus votre état de relaxation s'approfondit ; dès que votre main touchera votre visage vous serez plongé dans un état de relaxation profond. » Bien entendu ces suggestions doivent être répétées jusqu'à ce que la main touche le visage. Puis on suggère que l'état s'approfondira encore de plus en plus au fur et à mesure que la main descendra. Cette méthode d'approfondissement comporte la suggestion, le signe-signal, l'approfondissement dans le temps, la prise de conscience. Son inconvénient consiste dans sa relative longueur chez la plupart des sujets et dans l'impossibilité pratique de prévoir la réponse.

11) Technique d'approfondissement par des représentations visuelles :

La technique la plus utilisée est celle de l'ascenseur. On demande à un patient d'imaginer qu'il est dans un ascenseur au dixième étage, que l'ascenseur va descendre, qu'à chaque étage son état de relaxation s'approfondira de plus en plus et que, lorsque l'ascenseur aura atteint le premier étage, le sujet sera dans un état de relaxation extrêmement profond. On peut également suggérer au patient des images agréables : voyage en bateau le long de la côte sur une mer calme, voyage à la campagne ; la réalisation de chaque suggestion servant à approfondir l'état du malade.

12) Approfondissement par la technique des réponses progressives :

Cette technique, qui est en réalité une technique de superposition, consiste à approfondir l'état du sujet par une série de tests gradués de difficulté progressivement croissante. Sept suggestions sont données consécutivement, chacune d'entre elles étant plus difficile à réaliser que la précédente et renforçant son effet. Voici les sept tests suggérés:

a) Induction de la lourdeur des bras ;
b) induction de la catalepsie des bras ;
c) induction de la catalepsie des paupières ;
d) induction de la catalepsie rigide des bras ;
e) inhibition des mouvements volontaires ;
f) induction des mouvements automatiques ;
g) induction de rêve.

Pour l'induction de rêve, on demande au sujet de rêver à une action extrêmement simple qu'il est parfaitement capable de faire, qu'il fait même tous les jours. Cette technique s'est révélée très bonne pour l'approfondissement progressif. Hartland insiste sur le fait que sa réussite amène le sujet à toujours accepter la suggestion posthypnotique ; par la suite, il entre immédiatement en état d'hypnose sur un simple signe-signal.

13) Approfondissement par la technique de l'élévation du bras droit et de la main droite du patient :

Le sujet étant en état de transe légère, vous prenez sa main droite et lui dites : « Maintenant je vais lever votre main droite et, au fur et à mesure que je lève votre main droite, votre état de relaxation s'approfondit de plus en plus, de plus en plus. Et maintenant, votre main droite va rester où elle est. » Vous suggérez que la main droite restera dans la position où elle se trouve et vous la maintenez dans une position où elle peut facilement rester. Avec vos doigts vous sentez si la main du sujet est rigide et peut rester fixe ; auquel cas vous retirez votre main. Vous avez atteint la catalepsie rigide. Vous dites au sujet : « Votre main ne peut pas bouger et maintenant votre état s'approfondit. » En déclenchant la catalepsie rigide, vous avez approfondi de deux manières : la première par la réalisation : le sujet a pris conscience du fait qu'il ne peut pas bouger sa main, qu'elle est fixe ; la deuxième par le signe-signal : vous avez dit que la main resterait fixe et c'est, pour le patient, le signal de l'approfondissement de son état. Si vous sentez au contraire que la main ne reste pas fixe, vous l'aidez alors tout simplement à retomber et vous dites : « Je vais baisser maintenant votre main et vous constaterez qu'au fur et à mesure que je baisserai votre main votre état s'approfondira de plus en plus. » Vous approfondissez grâce au signe-signal qui est celui de la main qui redescend. Il ne faut absolument pas donner au sujet l'impression que vous avez échoué, il ne faut pas lui donner la moindre occasion d'offrir une résistance à vos suggestions.

14) Approfondissement par les mouvements automatiques :

Une fois obtenue la catalepsie rigide des bras, si l'on veut pousser jusqu'au somnambulisme, on peut se servir, chez les femmes, de la technique de l'éventail et, chez les hommes, de celle de la fermeture des poings. La technique de l'éventail est simple. Le bras de la patiente étant en état de catalepsie rigide, sa main fixe et immobile, vous touchez la paume de sa main comme si vous y insériez un éventail et vous entraînez doucement sa main d'arrière en avant ; tandis que sa main se déplace, vous lui dites : « Suivez les mouvements de l'éventail d'arrière en avant, d'arrière en avant, d'arrière en avant et, tandis que l'éventail se déplace, vous vous relaxez de plus en plus profondément, de plus en plus profondément, de plus en plus profondément. Maintenant laissez l'éventail aller d'arrière en avant, d'arrière en avant, il poursuit son mouvement et tout se passe maintenant comme s'il se déplaçait de lui-même ; laissez-le se déplacer de lui-même, laissez-le se déplacer de lui-même. » Vous surveillez étroitement votre sujet ; si vous observez un mouvement régulier de la main, vous avez atteint le stade du mouvement automatique, l'éventail continue à se déplacer tout seul, ce qui indique excellemment l'approfondissement.

Chez l'homme, la technique des poings serrés est la suivante. Vous dites au sujet : « Et maintenant, tout ce que je désire, c'est que vous serriez vos poings et que vous imaginiez que vous ne pouvez pas les ouvrir. Je vais compter de un à trois et vous allez sentir vos poings se serrer de plus en plus ; quand j'atteindrai *trois !*, du fait que vous serez si bien concentré, vous serez incapable d'ouvrir vos poings. *Un !* plus serrés. *Deux !* de plus en plus serrés. *Trois !* complètement serrés, bloqués.

Maintenant, vous ne pouvez pas ouvrir vos poings ; plus vous essayez de les ouvrir, plus ils deviennent serrés. N'essayez plus de les ouvrir et relaxez-vous de plus en plus profondément, de plus en plus profondément. Je vais maintenant compter de trois à un et vous sentirez vos mains devenir de plus en plus souples, de plus en plus libres, tout en vous relaxant de plus en plus profondément. *Trois !* de plus en plus souples. *Deux !* de plus en plus libres, tandis que vous vous relaxez de plus en plus profondément ; encore plus souples, encore plus libres. *Un !* maintenant vos mains sont normales tandis que vous vous relaxez profondément. »

Une autre technique d'approfondissement par mouvements automatiques est celle de la fermeture des yeux. Vous dites au malade qui a atteint le stade de la catalepsie rigide : « Maintenant, je vais vous montrer comment vous relaxer encore plus profondément. Quand je vous demanderai d'ouvrir et de fermer les yeux, vous le ferez, et lorsque vous fermerez les yeux, vous vous sentirez de plus en plus profondément relaxé. Chaque fois que je vous demanderai d'ouvrir et de fermer vos yeux vous le ferez, et lorsque vous fermerez vos yeux vous vous sentirez de plus en plus relaxé, de plus en plus profondément relaxé. Ouvrez maintenant vos yeux, et fermez-les. Vous vous sentez de plus en plus profondément relaxé. C'est très bien ! A nouveau, ouvrez et fermez vos yeux en vous relaxant de plus en plus. » Cette technique, qui est excellente, permet l'approfondissement de plusieurs façons :

a) Par le signe-signal : chaque fois que vous dites au sujet : « Ouvrez et fermez les yeux », vous lui donnez le signal d'approfondissement.

b) Par réhypnotisation : il ouvre les yeux et a le sentiment qu'il les ouvre, donc il arrive à un état assez proche de l'état de veille, puis il referme les yeux et se réhypnotise.

c) Par suggestion posthypnotique car, chaque fois qu'il ouvre et qu'il ferme les yeux, il pense en lui-même que ce que vous lui dites est en train d'arriver ; vous couplez toujours cette suggestion par : « Quand vos yeux se ferment, vous vous sentez plonger de plus en plus profondément. »

15) Technique du placebo :

Si vous n'avez pu obtenir l'approfondissement avec aucune des autres techniques, vous pourrez utiliser celle du placebo. Vous donnez à votre sujet un comprimé de n'importe quel médicament inefficace, et vous lui dites que ce comprimé va approfondir extraordinairement son état de relaxation ; qu'en un temps donné, par exemple cinq minutes, il va se retrouver dans un état de relaxation dix fois plus profond que celui où il est parvenu jusqu'alors.

Chapitre 9

LES TESTS D'APPROFONDISSEMENT DE L'ÉTAT HYPNOTIQUE

Il est difficile d'estimer objectivement et de manière précise les degrés de profondeur de l'état hypnotique. Entre l'état de veille et la transe profonde, il existe toute une série d'états intermédiaires. Liébault en distinguait dix, Bernheim 9. La sophrologie a démontré que toutes les échelles établies, celles de David et Husband, de Lecron et Bordeaux, de Duprat, sont en partie fausses ; elles relient arbitrairement certains phénomènes à des niveaux déterminés de l'hypnose. L'anesthésie, qui est caractéristique de l'état de somnambulisme, peut être obtenue parfois au cours d'une transe très légère, alors que, chez certains malades, on ne la retrouve pas dans cet état. Il en est de même de l'amnésie. Dans certains cas, ces états sont tellement « fluides » qu'il est difficile, même à un observateur averti, de savoir si son sujet présente une transe légère ou moyenne. Quoi qu'il en soit, le schéma proposé par Duprat est celui qui nous semble le moins mauvais.

TABLEAU DE CONTRÔLE DU DEGRÉ DE PROFONDEUR SELON DUPRAT

Degré de profondeur	*Manifestations objectives*
Etat léger (Hypnoïdal)	Relâchement musculaire ; Pesanteur générale ; Fermeture des paupières.
Niveau moyen	Catalepsie des paupières ; 1. Catalepsie des membres par relaxation musculaire (caractérisée par l'impossibilité de faire des mouvements) ; 2. Catalepsie des membres par contracture des muscles ; 3. Catalepsie générale, contracture généralisée de tous les groupes musculaires du corps ; 4. Mouvements automatiques : automatisme rotatoire, mouvements de l'éventail ; 5. Anesthésie des plans superficiels (normalement l'hypnotiseur classique anesthésie un endroit de la main, puis il déplace l'anesthésie sur une partie du maxillaire ; en sophrologie, l'odontologue fait une anesthésie directe) ; 6. Altération de la sensibilité tactile, chaleur, froid ; 7. Suggestions posthypnotiques (c'est le signal de l'Ecole brésilienne permettant la resophronisation) ; 8. Hallucinations simples : voir un film, se représenter un paysage ; 9. Parler sans se réveiller (on établit la communication, la personne parle sans se réveiller) ; 10. Amnésie partielle (oubli d'un nombre). En réalité le malade n'a pas oublié le nombre, mais il ne peut pas le dire).
Etat somnambulique	11. Ouvrir les yeux sans se réveiller. On a atteint l'état somnambulique, on peut faire ouvrir les yeux du malade sans le réveiller. 12. Hallucinations compliquées : on peut faire disparaître une personne (hallucination négative) ou au contraire faire visualiser une personne morte ou absente ; 13. Remémoration (régression, phénomène sophromnésique), certaines personnes peuvent avoir une hypermnésie extraordinaire ; 14. Mouvements involontaires ; 15. Suggestions posthypnotiques compliquées ; 16. Anesthésie des plans profonds ; 17. Amnésie totale (qui n'existe pas en réalité).

Degré de profondeur	*Manifestations objectives*
Stade ultime	18. Etat léthargique ou coma hypnotique. C'est le stade le plus profond de l'hypnose où le malade présente une anesthésie généralisée en l'absence de toute suggestion, il ne répond plus à aucune suggestion, il constate au réveil que ses impressions ont été extrêmement agréables, et ne présente aucune amnésie.

CRITÈRES D'APPROFONDISSEMENT DE L'HYPNOSE

L'état hypnotique léger commence avec la catalepsie des paupières, lorsque le malade ne peut plus ouvrir les yeux. Quand le sujet présente une catalepsie rigide du bras ou de tout le corps, on a atteint un niveau plus profond de l'hypnose légère. Les mouvements automatiques, automatisme rotatoire, mouvements de l'éventail, signalent le stade le plus profond de l'hypnose légère.

L'état moyen : le test de l'état moyen est essentiellement celui de l'amnésie. Si le sujet est capable d'oublier un chiffre, un mot ou un nom, on est certain qu'il a atteint un niveau plus profond que celui qui est nécessaire pour l'anesthésie superficielle. La suggestion d'une anesthésie posthypnotique pendant un laps de temps déterminé, quatre ou cinq minutes par exemple, permet de tester un niveau encore plus profond de la transe moyenne.

L'état somnambulique : le test de l'état somnambulique est celui de l'ouverture des yeux. Le sujet doit rester en état d'hypnose, les yeux ouverts, et continuer d'accepter les suggestions comme s'il avait les yeux fermés. Si ce phénomène se passe effectivement, on a atteint l'état de somnambulisme. L'amnésie totale spontanée, dont on a voulu faire un critère de la transe somnambulique, ne nous paraît pas valable parce qu'inconstante et beaucoup plus apparente que réelle.

COMMENT PARVENIR À L'ÉTAT SOMNAMBULIQUE

Nous faisons remarquer une fois de plus que dans de nombreuses descriptions de ce livre, nous employons fréquemment la terminologie et les concepts utilisés par les auteurs qui se sont occupés de ces phénomènes en Occident ; terminologie du magnétisme ou de l'hypnose, ce qui ne veut pas dire que nous, sophrologues, nous souscrivions à leurs critères.

Dans la pratique courante, on travaille en général en état de transe légère ou moyenne. Cependant, dans certains cas, on peut avoir besoin (pour des régressions de mémoire par exemple ou pour l'enseignement des techniques d'autohypnose) d'arriver à l'état de somnambulisme. La méthodologie est alors la suivante :

1) Induction à l'aide d'une technique habituelle.

2) Atteindre le degré le plus profond de l'hypnose légère : mouvements automatiques, automatisme rotatoire, mouvements de l'éventail.

3) Approfondir en se servant de la technique de l'ouverture et de la fermeture alternatives des yeux, ou de la technique de réhypnotisation.

4) Tester l'amnésie en suggérant au patient qu'il a devant ses yeux un tableau noir sur lequel sont inscrits des chiffres ; on efface certains de ces chiffres aussi bien du tableau que de son esprit et on lui demande alors de lire ceux qui restent. L'amnésie testant une transe moyenne, on poursuit l'approfondissement.

5) On suggère ensuite au patient qu'il pourra rester en état de relaxation tout en gardant les yeux ouverts.

6) On teste alors la réponse aux suggestions de catalepsie, d'anesthésie, le sujet devant les accepter comme s'il avait les yeux fermés. Si votre sujet, les yeux ouverts, ne sort pas de son état de relaxation et continue à accepter vos suggestions de catalepsie du bras, d'anesthésie, vous pouvez être à peu près certain qu'il est en état de somnambulisme. S'il ne les accepte pas, c'est que vous n'avez pas atteint l'état de somnambulisme ; il faut alors poursuivre l'approfondissement en se servant d'une suggestion dont on sait qu'elle a déjà été suivie d'une réponse positive. Après un certain temps d'approfondissement on teste à nouveau l'état de somnambulisme.

Compte tenu des variations individuelles extrêmement importantes, il est nécessaire de disposer de toute une série de techniques d'approfondissement et de les essayer les unes après les autres en cas de défaillance de l'une d'elles.

Chapitre 10

RÉSISTANCE A L'HYPNOSE

Quoiqu'il soit très facile, dans la très grande majorité des cas, d'induire un état hypnotique chez un sujet consentant et coopératif, le thérapeute rencontrera de temps en temps dans sa pratique des sujets avec lesquels il aura des difficultés plus ou moins importantes, plus ou moins difficiles à surmonter. Si l'on n'arrive pas à induire l'état hypnotique à la première séance, si le sujet se montre résistant au cours de la séance suivante, il y a certainement une raison à cela, raison que vous devez découvrir de manière à y remédier. Il faut d'abord faire préciser au sujet ce qu'il a ressenti pendant l'induction, ce qui l'a gêné. On constate alors, dans un certain nombre de cas, que la technique d'induction n'était pas adaptée à la personnalité du sujet, qu'elle contenait des mots ou des images lui faisant évoquer des faits ou des souvenirs précis incompatibles avec la sensation de détente et de relaxation nécessaire.

Les causes les plus fréquentes de résistance sont :

1) une technique d'induction non adaptée à la personnalité du sujet ou une mauvaise préparation psychologique à l'induction ;

2) la crainte : soit celle d'un échec, le sujet étant très anxieux, ce qui a pour conséquence de déclencher des mécanismes inhibiteurs, soit celle, consciente ou non, de l'état hypnotique luimême ;

3) l'absence de motivations réelles ;

4) l'existence de facteurs personnels entraînant une attitude fondamentale de négation ou de résistance ;

5) les réactions défavorables à l'égard du thérapeute.

Nous allons étudier successivement ces différentes causes de résistance.

1) La mauvaise préparation psychologique à l'induction :

Bon nombre de difficultés d'induction sont dues à des entretiens préparatoires insuffisants. Il faut expliquer au malade le principe de la technique utilisée habituellement, c'est-à-dire la sophronisation avec induction par relaxation, en insistant sur la notion d'une relaxation musculaire profonde bien conduite et en lui en faisant comprendre tout le bénéfice. Certains mots, certaines images, ont chez des malades une résonance très particulière liée à des souvenirs angoissants ou désagréables. D'autre part, beaucoup de malades, qui ont recours à l'hypnose en dernier ressort après avoir épuisé la gamme des thérapeutiques habituelles, sont très anxieux et redoutent d'être réfractaires à cette thérapeutique, ce qui, précisément, peut gêner considérablement l'induction.

2) La crainte :

Dans un certain nombre de cas, chez les sujets apparemment coopératifs et désireux d'éprouver la transe hypnotique, il peut y avoir une résistance inconsciente, le sujet ayant inconsciemment peur de l'état hypnotique. Une des manifestations les plus fréquentes de cette résistance inconsciente est le retard au rendez-vous ou le rendez-vous manqué. Les analystes freudiens interprètent le fait d'arriver en retard comme une résistance à la thérapeutique.

Alors qu'il était encore tout enfant, il se peut qu'autour de lui on ait eu peur de l'hypnose, qu'il ait entendu à ce sujet des histoires extraordinaires comme celles de Raspoutine et qu'en grandissant dans un monde qui associait l'hypnose à un pouvoir étrange, occulte, surnaturel, il ait conservé au plus profond de lui-même une peur à l'égard de ce phénomène. Si vous lui demandez pourquoi il a peur de l'hypnose, alors que vous lui avez expliqué qu'il n'y a là rien de surnaturel, et que si une personne ne veut pas être hypnotisée et refuse de faire ce que lui dit l'hypnotiseur, elle ne le sera pas, aucune adhésion intellectuelle ou rationnelle n'empêchera la crainte acquise pendant l'enfance de conditionner sa résistance. Certains sujets peuvent avoir vu des numéros d'hypnotiseurs de music-hall au cours desquels des suggestions posthypnotiques grotesques ont été données à des sujets, ce qui leur fait redouter consciemment ou non l'hypnose. Chacun de nous, dans une certaine mesure, a peur de perdre son contrôle et cette peur d'être dominé par l'autre ou mis à sa merci, peut être à l'origine de fortes résistances.

Autre facteur important de résistance, la peur pour beaucoup de sujets de révéler au cours de la transe certains détails de leur vie privée qu'ils veulent garder secrets.

3) L'absence de motivations :

Lorsqu'un sujet n'a vraiment pas de motivations profondes pour entreprendre un traitement par l'hypnose, il développe une résistance spontanée ; c'est par exemple le cas de celui qui vient consulter, poussé par son épouse, mais qui dans son for intérieur n'a aucune envie de cesser de fumer.

4) L'existence de facteurs personnels :

Certains sujets ont, dès leur enfance, une résistance innée ou acquise à l'égard de la suggestion. (C'est par exemple le cas d'un enfant qui développera des sentiments négatifs vis-à-vis d'un parent ou des parents dominants ; chaque fois que ceux-ci disent à l'enfant de faire quelque chose, il fait exactement l'inverse.) En grandissant, cette relation entre parents et enfant s'aggravera, l'enfant supportant de plus en plus mal l'autorité parentale. Dans ces conditions, le thérapeute consulté sera immédiatement considéré comme jouant le rôle d'un personnage dominant, celui du père ou de la mère, ce qui entraînera l'apparition d'une résistance. Quelques malades essaient également pendant l'induction de contrecarrer systématiquement toute suggestion. L'anamnèse permet en général de mettre en évidence que ces sujets, depuis leur plus tendre enfance, supportaient mal l'autorité, essayant d'y échapper par tous les moyens.

5) Une réaction défavorable à l'égard du thérapeute :

Une autre cause de résistance, qui est très difficile à manipuler, est que certains de vos malades peuvent avoir une antipathie spontanée à votre égard. Vous éprouvez alors de très grosses difficultés à établir une relation médecin-malade valable avec eux. Dans ces conditions, il vaut mieux leur conseiller de voir un autre thérapeute.

Nous venons d'analyser les causes les plus fréquentes de résistance. Voyons maintenant comment on peut les reconnaître.

COMMENT RECONNAÎTRE LA RÉSISTANCE À L'HYPNOSE

1) Le retard ou le rendez-vous manqué :

Le rendez-vous non respecté alors qu'il était prévu, le retard du patient sans raison valable, sont pour des psychanalystes freudiens le signe d'une résistance. Il en est de même en hypnothérapie.

2) Lorsque le sujet désobéit à vos suggestions :

Si vous commencez votre induction en disant au sujet « fermez les yeux » et qu'il garde les yeux ouverts, continuant à vous regarder ; si vous lui dites de relaxer ses bras, de les laisser devenir mous et souples et qu'au contraire il les remue ; si, au cours de l'induction, le malade qui a déjà les yeux fermés et que l'on est en train de relaxer vous dit subitement : « Ah, docteur, au fait, j'ai oublié de vous demander... » voilà autant de symptômes de résistance. Lorsque votre sujet, qui avait commencé à se détendre, s'agite, remue, ce qu'il veut vous montrer c'est que, précisément, il n'est pas détendu. Sa résistance ne s'exprime pas verbalement, il n'a pas à vous parler, c'est à vous de la déceler à travers son attitude.

3) Autre point important :

Certains sujets installent une résistance dès l'arrivée en vous disant : « J'ai pensé à quelque chose de très drôle », traduisant parfois une certaine ironie au moment de l'induction de l'hypnose. Vous avez là la preuve manifeste d'une perturbation émotionnelle. Cependant, comme le souligne très justement le professeur Fleischer, le rire, le sourire, ou même le ricanement peuvent témoigner du fait que le sujet devient conscient qu'il se passe un phénomène qui lui échappe. Si vous dites par exemple à un patient : « Votre main devient de plus en légère » et qu'effectivement il sent que cette main s'allège et commence à s'élever dans l'air, ce phénomène lui paraît tellement curieux et inattendu qu'il peut traduire sa surprise par un rire ou un ricanement, ce qui à ce moment-là prouve qu'il est en état hypnotique.

COMMENT TRAITER LA RÉSISTANCE À L'HYPNOSE

1) Utilisation d'une technique déguisée :

Si, comme nous l'avons vu, une des causes les plus fréquentes d'échec de l'induction hypnotique est la crainte du patient à l'égard de l'hypnose, il semble bien que, comme l'a souligné Fleischer, le moyen le plus simple de surmonter sa résistance est de ne pas l'hypnotiser, mais de lui faire ressentir tous les effets de l'hypnose grâce à la méthode déguisée. En effet, depuis fort longtemps, on a cru qu'un sujet ne pouvait être hypnotisé que lorsqu'il s'attendait à l'être. Bernheim avait écrit : « Il faut que l'idée d'être hypnotisé soit présente. » William James lui-même affirmait : « La condition primordiale du succès est que le sujet s'attende en toute confiance à être plongé dans la transe hypnotique. » Pour sa part, Gindes, dans son livre *Nouvelles conceptions de l'hypnose* publié en 1951, écrit : « Le sujet ne sera jamais hypnotisé à moins qu'il ne s'attende à l'être. » Ces auteurs, dont l'autorité est mondiale, ont donc décrété que pour être hypnotisé il fallait s'attendre à l'être. Or, Fleischer a effectué certaines expériences qui prouvent que lorsque l'on promet, non pas l'hypnose, mais la relaxation, les chances de succès sont nettement supérieures. Fleischer conseille donc d'avoir recours à la méthode déguisée qui, par le biais de la relaxation, permettra d'induire la transe hypnotique. Voici comment il recommande d'aborder un patient manifestement résistant. Lorsque vous êtes en présence d'un sujet qui de toute évidence résiste à l'hypnose, soit qu'il vous ait raconté les échecs déjà rencontrés chez lui par d'autres thérapeutes, soit qu'il vous ait dit qu'il sait ne pouvoir être hypnotisé, ou que d'autre part sa conduite, son comportement, vous donnent l'impression d'une coopération insuffisante, vous lui dites simplement : « Monsieur, n'avez-vous jamais appris à vous relaxer ? » Il vous répond en général : « Non ! » Vous lui dites alors : « Voulez-vous que je vous apprenne une méthode simple et très efficace de relaxation ? » Et vous enchaînez : « Tout ce que je veux vous apprendre c'est à vous relaxer. Souvenez-vous bien qu'il n'est absolument pas question de vous endormir. » Que faites-vous lorsque vous donnez toutes ces explications ? Vous supprimez pratiquement toutes les craintes que votre sujet peut avoir. Il se peut qu'il ait peur du sommeil, il se peut qu'il ait peur de l'hypnose, il se peut qu'il ait peur de perdre conscience sans s'en rendre compte. Mais vos propos l'ont rassuré. Comme vous ne lui promettez qu'une simple relaxation, il sera prêt à jouer le jeu. Pour nous résumer, dans ces cas-là, vous insisterez sur le fait :

1) qu'il n'est pas question de mettre le sujet en état hypnotique ;

2) qu'il n'est pas question de le faire dormir ;

3) qu'il se souviendra absolument de tout ce qui va se passer, qu'il gardera une conscience totale.

Une fois ces trois conditions remplies, vous pouvez commencer votre induction avec les plus grandes chances de succès. N'oubliez pas que le patient est là pour être aidé et que l'aspect le plus important de votre thérapeutique est de savoir jusqu'à quel point vous pouvez lui être d'un secours efficace.

La croyance que l'on peut obtenir des états hypnotiques en abordant le sujet par surprise persiste chez beaucoup d'hypnothérapeutes modernes. Cette manière de procéder a été rejetée par la sophrologie.

2) Résistance à l'hypnose conventionnelle :

Lorsque vous êtes en présence d'un sujet qui résiste aux techniques conventionnelles (fixation des yeux sur un point, suggestion des paupières lourdes, etc.), un des moyens de surmonter cette résistance est d'entamer une discussion avec le patient sur ses sentiments, son attitude et ses croyances concernant l'hypnose. Vous essaierez de lui faire comprendre ce qu'est en réalité le phénomène hypnotique et de réformer ses erreurs de jugement. Dans certains cas, lorsque l'on a besoin d'un résultat rapide avec un patient résistant, sans qu'il soit nécessaire d'établir une relation médecin-malade de longue durée, l'utilisation de la technique d'induction instantanée de Fleischer constitue une arme de choix. Elle s'adresse en effet au patient avec une vigueur et une autorité telles qu'elle les conduit à l'hypnose de façon si rapide qu'ils n'ont pas le temps de construire leur résistance.

3) Comment vaincre la résistance en la manipulant :

Quelques sujets éprouvent le besoin de montrer qu'ils ne peuvent pas être hypnotisés. Cela peut être lié à un trait de leur personnalité, à leur structure caractérielle. Lorsqu'on est en présence d'un sujet éprouvant le besoin d'afficher une telle supériorité vis-à-vis du thérapeute, il est bon tout simplement de faire reposer sur lui-même la responsabilité de l'induction hypnotique. Vous soulignez au sujet que vous n'essayez pas de l'hypnotiser, que vous êtes là pour essayer de lui apprendre certaines choses, mais que c'est lui seul qui a le pouvoir d'induire la transe hypnotique. Vous ajoutez : « Vous me paraissez suffisamment intelligent pour pouvoir le faire » de manière que vos suggestions lui paraissent formulées par lui, parce qu'il a une imagination saine. Si, par exemple, vous voulez obtenir la catalepsie du bras, au lieu de dire : « Quand je compterai de un à trois votre bras deviendra rigide », vous dites : « Utilisez votre imagination et faites que votre bras soit tellement rigide qu'il vous semblera que vous ne pourrez plus le plier. » Vous lui transférez ainsi le soin de l'opération ; si elle échoue, ce sera son échec et non le vôtre, ce qui fait toute la différence. Vous dites : « Tendez votre bras droit, faites que votre bras droit soit rigide, que vous ne puissiez plus le plier. » Vous ajoutez : « Vous le faites très bien. » Si le bras ne se plie pas, ce n'est pas vous qui avez obtenu ce résultat, c'est lui. En d'autres termes, vous utilisez et manipulez la résistance du sujet pour l'aider à atteindre l'état hypnotique.

En somme, vous demandez à votre patient de se faire croire qu'il est en état hypnotique et, chose curieuse, vous réussissez, comme l'a montré Fleischer. Cette technique donne chez l'enfant des résultats extraordinaires. On apprend aux enfants à faire « comme si » et c'est en jouant à s'hypnotiser qu'ils finissent par l'être. Comment le sujet, en jouant l'hypnose, parvient-il à l'hypnose ? Eh bien, parce que lorsqu'il joue comme si son bras se déplaçait tout seul en effectuant des mouvements automatiques que vous lui avez suggérés, il arrive à un point où il ne sait plus très exactement si le phénomène est réel ou imaginaire, et sa faculté critique est alors dépassée : il ne peut plus rejeter les suggestions, il les accepte et l'état hypnotique s'installe progressivement.

4) Utilisation de la loi de l'effet inverse de Coué :

Comme nous l'avons vu, c'est en 1900 que Coué établit la loi de l'effet inverse (plus vous essayez de faire une chose, plus son exécution se révèle difficile). A partir de cette loi, le thérapeute peut utiliser une technique d'induction qui fait intervenir un effet physiologique perceptible par le sujet, même en l'absence de suggestion. Quand vous suggérez : « Il semble que vous ne puissiez plier votre bras » et ajoutez : « Plus vous essayez de le plier, plus il devient rigide » vous suggérez en fait que plus le sujet essaie de plier son bras, moins il est capable de le faire. Comme il faut mettre toutes les chances de son côté, Fleischer conseille, en même temps que vous administrez la suggestion, de maintenir le coude avec la main gauche alors que vous serrez la main du sujet et maintenez son bras en extension avec la main droite, le sujet n'étant pas conscient de l'effort léger que vous faites pour tendre son bras.

Utilisation de l'amytal sodique

Il est beaucoup plus facile d'amener l'induction hypnotique chez certains sujets résistants après leur avoir administré un médicament hypnogène. Le plus usuel est l'amytal sodique. Une injection intraveineuse de 293 à 586 mg est en général suffisante. On peut également utiliser le penthotal de sodium : 586 mg en solution dans 1 cm^3 d'eau distillée stérile. Les résultats obtenus avec le penthotal sont en général assez décevants, ce qui est regrettable car cette drogue agit très rapidement et peut être administrée sans aucun inconvénient au cours d'une consultation ; au contraire l'amytal sodique a une action nettement plus durable, ce qui limite singulièrement son emploi en clientèle.

Difficulté de déshypnotisation

Le réveil du sujet ne pose en général aucun problème particulier si l'on utilise une technique douce et progressive. Il acceptera les suggestions de réveil comme il l'a fait pour celles d'induction et d'approfondissement. D'ailleurs, en dehors de toute suggestion, le sujet hypnotisé abandonné à lui-même se déshypnotise spontanément au bout d'un temps variable allant de quinze minutes à quelques heures.

Quelles sont les causes des difficultés les plus fréquentes ? Elles sont au nombre de quatre :

1) Le refus de sortir de l'état hypnotique peut provenir d'une réaction de défense. Dans ce cas la persistance de l'état hypnotique est pour le sujet une action inconsciente lui permettant d'exprimer son hostilité ou son ressentiment à l'égard du thérapeute, voire même de lui échapper. Gindes dans son livre *Nouveaux concepts de l'hypnose,* publié en 1951, raconte à ce sujet avoir reçu d'un de ses élèves, qui était médecin, un appel téléphonique affolé lui demandant de venir d'urgence ; ce qu'il fit. Il trouva la femme du confrère, hypnotisée par ce dernier, en état de somnambulisme profond. Dès qu'il commença à la déshypnotiser, la malade ouvrit les yeux et sortit de son état. En réalité, il s'était passé dans la vie de cette femme, depuis son mariage, un événement qu'elle voulait à tout prix cacher à son mari. Quand elle s'était trouvée en état d'hypnose, elle s'était imaginé à cause de sa méconnaissance des phénomènes hypnotiques, qu'elle risquait de livrer spontanément ce secret et s'était littéralement bloquée en état de somnambulisme pour échapper à ce danger.

2) Le refus de sortir de l'état hypnotique peut être lié à une erreur d'interprétation du sujet. Hartland rapporte l'histoire très typique de l'un de ses malades qui, mis en état de somnambulisme

dès la première séance, refusa obstinément d'en sortir. Interrogé sur la raison pour laquelle il ne voulait pas se réveiller, il répondit que la dernière fois qu'il avait été hypnotisé, il lui avait fallu une heure pour sortir de son état. En réalité, il n'avait pas été hypnotisé, mais on lui avait fait une narco-analyse au penthotal. Hartland lui expliqua alors qu'il n'avait pas reçu cette fois d'injection intraveineuse de penthotal et qu'il pouvait donc sortir sans aucune difficulté de son état, ce qu'il fit quasi instantément.

3) Le refus peut être lié à une suggestion posthypnotique considérée comme non acceptable. Dans ce cas, après l'avoir interrogé, il faut annuler la suggestion posthypnotique jugée non recevable par le sujet.

4) En léthargie, le malade peut parfois refuser la suggestion de réveil. Il est en effet parfois difficile de le faire sortir de cet état qui est le plus profond de l'hypnose, au-delà du somnambulisme, parce qu'il s'y trouve tellement bien qu'il n'accepte plus les suggestions de réveil. Vous pouvez lui suggérer que l'immeuble est en feu, il ne bouge absolument pas ; lui ouvrir un œil et lui souffler sur la cornée (ce qui provoque habituellement un réflexe extrêmement brutal de réveil), vous n'aurez aucune réaction. Il faut alors avoir recours à une formule dont l'effet est quasi magique : « Si vous voulez vous retrouver à nouveau une autre fois dans le même état, il faut que vous en sortiez immédiatement. »

COMMENT PASSER DU SOMMEIL À L'ÉTAT SOPHRONIQUE ET DE L'ÉTAT SOPHRONIQUE AU SOMMEIL

Il est souvent utile, particulièrement en milieu hospitalier, d'aider un patient à passer en état sophronique grâce à des suggestions appropriées. Hector Durville, le premier à notre connaissance, avait décrit une technique permettant de passer du sommeil à l'état sophronique et inversement. A la suite d'importantes recherches Fleischer a également mis au point une technique qui a pour elle la simplicité et l'efficacité. On s'approche en silence du patient qui dort et, d'une voix très douce, on commence à lui suggérer : « Détendez-vous, détendez-vous, détendez-vous, c'est le docteur X... qui vous parle. Vous pouvez m'entendre, même s'il vous est impossible d'ouvrir les yeux, vous m'entendez, mais vous ne pouvez pas ouvrir les yeux. » Tous ces mots sont prononcés avec une très grande douceur, sur un ton confidentiel, très lentement pour ne pas déranger le sommeil du malade. On poursuit alors : « Dès que vous entendrez ma voix, vous bougerez votre main droite, dès que vous entendrez ma voix, vous bougerez votre main droite. » Dès que le sujet bouge la main, c'est qu'il est passé en état sophronique et l'on approfondit alors son état en lui suggérant une sensation de bien-être : « Vous vous sentez de mieux en mieux, de mieux en mieux, vous vous sentez parfaitement bien. » Le point le plus délicat, dans cette méthode, c'est l'induction. Le praticien peut être amené à répéter sans cesse : « Détendez-vous, détendez-vous, détendez-vous, c'est le docteur X... qui vous parle », jusqu'à ce que le sujet lève sa main droite. Si le patient est accessible à ce type d'induction on obtient souvent un état sophronique profond.

Comment passer de l'état sophronique au sommeil

Le passage de l'état sophronique au sommeil résulte d'une manœuvre simple qui dépend du degré de suggestibilité du patient. Si celui-ci est capable de parvenir à un état sophronique profond, on pourra obtenir le sommeil sans grande difficulté. Fleischer insista sur un point important : il a constaté, de manière empirique, que la réponse à la suggestion de sommeil est beaucoup plus facile à obtenir lorsque le patient a été mis dans l'état sophronique le plus profond possible et qu'il a reçu, à ce stade, la suggestion postsophronique de sommeil. Quand le sujet a souffert d'insomnie chronique, il vaut mieux éviter d'employer le mot sommeil et se servir d'un autre terme, comme assoupissement par exemple, qui ne sera pas pour lui une source d'anxiété. La suggestion peut se donner de la manière suivante : une fois le sujet en relaxation profonde, le praticien lui dira : « Et maintenant respirez lentement, profondément, et à chaque inspiration vous sentez que vous vous assoupissez, vous vous assoupissez, vous vous assoupissez de plus en plus ; et maintenant vous ouvrez les yeux et vous vous installez confortablement ; puis vous éteignez les lumières, vous fermez les yeux et vous vous assoupissez. Avant de vous en rendre compte, le matin sera là et vous vous sentirez très bien. » Il faut remarquer que l'on dit au sujet de rouvrir les yeux et de s'assoupir après s'être couché. Il semble en effet que le sommeil s'obtienne plus facilement après qu'il a ouvert les yeux pour ne répondre à la suggestion postsophronique que par la suite.

Chapitre 11

PHÉNOMÈNES DÉCRITS AU COURS DE LA « TRANSE HYPNOTIQUE »

Les hypnotiseurs, qui ont hérité pour une large part les idées du magnétisme, ont maintenu la croyance en l'existence d'une corrélation étroite entre la profondeur de l'hypnose et le degré de suggestibilité du sujet. Une fois de plus, il est important de souligner que nous utiliserons fréquemment dans ce livre la terminologie de l'hypnose, terminologie non utilisée en sophrologie ; les mots « sujet », « medium », « transe », « dormir », « réveillé », « somnambulisme », etc., ont été écartés par cette dernière qui a élaboré une terminologie humanisée, démythifiée. Nous essaierons cependant de respecter la terminologie des auteurs qui ont mené des recherches scientifiques dans le domaine de l'hypnose. Les hypnotiseurs ont toujours défendu l'existence de phénomènes propres à certains niveaux de profondeur. Caycedo et son école ont démontré qu'il n'existe en réalité aucune corrélation directe de ce type. Nous essaierons cependant d'aborder ici quelques phénomènes qui furent décrits à cette époque de transition. Erickson a noté qu'il est possible d'en obtenir deux types chez l'homme au cours de la transe : les phénomènes psychologiques et les phénomènes physiologiques. Cette distinction est quelque peu arbitraire. En effet, comme Moll le fait remarquer très justement, les troubles de certaines fonctions sont uniquement liés, le plus souvent, à des modifications de l'état psychique du sujet. Prenons l'exemple d'un sujet pris sous un bombardement et paralysé par la peur : il est cloué sur place, ses membres refusant d'obéir. Cette impossibilité à se mouvoir est causée par une inhibition liée au traumatisme psychique, à la peur qui lui coupe bras et jambes et non pas due à une cause musculaire quelconque. Pendant la sophronisation, on assiste, parallèlement à la modification de l'état de conscience du sujet, à des altérations importantes touchant la musculature striée ou lisse, les organes des sens, l'activité mentale et les émotions, la mémoire. En établissant une échelle de profondeur de l'hypnose, les hypnotiseurs ont rattaché certains phénomènes à des niveaux de profondeur, ceux-ci leur servant de points de repère pour apprécier le degré de profondeur de la transe. Ce faisant, ils ont codifié l'erreur. En réalité, tous ceux qui ont manipulé les techniques sophroniques savent qu'il n'en est rien : certains phénomènes qui sont réputés ne s'observer que lors de la sophronisation profonde peuvent fort bien apparaître en hypnose légère. Tous les sophrologues-odontologues savent que bien souvent l'anesthésie du maxillaire peut s'obtenir facilement au cours d'une transe légère ou moyenne. De même que, si théoriquement l'anesthésie complète n'est obtenue au cours de l'accouchement sans douleur qu'en sophronisation profonde, les obstétriciens ont pu constater que les parturientes accouchaient sans la moindre douleur en sophronisation légère.

ALTÉRATIONS OBSERVÉES DANS LA MOTRICITÉ VOLONTAIRE

Parmi les altérations qu'est capable d'induire l'hypnose sur les fonctions motrices, les plus importantes sont celles touchant l'activité des muscles striés qui peut être à volonté augmentée, diminuée, inhibée.

La catalepsie rigide

Ce phénomène, qui se produit pendant la transe hypnotique, est essentiellement caractérisé par une contracture rigide suggérée de certains groupes musculaires. C'est ainsi qu'un bras ou une jambe peuvent être placés dans une position et y rester longtemps sans que le sujet présente le moindre signe de fatigue apparente. On peut même lui suggérer la catalepsie de tous ses muscles et réaliser ainsi un numéro fort spectaculaire, cher aux hypnotiseurs de music-hall, mais non dépourvu de danger : la planche humaine. Le corps du sujet, ayant été rendu complètement rigide par des suggestions appropriées, est placé sur deux chaises, la tête reposant sur la première, les pieds sur l'autre. On fait asseoir une ou même deux personnes sur l'abdomen du sujet sans que celui-ci éprouve la moindre gêne (voir photos à la fin du livre).

Certains sujets peuvent ainsi supporter des poids considérables. Spécifions qu'il est impossible d'obtenir de telles performances avec le même sujet par suggestions à l'état de veille. Tout se passe donc comme si l'hypnose entraînait, comme le signalait Rigers dès 1884, une augmentation de la résistance physique à la fatigue et un certain degré d'analgésie à la douleur musculaire. Charcot et Bernheim eux-mêmes avaient remarqué que le tremblement musculaire déclenché par la fatigue pouvait être considérablement influencé par la suggestion. Toute une série de travaux, en particulier ceux d'Eysenck, ont montré, grâce à l'utilisation de mesures dynamométriques, une amélioration de 43 p. 100 du rendement musculaire chez les sujets en état d'hypnose. De même en est-il de Hiller, Muller-Hegemann et Wendt de Leipzig, qui ont étudié les performances sur bicyclette ergométriques ; ils ont mesuré la consommation d'oxygène et l'élévation du pouls chez les sujets soumis avant l'effort à un repos normal ou à des exercices d'auto-hypnose (training-autogène de Schultz). Ils ont constaté une nette amélioration des performances musculaires des sujets ayant pratiqué préalablement des exercices d'auto-hypnose. Enfin, Povers, Calamera et Narvatz de Kanter, ont montré récemment que la suggestion en état d'hypnose d'une activité physique déterminée, si elle atteint un degré suffisant, est capable de provoquer certaines variations chimiques dans les muscles en particulier de la lactacidémie, qui sont comparables à celles que produit l'activité réelle.

Contractures et mouvements automatiques

La suggestion peut réaliser des phénomènes moteurs du même ordre que la catalepsie. Par exemple, si l'on suggère à un sujet en état d'hypnose de fermer sa main fortement, et si on lui dit qu'il lui est impossible de l'ouvrir, sa main restera fermée en contracture. Au lieu de la contracture, on peut suggérer certains mouvements automatiques. On fait lever les deux bras horizontalement, les avant-bras pliés à angle droit ; on fait tourner les avant-bras l'un autour de l'autre et, spontanément, le sujet continue à les tourner ; c'est l'automatisme rotatoire. Ce phénomène peut se produire sans aucun commandement, par la simple impulsion donnée ; nous avons affaire alors à une suggestion non verbale ; elle peut se produire en disant au sujet : « Vos bras tournent, vous ne pouvez plus les arrêter. » Cet automatisme plus ou moins irréversible peut servir, comme nous l'avons vu, à approfondir la transe hypnotique.

Paralysies

Les suggestions de relaxation, d'hypotonie, de paralysie, entraînent chez les sujets une véritable impossibilité de mobiliser les groupes musculaires concernés. On sait que la suggestion de relaxation entraîne en général un sentiment de paresse, d'inhibition des mouvements. Au fur et à mesure que l'état s'approfondit, le tonus musculaire diminue considérablement, au point de rendre parfois tout mouvement impossible. C'est ainsi que si l'on a suggéré à un sujet que ses membres inférieurs étaient paralysés, il se trouve dans l'impossibilité de s'en servir, et ce pour deux raisons : soit qu'il se trouve dans un état profond où il est tellement bien qu'il n'a aucune envie d'essayer de bouger, soit qu'il essaie effectivement de bouger mais qu'à ce moment-là, comme l'a remarqué Weitzenhoffer, son mouvement est bloqué du fait de l'activation simultanée des muscles antagonistes neutralisant toute activité motrice. Remarquons que la paralysie suggérée peut toucher des groupes musculaires peu importants tels que les muscles des paupières dans leur catalepsie, ou des groupes musculaires beaucoup plus importants (bras, jambes) ; qu'elle n'a pas une topographie radiculaire, mais qu'elle est basée essentiellement, comme l'a noté Wolberg, sur la conception que le sujet se fait lui-même de la paralysie.

Altérations au niveau des muscles lisses, des organes, des glandes

Le cœur : en règle générale, l'induction hypnotique n'a pas d'effets notables sur la fréquence cardiaque. Cependant, lorsque l'on donne sous hypnose des suggestions convenables, on peut parfaitement accélérer ou ralentir le rythme cardiaque. Dans la méthode de Schultz, le sujet peut obtenir une augmentation ou une diminution de cette fréquence après concentration passive sur des formules correspondantes ; par exemple : « mon cœur bat lentement, calmement », ou « mon cœur bat plus vite, plus vite ». Nous-même, en pratiquant le training-autogène sous sophronisation, avons toujours constaté un ralentissement plus ou moins net du rythme cardiaque chez tous nos sujets. Binswanger et Stockvis avaient déjà signalé cette possibilité.

Action sur la tension artérielle et sur les vaisseaux sanguins

Il est certain que la sophronisation avec des suggestions de relaxation, de calme, entraîne non seulement une diminution de la fréquence cardiaque mais encore une baisse de la tension artérielle de 10 à 30 p. 100. Klembies et Eberhardt, au IVe congrès mondial de Psychiatrie, ont rapporté des observations relatives à vingt-six sujets, de quatorze à soixante-quatre ans, présentant une tension artérielle excessive ; celle-ci, en moyenne, était de 165/100 ; après quatre mois de traitement par training-autogène, c'est-à-dire par une méthode d'autosophronisation, la tension artérielle moyenne était descendue à 130/90.

Lloyd Tuckey, en 1921, avait signalé que les petites artères et les capillaires se maintenaient toujours en état de constriction pendant la transe hypnotique profonde, de telle sorte que même des blessures profondes ne saignaient que très peu. Cette observation fut confirmée par de nombreux odontologues qui constatèrent une absence de saignement, ou des saignements très peu importants, lors des extractions pratiquées en état sophronique profond. De nombreuses investigations ont montré que la suggestion peut, dans une certaine mesure, influencer nettement la circulation artérielle au niveau d'un membre ou d'un organe [1].

1. M. Lagrost-Berranger : « Sophrologie et circulation périphérique. » Thèse de doctorat, Toulouse, juillet 1971.

Il est facile de provoquer une hyperhemie des téguments avec transpiration, par suggestion de chaleur ; de même, la suggestion de froid provoque une vaso-constriction. On sait que, pendant le training-autogène de Schultz, la vaso-dilatation commence lorsque le sujet ressent la pesanteur. Plus la sensation de pesanteur est ressentie, plus la vaso-dilatation est importante. Langen a montré que les sensations de chaleur suggérées en état sophronique ne déterminaient pas une vaso-dilatation aussi rapide et aussi importante que celle obtenue pendant l'état autosophronique, même si la sensation de chaleur semblait être plus importante.

La respiration

De nombreux enregistrements pneumographiques pratiqués par Fleischer ont prouvé que, chez la majorité des sujets, l'induction de l'état sophronique ne produit aucun changement notable du rythme respiratoire. Ce n'est qu'en faisant au malade la suggestion de sommeil que se déclenchera le ralentissement du rythme respiratoire qui s'observe normalement au cours du sommeil. C'est la raison pour laquelle la suggestion de respiration calme et profonde constitue une excellente méthode d'approfondissement car, par le biais du ralentissement respiratoire, vous suggérez inconsciemment le sommeil à votre patient.

Tractus digestif

En 1933, Platonov et Beztchinskia étudièrent les modifications radiologiques de l'estomac chez dix sujets, sous l'influence de suggestions sophroniques d'émotions diverses positives (joie, enthousiasme) et négatives (ennui, horreur). En état sophronique, l'estomac s'abaissait, le péristaltisme diminuait. Ils constatèrent que la suggestion de joie entraînait une ascension de l'estomac, une accélération du péristaltisme et de l'évacuation. La suggestion de peur provoquait une ascension plus grande. Chez certains sujets, le péristaltisme était très vif, chez d'autres il s'arrêtait complètement. Lorsqu'on suggérait à des sujets la sensation de faim, on notait une augmentation du péristaltisme et une ascension de l'estomac ; la satiété, lorsqu'elle était suggérée, entraînait une dilatation de l'estomac avec diminution du péristaltisme.

Platonov a fait une étude remarquable des modifications de la sécrétion gastrique en état sophronique. Selon lui, la suggestion d'émotions négatives entraîne des modifications importantes du chimisme gastrique, l'acide chlorhydrique libre pouvant complètement disparaître. La suggestion d'émotions positives normalise au contraire la composition du suc gastrique. Heyer, de son côté, en 1925, avait déjà observé des phénomènes identiques. Chez des sujets en état sophronique, il avait suggéré l'absorption d'aliments divers. Les analyses du suc gastrique montrèrent que, d'une part, le volume de suc gastrique sécrété était directement proportionnel à la puissance des suggestions et que, d'autre part, l'activité protéolytique était caractéristique de l'aliment suggéré. Il a été démontré par ailleurs que les suggestions d'anxiété, de tristesse ou de joie, peuvent augmenter la sécrétion de la bile, ou la diminuer. Boule et Preobrajenskaia ont étudié la fonction vésiculaire du sujet normal sous état sophronique, sur des sujets âgés de quinze à soixante ans. Quatorze à quinze heures après l'absorption de la substance de contraste, ils étaient placés en état sophronique profond, tout en restant debout ; on leur suggérait une sensation de satiété consécutive à l'absorption d'un repas gras et copieux. Ces auteurs découvrirent que cette suggestion produisait une modification très nette de la forme et de la situation de la vésicule. L'état sophronique par lui-même entraîne un abaissement de la vésicule qui peut être expliqué par l'hypotonie de ses parois. La suggestion de l'absorption d'une nourriture grasse et savoureuse produit une modification de la forme et de la situation de la vésicule biliaire dont le pôle inférieur a tendance à dévier à droite. Cette réaction s'explique par le fait qu'elle subit un début d'évacuation dû à la contraction de ses parois qui amène une réduction de son volume. Cette diminution régulière et progressive a été constatée par Boule et son collaborateur chez tous les sujets d'expérience. Ils ont également montré qu'une émotion négative pouvait déclencher un spasme vésiculaire avec stase biliaire consécutive. Comme le fait remarquer Boule, ces constatations constituent une preuve directe et formelle de l'influence des traumatismes psychiques sur les spasmes des sphincters et la stase biliaire consécutive.

Les sécrétions

On peut augmenter très nettement la sécrétion salivaire par des suggestions appropriées. Il en est de même de la sécrétion lacrymale, si l'on suggère au sujet qu'il pèle un oignon, ou encore une très forte émotion négative. Bowels et Pranko ont démontré que, lorsque l'on donne de l'eau à un sujet, la salivation peut être modifiée selon qu'on lui suggère que cette eau a une saveur douce ou acide. La lactation peut être augmentée très sensiblement par suggestion en état sophronique. Par contre, il ne semble pas que l'élimination urinaire puisse être modifiée. Farris, Garrison et Hayns ont recherché s'il était possible d'améliorer par la suggestion la production des spermatozoïdes chez certains hommes stériles et, après examens quantitatifs de huit échantillons, ils sont parvenus à la conclusion que la suggestion n'avait amené aucun changement.

Modifications métaboliques

Il est possible de déclencher chez des sujets en état sophronique profond des modifications nettes de la glycémie. Des résultats apparemment contradictoires, publiés par certains auteurs, tiennent uniquement au fait que les expériences n'ont pas été faites dans un état suffisamment profond. Stein a montré que l'on pouvait augmenter ou diminuer la glycémie de sujets normaux ou diabétiques, en état sophronique, en leur suggérant que leur pancréas sécrétait davantage ou moins d'insuline. Cette étude a été confirmée par celle de Gigon, Aigner et Broche. Ces auteurs, suggérant à des diabétiques en état sophronique que leur pancréas allait sécréter davantage d'insuline et qu'il s'ensuivrait une diminution de la glycémie et de la glucosurie, observèrent une baisse nette de la glycémie. Nilsen a démontré que l'on pouvait même bloquer les effets d'une injection d'insuline ou d'adrénaline par des suggestions appropriées. Kretschmer et Krugger ont démontré qu'il est possible de modifier la calcémie, soit par des suggestions de relaxation qui ont pour effet de la diminuer, soit par des suggestions d'agitation qui, au contraire, l'augmentent. Alnaes et Skaug ont étudié les modifications de la cortisone plasmatique au cours de l'hétérosophronisation et de l'autosophronisation. En état d'hétérosophronisation, le taux de cortisone sanguine diminue lentement et atteint des valeurs nettement inférieures à celles obtenues au cours d'un repos normal. Les auteurs ont déterminé la concentration des dix-sept hydroxi-corticostéroïdes par la méthode de Petterson. Chez les sujets entraînés à la pratique du training-autogène de Schultz, le taux de cortisone plasmatique baisse davantage et cette baisse persiste après la fin de l'exercice. Pour fixer les idées, disons que les auteurs ont obtenu chez un sujet une diminution, en vingt minutes, du taux de cortisone de 33,7 à 15,4 gammas pour 100. Polzien a étudié les modifications du métabolisme de base chez des sujets présentant un certain degré d'hyperthyréose. Ces sujets pratiquaient le training-autogène de Schultz, et Polzien leur demandait de se concentrer pendant un quart d'heure sur la sensation de pesanteur. Il nota une diminution du métabolisme de base d'une moyenne de 5,2 p. 100. Ces faits ont été confirmés par une étude de Luthe qui étudiait les variations de l'iode protéïque et de l'iode total sérique au début et pendant des traitements autosophroniques.

MODIFICATIONS ANATOMIQUES ENDOCRINIENNES ET BIOCHIMIQUES

Il ne fait plus aucun doute à l'heure actuelle que non seulement certaines fonctions, mais encore certains organes, peuvent être considérablement influencés par la suggestion sous sophronisation. La menstruation, par exemple, peut être considérablement influencée par la suggestion, ce qui n'a rien de surprenant lorsque l'on connaît l'importance des facteurs psychologiques dans les dysménorrhées et les aménorrhées. On sait que, dans les camps de concentration lors de la dernière guerre, les femmes avaient vu dans leur très grande majorité leurs règles disparaître, conséquence de leur peur, de leur angoisse.

Stigmatisation

Il existe de nombreux rapports de stigmatisation sous l'influence de la suggestion chez les hystériques. Giacobi, en 1923, examinait un nombre important de cas et penche incontestablement pour leur authenticité. Heilig et Hoff ont démontré qu'en suggérant à l'état sophronique l'apparition d'un prurit au niveau de la lèvre inférieure, en y associant des stimulations manuelles et des suggestions négatives entraînant de violentes perturbations émotionnelles, on pouvait déclencher une poussée d'herpès labiale. De même, on peut déclencher par suggestion d'une brûlure localisée l'apparition d'une phlyctène.

Nous reproduisons ici un très bel exemple de stigmatisation réalisé par Caycedo. Il s'agissait d'une malade non hystérique souffrant d'une névralgie du trijumeau. La stigmatisation fut obtenue par suggestion en état sophronique. A aucun moment, les techniques rituelles de l'hypnose ne furent utilisées chez cette malade (voir photos à la fin du livre).

INHIBITION DES RÉACTIONS ALLERGIQUES

Diehl et Heinichen ont démontré, dans un travail expérimental poussé, que par les suggestions appropriées on pouvait modifier quantitativement les tests cutanés de certains allergènes. Black et ses collaborateurs ont repris ces travaux et démontré expérimentalement que l'on pouvait effectivement modifier les réactions d'hypersensibilité retardées de von Pirquet dans la tuberculose, ainsi que les réactions d'hypersensibilité immédiates (H.T.I.) qui s'observent dans les allergies telles que l'asthme, l'urticaire, le rhume des foins, et sont étroitement liées au psychisme du patient.

ALTÉRATIONS DES FONCTIONS SENSORIELLES

Comme nous venons de le voir, la sophronisation peut influencer considérablement les fonctions motrices. Elle agit également au niveau des cinq sens : la vue, l'ouïe, l'odorat, le goût et le toucher peuvent être modifiés ; les perceptions du sujet pouvant être annulées, augmentées ou diminuées.

La vue

Des expériences ont montré qu'en état sophronique profond la vision de certains sujets pouvait être améliorée considérablement et cela bien au-delà de leurs capacités d'effort volontaire. Hartland rapporte des expériences faites sur des sujets myopes où la vision de loin fut considérablement améliorée en état sophronique profond. A l'état de veille, sans verres, la distance maximale à laquelle ces sujets pouvaient lire une page de journal était de 30 cm ; avec les verres correcteurs, elle était de 1,82 m. En état de somnambulisme, le même sujet était capable de lire la même page à 1,82 m sans verres correcteurs. On peut aussi diminuer partiellement la vision, et même provoquer une cécité totale par suggestion, comme l'a montré Erickson. Lundholm et Dorcus ont démontré pour leur part que, chez les malades présentant une cécité suggérée, le réflexe pupillaire, le clignement d'œil et les réactions de défense contre une lumière trop violente persistent, et qu'il n'y a aucune modification de l'onde alpha de l'encéphalogramme. Erickson a également expérimenté la possibilité d'induire par suggestion une cécité élective de certaines couleurs (achromatopsie) qui avait tous les caractères de l'achromatopsie organique.

L'ouïe

Certains auteurs comme Sterling, Miller, Schneck, Bergman, ont écrit que la sophronisation ne pouvait améliorer l'acuité auditive lorsqu'elle était déjà maximale à l'état de veille. Un reproche majeur peut leur être fait : celui de n'avoir pas fait, leur sujet étant en état de transe, de suggestions appropriées d'amélioration de l'ouïe, ce qui ôte toute valeur à leurs travaux. Masson a montré que l'acuité auditive et la discrimination des bruits peuvent augmenter sensiblement en transe profonde. Il a décrit, et nous avons nous-même refait cette expérience pour la vérifier, le cas d'un sujet en transe profonde auquel il avait suggéré une amélioration considérable de son audition. Ce dernier devenait alors capable d'entendre un réveil placé dans une chambre adjacente, réveil qui était parfaitement inaudible à l'état de veille et dont il put, par surcroît, signaler instantanément les arrêts déclenchés par manipulateur. Ces faits sont caractéristiques de la phase ultra-paradoxale décrite par Pavlov. Erickson enfin a étudié d'une manière remarquable la surdité induite qui peut être sélective (le sujet ne percevant pas les sons d'une certaine fréquence) ou totale.

Peterson et Black, en se servant de stimuli auditifs, se sont efforcés de déterminer d'une manière précise le lieu du blocage nerveux en état sophronique. Pour ce faire, ils ont cherché à faire naître une légère névrose expérimentale chez des volontaires, grâce à une technique de conditionnement simple, et ils ont étudié les conditions d'apparition et de disparition de certains symptômes dans des conditions de contrôle très rigoureuses. Pour ce faire, ils ont enregistré simultanément l'électro-encéphalogramme, les mouvements respiratoires, le rythme cardiaque, le réflexe galvanique cutané et les signaux utilisés grâce à un appareil à canaux multiples. Ils conditionnaient les sujets en leur faisant entendre un ton de fréquence élevée, 310 cycles-seconde pendant 5 secondes, et, à la quatrième seconde, le sujet recevait une décharge électrique douloureuse au niveau d'un doigt. Ils faisaient également entendre un ton de fréquence basse, 130 cycles, auquel n'était jamais associée de sensation douloureuse. Au bout d'une semaine, l'audition du ton de fréquence élevée déclenchait une réaction de peur avec accélération du rythme cardiaque. L'audition du ton de fréquence basse s'accompagnait au contraire, en général, d'une sensation de relaxation avec ralentissement du cœur. Paterson et Black étudièrent spécialement le rythme cardiaque et le réflexe psychogalvanique. Dans une première expérience, ils induisirent une anesthésie sophronique de la main chez certains sujets et tentèrent de les conditionner. Il était évident que, si ce conditionnement s'avérait possible, en dépit de l'anesthésie, Paterson et Black auraient eu le droit de conclure que les sujets en état sophronique essayaient essentiellement de « jouer un rôle » ; mais, si aucune réaction de peur n'apparaissait, il était logique de conclure que l'influx douloureux était bloqué entre la peau et le cortex ; en fait, ils ne purent conditionner les sujets dont la main était anesthésiée par suggestion. Par ailleurs, ils suggérèrent en état sophronique, à des sujets conditionnés, une surdité élective à une vibration de fréquence élevée : ils ne notèrent aucune réaction de peur à l'audition de cette fréquence. Les sujets conditionnés présentaient, ainsi que le prouvèrent les audiogrammes, une surdité élective pour les vibrations de fréquence élevée, les autres étant clairement perçues. Il faut admettre qu'il existait un blocage entre l'ouïe et le cœur, au niveau des fibres afférentes ou efférentes du cortex. Une expérimentation minutieuse démontra que le blocage se faisait au niveau cortical. Puis ils enregistrèrent ce que l'on appelle la réponse moyenne évoquée à un stimulus auditif : on fait entendre à un sujet une série de « clicks » qui se produisent toutes les deux secondes et l'on enregistre, grâce à un dispositif approprié, les variations de potentiel au niveau de la zone corticale auditive. Celles-ci apparaissent si le sujet concentre son attention sur le « click », mais sont inexistantes si elle est concentrée sur autre chose, la lecture d'un livre par exemple. Etant donné qu'il n'y a pas de potentiel évoqué lorsque l'attention du sujet est détournée, il est évident qu'il ne pourra entendre le son si on le lui suggère en état sophronique et qu'il n'y aura dès lors aucune réponse corticale. L'expérimentation a prouvé, en fait, que les stimuli n'atteignent pas le cortex, le blocage se faisant sur les fibres afférentes. Il est très probable qu'il se situe dans un centre sous-cortical, au niveau du noyau cochléaire qui possède une indépendance relative par rapport au cortex. Il y aurait ainsi un véritable servo-mécanisme, le cortex pouvant déterminer au niveau du noyau cochléaire un blocage sélectif qui laisserait passer certains sons et pas d'autres.

Notons, en passant, que dans les expériences conduites par Black et Paterson la sophronisation était utilisée pour inhiber des réponses conditionnées ou non. Mais elle peut l'être également pour faciliter certaines réponses conditionnées. Si un sujet est difficilement conditionnable parce qu'il a un seuil de douleur trop élevé, il est extrêmement facile de le conditionner en une seule séance sous sophronisation. Ces auteurs ont en effet montré qu'un tel conditionnement suggéré persistait pendant plus de trois mois. Fait important, ils ont également démontré que la suggestion en état sophronique est en général plus forte que le réflexe conditionné établi. Si l'on conditionne un sujet à une augmentation du rythme cardiaque en réponse à un stimulus auditif et qu'avant l'audition du signal on lui donne en état sophronique la suggestion que l'accélération ne se produira pas, la suggestion se révèle plus puissante que le réflexe conditionné, le cœur ne s'accélère pas.

L'odorat

L'odorat peut être altéré, augmenté, diminué ou supprimé par des suggestions en état sophronique.

Le goût

Bowles, Pronko et Hill ont montré qu'en état sophronique on peut, par des suggestions appropriées, neutraliser entre certaines limites les saveurs douces et amères et altérer la perception du sujet en lui faisant passer pour amère une substance absolument neutre.

Le toucher

On ne possède pas à l'heure actuelle de preuve expérimentale formelle qu'il soit possible d'améliorer le sens tactile d'une manière très significative en état sophronique. Par contre, la sensibilité tactile peut être diminuée et même abolie par suggestion.

L'anesthésie

L'anesthésie sophronique dont nous étudierons toutes les utilisations en médecine, en dentisterie, en chirurgie, en obstétrique, mérite d'être étudiée en détail car elle est un des phénomènes les plus utilisés en thérapeutique et permet des démonstrations très spectaculaires. La suggestion peut inhiber la sensibilité comme la motricité. Le sujet ne sent plus qu'on le touche, il ne sent plus la douleur. Certains hypnothérapeutes affirment que quelques-uns d'entre eux sont anesthésiés du fait de l'hypnose elle-même, sans suggestion ; c'est le cas de ceux qui peuvent atteindre l'état de somnambulisme ; ils sont, pour la plupart, spontanément insensibles à la douleur. On peut alors pratiquer des interventions chirurgicales majeures comme celles que fit Esdaile. Ce mode d'anesthésie a d'énormes avantages sur l'anesthésie chimique. Il ne produit aucune réaction toxique, n'est absolument pas choquant et, donc, particulièrement indiqué pour les sujets gravement malades. Il maintient l'intégrité des réflexes de défense. Si le sujet vomit, son réflexe de toux n'est pas aboli ; il peut boire et déglutir sans difficulté. En outre, ses douleurs postopératoires peuvent être très facilement contrôlées par sophronisation. En général, la récupération beaucoup plus rapide du malade permet un lever précoce évitant bien des complications. Le degré d'analgésie que l'on peut atteindre par la sophronisation moyenne est très variable, le seuil de la perception douloureuse variant suivant les individus. En pratique, beaucoup d'interventions chirurgicales mineures peuvent être pratiquées en relaxation sophronique dans de très bonnes conditions d'anesthésie, l'état de relaxation obtenu grâce à l'induction sophronique inhibant l'anxiété du sujet.

Toute une série de travaux, en particulier ceux de Deynes, de Seares et de Levin, ont démontré que lorsque l'on provoque l'anesthésie par suggestions hypnotiques toutes les réactions habituelles à la douleur sont inhibées. On n'observe en effet aucune modification du rythme respiratoire, du pouls, des réflexes psychogalvanique ou pupillaire. Wolff et Godel ont démontré qu'il existe chez les sujets en état sophronique léger une élévation du seuil de la douleur qu'ils ont chiffrée à 40 p. 100. La physiologie ne permet pas de comprendre l'anesthésie hypnotique. En effet, cette dernière ne répond nullement à une topographie radiculaire. C'est ainsi que si l'on suggère à un malade une anesthésie du pied, dite « en botte », celle qui est obtenue ne répond nullement à la topologie complexe des différents nerfs sensoriels, ni aux différents territoires sensitifs. L'explication scientifique interdit d'admettre le phénomène, ce qui explique la réaction de Babinsky au début de ses études sur l'anesthésie suggérée : « Ce n'est pas vrai, il triche ! » En réalité, il ne faut pas oublier que le thérapeute parle au malade un langage imaginaire, symbolique, un langage du corps et que le patient répond également en langage du corps. Lorsque vous lui avez suggéré l'anesthésie de telle ou telle partie de son corps, vous lui avez introduit dans l'esprit une image (par exemple, « vous ne sentirez plus rien au niveau de votre pied »). Le sujet s'identifie à cette image et refuse, dans son activité psychique inconsciente, tout message sensitif provenant de la zone sophronisée. Par contre, il enregistre les messages provenant des autres zones. On assiste alors à une suppression des images de la douleur et, par conséquent, à une suppression de celle-ci déterminant l'anesthésie en botte. Une fois terminée l'intervention ayant nécessité l'analgésie sophronique, il faut faire disparaître cette analgésie par des suggestions appropriées avant de « réveiller » le sujet et lui permettre de s'en aller.

Avant de terminer ce chapitre au cours duquel nous avons essayé de résumer quelques phénomènes décrits au long de la transe hypnotique, nous désirons souligner l'importance des techniques dynamiques modernes de la sophrologie, dont la principale est la relaxation dynamique de Caycedo. Cette méthode a en effet révolutionné tous les concepts élaborés sur l'hypnose jusqu'à présent. Elle a démontré que les différents phénomènes observés, et rattachés à des états de conscience plus ou moins « nébuleux », pouvaient être utilisés en médecine moderne au cours d'une sophronisation dynamique. Caycedo sophronise les groupes dynamiquement et, comme nous le verrons dans un chapitre ultérieur, il enseigne aux personnes entraînées aux processus sophroniques à utiliser la motricité, les « catalepsies », les mouvements automatiques, la paralysie, les altérations du tonus musculaire, la tension artérielle, la respiration, les sécrétions. Il leur apprend le contrôle des fonctions sensorielles (vue, goût, ouïe, toucher, odorat, etc.) par un système de sophronisation inspiré des techniques orientales et qui permet aux personnes (non aux sujets) de pratiquer les méthodes de renforcement psychosomatiques. Nous considérons donc que la méthode de relaxation dynamique de Caycedo est d'une importance capitale pour la compréhension des objectifs primordiaux de la sophrologie.

Chapitre 12

L'ÉTAT SOMNAMBULIQUE DANS L'HYPNOSE CLASSIQUE

De tous temps, on a constaté des cas de somnambulisme spontané. Pendant le sommeil normal, les somnambules naturels exécutent des actes dont ils ne conservent aucun souvenir au réveil. Cet état se produit chez ces sujets pendant la nuit, au cours du sommeil. Ils se lèvent, se promènent, exécutent des travaux, des calculs, de la broderie, écrivent, puis se couchent et conservent une amnésie totale de leur activité nocturne. On note de nombreux cas où des personnes ont accompli ainsi des actions dont elles sont totalement incapables à l'état de veille : soulever des poids considérables, se promener en équilibre dans des endroits élevés et particulièrement périlleux. Certains artistes ont produit, dans de pareils moments, des œuvres remarquables, tel Paganini trouvant à son réveil, sur son bureau, la sonate dite « du Diable » qu'il attribua à ce dernier, ne se rappelant plus qu'il l'avait composée lui-même en état de somnambulisme. On connaît plusieurs cas de peintres « médiumniques » telle Mathilde Poulvelary qui, à l'état de veille, n'avait pas la moindre notion de peinture, ne savait pas tenir un pinceau, et qui, la nuit, en état de somnambulisme, peignait des toiles qui laissent perplexes les critiques artistiques les plus éminents. C'est également le cas du facteur Lonné, ignorant tout de la peinture, du dessin, et qui fut initié à l'écriture automatique au cours d'une séance de spiritisme. Son écriture automatique devint graphisme, dessin, puis peinture. Ses créations en « état second » révèlent une maîtrise étonnante du dessin et de la couleur, et ce n'est pas sans raison que les œuvres de Raphaël Lonné figurent en bonne place au Musée d'Art brut.

Les somnambules naturels se révèlent facilement sophronisables, atteignant rapidement des états profonds ; ils peuvent être guéris de leur somnambulisme spontané par des suggestions appropriées faites en état sophronique. Rappelons que cet état de somnambulisme a été découvert par le marquis de Puységur, élève de Mesmer. Appelé chez Victor Ras, un paysan, atteint d'une fluxion de poitrine, il le magnétisa par des passes dites « saturantes ». Il le fit tomber dans un état de transe somnambulique où le sujet fit un diagnostic autoscopique, c'est-à-dire qu'il décrivit très exactement sa maladie et sa localisation. Il indiqua à Puységur le traitement qui devait amener sa guérison. A partir de ce moment, ce qui fut appelé « transe somnambulique » devait faire partie des phénomènes magnétiques et plus tard hypnotiques.

CARACTÉRISTIQUES DE L'ÉTAT SOMNAMBULIQUE

Le somnambulisme, au cours duquel le sujet peut ouvrir les yeux sans sortir de la transe, a été considéré par les hypnotiseurs comme l'état le plus profond de la transe hypnotique. Le patient peut se lever, se promener, parler, tout en restant en état de transe profonde et en continuant à accepter les suggestions du thérapeute. 15 à 20 pour 100 des sujets seulement sont capables de parvenir à l'état de somnambulisme dans les conditions habituelles. Dans cet état, on peut produire très facilement des hallucinations positives et négatives, provoquer une anesthésie profonde, réaliser les suggestions postsophroniques les plus bizarres, enfin, obtenir, du moins apparemment, l'amnésie des événements passés pendant la transe.

Illusions et hallucinations

Il est très facile, chez un sujet en état de somnambulisme, de provoquer des illusions et des hallucinations. L'illusion est une image sensorielle transformée. Supposons que vous fassiez boire un verre d'eau à votre sujet en lui suggérant qu'il s'agit d'un château-margau 1959. Il boit ce vin et le trouve excellent. Vous avez produit une double illusion : il a bu le vin rouge et l'a trouvé excellent.

L'hallucination est une image sensorielle créée de toutes pièces. Si vous suggérez à un sujet qu'il a sur la table, devant lui, un verre de porto alors qu'il n'y a rien, il voit le verre : hallucination visuelle ; il le sent dans sa main : hallucination tactile ; il lui trouve une odeur agréable : hallucination olfactive ; il goûte le vin qui lui paraît excellent : hallucination gustative.

Les illusions et les hallucinations peuvent intéresser les cinq sens et l'on peut schématiquement les classer en trois catégories :

1) le sujet perçoit des images sensorielles qui n'existent pas en réalité, c'est une hallucination positive ;

2) le sujet ne perçoit pas les images sensorielles réelles, c'est une hallucination négative ;

3) le sujet éprouve un mélange d'hallucinations positives et négatives.

Hallucinations positives

Les hallucinations visuelles s'obtiennent difficilement et peuvent être plus facilement induites lorsque le sujet en état de somnambulisme garde les yeux fermés. Il en est de même des hallucinations tactiles et auditives. Par contre, celles du goût et de l'odorat peuvent être induites plus facilement et même parfois en état de transe moyenne. Voici quelques exemples d'hallucinations positives. Il est possible, en état de somnambulisme, de persuader un sujet qu'il est en train de boire un excellent champagne, puis de lui suggérer qu'il en a trop bu et de lui faire présenter tous les signes de l'ébriété. Dans un autre ordre d'idées, on peut lui faire respirer de l'ammoniac en lui suggérant qu'il respire un grand parfum. Apparemment, il éprouve beaucoup de plaisir à respirer l'ammoniac. Enfin, comme nous l'avons montré au chapitre précédent, la suggestion d'un repas savoureux en état de transe sophronique entraîne chez les sujets toutes les modifications psychophysiologiques que déclencherait réellement son absorption.

Hallucinations négatives

Les hallucinations peuvent être également négatives. Pour Bernheim, l'hallucination négative est en quelque sorte l'effacement par l'esprit d'une ou de plusieurs images sensorielles réelles. Supposons qu'outre celle qu'on a placée en état de somnambulisme il y ait plusieurs personnes dans la pièce. Lorsque le sujet aura atteint l'état de somnambulisme, on lui suggérera que ces personnes sont sorties. Ouvrant les yeux, il ne les verra pas et tout se passera comme si, pour lui, elles n'existaient pas. Elles pourront alors lui crier à l'oreille, le pincer, le piquer, il ne bronchera pas. Si on lui ordonne de marcher, il bousculera celles qui se trouvent sur son passage sans présenter la moindre réaction. Bernheim avait déjà noté qu'au cours des hallucinations expérimentales, les images positives sont neutralisées et que le sujet leur substitue des images nouvelles fictives. C'est ainsi que si l'opérateur se rend invisible aux yeux du sujet, celui-ci verra à sa place un objet de chambre, tapisserie, chaise, meuble, que son imagination lui suggérera pour combler le vide.

Ces hallucinations positives et négatives n'ont pas seulement un intérêt académique ; elles peuvent avoir des applications thérapeutiques fort intéressantes.

Les visions dans la boule de cristal ou dans un miroir, en état de somnambulisme, sont des hallucinations visuelles. Dans cet état, le sujet visualise les scènes provenant de ses propres conflits, ses perturbations émotionnelles inconscientes.

LES PHÉNOMÈNES PSYCHOLOGIQUES DE L'ÉTAT SOPHRONIQUE

Les phénomènes psychologiques de l'état sophronique peuvent être groupés schématiquement sous trois rubriques : la mémoire, les émotions, l'activité mentale.

L'hypermnésie

Pour Sears, l'augmentation de la mémoire en état sophronique est importante. Kroger s'est servi de l'hypermnésie sophronique pour aider certains sujets à se rappeler des détails permettant d'éclairer des enquêtes criminelles. Il rapporte le cas d'un policier blessé par des bandits et qui put se rappeler le numéro de la plaque minéralogique du véhicule de ses agresseurs. Schultz lui-même a souligné l'action du training-autogène sur la mémoire. Ce dernier agit, non seulement en améliorant la fixation, mais aussi en favorisant le processus de reproduction. Il cite l'exemple de sujets ne se rappelant que partiellement certains poèmes étudiés à l'école quelque trente ans plus tôt et capables, après un exercice de concentration au training autogène, de réciter parfaitement le poème partiellement oublié. Cette possibilité de se rappeler, en état sophronique, les souvenirs oubliés ou refoulés dans l'inconscient est d'une grande utilité thérapeutique pour le traitement des troubles psychosomatiques et des psychonévroses. En utilisant cette méthode, on peut faire sortir de l'inconscient du malade certains souvenirs refoulés. Cette découverte permit à Freud de formuler sa conception de l'inconscient et d'élaborer les structures de la psychanalyse.

Régression d'âge

L'un des phénomènes les plus importants pour un psychothérapeute averti, et des plus utiles à connaître et à savoir manier, est celui que Caycedo appelle « sophromnésique » et que les hypnotiseurs ont baptisé « régression d'âge ». On peut considérer très schématiquement, à la lumière des travaux d'Erickson et de Kubie, qu'il y a deux types de régression.

Une régression complète : elle est appelée revivification. Le sujet, au cours de ce phénomène, retourne réellement à l'âge psychologique suggéré par l'opérateur, avec une suppression temporaire de tous les événements postérieurs à l'âge suggéré. Ce type de régression ne peut être induit qu'en état de somnambulisme. Si vous avez régressé le sujet à l'âge de six ans, la voix est celle d'un gamin et son écriture est également profondément modifiée, de type infantile. Keir, Hakebrusch, Blinchowsky, après avoir induit la régression de mémoire, ont soumis leurs sujets à des tests d'intelligence, de dessin, d'association et de Rorschach. Ils ont constaté que les réponses obtenues coïncidaient toujours avec l'âge mental suggéré. Kline a fait des études importantes sur des sujets régressés à trois âges différents, en utilisant le test d'Otis pour l'aptitude mentale. Il a montré que le quotient intellectuel ne variait pas tandis que les réponses aux différents tests accusaient les changements attendus. Kline en conclut que lorsqu'un sujet est régressé en état sophronique, sa capacité mentale se met à un niveau de fonctionnement en rapport avec l'âge. Les changements du fonctionnement intellectuel sont, comme l'a écrit Weitzenhoffer, « le reflet d'un abaissement de la maturation du sujet et non de la capacité de brillance ». Platonov a publié, en 1933, les résultats obtenus chez les sujets régressés aux âges de quatre ans, six ans, dix ans, et auxquels il fit passer des tests d'intelligence. Il découvrit que le comportement correspondait étroitement à celui de sujets ayant un âge réel identique à l'âge suggéré. Un autre phénomène curieux peut s'observer au cours des régressions : l'inversion du réflexe plantaire. On sait que les enfants, jusqu'à l'âge de six mois, présentent un Babinski positif. True et Stephenson ont trouvé un Babinski positif chez cinq sur six des sujets régressés à l'âge d'un mois et le réflexe de tétée chez deux d'entre eux. De tels faits prouvent, pour ces auteurs, que les modifications psychophysiologiques peuvent être déterminées par les suggestions de revivification. Cependant, Caycedo a démontré pratiquement que des modifications comme celle du Babinski, etc., peuvent être produites pendant les états sophroniques profonds sans que cela prouve une véritable modification physiologique, étant donné que l'extrême suggestibilité de quelques sujets favorise ces phénomènes pour « faire plaisir » à l'investigateur.

Il existe une deuxième forme de régression, la régression partielle, qui peut être obtenue au cours d'états sophroniques relativement légers. Dans ces cas, comme l'ont très bien vu Erickson et Kubie, le sujet joue le rôle que lui assignent les suggestions. Il met en scène son actuelle compréhension de la situation qui lui est suggérée. Si, par exemple, vous le faites régresser à l'âge de six ans, il vivra les événements et les comprendra avec le point de vue d'un adulte, mais d'un adulte qui s'est comporté exactement comme il imagine s'être comporté à l'âge de six ans, ce qui n'est pas le cas dans la revivification puisque le sujet a oublié toutes les connaissances antérieures à son âge. Cependant, et c'est là un point très important, dans ce type de régression, le sujet peut se rappeler certains faits inhérents à l'âge régressé dont il n'a plus souvenir lorsqu'il est adulte à l'état de veille. Autrement dit, les souvenirs du domaine de l'inconscient peuvent émerger à l'occasion de cette régression partielle dont on comprend tout l'intérêt thérapeutique.

Quel que soit le type de régression, si l'on fait revivre au sujet une émotion, un traumatisme, il se produit alors une abréaction avec une véritable décharge de l'émotion dont l'aboutissant est une « catharsis » libératrice , ce que recherche précisément le psychothérapeute averti qui veut faire revivrc au sujct l'événement traumatisant, dont il soupçonne qu'il a été le point de départ de troubles psychosomatiques, et le décharger en quelque sorte de son contenu émotionnel. Il est bien évident que ces résultats ne peuvent être obtenus en une seule séance. Habituellement, trois régressions au moins sont indispensables pour obtenir l'effet thérapeutique. On s'apercevra, au cours de ces dernières, que la charge émotionnelle s'amenuise, le sujet ne les revivant plus intensément mais faisant plutôt figure d'acteur racontant tranquillement les événements.

Lorsque l'on redoute de faire revivre une scène ou un événement très traumatisant à notre sujet, on peut, comme l'ont conseillé Cheeck et Lecron, avoir recours à un troisième type de régression. Au lieu de lui faire revivre l'événement on déclare au sujet qu'il va tout simplement le voir en tant que simple observateur et qu'il va décrire ce qui s'est passé. Le sujet est donc dépersonnalisé, c'est anonymement qu'il va assister aux événements, les commenter, sans y participer. L'émotion qu'il ressentira sera ainsi très amortie et, par la suite, très progressivement, au cours d'autres régressions, on pourra lui faire assumer le rôle d'acteur. On peut également, toujours si l'on craint des réactions trop importantes, faire régresser le sujet à un niveau inconscient. On lui suggère, alors qu'il est en état sophronique, qu'il revivra les faits mais seulement à un niveau inconscient, sans les verbaliser. On lui donne l'ordre de lever son index droit dès qu'il sera régressé pour prévenir l'opérateur, et celui de lever l'index gauche pour signaler la fin de la régression. Il faut toujours être extrêmement prudent au cours des régressions, en particulier chez les asthmatiques pour lesquels il est indispensable d'avoir à portée de la main l'ampoule de broncho-dilatateur et éventuellement même de cortico-stéroïde lorsqu'on veut leur faire revivre l'événement, le trauma, que l'on soupçonne être l'une des causes déterminantes de la maladie.

Les techniques de régression les plus connues sont celles de l'horloge, du livre, du tapis volant. Dans la méthode de l'horloge on suggère au sujet en état sophronique qu'il voit une horloge dont les aiguilles se mettent à tourner en sens inverse de plus en plus vite, et il remonte ainsi très progressivement le temps. Dans la technique du livre, on peut suggérer au sujet qu'il a devant lui un livre assez volumineux qui est celui de son existence, chaque feuille du livre représentant un mois. Le sophrologue tourne les pages du livre, de la vie, de plus en plus rapidement, s'arrêtant à certaines dates pour faire revivre les événements correspondants. La technique du tapis volant est très ancienne. On suggère au malade qu'il est assis sur un tapis magique qui flotte dans l'air. En regardant au-dessous de lui, il aperçoit une large rivière, la rivière du temps. En amont, le passé ; en aval, le futur. Au-dessous de lui, on suggère qu'il aperçoit une grande borne qui est celle de l'année en cours ; on passe ainsi au-dessus des bornes figurant les années et l'on s'arrête à celle au cours de laquelle s'est passé l'événement que l'on veut faire revivre. On indique alors le mois, le jour, l'heure.

Certains auteurs, Young en particulier, considèrent que la régression est en quelque sorte une pièce où l'acteur essaie de jouer son rôle. Pour lui, il s'agit d'un phénomène fabriqué artificiellement, d'un artefact. Les faits sont en réalité beaucoup moins simples et, pour pouvoir juger de ces choses, il faut en avoir une longue expérience. Kelsey pense que les souvenirs relatifs au traumatisme de la naissance et même ceux d'expériences plus précoces, peuvent se retrouver en état sophronique profond. Car enfin, le cerveau de l'enfant, pas plus que celui du fœtus, n'est une *tabula rasa,* une cire vierge. Cette idée se trouve déjà chez John Locke dans son célèbre livre : *Essay concerning the human understanding,* publié en 1690. Depuis Jung, nous savons que l'inconscient comporte deux couches, la première, personnelle, qui s'arrête aux réminiscences infantiles les plus précoces ; la seconde, l'inconscient collectif, englobant les restes de l'existence ancestrale. Or, comme l'a très justement écrit Pierre Solié, les travaux les plus récents de neurophysiologie du rêve et du sommeil, ont confirmé d'une manière éclatante les hypothèses de Mélanie Klein. Le nourrisson rêve vingt heures sur vingt-quatre, de même que le fœtus *in utero*. Le rêve de ce dernier influe sur celui de la mère ; il y a là une sorte de phénomène de résonance pendant la nuit où elle se met au régime onirique du fœtus. Personnellement, nous pensons que Kelsey a raison, que certains faits curieux, extraordinaires que nous avons pu observer au cours de régressions et qui sont davantage du domaine de la parapsychologie que de la sophrologie ne peuvent être niés ; il convient au contraire de les étudier rigoureusement. Peut-être peuvent-ils s'expliquer par les réminiscences de l'inconscient collectif.

ACTIVITÉ MENTALE

En état sophronique profond, le sujet n'est en rapport qu'avec l'opérateur, tout se passe comme si les autres personnes présentes n'existaient pas.

Rapport

Le rapport dont nous avons déjà parlé précédemment est un type particulier de relation médecin-malade existant dans l'état sophronique profond du fait du contrat consenti et de la régression induite ; le malade suit les suggestions du sophrologue. Ce rapport est cependant transférable par le médecin à toute autre personne en qui le sujet a confiance, ce qui peut avoir une grande importance, en particulier dans la pratique de l'accouchement sans douleur où, la parturiente étant conditionnée, le médecin peut ainsi déléguer son pouvoir à une assistante.

Perception du temps

C'est Lyn Cooper qui, le premier, a mis en évidence le phénomène de distorsion du temps en état sophronique et devait écrire, en collaboration avec Erickson, un livre entièrement consacré à l'étude de ce phénomène. Il avait remarqué qu'en état de somnambulisme il était possible à un sujet de condenser en quelque sorte le temps, ce qui permettait d'obtenir certaines activités mentales dans une durée extrêmement courte. Cooper donnait à ses sujets d'expérience un problème de calcul dont la solution demandait normalement dix minutes. Puis le sujet était placé en état sophronique profond et on lui faisait entendre un métronome dont la fréquence annoncée était de 1 battement par minute. On lui demandait de résoudre le problème en 10 battements de métronome alors que celui-ci avait été accéléré à 1 battement par seconde. Le problème était effectivement résolu en 10 battements. Cooper et Rodgin ont eu l'idée de faire apprendre à des sujets des syllabes dépourvues de tout sens et purent ainsi constater, en faisant des mesures du temps moyen nécessaire à la mémorisation, que celui-ci était considérablement réduit pendant la transe profonde. Ce qui est le plus remarquable dans ces expériences c'est que, pour toute suggestion d'activité complète formulée sans qu'une durée précise de temps soit assignée, les auteurs ont invariablement observé une distorsion vers la concentration, le sujet terminant toujours l'activité suggérée en utilisant un temps réel plus court que le temps subjectif donné. Ce phénomène comporte parfois, comme le rapporte Weitzenhoffer, des conséquences curieuses : un sujet arrive ainsi à compter sans se presser les 664 vaches, objets de son hallucination, en 60 s de temps objectif, le temps subjectif étant dans ce cas de 30 mn.

Modification de la personnalité

Le sujet étant en état sophronique profond, nous pouvons lui suggérer qu'il possède une autre personnalité. Il est par exemple président de la République. Il acceptera cette suggestion, il s'identifiera au personnage suggéré et nous pourrons lui faire tenir une conférence de presse ou une causerie au coin du feu. Affirmons-lui qu'il est le concierge de l'Obélisque ou Napoléon Bonaparte, il acceptera notre suggestion et nous pourrons le faire parler ou agir en conséquence. Leavit a fait des recherches sur un cas de personnalités multiples suggérées et a démontré que chacune d'elles entraînait une perte de souvenir de la personnalité précédente. Ces changements de personnalité constituent un excellent jeu d'acteur. L'identification au personnage est en effet favorisée par l'isolement sensoriel entraîné par l'état sophronique, et permet une concentration très supérieure à celle de n'importe quel acteur à l'état de veille.

Emotions suggérées

On peut suggérer des émotions positives ou négatives à des sujets en état de transe profonde. Si vous suggérez à un sujet qu'il est insulté par quelqu'un qu'il déteste, vous déclenchez une violente colère. De même, la peur, l'anxiété, l'amour, la haine peuvent être suggérés et provoquer des réponses émotionnelles. Il est certain que les émotions induites sont réelles ainsi que le prouvent les modifications des rythmes cardiaque et respiratoire, et celles qu'elles entraînent au niveau viscéral. C'est ainsi qu'il est très facile de déclencher une crise d'angine de poitrine par la suggestion d'une émotion négative chez un coronarien.

Suggestions dites posthypnotiques

On appelle suggestions posthypnotiques les suggestions faites en état profond et se réalisant après le « réveil » du sujet. Ces suggestions sont incontestablement renforcées si l'on suggère l'amnésie, ce qui permet de court-circuiter la faculté critique. Aidé de l'amnésie, on peut provoquer chez le sujet les comportements les plus bizarres et les plus illogiques. Ainsi peut-on lui suggérer que trois minutes après son réveil il enlèvera la chaussure de son pied droit et qu'il ira frapper trois coups contre le mur du fond de la salle, ce qu'il fait effectivement. Si vous lui demandez pourquoi il a fait cela, il essaiera toujours de trouver une explication rationnelle à son comportement : « Je voulais vérifier si ce mur était en briques creuses ou en pierres car j'ai un mur qui a la même surface chez moi... », etc. Le sujet qui exécute ces suggestions postsophroniques n'a nullement conscience de l'origine de son acte. Selon Erickson, il n'en connaît ni les causes ni les mobiles. Moll souligne le fait qu'il n'est pas conscient de la nature posthypnotique de l'ordre, mais que c'est, le moment venu, l'idée de réaliser l'ordre qui devient consciente.

Les suggestions posthypnotiques peuvent être déclenchées de deux manières : soit par un signal de l'opérateur qui aura dit au sujet pendant la transe : « Lorsque je ferai claquer mon index vous irez frapper trois coups sur le mur du fond de la salle » ; c'est alors le signal, le claquement de l'index, qui déclenche l'action postsophronique ; soit en fixant une limite de temps : « Vingt minutes après votre réveil, vous ferez ceci... » ou, « Demain matin à dix heures vous ferez telle chose... » Milton et Elisabeth Erickson ont montré que lorsque le sujet réalise cette suggestion postsophronique il retombe en état sophronique. Selon leurs observations, il présente à ce moment-là une transe brève, spontanée, limitée au commencement de l'acte posthypnotique. Weitzenhoffer pense, non sans raison, qu'en réalité la transe spontanée dure aussi longtemps que la réponse postsophronique. Pour Erickson, cette transe posthypnotique est en quelque sorte une revivification de la situation sophronique primitive. Selon les observations de Kellog, les suggestions posthypnotiques persistent pendant deux mois, mais tendent, avec le temps, à perdre de leur force. Si on veut qu'une suggestion dure longtemps, il faut donc la renforcer par resophronisation de temps en temps. Erickson a montré qu'elles peuvent durer parfois cinq ans sans aucune resophronisation ni aucun contact avec le sophrologue. Il faut se rappeler que pour avoir des chances d'être exécutée, une suggestion postsophronique doit être donnée clairement, n'avoir qu'une seule interprétation possible et être en accord enfin avec le code moral du sujet, faute de quoi elle sera rejetée. Caycedo et l'Ecole sophrologique, après onze années de recherches, ont démontré que les phénomènes baptisés « ordres postsophroniques », postulant l'existence d'une amnésie postsophronique, n'existent pas réellement.

L'amnésie posthypnotique

Après être sorti de l'état de somnambulisme, le sujet présente en général une amnésie apparente des événements qui se sont passés au cours de la transe. Cette amnésie est parfois spontanée, apparaissant en dehors de toute suggestion d'oubli. Mais le plus souvent, pour l'obtenir, il faut avoir recours à la suggestion. En fait, une étude plus approfondie montre que cette amnésie, qui a été longtemps considérée comme l'un des critères de l'état de somnambulisme, est beaucoup plus apparente que réelle. En fait, l'Ecole sophrologique a démontré qu'elle n'est qu'un mythe. En effet, si vous suggérez à un malade, capable d'atteindre l'état de somnambulisme, qu'il se rappellera toutes les suggestions que vous lui donnerez dans cet état, vous constaterez qu'il ne présentera à son réveil aucune amnésie. Si vous interrogez maintenant un sujet sortant de la transe somnambulique et présentant une amnésie apparente, vous vous apercevrez, en poussant l'interrogatoire, que le sujet, en fait, se souvient de tout. Soyez persuadé que si vous avez suggéré à votre malade l'oubli de son état civil lors de la transe somnambulique, apparemment il ne s'en souviendra pas au réveil ; mais si, sortant de chez vous, il a, au volant de sa voiture, un accrochage et qu'il est obligé de donner son identité pour le constat d'assurance, la mémoire de son nom lui reviendra instantanément. Young, qui a étudié minutieusement le problème de l'amnésie posthypnotique, arrive à la conclusion qu'il n'existe pas d'amnésie postsophronique totale. En cela, il rejoint les conclusions de Caycedo : l'amnésie observée est extrêmement variable suivant les sujets. Pour Meares, elle est un mécanisme de défense. Au cours des séances d'hypno-analyse elle intéresse électivement les événements les plus traumatisants revécus par le malade.

Chapitre 13

LA SOPHROLOGIE

C'est le professeur Alphonso Caycedo, psychiatre de réputation internationale, d'origine espagnole, né en Colombie et résidant à Barcelone, qui a été le fondateur de l'Ecole sophrologique, en 1960. Une confusion très regrettable règne encore chez beaucoup de médecins qui pensent qu'hypnose et sophrologie sont synonymes. Rien n'est plus inexact. L'hypnose est en effet une technique plus ou moins rituelle, permettant d'obtenir, du fait du changement d'état de conscience du patient, d'importantes modifications touchant toutes les fonctions de l'organisme. La sophrologie est au contraire tout à la fois une science, une philosophie, une thérapeutique et un art. Son but essentiel est l'étude phénoménologique de l'ensemble des moyens psychologiques, physiologiques, chimiques, physiques, capables d'agir sur la conscience humaine et de la modifier, ainsi que celle de leur application en thérapeutique médicale.

LA SOPHROLOGIE : UNE SCIENCE

Comme l'ont souligné très justement les éminents sophrologues suisses Abrezol et Dumont, élèves personnels du Dr Caycedo, la sophrologie est née au sein de la médecine psychosomatique et en est partie intégrante. Son champ d'étude est extrêmement vaste puisqu'il englobe la totalité des phénomènes capables de provoquer des modifications de la conscience humaine. Parmi ceux-ci se trouvent les techniques de relaxation autogène et hétérogène, les systèmes orientaux d'entraînement, comme le yoga et le zen, qui sont des méthodes d'intégration psychophysique très remarquables se pratiquant depuis des millénaires en Orient. En plus de la psychopharmacologie moderne, elle étudie également les états de consciences obtenus par le moyen de systèmes plus ou moins primitifs chez certains peuples et certaines sectes.

Le professeur Caycedo, qui a vécu aux Indes pendant deux ans ainsi qu'au Japon, a étudié les modifications des états de conscience chez les grands yogis des Himalayas et chez les maîtres du zen japonais. De cette longue étude est née la méthode de relaxation dynamique que nous étudierons dans un prochain chapitre et qui, à notre avis, constitue une arme thérapeutique d'une valeur exceptionnelle.

La sophrologie s'occupe également des phénomènes très improprement appelés « hypnotiques », par Braid, au siècle dernier. Comme la psychanalyse et beaucoup de techniques psychothérapiques occidentales, elle tire ses origines de l'étude des phénomènes improprement appelés hypnotiques. Sophrologie est un terme créé par Caycedo pour désigner « non seulement les phénomènes appelés hypnotiques mais les techniques de relaxation, l'hypnose active fractionnée de Kretschmer, l'entraînement autogène de Schultz, les techniques de Jacobson, Chertock... ainsi que tous les états voisins tels que ceux rencontrés au cours du yoga : les transes médiumniques, les extases naturelles... où il existe, selon nous, un profond dénominateur commun phénoménologique ». Caycedo fait dériver *sophrologie* du *sophrosynen* platonique : « état de calme, et concentration suprême de l'esprit, produit par de belles paroles » (Charmides, 157 B.) Etymologiquement, nous l'avons vu, *sôs* est une racine grecque qui signifie harmonie, équilibre ; *phren,* esprit, et *logos,* étude, traité. Cependant, plus que l'esprit en état d'équilibre, la sophrologie a pour but d'étudier les modifications et phénomènes de la conscience humaine obtenus au moyen de procédés psychologiques, physiques et chimiques. Au Ve congrès international de Psychothérapie médicale de Vienne, en août 1961, Caycedo, dans une communication intitulée : « Vers une phénoménologie de l'hypnose clinique, des techniques de relaxation et états voisins », affirma : « Nous promulguons l'abolition du mot " hypnose " de la terminologie médicale, non seulement parce que nous le considérons impropre pour ces phénomènes mais parce que le même mot est, en soi, porteur d'une série considérable de réactions émotionnelles, contradictoires, qui rendent difficiles non seulement la thérapeutique, mais aussi la méthode et la forme d'action du médecin, qui se voit obligé de lutter contre la dose de mystère et de magie que cette dénomination entraîne par elle-même. Nous avons adopté le nom de sophrologie au lieu d'hypnose, et d'états sophroniques au lieu d'états hypnotiques, les considérant plus fidèles à la réalité et plus significatifs. »

Ces deux citations permettent de situer très exactement l'Ecole sophrologique.

Pourquoi cette rupture avec l'hypnose classique ? Pour plusieurs raisons. Tout d'abord, comme l'écrivait Caycedo : « Le fait réel est que les frontières décrites et classées par les hypnotiseurs classiques ne résistaient pas à une étude phénoménologique et s'écroulaient comme des châteaux de cartes. Le " pays des merveilles " construit par la fantaisie et monté sur un mythe historique laissait à découvert le secteur le plus important du psychisme : la " conscience ". Les sophrologues découvrirent progressivement que tout le rituel de l'induction était inutile et que la classification des phénomènes décrits se révélait inexacte. Les descriptions d'innombrables techniques remplissent de nombreux traités. Tous ces procédés, dont certains semblent assez extraordinaires, utilisent en réalité le même principe de base consistant à détourner l'attention du sujet puis, une fois le résultat obtenu, à lui donner des suggestions très simples, très facilement acceptables. La classification de certains phénomènes décrits s'avérant inexacte, l'interprétation de bon nombre de faits se révélant en contradiction avec l'expérimentation, il fallait procéder à une révision des valeurs. Face à cette situation critique, affirme Caycedo, nous avions trois possibilités. La première : abandonner la pratique des phénomènes comme cela s'est passé chez bon nombre de médecins ; la seconde : tenter une révision de l'intérieur, nous perdant dans des luttes dialectiques, pour la plupart stériles ; la troisième : rompre définitivement avec la tradition et chercher un nouvel angle pour l'étude des modifications de la conscience. Nous avons opté pour cette troisième solution. Il fallait partir de zéro et recommencer ; trouver une nouvelle terminologie ainsi qu'une nouvelle méthode de recherche scientifique, capable d'unifier une série de procédés qui, malgré des noms différents, possèdent, selon nous, un commun dénominateur : les modifications de l'état de conscience. » Caycedo souligna alors l'importance d'une nouvelle Ecole qui, sous les auspices d'un néologisme qu'il proposa : la *sophrologie,* pût étudier la conscience humaine au moyen de la méthode phénoménologique.

L'histoire de la sophrologie comprend essentiellement trois périodes.

1) *La période de fondation en 1960.* Elle est marquée par la rupture avec la tradition pour les raisons déjà énoncées. Comme l'a souligné Caycedo, l'Ecole sophrologique n'a pas été créée dans un dessein de controverse dialectique. Elle n'a pas la prétention de détenir à elle seule la vérité, ni, à plus forte raison, d'être la seule à pouvoir aborder les phénomènes qu'elle étudie. Si elle s'intéresse à l'étude des procédés qui influent sur la conscience humaine, elle n'entend nullement se les approprier pour autant en les rebaptisant et annexant leur histoire, ce qu'a très justement souligné Alfredo Issasi. Elle tire son originalité de la formation de ses membres qui, du fait de leur étude et de leur pratique de la relaxation dynamique, ont une formation mixte, à la fois orientale et occidentale. L'entraînement du sophrologue se situe essentiellement sur le plan de l'expérimentation directe. La période de fondation et de démarrage de l'Ecole sophrologique s'est achevée au congrès de Versailles du 30 septembre 1968.

2) *La période de structuration.* Elle va du congrès de Versailles au congrès mondial de Sophrologie, octobre 1970. Elle est caractérisée par la mise en place des structures de base, du corps enseignant et des équipes de recherche.

3) *La période scientifique.* Elle débute au congrès mondial de Sophrologie : « Nous pensions, disait Caycedo, qu'après dix ans de pratique clinique, l'Ecole de sophrologie pourrait commencer à produire les fruits vraiment scientifiques auxquels nous aspirons tous. » La brillante réussite du congrès mondial,

la richesse et la haute qualité des communications ont très largement confirmé ces prévisions.

En octobre 1971, Caycedo fonde la première Ecole supérieure de Sophrologie dont les programmes fixent les bases scientifiques déterminant l'orientation de cette science. Ensuite commence la fondation des centres médicaux spécialisés dont l'importance est fondamentale pour son expansion.

LA SOPHROLOGIE : UNE PHILOSOPHIE

La sophrologie est également une philosophie dont le but est la recherche de l'équilibre de la personnalité humaine. La méthode de relaxation dynamique, qui fait partie intégrante de la formation du sophrologue, est certainement la technique la plus puissante qui nous permette de nous libérer de la tension psychophysique permanente à laquelle nous sommes soumis constamment. L'homme du XXe siècle est, comme nous le montrerons, la victime d'une certaine civilisation conçue par des technocrates obtus ne connaissant malheureusement rien aux sciences de l'homme et qui n'ont pas compris que l'adaptabilité humaine avait des limites. Les sociologues ont décrit le cheminement progressif de notre société vers l'abstraction, la matérialité, la déshumanisation désabusée qui est la rançon du progrès technologique. Jean Fourastié écrit : « L'homme semble s'acheminer vers une véritable amputation de ses facultés instinctives, rituelles et sentimentales. » Albert Camus dénonçait déjà « la duperie de ce siècle qui fait mine de courir après l'empire de la raison et qui ne cherche que les raisons d'aimer ce qu'il a perdu ». La sophrologie, amenant progressivement à une meilleure connaissance du soi, facilite considérablement la connaissance et la compréhension des autres. Elle a, comme l'ont très justement souligné Chercheve et Beranger, « ce souci majeur des relations interhumaines dans la poursuite de cet équilibre, avec le désir de supprimer tout ce qui peut le perturber et avec la volonté très ferme de développer tout ce qui le facilite ou le renforce ». La sophrologie facilitant les relations transférentielles conduit, comme l'ont dit avec pertinence Abrezol et Dumont, à un certain mode de travail et de comportement chez le médecin, et, chez le dentiste, à une organisation professionnelle particulière ayant comme corollaire une vie plus équilibrée.

LA SOPHROLOGIE : UNE THÉRAPEUTIQUE ET UN ART

La sophrologie offre au médecin qui se voit obligé de lutter journellement contre l'angoisse de notre époque des armes thérapeutiques extrêmement importantes. Ces nouvelles thérapeutiques sont dépourvues du ritualisme pseudo-magique de l'ancienne hypnose et de l'atmosphère pseudo-religieuse de quelques méthodes orientales. Il est exceptionnel qu'un homme seul puisse mener à bien une œuvre d'une telle importance. Il est vrai que Caycedo eut au départ beaucoup de disciples et d'excellents collaborateurs. Comme tous les pionniers, il a subi les critiques les plus virulentes, les attaques les plus injustifiées et s'est heurté à l'incompréhension d'un grand nombre. Comme on peut le constater à la lecture de ce livre, la terminologie autant que les concepts fondamentaux de la sophrologie ont été élaborés par lui. Puis, avec ses disciples, il les mit à l'épreuve, les perfectionna et les adapta selon les spécialités.

Selon Caycedo, les techniques sophrologiques se divisent en techniques sophro-thérapiques et sophro-pédagogiques.

Il admet deux méthodes fondamentales, aussi bien pour les unes que pour les autres :

a) La sophro-acceptation progressive, adaptable à chaque cas particulier, dont nous donnons un exemple précis lors de l'étude de la préparation sophronique à l'accouchement.

b) La sophro-correction en série adaptable à chaque circonstance et à chaque individu, qui apporte à la sophronisation des possibilités considérables d'adaptation aux différentes spécialités. La sophrologie est un art basé sur l'alliance sophronique. Le médecin, l'odontologue, l'auxiliaire médical, se transforment en un ami, un compagnon, un professeur du malade, renonçant le plus souvent à toute directivité pour arriver à créer ensemble ce que Caycedo a appelé « la plus grande expression de l'art : l'harmonie ».

LA CONSCIENCE ET SON DOMAINE SOPHRONIQUE

Lors de l'inauguration de l'Ecole supérieure de Sophrologie à Barcelone, en 1971, le Dr Caycedo devait aborder pour la première fois des sujets d'une importance fondamentale pour la sophrologie, au cours d'une conférence intitulée « La conscience et son domaine sophronique ». Nous allons essayer ici de rapporter presque textuellement ses paroles, de manière à éviter toute distorsion de sa pensée.

Avant d'étudier le processus de sophronisation, devait dire Caycedo, nous allons décrire quelques-uns des phénomènes caractéristiques des structures et des possibilités du monde de la conscience sophronique. Après de nombreuses années d'étude des phénomènes hypnotiques en Occident, étude à laquelle devait faire suite une utilisation intensive, par de très nombreux sophrologues, des méthodes sophroniques tant dans les pays occidentaux qu'orientaux, nous devons maintenant faire une analyse générale de cette expérience en nous plaçant à un point de vue phénoménologique. Le domaine de la conscience sophronique extraordinaire est vécu comme une possibilité réelle, inhérente au monde de la conscience ordinaire ; de la même manière que cette conscience vit la possibilité réelle de la conscience pathologique. Dans notre schéma de base, nous avons placé le nom de la conscience sophronique dans une position diamétralement opposée à celle de la conscience pathologique, étant donné que ces phénomènes ne peuvent être inclus ni dans la conscience ordinaire, ni dans la conscience pathologique. Les phénomènes de la conscience sophronique sont qualitativement différents de ceux de la conscience pathologique. En effet, plus la déstructuration de la conscience pathologique est profonde, plus les possibilités de sophronisation sont limitées. Lorsque la conscience ordinaire s'ouvre à la conscience pathologique, elle présente des modifications fondamentales dans ses structures et dans ses possibilités, et parvient à vivre dans ce domaine de manière transitoire ou permanente. Lorsque la conscience ordinaire conquiert progressivement la conscience sophronique, elle peut vivre en cet état de façon passagère ou durable. En Occident, les phénomènes de la conscience sophronique ont été étudiés d'une manière partielle, des modifications de la conscience ordinaire étant réalisées à titre expérimental pendant un temps nécessairement limité. Certaines modifications transitoires observées ont reçu des interprétations et une terminologie différentes suivant les époques. Les préjugés, les mythes et les affirmations gratuites ont créé en Occident une véritable barrière aux possibilités extraordinaires de la conscience. Tout d'abord, on a bien entendu attribué les modifications ou variations de conscience à des influences démoniaques et magiques. Ensuite, le « magnétisme » les imputa à des qualités toutes-puissantes du magnétiseur ; enfin, l'hypnose voulut réduire la recherche à de simples « phénomènes produits par la suggestion » et créa une phénoménologie fantastique, dans ses interprétations et ses rituels.

Les choses se sont passées différemment pour les procédés orientaux qui, par des techniques beaucoup plus élaborées, ont démontré la possibilité d'une permanence temporelle beaucoup plus longue dans une « nouvelle conscience » dont on fait la conquête par différentes formes d'entraînement progressif et constant. En sophrologie, nous reconnaissons volontiers que les expérimentations, réalisées à l'aide des techniques hypnotiques (que nous avons écartées et dont nous avons revisé les concepts), sont d'une très grande richesse pour la connaissance des « structures primaires » qui se trouvent à la base de la conscience sophronique. La sophrologie ne rejette pas les expérimentations très importantes sur la conscience humaine qui ont été réalisées en Occident depuis le siècle dernier par des hypnothérapeutes éminents. Bien au contraire, ces phénomènes méritent une étude plus détaillée sur des bases nouvelles. Les Orientaux ne se sont pas arrêtés aux manifestations polymorphes observées au cours de la « première partie » du processus. Par contre, en Occident, on s'est arrêté aux modifications transitoires de la conscience et on a étudié avec acharnement quelques-uns de ses phénomènes en leur donnant d'ailleurs, sur le plan théorique, des interprétations très variées. Il est certain que la connaissance objective des phénomènes de l'hypnose a considérablement enrichi les conceptions de base de la sophrologie. On a dû, bien entendu, écarter parfois certains phénomènes décrits par de nombreux auteurs, mais parfaitement inexistants ; ou d'autres qui appartiennent à la conscience pathologique. On a parfois étudié les modifications phénoménologiques que présente la conscience sophronique par rapport à la conscience ordinaire. Nous pouvons, pour une première approche phénoménologique du monde de la conscience sophronique dans le cadre de la conscience normale, ordinaire, décrire des modifications que nous allons analyser. Précisons qu'une conscience pathologique relativement peu déstructurée peut subir des modifications de type sophronique qui sont d'ailleurs qualitativement différentes de celles que nous allons étudier ici.

1) Phénomènes sophro-mnésiques

Nous préférons le terme de « sophro-mnésie » pour décrire certains phénomènes précis observés dans la mémoire de certains sujets en état sophronique. La sophrologie dispose d'une terminologie nouvelle qui lui permet de se mettre en marge des postulats théoriques d'autres écoles, évitant de cette façon controverses et critiques inutiles. A cet effet, nous croyons que le terme « sophro-analyse », que quelques auteurs tendent à utiliser, ne doit pas s'employer en sophrologie. Ceci permet d'éviter les discussions conceptuelles avec des écoles psychanalytiques qui, nous le savons, ont généralement refusé l'emploi de l'hypnose ou d'autres procédés ne faisant pas partie de leur enseignement traditionnel. La sophrologie, pour sa part, se limite à réaliser l'étude de la réalité phénoménologique observée dans l'approche des phénomènes spéciaux de la conscience humaine. En ce qui concerne ceux que nous avons appelés « sophromnésiques », nous avons constaté dans certains cas trois possibilités fondamentales.

a) *Hypermnésie sophronique :* on note souvent une augmentation extraordinaire de la capacité de mémoire chez des personnes sophronisées, qui les amène à se souvenir, avec une clarté et une précision vraiment surprenantes, de faits et de circonstances vécues à différentes époques de leur vie.

b) *Sophro-mnésie onirique :* la capacité de productivité onirique en état sophronique peut être vécue par beaucoup de personnes d'une manière exceptionnellement claire, sous la direction du sophrologue ou, plus simplement, de façon spontanée.

C'est un phénomène que nous utilisons dans quelques-unes de nos techniques.

c) *Il n'existe pas d'amnésie postsophronique.* La majorité des auteurs qui se sont occupés de l'hypnose affirment l'existence d'une « amnésie posthypnotique ». Après de très nombreuses années d'observation des phénomènes obtenus aussi bien par les techniques rituelles de l'hypnose que par les procédés sophrologiques, nous sommes en mesure d'affirmer aujourd'hui que nous n'avons constaté aucun cas de véritable amnésie, en rapport avec ce qui se passait pendant la sophronisation ou « hypnose » ou avec les fameux ordres posthypnotiques qui devaient être exécutés dans l'amnésie totale de ce qui avait été ordonné. Après onze ans d'expérimentation nous pouvons affirmer que ces phénomènes n'existent pas et n'ont probablement jamais existé.

2) Sophro-mnésie fantastique

Fréquemment, au cours de la sophronisation, on peut activer le « monde du fantastique » et produire ainsi les hallucinations les plus diverses. Pendant le déroulement du phénomène que nous appelons « sophromnésie fantastique », on peut parvenir à la représentation fantastique de situations futures sous différentes formes, ainsi qu'à la représentation imaginaire de « situations passées », celles-ci n'ayant jamais appartenu à la réalité vécue. Ces phénomènes ont été utilisés par les hypnotiseurs qui obligeaient fréquemment les sujets à se soumettre à de pénibles expériences connues de tous. Nombreux furent les auteurs qui affirmèrent la possibilité d'obtenir des régressions à différents âges et à des « vies antérieures ». Il existe d'autre part un autre phénomène que nous pourrions appeler « sophro-imagination future » qui a pu être utilisé d'ailleurs par Raymond Abrezol dans des buts thérapeutiques, en particulier pour éliminer des tensions lors de l'entraînement sportif.

3) Sophro-plasticité imaginaire

Pendant les états sophroniques, beaucoup de personnes peuvent éprouver une extraordinaire « plasticité imaginative » où la mémoire et l'imagination se mélangent, entraînant une altération de la réalité vécue.

4) Sophro-labilité perceptive

Certaines personnes peuvent éprouver au cours de la sophronisation une labilité extraordinaire dans les perceptions du monde extérieur et celles du monde intérieur. Ce phénomène peut être activé intrasophroniquement en quatre directions :

a) augmentation de la perception ;

b) diminution de celle-ci ;

c) incorporation progressive aux aires conscientes des sensations primaires non conscientes extéroceptives, intraceptives et proprioceptives ;

d) changement d'une sensation pour une autre (froid au lieu de douleur, etc.).

Ces phénomènes sont d'une très grande importance tant pour les techniques sophro-pédagogiques que sophro-thérapeutiques.

5) L'attention

L'attention au cours du processus sophronique peut prendre quatre directions fondamentales : a) attention focale ; b) attention diffuse ; c) activation en rapport avec le « monde extérieur » ; d) activation en rapport avec le « monde intérieur ».

Cette qualité de modification de l'attention est à la base de nombreux procédés sophroniques employés pour renforcer l'intégrité psychophysique (relaxation dynamique) et de quelques traitements qui recherchent l'activation sélective de certains organes, glandes ou systèmes (technique de focalisation de Perez Slocker).

6) Les niveaux de la conscience sophronique

Ces niveaux présentent les mêmes facilités de variation quantitatives que les niveaux de la conscience ordinaire et pathologique. La conscience sophronique peut monter de niveau, par conséquent augmenter de clarté, elle peut aussi descendre progressivement dans son « obscurité » jusqu'au sommeil naturel.

7) Le vécu de la réalité

Ce vécu peut être éprouvé par certaines personnes sophronisées d'une manière spéciale *sui generis* : à un certain moment la conscience se fait moins réflexive et plus perceptive : comme si les frontières psychosomatiques s'effaçaient progressivement, favorisant ainsi une perception psychophysique particulière dont la résonance est vécue simultanément, tant sur les plans physiques que psychologiques.

8) Conscience morale

Nous n'avons observé aucune modification spéciale de la conscience morale qui reste vigilante selon la personnalité individuelle de celui qui éprouve les phénomènes sophrologiques.

9) Communication verbale

La communication verbale se conserve et permet à la personne en cours de sophronisation de communiquer verbalement les phénomènes expérimentés.

10) L'alliance sophronique

La relation qui se produit entre le médecin et le malade, le sophrologue et l'élève, a un caractère très particulier et Caycedo a proposé de l'appeler « alliance sophronique », terminologie nouvelle qui permet son étude sans avoir recours à la terminologie d'autres écoles (transfert, etc.) et dont l'originalité propre à chaque cas particulier persiste toujours.

Le sophrologue respectant la liberté d'initiative du sujet et limitant son action à l'enseignement de méthodes destinées à renforcer les structures de la conscience, il est évident que, dans la sophronisation, la relation qui existe est très différente de celle qui se produit au cours des techniques dominatrices de l'ancienne hypnose ou lors de l'utilisation d'autres procédés psychothérapiques. Métaphoriquement, au cours de l'entraînement sophronique, l'individu fabrique peu à peu le nouveau « domaine de sa conscience ». Il structure les éléments et possibilités sous-jacents dans les plans archaïques de la conscience. Cette intégration progressive met en marche des éléments psychologiques et physiques qui constituent un terrain vierge pour sa future « installation », par opposition au monde de la conscience pathologique qui se présente à lui comme une possibilité existentielle dramatique.

11) Intégration de l'activité consciente

Le dynamisme extraordinaire des structures qui se manifestent au cours de l'expérience sophronique ouvre aux malades un éventail de possibilités qui n'est d'ailleurs pas encore très bien connu, mais lui permettront tout d'abord un renforcement des énergies qui intègrent ses activités conscientes. Les phénomènes que nous avons énumérés schématiquement — affirme Caycedo —, et bien d'autres, constituent des éléments sur lesquels se basent les nouvelles techniques sophrologiques. Par ces procédés, maniés de manière intégratrice en sophrologie, on essaie de développer le processus inverse à celui qui place fréquemment, de façon pathologique, la personne en face de situations, de *stress* générateurs d'angoisse, d'anxiété, phénomènes qui se trouvent à la base du mécanisme de « schématisation » pathologique. La connaissance des techniques d'entraînement utilisées par les Orientaux nous démontre, poursuit le Dr Caycedo dans son exposé, que le domaine de la conscience sophronique ne se borne pas, il s'en faut, aux phénomènes transitoires réalisés par l'hypnose en Occident. Le professeur Ikemi de la faculté de Kyushu, au Japon, affirmait, lors du Ier congrès mondial de Sophrologie, que les procédés orientaux ne s'arrêtaient à aucune expérience momentanée mais développaient la possibilité d'une permanence existentielle dans cet état obtenu par l'effort, la méthode et la constance. D'autre part, comme nous le savons, l'homme a structuré le domaine de sa conscience à travers l'histoire. La conscience de l'*Homo sapiens* n'est pas celle de l'homme de l'âge de pierre ni celle de l'homme de notre temps. Les structures anatomophysiologiques ont subi un développement progressif au cours de l'histoire, développement qui, grâce aux connaissances actuelles des nouvelles techniques sophrologiques, est susceptible d'être accéléré.

12) Il n'existe pas de « perte de conscience »

De nombreux auteurs ont maintenu l'hypothèse de l'existence d'une « perte de conscience », d'une « déconnexion » ou d'une espèce de « narcose » pendant laquelle la personne réalise des actes dont elle n'a pas conscience. Cette déformation conceptuelle, comme nous l'avons déjà dit, a fait que beaucoup de personnes ont cru que la sophronisation s'arrêtait là où l'hypnose commençait. Cette « perte de conscience » n'existe en réalité ni en hypnose ni en sophronisation.

Telles furent les conclusions du professeur Caycedo au cours de l'importante conférence concernant le domaine de la conscience sophronique.

Le professeur Caycedo manifesta également son grand intérêt pour les théories du Dr Cahen, éminent psychiatre junguien qui s'est joint à l'Ecole sophrologique et plaide en faveur de l'existence d'un « inconscient spécifique » propre aux états sophroniques. En principe, le Dr Caycedo a admis les théories de Cahen, mais s'est montré préoccupé par la terminologie. La pureté du langage est fondamentale dans l'étude phénoménologique, affirme Caycedo, et la sophrologie dispose de nouveaux termes qui lui permettent d'éviter des discussions inutiles. Si nous acceptons, affirme-t-il, l'existence d'un « inconscient spécifique » dans le domaine sophronique de la conscience, cela nous met dans une situation difficile à l'égard de toutes les théories existantes sur l'inconscient. La sophrologie risque alors de passer pour une école de plus avec une théorie supplémentaire de l'inconscient. Le Dr Caycedo a proposé au Dr Cahen de décrire ses recherches et de soumettre à l'Ecole sophrologique une terminologie, libre de compromis d'école, pour désigner le phénomène si important qu'il étudie.

Chapitre 14

LE TERPNOS-LOGOS

De même que Caycedo fait dériver le néologisme « sophrologie » du *sôphrosunè* de l'antiquité classique des Grecs, auquel il donne un sens nouveau, de même, il devait en exhumer le *terpnos logos* auquel il a également donné une nouvelle signification. Dans la Grèce classique, on utilisait différents noms pour désigner la parole ayant une intention curative, par exemple, depuis Homère jusqu'à Platon des appellations telles que *épôdè,* etc. Caycedo a incorporé le *terpnos logos* à la sophrologie pour la différencier de la suggestion. Le *terpnos logos* est utilisé par le sophrologue pour réaliser le processus sophronique comportant la persuasion, ce qui implique l'acceptation rationnelle du malade, au contraire de la suggestion. Caycedo a basé ses recherches sur les travaux d'historiens connus de l'Antiquité grecque, tels que Lain Entralgo, Dodds, Moulinier, Oniams. Comme ces auteurs l'ont souligné, dans la Grèce d'Homère, le discours accompagne toujours le pansement des blessures : il est exhortation, consolation, incantation. Les sophistes possédaient déjà une technique, assez rudimentaire il est vrai, de traitement par la parole. C'est Platon qui, le premier, a codifié le processus psychothérapique de guérison par le Verbe. Dans *L'Iliade,* Homère nous raconte comment Patrocle soigne Eurypylos blessé par une flèche : « Patrocle... dans la baraque du brave Eurypylos, restait assis, le charmait par ses propos, et sur sa blessure douloureuse répandait les remèdes qui guérissent les noires douleurs »

(*Iliade,* XV, 392-394). Dans ce cas particulier, les paroles sont utilisées comme une simple exhortation et ne semblent pas avoir de contenu magique. Dans *L'Odyssée,* Homère nous relate comment Ulysse, chassant avec Autocolycos, est blessé à la jambe par un sanglier. Ses compagnons bandent la jambe blessée et arrêtent l'hémorragie au moyen d'une incantation *(Epôdè).* Il y a donc dans le récit, comme l'a très justement souligné Lain Entralgo, deux parties : l'une, purement médicale, qui est le bandage de la jambe ; l'autre magique, l'arrêt de l'hémorragie par incantation. Le nom grec de celle-ci, *épaoidè, épôdè,* apparaît pour la première fois dans *L'Odyssée.* Le recours à des chants et à des incantations se poursuivra en Grèce jusqu'à l'époque de la christianisation. Les sophistes, pour leur part, codifieront la technique du discours persuasif. Antiphon transposera cette doctrine sur le plan médical et sera le premier à ouvrir une consultation que l'on pourrait appeler aujourd'hui « logothérapeutique ». Voici ce qu'en dit Gorgias : « Au temps où il se consacrait à la poésie, Antiphon a créé un art permettant de guérir les chagrins de la même manière que celui dont les médecins se servent pour traiter les maladies : à Corinthe, près de l'Agora, il ouvrit un local portant une enseigne et s'y montra capable de soulager les affligés au moyen de discours. S'informant des causes de leurs maux, il soulageait et il consolait les malades. » C'est Platon qui, dans son dialogue du *Charmide,* va faire le pas décisif vers la rationalisation complète et jeter les bases d'une véritable psychothérapie verbale.

Dans ce dialogue, Socrate, de retour de la bataille de Potidée, accepte de soigner le jeune Charmide d'un mal de tête violent. Il connaît un remède actif ; il s'agit d'une certaine plante à laquelle il faut ajouter une *épôdè,* une incantation, afin d'obtenir l'effet curatif. « J'ai appris cela, dit Socrate, là-bas à l'armée, d'un médecin thrace, un disciple de Zalmoxis dont la science va, dit-on, jusqu'à rendre les gens immortels. Ce Thrace disait que les médecins grecs avaient raison de professer la doctrine que je viens de rapporter ; mais, ajouta-t-il, Zalmoxis, notre roi, qui est un dieu, affirme que s'il ne faut pas essayer de guérir les yeux sans la tête, ni la tête sans les yeux, il ne faut pas non plus traiter la tête sans l'âme, et que, si la plupart des maladies échappent aux médecins grecs, la raison en est qu'ils méconnaissent le tout dont ils devraient prendre soin ; car, quand le tout est en mauvais état, il est impossible que la partie se porte bien. Et en effet, disait-il, c'est de l'âme que viennent pour le corps et pour l'homme tout entier tous les maux et tous les biens ; ils en découlent comme ils découlent de la tête dans les yeux ; c'est donc l'âme qu'il faut tout d'abord et avant tout soigner si l'on veut que la tête et tout le corps soient en bon état. Or l'âme se soigne par des incantations » (*Epodais Tisin*) (*Charmide*, 156-157).

En quoi consistent celles-ci ? « Ces incantations, cher ami, ce sont les beaux discours », qui « engendrent la sagesse dans les âmes et, une fois qu'elle est formée et présente, il est facile de procurer la santé à la tête et au reste du corps » (*Charmide*, 150 A). Charmide ne pourra livrer son âme à Socrate qu'à deux conditions : d'une part il est indispensable qu'il ait une confiance totale dans le *logos calos* (beau discours) de son médecin ; d'autre part, il devra effectivement donner quelque chose de lui-même pour permettre au thérapeute de connaître les particularités et l'état d'âme qui se livrent ainsi à lui. Tout le succès de cette thérapeutique dépend donc de la force du « transfert ». Et Platon explique comment le *terpnos logos,* parole douce, monotone, monocorde, également appelé *logos calos,* agit sur le *thymos,* état psychosomatique, en engendrant l'état *sophrosynen,* « état de calme, de concentration suprême de l'esprit, produit par les belles paroles » (*Charmide*, 157 B).

ACTION DU TERPNOS-LOGOS SUR LES MÉCANISMES DE LA CONSCIENCE

Avec Rojo Sierra on peut, dans un but didactique, diviser très schématiquement la conscience en trois parties :

1) les contenus ;
2) les états ;
3) les niveaux.

1) Les contenus de la conscience sont formés par les images, les idées, les pensées, les phénomènes mnésiques.

2) Les états de conscience peuvent être définis essentiellement, selon Rojo Sierra, par quatre paramètres : l'ampleur, le

tonus, la clarté, la complexité. Les variations de ces divers paramètres définiraient les divers états de conscience. La manie, par exemple, est caractérisée par une augmentation considérable de l'ampleur et de la clarté, accompagnée d'une baisse importante du tonus. Pour quelques auteurs, l'état sophronique est, quant à lui, essentiellement caractérisé par un rétrécissement du champ de la conscience, une diminution de l'ampleur et une augmentation du tonus.

3) Les divers niveaux de conscience sont la conséquence d'une

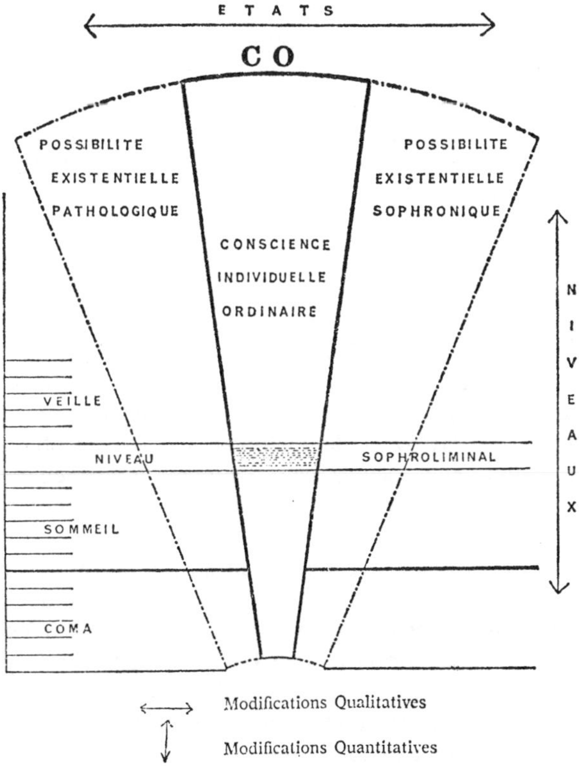

FIG. 3. — Schéma didactique fondamental expliquant la conception sophrologique des Etats et des Niveaux de conscience.

Le sommeil sophroliminal est la barrière floue séparant l'état de veille du sommeil. L'accès de cette zone est grandement facilité par les techniques sophroniques.

variation simultanée de divers paramètres ; on pourrait ainsi passer des états supraconscients, dont l'existence est admise par les Orientaux, aux états conscients et préconscients, aux états infraconscients et à l'abolition de la conscience. Le schéma en forme d'éventail de Caycedo rend compte de ces phénomènes.

Le *terpnos logos,* qui, selon Caycedo, est « le langage persuasif utilisé en sophrologie dans le but d'influencer favorablement la conscience », peut agir sur chacune des modalités de celle-ci. Il insiste sur le fait que le *terpnos logos* peut agir sur le niveau de conscience dans le sens descendant, ce qui est le cas le plus fréquent, mais également dans le sens ascendant. Les modifications de niveau n'impliquent pas un état sophronique mais favorisent sa production. Comme exemple de modification autogène du niveau de conscience en sens ascendant, Caycedo donne celui de l'intellectuel « absorbé » par ses recherches et qui passe des heures, concentré sur son travail, sans avoir la notion du temps qui passe.

PREMIER ET DEUXIÈME SYSTÈME DE SIGNALISATION

Il est certain que, du point de vue neurophysiologique, la valeur sémantique des mots est d'un très grand intérêt. Cette étude peut être envisagée sous l'angle réflexologique qui découle des travaux de Pavlov et de Platonov. Pavlov, en étudiant les réflexes conditionnés acquis chez l'animal, a mis en évidence le fait que l'on pouvait créer des réflexes conditionnés à partir de *stimuli* émanant du milieu extérieur. En effet, l'animal entre en contact avec le monde extérieur au moyen de ses organes des sens qui reçoivent, à partir des objets, des séries de signaux (couleurs, formes, odeurs, poids, vibrations sonores). L'ensemble de ces signaux, qui forme ce que Pavlov a appelé « le premier système de signalisation » tout signal, peut servir de stimulus pour créer les réflexes conditionnés. On peut ainsi dresser un chien à saliver en entendant une sonnerie ; au début on lui présente de la viande en même temps que la sonnerie retentit. Au bout d'un certain temps, celle-ci à elle seule peut déclencher la salivation. Chez l'homme on peut admettre que le mécanisme du réflexe conditionné joue un rôle très important dans bon nombre de troubles psychosomatiques, ou cortico-viscéraux selon la terminologie pavlovienne. L'homme a développé, en outre, un second système de signalisation dans lequel les parties du monde extérieur sont désignées par des signaux, c'est-à-dire par des mots lus et entendus ; ces signaux continuent d'agir même lorsque l'individu est seul avec lui-même (pensées). La parole comme stimulus conditionnant agit, selon certains auteurs, de trois manières : *a*) comme stimulus sonore ; *b*) comme noyau d'expression ; *c*) comme valeur sémantique, la sémantique étant la science étudiant la valeur de la signification des mots, leur relation avec les symboles et les signes.

Les significations symboliques sont transmises par la parole, qui est leur principal véhicule. Comme le faisait très justement remarquer Konrad Volf, les écrits sont bien pâles et, dans le domaine visuel, seules quelques représentations cinématographiques de qualité exceptionnelle peuvent atteindre une force de suggestion comparable à celle de la parole. La supériorité du discours sur les autres moyens de communication tient à certaines particularités que la sophronisation permet de révéler. Tout d'abord il y a un mouvement rythmique qui exerce une action puissante sur autrui. C'est la composante dynamique du phénomène. Une impression visuelle comporte forcément une sensation de distance : voir quelque chose c'est être en dehors. Lorsqu'il y a distance, la distanciation est facile. Il est très aisé de s'arracher à une suggestion visuelle, il suffit de fermer les yeux. Par contre, on ne peut pas fermer les oreilles et, dans une certaine mesure, rien ne nous protège du verbe. Dans le timbre et le ton de la voix se cache mieux qu'ailleurs le secret de la personnalité. Quant au charme de certaines personnes, c'est surtout par la bouche qu'il s'exerce. Comme l'a fait remarquer Meares, le contenu logique du discours n'a rien à y voir, pas plus que la subtilité du raisonnement. Seules comptent les qualités impondérables, comme la tonalité, le registre, le rythme et l'inflexion. Lorsque le yogi tantrique commence sa méditation, il récite interminablement un *mantra,* formule qui lui a été donnée par son gourou et qui n'a le plus souvent aucune signification mais dont toute la force réside dans la valeur vibratoire. Comme le souligne pertinemment Maryse Choisy, la poésie a une origine identique. Avant de signifier

« poème », le mot latin *carmen* désignait une formule rythmée, magique ou religieuse. Ainsi, les vers ont d'abord été une incantation : « Notre alexandrin avec sa césure à l'hémistiche est le plus parfait exemple de mélopée. Les acteurs aujourd'hui ne savent pas lire les vers. Ils mettent trop de ton et pas assez de sons purs, trop de cris et pas assez de confidences. Parmi les premiers monuments de la littérature médiévale, qui s'échelonne du IXe au XIIe siècle, beaucoup sont des *carmina* aux deux sens du terme : poème et conjuration, prière rythmée où la magie avoisine la religion et parfois s'y mêle. De même que les mâtines, le vrai poème est une mélopée, la recherche d'une rupture psychique. Le vers a été un charme qui utilisait la puissance secrète du son, du rythme et du sens, comme les peintures rupestres utilisaient la vertu occulte de l'image. Nous voici loin de l'art et cependant c'est cette origine sacrée qui a préservé la poésie de l'avilissement. Les poèmes les plus profanes ont toujours gardé quelque chose de cet atavisme rituel. Les poètes de Rome en avaient conscience lorsqu'ils se donnaient le titre de *vates* (devins) ; Hugo, lorsqu'il confondait mages et poètes ; Valéry, quand il intitulait son principal recueil de vers *Charmes.* »

Dans la pratique sophronique nous utilisons souvent intuitivement des répétitions sans signification, des mots sans suite apparente ; car il ne s'agit pas d'expliquer ou d'exposer quelque chose au malade, mais de le rassurer par notre présence protectrice, de le tranquilliser, de l'apaiser, de le bercer de notre *terpnos logos.* La suggestion sophronique s'adresse aux couches profondes et irrationnelles de la personnalité. Dès 1905, Bechterew avait remarqué que, pour que les suggestions soient efficaces, il était indispensable d'éliminer l'intervention des couches supérieures du moi, de la volonté du sujet. Il écrivait : « La suggestion entre dans la conscience de l'homme non par la porte d'honneur mais par la porte de service, évitant la concierge, la critique. » Selon Platonov, il est possible d'influencer par la parole toute une série de fonctions neuropsychologiques. Selon lui, grâce au logos, il est possible de modifier des connexions conditionnées antérieurement, et de briser ainsi certains cercles vicieux pathologiques. Il suffit pour cela d'obtenir une légère diminution du tonus cortical, ce qui est parfaitement réalisable en état sophronique du fait de l'existence d'un état paradoxal au cours duquel les stimulants faibles donnent des réactions fortes. Mais le cortex cérébral reçoit non seulement les stimulants externes mais aussi les stimulants internes. Il est en rapport avec le diencéphale, d'où son influence sur le système endocrinien et neuro-végétatif de tout le reste de l'organisme. Comme l'a souligné Barbizet, le chemin suivi par la parole depuis sa réception, sa compréhension dans le cortex, peut aller très loin dans son action sur le reste de l'organisme, car à son tour le diencéphale va réagir sur le cortex et cette interrelation constante peut être profondément modifiée au moyen du stimulant conditionné qu'est la parole.

Chapitre 15

LA SOPHRONISATION

Au cours des chapitres précédents, nous nous sommes efforcés d'exposer clairement la différence entre la sophrologie et la sophronisation. La première est le terme général délimitant les objectifs étudiés par l'Ecole sophrologique, intéressant essentiellement les niveaux et états de la conscience que Caycedo nomme les domaines pathologique, ordinaire et sophronique de la conscience. La sophronisation, pour sa part, est un processus qui vise la modification des niveaux et même des états de conscience, soit dans un but curatif, soit pour renforcer les structures de la conscience. Pour bien comprendre ce qu'est la sophronisation, il faut saisir toutes les différences qui existent entre l'hypnose et la sophronisation car, ainsi que l'ont souligné Caycedo, Abrezol, Dumont et d'autres, la sophronisation est très différente de l'hypnotisation.

1) Au point de vue physiologique, il est absolument certain que les phénomènes étudiés sont exactement les mêmes ; il n'y a, sur ce plan, aucune différence entre les états sophroniques et les états hypnotiques. Il convient cependant de noter que l'abord du sophrologue et celui de l'hypnotiseur sont tout à fait distincts. Comme nous l'avons montré, toutes les techniques hypnotiques, lentes ou rapides, sont essentiellement fondées sur le principe du détournement de l'attention favorisant ainsi l'implantation de la suggestion. Le sophrologue, lui se sert en général de la relaxation pour obtenir la détente psychosomatique et

induire l'état sophronique. Le malade, au cours de la sophronisation, suit le déroulement des sensations qu'il éprouve, qui lui sont suggérées (sensations de lourdeur, de poids, de chaleur) et sont mises en relief par le sophrologue suivant le principe de « l'alliance sophronique ». Son champ de conscience rétréci est uniquement occupé par son vécu corporel.

2) Au point de vue psychologique, la démarche du sophrologue à l'égard de la personne sophronisée est absolument inverse de celle de l'hypnotiseur classique. Celui-ci est un personnage autoritaire, dominateur, auquel il ne saurait être question de résister. Le sophrologue, lui, propose au patient de découvrir en lui-même un pouvoir dont il dispose et dont il n'a pas conscience, comme l'a souligné Donnars : « Le sophrologue a pour ambition de déclencher un processus qui doit se dérouler non seulement avec l'assentiment de son malade, mais même et surtout de par sa propre volonté. Il n'existe pas de substitution de la volonté d'un individu à celle d'un autre, mais un entraînement, un appui aussi harmonieux et progressifs que possible permettant au patient de procéder à sa déconnexion avec un maximum de participation de sa propre conscience, ce qui est évidemment radicalement différent de ce qui se passe au cours de l'hypnose dans laquelle le patient est toujours forcé, violenté, annihilé pour laisser le champ libre à un rapport imposé. »

Ainsi, tandis que le sujet hypnotisé accepte, du fait d'un contrat tacite et dans un but limité (l'anesthésie par exemple), de perdre son *self-control,* le sujet sophronisé est conduit à une maîtrise et un renforcement de son moi. Dans l'hypnose classique, c'est évidemment l'hypnotiseur qui réussit l'hypnose. Au cours de la sophronisation, c'est le sujet sophronisé qui a l'impression de réaliser lui-même les phénomènes de relaxation. Comme le disait très justement Caycedo, la victoire remportée sur la maladie n'est pas celle du sophrologue mais celle du malade.

AVANTAGES DE LA MÉTHODE SOPHRONIQUE POUR LE PRATICIEN

Abrezol et Dumont, qui ont été parmi les pionniers de la sophrologie en Europe et en ont une expérience considérable, estiment que trois facteurs rendent difficile l'utilisation de l'hypnose dans la pratique courante :

1) la perte de temps ;
2) la peur de l'échec ;
3) la peur de l'emprise.

1) La perte de temps :

Il est certain que cette perte de temps a été réduite à son minimum dans la sophronisation ; d'une part, du fait de la suppression des tests de suggestibilité ; d'autre part, en raison de celle des manœuvres inutiles telles que la rigidité et la catalepsie des membres. De même, pour le dentiste et le stomatologue, le travail en bouche commence et la sophronisation ne vient qu'ensuite ; enfin, la pratique du signe-signal abrège considérablement l'induction des séances suivantes. Seule la désophronisation est lente et, comme le font remarquer Abrezol et Dumont, on est sûr que le patient a récupéré totalement ses facultés, et cela d'autant plus qu'on travaille sous anesthésie postsophronique.

2) La peur de l'échec :

Elle est assez fréquente chez les manipulateurs qui ne dominent pas les techniques hypnotiques ; elle est elle-même une cause d'échec, car le patient décèle immédiatement, par communication non verbale, l'attitude hésitante, la voix mal assurée, la peur, le manque d'assurance, qui induit immédiatement un phénomène de résistance à l'hypnose. Dans la sophronisation, en revanche, on ne connaît pratiquement pas d'échec. La sensation de relaxation, même si elle n'est pas très poussée, ne conduit qu'à un état sophronique léger ; dans la grande majorité des cas est obtenue facilement, ce qui améliore nettement le rapport interpersonnel. En mettant les choses au pire, si le malade manque la relaxation c'est lui et non le sophrologue qui en est responsable puisque ce dernier ne s'est engagé qu'à l'aider à la réaliser. L'élimination de la partie théâtrale supprime autant de causes d'anxiété pour l'hypnotiseur, donc d'échec potentiel dans la sophronisation.

3) Sentiment d'emprise :

Comme nous l'avons déjà vu, beaucoup de personnes ont peur de perdre sous hypnose leur *self-control* et le médecin craint d'ailleurs pour sa part d'inspirer un tel sentiment. C'est la raison pour laquelle, dans les techniques sophroniques, on a cherché à éliminer systématiquement ce facteur ; d'une part, en éliminant la partie théâtrale comme nous venons de le dire, d'autre part en donnant au patient la possibilité de communiquer, verbalement ou par signe convenu, avec son médecin au cours de la sophronisation. Le sujet garde en effet, grâce à des suggestions appropriées et même lorsqu'il se trouve dans un état sophronique profond, la possibilité, s'il se sent gêné ou éprouve un malaise, de communiquer avec le sophrologue verbalement ou en soulevant, par exemple, son index. Il sait donc que par l'intermédiaire de cette communication il pourra toujours arrêter le processus s'il en éprouve le besoin. Enfin, grâce à cette technique, il assistera à l'intervention et vivra, sans en être incommodé, la situation réelle.

LE PROCESSUS DE SOPHRONISATION

Schématiquement, le processus de sophronisation, qui va entraîner une modification plus ou moins profonde de l'état de conscience du sujet, comprend cinq étapes : 1) la préparation ; 2) l'induction ; 3) l'approfondissement ; 4) l'activation des phénomènes intrasophroniques (Caycedo) ; 5) la désophronisation et le dialogue.

1) La préparation :

A l'état de veille, le champ de conscience du sujet est extrêmement large, son attention diffuse. Il reçoit deux sortes de messages : ceux en provenance du milieu extérieur et ceux de son propre corps. Pour obtenir une bonne sophronisation, il faut, dans la mesure du possible, réaliser un isolement sensoriel relatif : amortissement des bruits, absence d'éclairage violent, ambiance calme. La fermeture des yeux entraînera un rétrécissement considérable du champ de conscience qui permettra au sujet de concentrer son attention sur son propre vécu corporel. Il est invité alors à se relaxer et cette relaxation va entraîner progressivement une diminution massive des informations proprioceptives en provenance des muscles et des ligaments articulaires, ainsi que de l'appareil vestibulaire.

2) Les conditions :

Les conditions d'isolement sensoriel et de détente psychophysique étant réalisées, on commence l'induction en utilisant la relaxation progressive. Le *terpnos logos* du sophrologue a une double action. Il fixe l'attention du sujet qui écoute le « récitatif », ce qui empêche tout galopage mental et favorise la concentration sur son propre vécu corporel. En écoutant le sophrologue, il se rend compte que les phénomènes commencent à se dérouler, qu'il ressent effectivement une impression de pesanteur, de lourdeur. Constatant que les phénomènes suggérés se réalisent, son esprit devient de plus en plus facilement réceptif aux suggestions, ce qui a pour effet de favoriser la plongée dans l'état sophronique. La deuxième action du *terpnos logos* est inhérente au « récitatif » lui-même. Les inflexions de la voix douce, lente, monotone, monocorde, entraînent un engourdissement de la conscience qui lui aussi favorise l'approfondissement de l'état sophronique.

3) Le champ de conscience :

Le champ de conscience est maintenant rétréci et uniquement occupé par le vécu corporel (détente musculaire et expérience du vécu de la circulation sanguine), le système musculaire complètement relaxé. Si l'on soulève le bras ou la jambe du sujet, ils retombent lourdement. Le sujet relaxé éprouve un sentiment de calme profond ; l'anxiété, les tensions nerveuses s'évanouissent peu à peu tandis que la suggestibilité augmente progressivement. On va chercher alors à approfondir l'état sophronique, qui est variable selon l'individu. A cet effet, on utilise les techniques d'approfondissement que nous avons déjà étudiées dans leur détail.

4) Pendant l'état sophronique :

Durant ce temps la suggestibilité du sujet est souvent considérablement augmentée, ce qui permet la pratique de différentes méthodes que Caycedo a nommées « Activation des phénomènes infrasophroniques ». Nous les étudierons en détail, plus loin.

5) Désophronisation et dialogue :

La désophronisation est un stade extrêmement important. Elle doit être effectuée lentement, soigneusement, si l'on veut éviter des réactions parfois fort désagréables. Ensuite, le sophrologue favorisera le dialogue avec le malade à l'état vigile. Caycedo accorde une très grande importance à cette phase du processus.

EXEMPLES DE SOPHRONISATION

1) Sophronisation minimale :

Ce schéma de sophronisation comporte certains éléments absolument indispensables pour induire un état sophronique.

a) relaxation, comportant au minimum les deux premiers exercices du training-autogène de Schultz : poids et chaleur ;

b) approfondissement par des mouvements respiratoires ;

c) suggestion postsophronique avec signe-signal ;

d) désophronisation ;

2) Schéma d'une sophronisation classique en odontologie :

a) anamnèse sommaire ;
b) relaxation induite grâce aux différents exercices du training-autogène de Schultz (poids, chaleur, perception du rythme cardiaque, perception du rythme respiratoire, dont on se servira pour approfondir l'état sophronique, chaleur au plexus et fraîcheur au niveau du front) ;
c) tests de contrôle de la profondeur de l'état sophronique ;
d) index signal ;
e) images libres ;
f) suggestion d'anesthésie thérapeutique (anesthésie en gant, froid, sécheresse, éventuellement images imposées) ;
g) suggestions postsophroniques (durée de l'anesthésie), signe-signal (mains, front), cadeau (sommeil, bien-être) ;
h) désophronisation très lente, progressive ;
i) dialogue avec le malade ;

Examinons maintenant point par point les différentes étapes de cette sophronisation classique :

a) L'anamnèse sommaire : il faut d'abord demander au sujet s'il connaît la relaxation et s'il a fait du yoga ; s'il s'agit d'une femme, lui demander si elle a eu l'occasion d'expérimenter l'accouchement sans douleur. Il faut faire préciser au sujet s'il est droitier ou gaucher (ce qui a une importance dans l'induction de la relaxation, comme nous le verrons dans l'étude du training-autogène de Schultz).

b) La relaxation : les différents exercices du training sont faits dans l'ordre en surveillant le pouls, la respiration.

c) Les tests de contrôle : ils permettent de contrôler le degré de relaxation atteint.

d) L'index-signal : arrivé à ce stade de la relaxation, vous dites au malade : « Je touche l'index de votre main gauche et vous constatez que vous pouvez le soulever, cela va vous permettre, si vous le soulevez une fois, de signaler votre désir de sortir de cet état ou de répondre à mes questions sans sortir de votre état de relaxation. Pour répondre *oui,* vous soulevez une fois votre index, pour répondre *non* vous le soulevez deux fois. »

e) Images libres : on suggère au patient de se rappeler une situation agréable, celle qu'il désire, qui se présente à son esprit, sans chercher à l'influencer. Dans certains cas, pour mieux faire ressentir certains phénomènes, on peut cependant être amené à utiliser des images imposées. Il faut alors le faire, comme l'a souligné Dumont, clairement, sans aucune équivoque, de manière que le sujet ressente cette manœuvre comme un moyen technique conventionnel ne le heurtant en rien. C'est ainsi, par exemple, que les suggestions de froid que l'on fait pour l'anesthésie pourront être renforcées par des images de neige, de glace ; les suggestions de froid s'emploient surtout pour diminuer le temps de saignement. La sensation de chaleur qui est, comme nous l'avons vu, utilisée pour lutter contre certaines douleurs, certaines manifestations spasmodiques, sera évoquée par le soleil, le sable chaud. Les sensations de soif ou de sécheresse de la bouche permettront de diminuer le flux salivaire.

f) Suggestions postsophroniques : on peut obtenir par des suggestions appropriées, en état sophronique, une anesthésie qui se prolonge au-delà de la sophronisation, ce qui permet de travailler sur un sujet parfaitement lucide, coopérant. Celui-ci étant parfaitement présent lors de l'acte opératoire, il faut toujours fixer une certaine durée à la suggestion d'anesthésie postsophronique. Il est important de souligner qu'il n'existe pas d'amnésie, bien que l'anesthésie persiste. Cela signifie que la personne sait que le phénomène a été suggéré pendant la sophronisation.

g) Le signe-signal : le signe-signal, qui est une convention entre le sophrologue et le sophronisé, permettra d'obtenir un état sophronique plus rapidement lors d'une séance ultérieure, l'induction étant déclenchée par le signe-signal lui-même. *Le cadeau* : Abrezol et Dumont insistent beaucoup sur la notion du « cadeau » qui est en général banal, impersonnel : bien dormir, se sentir parfaitement détendu, en pleine forme après la séance.

h) La désophronisation : la désophronisation est une phase extrêmement importante. Il est en effet parfois assez difficile d'estimer la profondeur de l'état sophronique atteint et l'on peut être très surpris des difficultés qu'éprouve un sujet à émerger de son état de relaxation ; soit qu'il ait atteint un état vraiment très profond, soit qu'il se trouve vraiment si bien qu'il ait envie de prolonger la séance. Il ne faut jamais brusquer les choses. On propose tout simplement un délai : « Je vais compter jusqu'à 15 et vous allez sortir lentement, progressivement de votre état de relaxation ; à 15 vous émergerez complètement. » Si l'on désophronise trop rapidement, on peut déclencher des troubles gênants : angoisse, agitation, réaction tachycardique, vertiges, frissons. Caycedo fait toujours refaire à l'envers, au sujet, le chemin initial ; il lui fait prendre conscience du tonus musculaire des jambes, du corps, de la nuque ; il le fait s'étirer, inspirer et expirer fortement, puis ouvrir les yeux en prenant soin d'effacer, avant la désophronisation, toutes les suggestions dont on ne désire pas que l'effet se prolonge après « le réveil ».

i) Dialogue : il permet de contrôler ce que le patient a ressenti et de le ramener complètement à l'état vigile. Il est indispensable de s'assurer, après sophronisation, que le patient a complètement récupéré avant de le laisser sortir du cabinet.

SCHÉMA D'UNE SOPHRONISATION PSYCHOSOMATIQUE UTILISÉE EN MÉDECINE PSYCHOSOMATIQUE

Ici, ce n'est plus l'anesthésie qui est recherchée, mais une véritable thérapeutique où toute la psychologie des profondeurs est concernée.

1) anamnèse approfondie ;
2) examen médical des composantes somatiques ;
3) diagnostic psychosomatique d'un trouble fonctionnel ;
4) recherche d'une cause psychique consciente ou inconsciente ;
5) induction ;
6) sophro-anamnèse simple (Caycedo, selon les cas) ;
7) activation des phénomènes intrasophroniques (suivant les cas) ;
8) images mentales libres (suivant les cas) ;
9) images mentales imposées (suivant les cas) ;
10) approfondissement poussé à l'aide des techniques dont nous avons donné le détail au cours du chapitre spécial ;
11) techniques sophromnésiques (Caycedo, selon les cas) ;

12) techniques sophrothérapiques ou sophropédagogiques (suivant les cas) ;
13) désophronisation classique et dialogue.

EXEMPLE D'UNE SOPHRONISATION SUIVANT LA TECHNIQUE HABITUELLE DE CAYCEDO

Après avoir établi l'indication de la sophronisation, soit par voie sophrothérapique, soit par voie sophropédagogique, le Dr Caycedo procède de la manière suivante : le sujet étant dans une position commode, assis ou en *decubitus,* il commence par lui demander de fermer les yeux ; ensuite il le prie de détendre les muscles du visage et des épaules, phénomène auquel il accorde une très grande importance. Par le *terpnos logos*, il explique au malade qu'en détendant les muscles du visage, des épaules, il se produit une relaxation du cou et de la nuque qui favorise ainsi la circulation cérébrale, ce qui produit une grande sensation de bien-être. Caycedo n'utilise aucun test de profondeur ni aucune épreuve. Ensuite, il demande au sujet de détendre les bras, les muscles du dos, les abdominaux et les muscles des jambes. Il laisse le malade prendre conscience de la circulation sanguine et lui suggère ensuite de produire lui-même mentalement une agréable sensation d'obnubilation comme s' « il voulait dormir ». Il lui demande de se laisser aller doucement « au bord du sommeil ». Bien entendu, la sophronisation est adaptée à chaque cas particulier et l'on a recours tantôt au procédé sophrothérapique, tantôt au procédé sophropédagogique. Caycedo utilise généralement un magnétophone lorsque le malade doit pratiquer à domicile une méthode déterminée. Comme nous l'avons déjà dit, il accorde une très grande importance à la récupération du tonus musculaire ordinaire au moment de la désophronisation. Dans sa technique, telle que je l'ai donnée, qu'elle soit pratiquée individuellement ou en groupe, il procède de la façon suivante : il prie le sujet, en comptant *un !* de respirer profondément et de prendre la commande progressive de son schéma corporel ; en comptant *deux* ! il lui demande de bouger les orteils, les doigts et les muscles du visage, comme « s'ils mâchaient du chewing-gum ». C'est ce qu'il appelle « prendre contact avec les trois points cardinaux du schéma corporel ». En comptant *trois !* il demande, les paupières étant toujours closes, de s'étirer librement, d'abord avec douceur puis énergiquement. Lorsque le sujet a retrouvé la plénitude de son contrôle musculaire, il peut ouvrir les yeux. C'est à ce moment-là que s'établira le dialogue pendant quelques minutes. Nous ne saurions ici analyser en détail le pourquoi et le comment de cette technique. Notons cependant que sa répétition systématique crée chez le sujet entraîné un réflexe d'autorelaxation très rapide, qui lui permet d'éliminer les tensions pathologiques et de maintenir un tonus musculaire harmonique favorable à la pratique de techniques sophroniques plus élaborées.

INDICATIONS ET CONTRE-INDICATIONS

Il résulte de ce qui précède que la sophronisation est indiquée, d'abord, pour le traitement de l'ensemble des troubles psychosomatiques et des maladies où la mise en marche de l'énergie sous-jacente est nécessaire. La sophrothérapie peut être combinée avec n'importe quelle autre thérapeutique médicamenteuse, l'indication des différentes techniques étant l'affaire du spécialiste. Il faut donc que celui-ci applique en l'adaptant à ses propres besoins cette arme d'une très grande puissance dans le domaine psychosomatique. Pour Caycedo, les recherches sophrologiques doivent intéresser essentiellement deux secteurs : celui de la recherche sur la conscience, où nos connaissances sont vraiment très limitées, et celui de la thérapeutique où chaque spécialiste se limitera à l'utilisation des techniques dans le cadre de sa propre spécialité.

Une autre indication, qui est appelée à un très grand avenir, consiste dans la prévention des maladies et le développement de la personnalité psychophysique. Caycedo attache à cette indication une importance de premier plan : « La sophrologie, dans la médecine en général, tend chaque jour à être davantage préventive que curative. » Les techniques sophropédagogiques, de création récente, commencent à avoir une grande diffusion dans ce sens. Nous ne devons pas oublier en effet que l'angoisse et l'anxiété sont le mal de notre époque et que les techniques sophropédagogiques qui viennent de naître sont appelées à contribuer au développement des forces psychophysiques de l'homme en augmentant sa résistance vis-à-vis de l'angoisse et en développant son énergie vitale.

Les contre-indications de la sophrothérapie sont très réduites. Chaque spécialiste devra en adapter les méthodes à sa propre spécialité. Caycedo insiste bien sur le fait qu'en aucun cas la sophrothérapie ne peut être dangereuse si son indication a été posée correctement. Un épileptique, par exemple, s'abstiendra de pratiquer le premier degré de la relaxation dynamique ; l'anesthésie sera recherchée exclusivement lorsqu'elle s'imposera. Il va sans dire que la sophrothérapie est essentiellement réservée aux médecins, aux odontologues et aux professions paramédicales et se trouve protégée par la rigueur de l'éthique professionnelle. Un jour, au collège de médecine de Barcelone, un sophrologue demanda en ma présence, à Caycedo, quel était le plus grand danger de la sophrologie : « La sophrologie, répondit-il, peut devenir un danger social réel lorsqu'elle est pratiquée par des charlatans jouant aux guérisseurs ou par des médecins voulant jouer aux mages et aux thaumaturges. Il est certain que les émissions télévisées réalisées par certains médecins, qui se disent sophrologues, en compagnie d'illusionnistes de music-hall qui se veulent hypnotiseurs, pour éclaircir la différence entre la sophrologie et l'hypnose, ont fait beaucoup plus de mal à la sophrologie que toutes les démonstrations des hypnotiseurs de foire. »

LES TECHNIQUES SOPHROSTATIQUES ET SOPHRODYNAMIQUES

Il existe, comme nous l'avons vu, deux types de sophronisation. Caycedo a démontré que la sophronisation peut être non seulement statique mais également dynamique, et la méthode de relaxation dynamique en est la preuve la plus évidente. Les sophronisations statique et dynamique peuvent être toutes deux utilisées par le spécialiste, indépendamment ou en corrélation. Ajoutons que la sophrologie, qui a abandonné les rites du vieil hypnotisme, doit néanmoins les connaître en tant que données historiques et savoir en manipuler certaines techniques rapides qui peuvent exceptionnellement s'avérer utiles : situations traumatiques, accidents, blessures de guerre, etc.

Chapitre 16

CONSIDÉRATIONS NEUROPHYSIOLOGIQUES SUR LA CONSCIENCE EN SOPHROLOGIE

Les procédés sophroniques entraînent des modifications plus ou moins profondes des divers états de conscience. Celles-ci doivent être étudiées sous leur double aspect, psychique et neurologique. C'est ce que nous allons essayer de faire le plus clairement et le plus schématiquement possible en nous inspirant fréquemment de quelques chapitres du livre : *Progrès en sophrologie,* publié par Caycedo et ses collaborateurs. Considérons la figure 4 qui représente un cerveau, le tronc cérébral et le début de la moelle.

Au niveau médullaire, il existe des réflexes élémentaires. Si nous considérons la moelle comme isolée du système nerveux, c'est le réflexe de la grenouille spinale à qui l'on pique la patte et qui la contracte ; il s'agit d'un réflexe purement médullaire. Au niveau de la partie basse du tronc cérébral, existent déjà des réflexes élémentaires de notre vie instinctive : alimentation, respiration, activité, fuite, douleur. (Dans la pratique clinique, on a parfois l'occasion de voir des monstres anencéphales chez lesquels la formation du cerveau s'est arrêtée à de bas niveaux ; ils présentent cependant certains réflexes comme le réflexe d'alimentation et de succion.) La région diencéphalo-mésencéphalique, ou cerveau profond, est le siège des structures élémentaires d'alarme. C'est également la zone des interrelations neuro-végétatives et neuro-endocriniennes. Enfin vient le cortex, qui a acquis un grand développement chez l'homme au cours de l'évolution

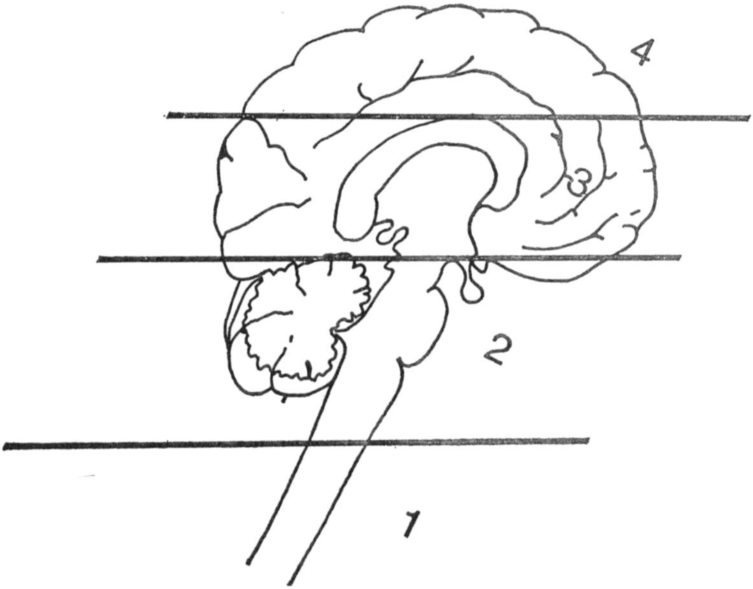

FIG. 4. — Les différentes zones du système nerveux central (in *Progrès en sophrologie*).

avec ses aires motrices et sensorielles, le substratum du langage, de l'intelligence dans son sens le plus large, assurant l'initiation des gestes et des comportements variés dans le milieu extérieur. Les travaux de Jackson ont montré que la suppression expérimentale des couches les plus élevées dans l'intégration du système nerveux déclenchait la libération des couches les plus profondes. Cette libération des structures inférieures, à mesure que l'on supprime les supérieures, est d'observation fréquente en neurologie. Elle peut être également appliquée à l'étude des états et des niveaux de conscience car, en inhibant, soit par des médicaments, soit par des procédés sophroniques, les couches les plus élevées de notre système nerveux, nous libérons les couches les plus profondes. En voici quelques exemples simples : la cataplexie du réveil est caractérisée par une inhibition motrice totale, alors que le sujet est déjà éveillé, donnant l'impression d'une paralysie complète, tout mouvement étant impossible pendant une période assez courte. Cette cataplexie est due à une dissociation entre la vigilance de la conscience et de sa partie motrice. La conscience se réveille d'abord, non la zone motrice. Le somnambulisme présente une dissociation en sens inverse. Le somnambule est capable de se mouvoir, parfois de réaliser des prouesses pendant son sommeil. La zone motrice volontaire fonctionne normalement, mais la partie consciente de cette zone corticale ne fonctionne pas ; elle est endormie. Caycedo n'admet pas la comparaison de la conscience des somnambules, qu'il considère comme pathologique, avec les états de conscience sophroniques. Les états somnambuliques ne peuvent pas être obtenus par sophronisation. Il s'agit là d'une croyance classique chez les hypnotiseurs qui ont même décrit un état somnambulique dans l'hypnose. La sophrologie a démontré l'inexistence de ce phénomène. Le syndrome d'Elponor (ainsi nommé en hommage au compagnon d'Ulysse qui trouva une fin tragique à son réveil chez la magicienne Circé) est caractérisé par un réveil incomplet entraînant un vécu imaginaire et ne permettant pas au sujet de se situer dans le temps et l'espace. Il semble poursuivre un rêve alors qu'il apparaît comme absolument éveillé. Il y a là une dissociation entre un réveil incomplet et un comportement semi-automatique, lequel, quoique pathologique, pourrait se comparer à quelques états sophroniques. La libération de structures inférieures explique la conduite plus primitive que l'on obtient, selon certains auteurs, en état sophronique. On comprend, à la lumière de ces faits, les raisons pour lesquelles les phénomènes neuro-végétatifs sont grandement facilités en état sophronique. Dans certains cas, tout se passe comme si le sophrologue pouvait prendre en main la direction du système neurovégétatif en lui donnant des suggestions sous le contrôle passif et lointain du système nerveux central.

GÉNÉRALITÉS SUR LA CONSCIENCE

Pour un individu, le fait de se rendre compte du monde extérieur, de ses relations avec lui, et finalement de prendre conscience de lui-même, c'est, comme l'ont écrit H. Hey et Rojo Sierra, « être conscient ». On peut très schématiquement considérer la conscience sous trois aspects. Le premier concerne le contenu de la conscience : toutes sortes d'idées, d'images et de pensées, de phénomènes mnésiques en forment le cours fluctuant. Le deuxième concerne les états de conscience pour lesquels Rojo Sierra a proposé quatre paramètres : la clarté, l'ampleur, la complexité et le tonus. Les variations relatives de ces différents paramètres les uns par rapport aux autres forment la base des différents états de conscience. C'est ainsi que, dans certains cas, on peut avoir une augmentation de clarté avec une baisse de tonus ; toujours selon cet auteur, dans d'autres cas on peut avoir une diminution d'ampleur et de clarté avec une augmentation de tonus. Le troisième aspect est celui des niveaux de conscience. Le niveau de conscience serait déterminé par une variation simultanée des quatre paramètres. Les états, selon la conception sophrologique, ne sont pas aussi variables, mais les niveaux varient continuellement. N'oublions pas que le sommeil fait partie, en sophrologie, des niveaux de la conscience. La différence de niveau peut apparaître du fait d'une variation importante de l'un des paramètres, cette variation déterminant un équilibre nouveau à un niveau inférieur. C'est ce que les Allemands nomment *Sprüngephänomen* (phénomène du saut). La variation brutale d'un des paramètres produit un saut à un niveau inférieur où les quatre paramètres peuvent à nouveau s'équilibrer. Les Orientaux et de nombreux sophrologues pensent que ce saut peut également se produire à des niveaux plus élevés, supra-conscients ; ce serait le cas des états *sartori* du *zen samadhi yogique*, et celui de l'extase des mystiques. Le changement d'états et de niveaux peut être induit expérimentalement par l'action de certaines drogues (amphétamines, neuroleptiques, hypnotiques, anesthésiques, mescalines, acides lysergiques). De même, la sophronisation, mais dans un autre sens, peut produire des modifications de niveau et parfois des états de conscience.

BASES NEUROLOGIQUES DES ÉTATS ET DES NIVEAUX DE CONSCIENCE

Nous allons passer en revue les stimuli qui peuvent avoir une action activatrice ou inhibitrice sur la conscience. Très schématiquement, on peut les classer en deux groupes :

1) Les stimuli provenant du dehors, de l'environnement : stimuli extroceptifs, sensoriels ou sensitifs : la vision, l'audition, le toucher, le milieu ambiant, « l'environnement », la chaleur, le froid.

2) Les stimuli provenant du milieu interne ou introceptif.

Les stimuli extroceptifs ont une importance vitale très grande. Certaines expériences ont été tentées sur l'homme par la méthode de Bexton et Héron, visant à réduire les stimuli visuels, auditifs et tactiles, ou par celle d'immersion sous l'eau de Lily au cours de laquelle le sujet est immergé dans une citerne d'eau tiède (34°), muni d'un appareil respiratoire permettant de le main-maintenir en plongée pendant six à dix heures. C'est cette méthode qui se rapproche le plus des conditions d'un isolement sensoriel absolu. Ces expériences ont donné des résultats identiques. L'isolation ainsi obtenue provoque des troubles psychopathologiques (hallucinations, dépersonnalisation) et des modifications physiologiques. Ces troubles, d'abord observés chez des sujets normaux, ont été rapprochés de ceux décrits au cours des naufrages, des explorations et même des « lavages de cerveau ». Les rapports entre certains troubles psychiques et ceux dus à l'isolation ont incité certains psychiatres à appliquer cette méthode, d'abord pour l'étude des psychoses expérimentales, puis dans un but thérapeutique. De nombreuses interprétations théoriques ont été soutenues. Il semble, pour les auteurs, que ces troubles, identiques aux effets des drogues hallucinogènes, soient en corrélation avec une déstructuration de la conscience de type hypnagogique. Ce problème de l'absence de stimuli a dû être surmonté par les astronautes. Il a fallu recréer dans leur capsule des stimuli d'environnement, de manière à empêcher l'apparition des troubles liés à l'isolement sensoriel. L'un des procédés utilisés consiste à créer une stimulation répétitive du système nerveux par des compressions et décompressions répétitives au niveau des muscles des mollets.

Quelles sont les voies qu'empruntent ces stimuli ? Ils en suivent essentiellement deux : d'abord, la voie de la sensibilité générale. (Le premier neurone va du faisceau de Goll et Burdach au noyau de Goll et Burdach ; le deuxième neurone va du lemniscus médian ou « ruban de Reil » au noyau ventral postéro-latéral du thalamus, le troisième neurone va du noyau ventral à la circonvolution pariétale ascendante du cortex.) Les noyaux ventraux, où les voies ascendantes de la sensibilité font relais, sont en connexion avec les fibres provenant du noyau dentelé du cervelet, de la voie optique, de la voie acoustique, de la voie olfactive et probablement de la voie gustative et vestibulaire. Ensuite, le système réticulaire activateur ascendant (S.R.A.A.) s'étend dans la région bulbaire à l'hypothalamus. Les voies afférentes du S.R.A.A. sont formées d'innombrables collatérales se détachant des voies sensitives, sensorielles, végétatives. Elles se trouvent donc en dérivation sur les grandes voies ascendantes et rien de ce qui prend contact avec l'organisme ne leur demeure étranger. Le S.R.A.A. est constitué d'un nombre de neurones possédant des ramifications extraordinaires. De volume variable, stellaire ou multipolaire, la cellule réticulée possède des dentrites bien développées, ramifiées, interconnectées, aptes donc à recevoir des incitations de tous ordres alors que le cylindre-axe est dirigé vers les régions effectrices ou motrices. Le S.R.A.A. est donc une région de convergence énergétique où se rejoignent les résonances du monde extérieur et de l'activité de tous les centres nerveux. Cheibel et Scheibel estiment qu'une seule cellule réticulaire peut entrer en connexion avec 27 500 neurones différents. Comme l'a écrit Angelergue : « Le système S.R.A.A. ne distribue pas l'énergie au hasard, il sélectionne, il oriente, il supprime le bruit de fond et le brouillage au profit des figures significatives. » Cette sélection et cette réorientation dynamiques ne sont possibles que parce que le système réticulaire activateur a, comme nous l'avons vu, des connexions avec tous les autres systèmes. Le S.R.A.A. possède donc une grande capacité de résonance aux stimulants. Passent par lui les stimulants qui agissent sur la vigilance, sur l'attention et sur la conscience. On sait qu'au niveau du mésencéphale existe une zone vigilentigène extraordinairement active, siégeant au niveau du noyau de Bantini. On a montré que l'excitation de cette zone produit une réaction de réveil qui se traduit, sur l'électro-encéphalogramme, par l'apparition d'un rythme alpha et d'une désynchronisation accusée. Il existe également, dans la région protubérancielle, une zone inhibitrice, constituée par le *nucleus reticularis pontis caudalis,* qui possède une action inhibitrice extrêmement puissante. On pense, à l'heure actuelle, que cette zone commande la cinquième phase du sommeil, phase de rêves s'accompagnant, comme nous le verrons, de mouvements oculaires rapides.

Dans la région bulbaire, il existe une autre zone inhibitrice dont l'effet s'exerce à la fois vers les structures supérieures et inférieures. Sur la figure 5 extraite de *Neurologia Fundamental* de Baraquer-Borda, sont représentés les rapports entre le S.R.A.A. et le système limbique constituant le circuit limbo-mésencéphalique. Ce système joue un rôle très important dans les phénomènes de type affectivo-émotif. A la partie supérieure de la figure, une flèche descendante symbolise l'effet inhibiteur du cortex sur les centres inférieurs.

PAR QUELS MÉCANISMES AGIT LA SOPHRONISATION ?

Nous venons de voir que nous pouvons agir, pour provoquer les variations des états de niveaux de conscience, essentiellement par deux voies :

La première voie est la voie corticale descendante. On sait que pour l'école pavlovienne les états hypnotiques seraient la conséquence d'une inhibition corticale due à un stimulant répété et monotone.

La seconde est celle d'une action ascendante, soit par la voie de la sensibilité générale, soit par celle du S.R.A.A., en procédant à l'isolement sensoriel et répétant des stimuli monotones, monocordes. De même, les ordres idéo-moteurs de relaxation musculaire, de libération des tensions, favorisent grandement le changement d'état de conscience et le passage à des niveaux plus profonds. Pour quelques auteurs, il y aurait une troisième voie aussi importante : la voie affectivo-émotive.

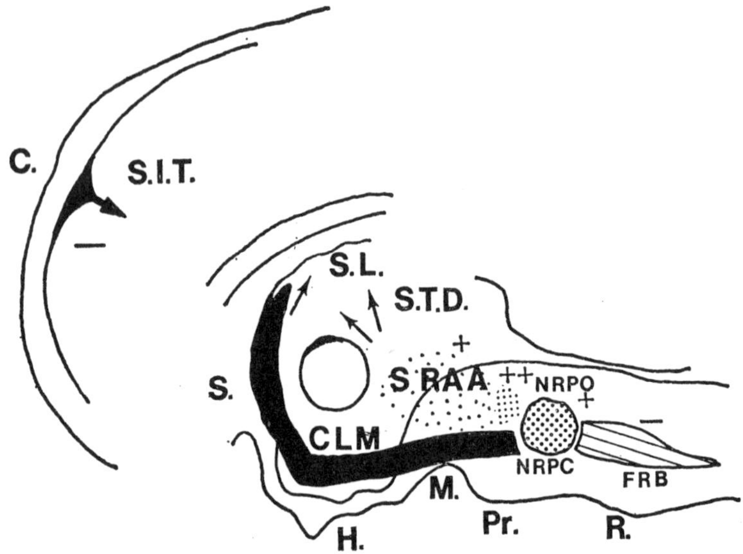

FIG. 5. — Le système réticulaire dans le tronc cérébral. C : cortex cérébral ; SIT : système inhibiteur télencéphalique ; NRPC : Nucleus Raticularis Pontis Caudalis inhibiteur ; CLM : circuit limbique mésencéphalique ; SL : système limbique ; S : région septale ; FRB : formation réticulaire bulbaire ; SRAA : système réticulaire activateur ascendant ; STD : système thalamique de projection diffuse ; NRPO : Nucleus Reticularis Portis Auralis (activateur) ; H : Hypothalamus ; M : mésencéphale ; Pr : protubérance ; B : bulbe. La flèche partant de la région corticale symbolise l'effet inhibiteur du cortex sur les régions inférieures. (D'après Baraquer-Bordas in *Neurologia Fundamental.*)

On sait, à l'heure actuelle, que l'hypothalamus se compose très schématiquement de deux zones : l'une antérieure où les noyaux hypothalamiques ont une action trophotrope anabolique de repos, de récupération ; l'autre postérieure, ayant une action ergotrope de réveil, de vigilance, d'activité, de lutte. Or cette région hypothalamique présente des connexions étroites avec l'hypophyse, c'est-à-dire avec le complexe endocrino-végétativo-émotif. Le système limbique joue lui aussi un rôle important dans l'intégration des phénomènes émotivo-affectifs du fait de ses connexions avec le système réticulaire activateur ascendant. On sait que l'affectivité et l'émotivité sont en rapport avec l'attention et avec la facilité d'apprentissage. On sait aussi qu'au cours d'émotions violentes, intenses, on peut observer parallèlement à des altérations importantes de la conscience une diminution, voire une disparition, du tonus musculaire. Ces faits sont comparables par certains côtés à ceux que l'on observe au cours des états sophroniques. Le circuit d'Adey-Nauta, qui assure la connexion du S.R.A.A., du système limbique et des voies de la sensibilité générale, pourrait expliquer ce phénomène, de même que le circuit de Papez et McLean. Papez, en 1937, a formulé l'hypothèse de l'existence d'un circuit nerveux des émotions qui, quoique très conjonctural à l'époque, s'est révélé remarquablement efficace comme schéma de travail. Pour Papez, l'hypothalamus, le gyrus cingulaire, l'hippocampe et leurs interconnexions représenteraient la base anatomique des émotions. Il suggère en outre que les influx peuvent être renvoyés du gyrus cingulaire vers l'hippocampe par le cingulum. Dans cette conception, les émotions peuvent venir par « incitations corticales » et, dans ce cas, les influx pénètrent dans le circuit par l'hippocampe, ou bien il résulte de l'excitation de l'hypothalamus ; dans ce dernier cas, c'est le cortex du gyrus cingulaire qui est la région réceptrice pour l'expérimentation de l'émotion en tant que résultat des influx provenant de la région hypothalamique ; de même, l'aire striée est considérée comme réceptrice des excitations photiques rétiniennes.

LA SOPHROLOGIE, L'HYPNOTISME ET LE SOMMEIL

A la suite des travaux de Pavlov, les relations entre le sommeil et l'état hypnotique ont été discutées par certains auteurs. Pour Stockvis, il y aurait entre ces deux états des relations étroites. Cet auteur fait remarquer qu'un sujet en état hypnotique peut très bien passer progressivement en état de sommeil physiologique, de même que l'on peut très facilement induire, si l'on en croit les hypnothérapeutes, un état hypnotique chez un sujet dormant. Les travaux de l'école sophrologique ont mis en évidence que le passage du sommeil à l'hypnose n'est pas aussi facile que certains auteurs l'ont affirmé. Caycedo et ses collaborateurs ont sélectionné des personnes profondément sophronisables auxquelles l'on donnait, en état sophronique profond, des

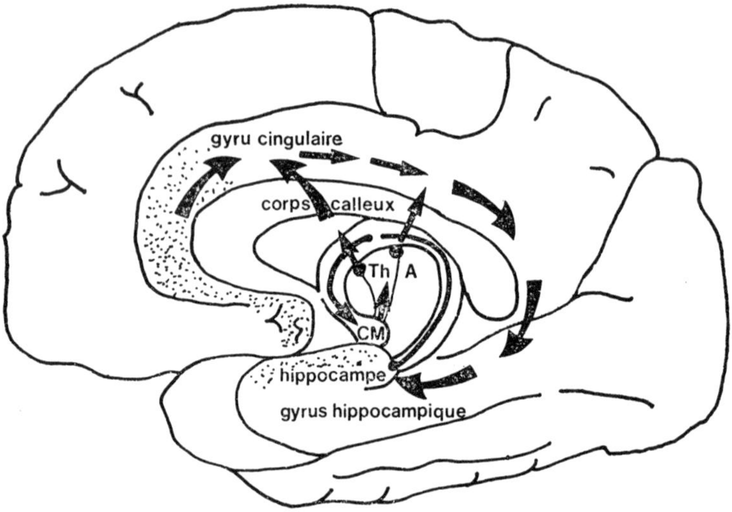

FIG. 6. — Schéma de Papez montrant le circuit émotionnel à l'intérieur du cerveau viscéral. (D'après Soulairac.)

suggestions de sommeil physiologique. On n'observa jamais la moindre modification du tracé électro-encéphalographique. L'électro-encéphalographie a permis des progrès très importants dans la connaissance du sommeil. Le dormeur traverse plusieurs paliers successifs avant d'atteindre le sommeil profond. Une personne normale connaît habituellement six ou sept phases de sommeils, de forme ondulatoire ; les uns très profonds, les autres moins profonds. Le sommeil est caractérisé par des ondes lentes amples de 0,5 à 4 cycles par seconde, les ondes delta, alors que la veille normale comporte des ondes alpha, de douze périodes par seconde, et la veille attentive des ondes bêta de soixante périodes par seconde. Les travaux de Kleitmann et Dement, aux U.S.A., et de Michel Jouvet à Lyon, ont montré que pendant le sommeil il existe des phases particulières, appelées phases paradoxales, correspondant aux périodes de rêve. Le sommeil manifeste en effet une certaine périodicité ; nous rêvons toutes les quatre-vingt-dix minutes, la durée augmentant progressivement de neuf à trente minutes par rêve. La phase paradoxale est caractérisée par une désynchronisation de l'activité bio-électrique corticale avec apparition d'un rythme alpha durant toute la période de rêve. Pendant le sommeil paradoxal, la relaxation des muscles assurant normalement la station verticale devient totale, l'irrigation du cortex cérébral augmente, des activités musculaires partielles explosent, le pouls, la température et la respiration deviennent très irréguliers. Ce qui caractérise surtout cette phase, ce sont des mouvements d'yeux rapides et continus, d'où l'appellation de phase REM (*rapid eyes movments*). Du point de vue neurophysiologique, cette phase REM est caractérisée :

— par la mise en marche du *nucleus reticularis pontis caudalis* ;
— une inhibition de la formation réticulaire activatrice ;
— une intervention prépondérante du système limbique ;
— une désynchronisation de l'activité bio-électrique du cortex, sous le nom de phase paradoxale caractérisée par un retour au rythme alpha ;
— une augmentation de l'excitabilité du cortex sensoriel (en particulier le nerf visuel) ;
— une inhibition du tonus musculaire ;
— des mouvements oculaires rapides.

Dement a fait une série d'expériences sur les volontaires que l'on réveillait au début de chaque phase REM et qu'on laissait dormir le reste du temps, réalisant ainsi un sommeil expérimental sans rêve. Le résultat correspondait à celui de la privation de sommeil : irritabilité, fatigue, hallucinations ; il est impossible de prolonger cette expérience plus d'une semaine[1]. D'ailleurs, le sujet privé de rêve tend à bouleverser son cycle et produit instantanément une phase paradoxale chaque fois qu'on le laisse s'endormir. Pendant la semaine suivante, il tend à récupérer son retard de rêves. Si, au contraire, on laisse dormir les sujets uniquement pendant les phases paradoxales et si on les tient éveillés le reste du temps, le sommeil est écourté mais ils

1. Les travaux de P. Turner ont montré que les barbituriques diminuent la durée des phases REM, créant une « dette de sommeil paradoxal ».

ne présentent aucun trouble. Baraquer-Borda insiste sur les faits suivants :

a) les rêves apparaissent au moment où l'inhibition musculaire est la plus profonde, où la réaction du réveil est la plus difficile, le rêve étant en quelque sorte le gardien du repos ;

b) l'excitabilité augmentée du cortex sensoriel pendant la phase paradoxale permet de mieux comprendre le processus de dramatisation décrit par Freud dans l'étude des rêves ;

c) la mise en fonction du système limbique permet « une activité particulière de tous les engrammes relatifs à la vie instinctivo-affective, y compris les réminiscences infantiles qui ont perdu leurs possibilités de mémorisation directe dans la vie consciente et qui peuvent trouver un accès à la représentatibilité » ;

d) la dépression profonde du système réticulaire activateur ascendant S.R.A.A. rend impossible tout état de conscience vigile, mais l'activité paradoxale du cortex est suffisante pour que le contenu des rêves obtienne ce que Freud appelait « un effet de conscience ».

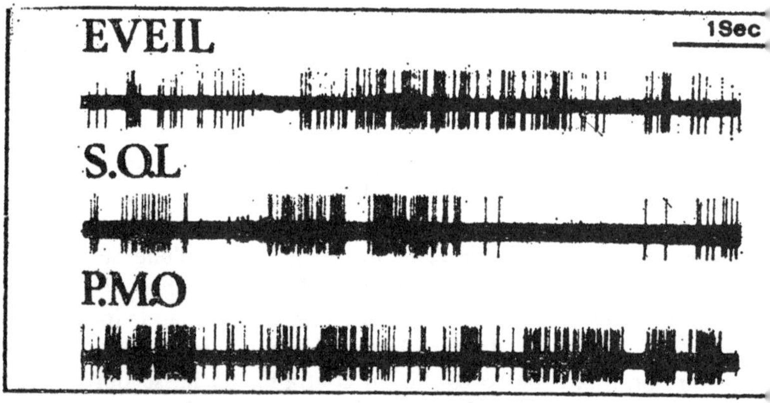

FIG. 7. — Activité d'une cellule nerveuse durant les trois principales périodes du sommeil chez un jeune singe (P.M.O. : sommeil paradoxal. S.O.L. : sommeil à ondes lentes). (D'après Scherrer et Verley.)

Baraquer-Bordas se demande si l'on ne peut pas considérer l'état sophronique comme une troisième forme de vigilance et une « quatrième situation de conscience ». Pour lui, il est probable que l'état sophronique est un état de vigilance particulier. Les observations électro-encéphalographiques faites par Caycedo et son école en état sophronique militent en ce sens. Larréa et Chicote ont obtenu les mêmes résultats : suggérant le sommeil au patient sophronisé, le tracé encéphalographique se désynchronise et le rapproche de celui de veille. Baraquer-Borda émet l'hypothèse que l'état sophronique est une phase particulière de vigilance : vigilance induite et dirigée, différente des deux vigilances normales : la vigilance complète diurne et la vigilance de la phase paradoxale. Il s'agirait donc, selon lui, d'une troisième forme de vigilance que l'on pourrait définir comme une « quatrième situation de conscience ». Pour terminer, signalons les travaux très récents réalisés sur des personnes sophronisées par Caycedo et Samso, suggérant l'état de rêve pendant la sophronisation. Les premiers résultats semblent démontrer la possibilité d'une « phase paradoxale » dans la conscience sophronique elle-même.

Chapitre 17

APPROCHE SOPHROLOGIQUE DE LA PENSÉE ORIENTALE

La sophrologie est la première école scientifique qui inclut dans ses objectifs principaux une recherche authentique de la pensée orientale eu égard à la conscience humaine.

Caycedo, depuis la fondation de la sophrologie, devait attirer l'attention sur l'importance de l'étude et de la connaissance des techniques orientales. Les Occidentaux, c'est un fait, ne connaissent guère que le hatha yoga, qui, aux Indes, est considéré comme un yoga auxiliaire. La pratique de ces exercices se déroule généralement, chez nous, dans une ambiance particulière : musique de fond, sauna et douche finlandaise, massages, salons de coiffure, « restaurants diététiques » où gravitent des personnages plus ou moins exotiques auxquels on attribue la connaissance de tous les secrets de l'Orient. Ces faits expliquent dans une large mesure le scepticisme de beaucoup de médecins à l'égard des techniques orientales, scepticisme qui disparaît progressivement grâce à la sophrologie. Caycedo, lorsqu'il eut terminé ses études avec Binswanger, partit pour l'Orient où il eut la chance de pouvoir entrer en contact avec les plus grands yogis et de vivre à leurs côtés pendant plus de deux ans. C'est alors qu'il publia *La India de los Yogis* et *Letters of Silence* et réalisa des recherches qui commencent à être publiées en Occident. Dans *La India de los Yogis,* il pose nettement le problème : « La question est très claire. Les médecins occidentaux avaient besoin de savoir si les phénomènes dont parlent les yogis hindous sont vrais ;

s'il existe réellement d'autres états de conscience, ou si tout cela n'est qu'une simple fantaisie orientale. » Au fur et à mesure de ses recherches, Caycedo devait se sentir de plus en plus passionné par les techniques orientales et c'est alors qu'il eut l'idée d'élaborer une méthode qu'il nomma « relaxation dynamique » et qui, à notre avis, constitue une synthèse magistrale adaptant à l'Occidental les techniques les plus importantes de l'Orient. Dans le premier degré de la relaxation dynamique, Caycedo aborde la pensée du yoga hindou ; dans le deuxième, les techniques bouddhistes proprement dites ; dans le troisième, enfin, celles du zen japonais. Il fit à la fin une synthèse de ces trois degrés pour que l'Occidental puisse bénéficier en peu de temps, quotidiennement, d'exercices d'une extraordinaire importance sur les plans neurologique et psychologique.

Ce chapitre a pour but d'exposer sommairement l'approche sophrologique de la pensée orientale. A travers celle de Caycedo, nous allons explorer les abords de quelques phénomènes afin d'en faciliter la « compréhension » ultérieure éventuelle.

Les livres écrits par Caycedo aux Indes sont, à mon avis, des documents d'une très grande valeur puisqu'ils ont été réalisés avec le concours des plus grands rajas yogis hindous, et celui des yogis tibétains. Ils constituent donc une excellente initiation à l'Orient pour les sophrologues. « Il n'y a pas de yoga sans gourou », affirme le fondateur de la sophrologie, et Caycedo est en quelque sorte notre gourou surtout lorsqu'il s'agit d'un sujet aussi délicat, aussi complexe que l'approche de la pensée hindoue, bouddhiste traditionnelle et du zen japonais. Cette approche doit éviter de dénaturer les doctrines mais, en même temps, respecter les systèmes scientifiques occidentaux de manière à pouvoir adapter quelques-unes des techniques orientales à la médecine occidentale contemporaine.

Les Indiens, sont, depuis des millénaires, les grands maîtres de l'étude de la conscience, ce terme englobant pour eux l'étude de la conscience ordinaire, de l'inconscient et du supraconscient. Jusqu'à la fin du siècle dernier, les psychologues et psychiatres occidentaux se sont cantonnés dans l'étude de la conscience ordinaire. Les meilleures intelligences, depuis Aristote, saint Augustin, Leibniz, Schopenhauer, se sont penchées sur l'esprit et l'histoire de l'esprit, lequel, pendant une longue période de l'histoire, appartint au domaine de la théologie, du dogme et fut considéré comme une chose immuable. Il faut constater tristement qu'il a fallu attendre les génies de Freud et de Jung pour que l'étude de l'inconscient soit abordée. S'il est certain également que la révolution psychanalytique s'est révélée très féconde, il n'en reste pas moins, comme le disait très justement le professeur Pedro Pons, que nous en sommes encore au paléolithique de l'étude de la conscience. Les Indiens, par contre, depuis des millénaires, ont mis au point des méthodes d'entraînement spirituel permettant non seulement une exploration du conscient et de l'inconscient mais également un dépassement de la conscience ordinaire. Dépassement au cours duquel le sujet accède à certains états d'hyperconscience ; à leur avis, il est très difficile de comprendre quoi que ce soit aux états de conscience si on ne les a pas éprouvés soi-même. Il est certain que les concepts psychologiques et les techniques de l'expérience indienne, permettant l'approche d'états de conscience particuliers, ont été codifiés au sein même de l'expérience religieuse dans les livres sacrés hindouistes et bouddhistes. Comme l'a fait remarquer Swami Akhilanda, c'est au cours de l'expérimentation des techniques yogiques, qui a duré des millénaires et fut codifiée par Patanjali dans les yoga-sutras plusieurs siècles avant notre ère, que l'on s'aperçut que la pratique régulière de certains exercices spirituels de concentration et de méditation permettait le développement progressif de pouvoirs psychophysiques. Les psychologues indiens ont non seulement reconnu l'existence de ces pouvoirs mais ils ont encore mis au point des techniques permettant à un ascète de les obtenir, même en dehors de toute expérience purement religieuse. Ces méthodes sont étudiées dans les yoga-sutras de Patanjali ; on trouve dans différents tantras, comme le Satcakrananirutana, le hathayoga-pradipika et le Pandukapancaka, des études remarquables sur les différents modes de perception extrasensorielle, ainsi que des techniques précises permettant de les obtenir. Il est surprenant, comme l'a écrit Caycedo, que depuis des millénaires les psychologues hindous aient décrit quatre plans fondamentaux de conscience :

1) l'état de veille ordinaire connu sous le nom de *jagrat* ;
2) l'état de sommeil sans rêves, ou état *sousoupti* ;
3) l'état *swapna* ou de rêve. On lit dans l'*Icvarapratya-*

bhidgna : swapna est l'objectivation des visions dans le *manas* (l'une des parties ou aspects de l'esprit) due à la perception des idées latentes qui s'y trouvent. On ne peut définir plus clairement la phase paradoxale des R.E.M. du sommeil, porte ouverte sur l'inconscient. Vingt-cinq siècles avant Cleitman et Jouvet, vingt-cinq siècles avant Freud, les psychologues indiens avaient découvert les différents niveaux ou plans de conscience, individualisé le sommeil avec rêves qui correspond à la phase paradoxale et insisté sur le contenu latent des rêves.

4) Le plan supérieur de conscience ou état *turya,* nom que l'on donne aux états de conscience supérieurs, supra-conscients ; c'est dans ce plan que se placent les états *samadhih.*

STRUCTURE DE L'EXPÉRIENCE PSYCHIQUE DANS LE YOGA

Le yogi indien est, pour la majorité des Européens, un être difficile à comprendre. Les choses s'éclairent lorsque l'on connaît l'unique objectif de son existence : rompre la chaîne des incarnations. (Les Hindous admettent en effet la théorie de la réincarnation, l'individu évoluant très progressivement au cours d'une longue série d'incarnations vers la perfection finale qui fait de lui un dieu en puissance et lui permet d'accéder au nirvana.) Son objectif essentiel est donc son propre salut. Il ne possède rien ; l'argent n'a pour lui aucun sens. Il ne se sent nullement concerné par le monde dont il est détaché, ni par le bonheur ou le malheur de ses contemporains, ce qui explique d'ailleurs sa réticence à l'égard des médecins qui essayent de percer ses secrets.

YOGA ET SUBCONSCIENT

Patanjaḷi, en analysant *L'Individualité psychique,* a décrit cinq types spéciaux d'états psychomentaux *(cittavrtti)* : l'ignorance *(abidiya),* le sentiment de l'individualité *(asmitâ),* la passion, l'attachement *(raga),* le dégoût *(dveça),* l'amour de la vie *(abhiniveça).* « L'ignorance est le champ où poussent toutes les autres, qu'elles soient assoupies, atténuées, subjuguées ou déployées » (Yoga-Sûtra, II, 4). Toutes ces *citavrtti* (tourbillons de conscience) sont des éléments qui peuvent être utilisés pour son développement. Le yogi doit donc apprendre à manipuler ces *vrtti* qui constituent le fleuve psychomental dont la cause première est, selon *Patanjali* (*Yoga-Sûtra,* I, 8), l'ignorance. Mais, et c'est là un point extrêmement important, les yogis, forts de leur expérience, affirment que la connaissance métaphysique la plus complète n'est pas suffisante pour obtenir la suppression, la modification des états de conscience qui est le but du yoga parce que l'abolition des *vrtti* actuels entraîne leur remplacement par d'autres sortant de l'énorme réservoir de l'inconscient. Si la découverte de l'inconscient est l'une des dates les plus importantes de l'histoire de la médecine contemporaine et de l'Histoire tout court, il ne faut pas oublier que les psychologues hindous le connaissent, pour leur part, depuis des millénaires. C'est une des raisons pour lesquelles leur expérience prodigieuse mérite, selon l'Ecole sophrologique, respect et considération, car elle n'a aucune commune mesure avec la nôtre qui, il faut bien humblement l'avouer, est embryonnaire. Pour les psychologues hindous, les résurgences de l'inconscient, les *vasana*, qui forment la mémoire, les tendances, les instincts profonds de l'être, alimentent sans cesse le fleuve psychomental en lui fournissant des *cittavrtti.* Ces *vasana,* qui font partie intégrante de l'inconscient, sont très difficiles à contrôler par le yogi (la vie est une décharge continuelle de *vasana* qui se manifestent par des *vrtti*). Autrement dit, l'esprit est constamment envahi par des résurgences de l'inconscient. Ces *vasana* conditionnent le caractère spécifique de chaque individu, conformément à son hérédité et à son *karma* (le karma, selon la croyance des hindous, étant très schématiquement la somme des mérites et des démérites acquis par l'individu dans ses vies antérieures qui conditionnent sa vie actuelle).

Ce qui caractérise donc, pour les Indiens, la conscience humaine, c'est l'existence d'un circuit continu entre les différents niveaux biomentaux. Les actions humaines conditionnant à leur tour le *karma* sont déterminées par des états psychomentaux *(cittavrtti)* qui déterminent pour leur part d'autres *cittavrtti* ; mais les états de conscience ne sont en réalité que l'actualisation de résurgences de l'inconscient, des *vasana.* Pourquoi les psychologues indiens attachent-ils à l'inconscient une telle importance ?

Pour eux, en fait, il existe un circuit : résurgence inconsciente actualisée, production d'états mentaux conscients *(cittavrtti)* poussant à l'action — action entraînant d'autres états psychomentaux ayant des répercussions au niveau inconscient (réensemencement karmique). Il faut en effet comprendre que pour les Hindous tout phénomène est à la fois l'effet d'une cause et la cause d'un effet à venir, maillon d'une chaîne infinie. L'inconscient joue donc pour eux un rôle considérable puisqu'il influence non seulement les prédispositions natives de l'homme, mais encore, d'une manière continue, tout son comportement. Comme l'a écrit Patanjali : « Le yoga consiste à aider à canaliser le courant de la conscience. » Ou, plus exactement, « le yoga consiste à empêcher la matière pensante *(citta)* de devenir des *vrtti* (tourbillons), ce que *Vivekananda* traduit par « actualisation fluctuante ». Selon certaines écoles yogiques, il est absolument impossible de modifier les états de conscience *(cittavrtti)* tant que les *vasana*, c'est-à-dire les résurgences de l'inconscient qui alimentent la conscience sous la forme *cittavritti,* ne sont pas elles-mêmes contrôlées. Pour reprendre la comparaison de Vivekananda, la *citta* (contenu mental) peut être comparée à la surface d'un lac, les *vrtti* sont les vagues et les rides agitant cette surface sous l'influence des *vasana.* Il est impossible de voir le fond du lac lorsque la surface est agitée. Le fond du lac est notre vrai Moi, le lac est la *citta*, les vagues les *vrtti.* Si l'on veut parvenir à contrôler les états de conscience, il faut donc savoir manier le circuit conscient-inconscient. C'est précisément le but recherché par les techniques yogiques qui visent à arrêter le flux psychomental. Mircea Eliade l'a très justement dit : « Bien avant la psychanalyse, le yoga montrait l'importance du rôle joué par le subconscient. C'est, en effet, dans le dynamisme propre de l'inconscient qu'il voit l'obstacle le plus sérieux que le yoga doit franchir, cela parce que les latences veulent sortir au grand jour, devenir en s'actualisant comme situations de conscience. La résistance que le subconscient oppose à tout acte de renoncement et d'ascèse, à tout acte qui pourrait avoir pour effet l'affranchissement du Soi, est comme le signe de la peur que ressent le subconscient à la seule idée que la masse des latences encore non manifestées pourrait manquer sa destinée, pourrait être anéantie avant d'avoir eu le temps de se manifester et de s'actualiser. » Contrairement à la psychanalyse freudienne le yoga n'identifie pas l'inconscient à la seule libido.

N'oublions pas que les grands maîtres indiens comme Sri Ramakrishna et Sri Aurobindo, considéraient la psychanalyse freudienne « comme une science dans l'enfance, à la fois imprudente, maladroite et grossière ». Aurobindo lui reproche d'isoler dans les couches subconscientes du vital inférieur quelques-uns des phénomènes les plus morbides en attribuant à cet élément une importance hors de proportions avec son rôle véritable dans la nature. Le yoga met en évidence les circuits qui relient le conscient et l'inconscient. Pour lui l'inconscient est à la fois la matrice et le réceptacle de tous les gestes, actes, intentions égoïstes, de tout ce qui est dominé par le désir d'autosatisfaction, de rassasiement. Comme l'a écrit Mircea Eliade, « c'est du subconscient que vient, c'est dans le subconscient que retourne (grâce aux ensemencements karmiques) tout ce qui veut se manifester, c'est-à-dire avoir une « forme », montrer sa « puissance », préciser son « individualité ». Pour les grands raja yogis, il ne fait aucun doute que l'on peut grâce aux techniques de concentration, de méditation, et à l'ascèse, contrôler totalement ou partiellement l'inconscient. Le yogi peut neutraliser ses *vrtti* parce qu'il parvient à dominer des techniques supérieures. Pour maîtriser une passion, il faut la sublimer avant qu'elle ne devienne active. Le raja yogi la prend donc dans sa matrice et il en brûle jusqu'à la semence comme l'a écrit Vivekananda : « Dans une concentration où subsiste la conscience, où l'esprit réussit uniquement à faire tomber les vagues qui s'élèvent dans le *citta* et à les empêcher de s'élever de nouveau, les vagues subsistent sous la forme de tendances. Ces tendances (ou semences) redeviennent des vagues le moment venu. Mais lorsque vous avez détruit ces tendances, il ne reste plus, dans l'esprit, de semences qu'on puisse faire germer ; ni la possibilité de produire à nouveau cette plante qu'est la vie, cette ronde éternelle des morts et des renaissances. » Ainsi, l'objectif essentiel du yogi est non seulement de connaître mais encore de dominer l'inconscient. Son esprit étant ainsi unifié il peut accéder à l'état de conscience le plus élevé, le *samadhih.*

LES DIFFÉRENTS TYPES DE YOGA

Les Hindous sont de très grands psychologues qui ont adapté les formes du yoga à la personnalité, aux tendances profondes de l'individu, comme l'a montré Caycedo dans son remarquable livre : *L'Inde des yogis.* Très schématiquement, on peut distinguer quatre catégories de yogas dont la classification est basée sur des principes psychologiques. Comme nous l'avons déjà dit, dans le livre de Caycedo ce sont les yogis qui exposent eux-mêmes leur point de vue. Il ressort en particulier de leurs propos que le Hatha Yoga auquel les Occidentaux attachent une grande importance n'est pour eux qu'un yoga auxiliaire. Les quatre catégories de yoga comportent de nombreux « sous-groupes » qui ne sont que des ramifications ou des mélanges des différentes catégories classiques.

1) Le Gnana-Yoga :

Il est essentiellement réservé aux intellectuels purs (*gnana* est par son sens et son étymologie apparenté à *gnose*). Il utilise les forces du discernement comme techniques d'action sur la conscience. Ces principes fondamentaux sont consignés dans les *Upanishad* mais, comme l'a noté Maryse Choisy : « La connaissance intellectuelle n'a jamais suffi à personne pour se sauver. Elle est nécessaire pourtant parce qu'elle constitue l'ossature du système. C'est sur elle que les autres yogas baseront leurs exercices. » On arrive rarement au *samadhih*, c'est-à-dire à la délivrance, à la connaissance transcendante, par le gnana-yoga seul ; il faut y ajouter suivant les tendances profondes du disciple d'autres disciplines yogiques.

2) Le Bhakti-Yoga :

Ce yoga est essentiellement celui de la dévotion où l'adoration de Dieu et l'amour de tous les êtres servent de voie de réalisation au disciple. Il est donc recommandé aux personnes jouissant d'une grande sensibilité et manifestant une grande prédominance des capacités affectives et émotionnelles. Le bhakti-yoga utilise essentiellement les techniques d'action sur la conscience basées sur le développement de l'affectivité pour obtenir l'accès au plan supérieur de la conscience. Telles sont la pratique de *Viveka*, le discernement ; *Vimoha*, le non-asservissement aux désirs ; *Abhyâsa*, les exercices spirituels, la direction de la pensée vers Dieu, et l'utilisation de toutes les techniques permettant d'affermir ce tropisme (musique, prière) et, au-dessus d'elles, *aninsha*, la non-nuisance. Dans son explication sur les aphorismes de la bhakti, Narada dit : « Bhakti est un intense amour de Dieu. » Lorsque l'homme y atteint, il aime tous les êtres et n'en hait aucun, ses besoins sont satisfaits à jamais. Il est certain que l'exercice de ces qualités nécessite une force de caractère peu commune qui est celle d'ailleurs de tous les saints des différentes religions.

3) Le Karma-Yoga :

Le karma-yoga est essentiellement destiné aux extravertis, à ceux qui ne peuvent trouver spontanément le calme et la sérénité dans la méditation et qui, par leur nature, sont portés à l'action. Ils travaillent d'une manière telle que leur travail devient un travail psychophysique spécial. Si, ses actions échues, on fait de l'homme ce qu'il est actuellement, il peut également se construire, amorcer son évolution spirituelle par ses actions présentes. Dans le karma-yoga, le yogi développe des méthodes de travail où le seul bénéfice recherché est celui de l'influence de l'activité sur le psychisme. Dans le *Bhagavad-gîta* (II, 30) on lit : « Celui qui agit en plaçant toute action en Brahman (Dieu) et en abandonnant tout attachement personnel n'est pas plus touché par le péché que la feuille de lotus par les eaux. Dédie-moi toutes tes activités, dirige toujours tes pensées vers l'Etre Suprême et, libéré de l'espoir et de l'égoïsme, guéris ta fièvre mentale, va maintenant t'engager dans la bataille. »

4) Le Raja-Yoga de Patanjali :

C'est celui qui, selon Caycedo, nous intéresse au premier chef. C'est en effet le yoga de l'auto-analyse de la conscience. Il utilise le pouvoir de l'esprit dont il nécessite la maîtrise et le contrôle. Comme l'a écrit Vivekananda : « La science du raja-yoga se propose tout d'abord de nous fournir des moyens pour observer les états intérieurs. L'instrument employé est l'esprit lui-même. La puissance d'attention, lorsqu'elle est convenablement guidée, et dirigée vers le monde intérieur, peut analyser l'esprit et projeter la lumière sur les faits. Les pouvoirs de l'esprit sont comme des rayons lumineux diffus : lorsqu'on les concentre ils éclairent. C'est le seul moyen d'acquérir la connaissance. » Très schématiquement, le raja-yoga de Patanjali comporte huit techniques qu'il nous est impossible d'analyser toutes en détail dans cet exposé. Cinq d'entre elles constituent des moyens médiats concernant les disciplines morales, intellectuelles et psycho-physiques. Parmi les trois moyens immédiats, il faut citer les techniques purement psychologiques de concentration, de méditation et de contemplation.

LES CINQ TECHNIQUES MÉDIATES DU RAJA-YOGA

Les cinq techniques sont les suivantes :

1) Iamah, ou la pratique des vertus négatives :

Ne pas tuer, ne pas mentir, ne pas voler, garder la continence, ne pas accepter de cadeaux (Yoga-sutra II, 30).

2) Nihyamas :

La pratique des vertus positives qui sont au nombre de six : purification intérieure et extérieure, contentement, mortification, étude et adoration de Dieu (Yoga-Sûtra II, 32). Patanjali donne les moyens de pratiquer ces vertus indispensables : « Pour faire obstruction aux pensées qui sont hostiles au yoga, des pensées contraires doivent être produites » (Yoga-Sûtra II, 33). Ainsi, comme le disait Vivekananda, lorsque votre esprit est empli d'une grande vague de colère, pour la maîtriser vous soulevez une vague contraire, une pensée d'amour. Saint Ignace de Loyola reprendra cette technique dans ses exercices spirituels : « Une habitude se détruit par une habitude contraire comme on repousse un clou avec un autre clou. »

3) Asana :

L'asana c'est la posture, la position corporelle pendant les exercices spirituels. Pour Patanjali : « La posture est ce qui est stable et facile (Yoga-Sûtra II, 46) et le samkhia-sutra (VI, 24) ajoute : « toute posture qui est facile et ferme est une asana ; il n'y a pas d'autre règle ».

Les traités de hata-yoga donnent la description d'innombrables asanas. Si l'on en croit les textes tantriques il y a pratiquement autant d'asanas que de yogis puisqu'on est arrivé à en dénombrer près de 8 400 000 pour lesquelles, si l'on en croit le *gherananda samhita* (deuxième Oupadesha) 32 seulement méritent d'être considérées comme excellentes. En réalité, elles ne s'apprennent pas dans un livre mais sont transmises par le « maître spirituel », le gourou, sans la direction duquel toute évolution spirituelle est impossible. Il est certain qu'au début l'asana est incommode, inconfortable, provoquant douleurs et tiraillements. Mais au bout d'un certain temps la posture peut être maintenue sans aucun effort, la position méditative devient naturelle, le sujet ne sentant même plus son corps [1], toutes les tensions organiques se fondent dans un bien-être harmonique. On peut arriver à rendre une position stable et agréable. « En réduisant la tendance naturelle à l'agitation et en méditant sur l'illimité » (Yoga-Sûtra II, 47). Comme le note Vivekananda : « Tout le monde ne peut pas penser à l'absolu infini, mais on peut facilement penser au ciel infini ». « Quand on a gagné la fixité, les dualités ne font plus obstruction » (Yoga-Sûtra II, 48). Le Bien le Mal, le froid le chaud, tous les couples d'opposés ne troublent plus le yogi. Il est aisé de comprendre que l'on obtient ainsi une certaine neutralisation des sens. La conscience étant libérée de la présence du corps, l'esprit peut se concentrer sur un point. L'unification du corps en quelque sorte concentré en une position unique, stable, favorise la concentration et l'unification de l'esprit. Caycedo a découvert dans le mécanisme des exercices un élément neurophysiologique de

1. Il est certain que pour l'Occidental les asanas ne sont pas des positions agréables, naturelles, que l'on peut conserver longtemps sans fatigue. Les Orientaux utilisent souvent de telles positions dans la vie courante en les maintenant facilement sans grand apprentissage.

grande importance : « la sensation de récupération », que l'on obtient après les exercices et qui joue un rôle important dans le premier degré de la Relaxation dynamique.

4) Prânâyâma :

« Le Prânâyâma est l'arrêt des mouvements inspiratoires et expiratoires et s'obtient après que l'asana a été réalisée » (Yoga-Sûtra II, 49). La correspondance entre la fonction respiratoire et l'activité mentale est l'une des données essentielles de la psychophysiologie du raja-yoga. Comme l'a souligné Thérèse Brosse, ceux qui pratiquent avant tout et directement le contrôle psychique ont insisté sur le fait que l'acquisition de cette maîtrise et les exercices y conduisant agissent d'une manière très importante sur la respiration qu'ils transforment. Comme l'écrivait Sry Ramana Maharshi : « Si le mental est contrôlé, la respiration devient automatiquement contrôlée. » Les exercices respiratoires sont d'un très grand secours pour le débutant car ils lui permettent précisément de fixer son mental. La respiration est une fonction à la fois automatique et volontaire. En tant que mécanisme végétatif, elle se trouve soumise à la vie psychique, et varie donc suivant la tension psychomentale. La respiration d'un homme en colère est rapide, agitée ; celle d'un homme qui se concentre, qui médite, se ralentit d'elle-même. En tant que possibilité volontaire, elle peut intervenir puissamment sur le déroulement des fonctions psychiques. La relation unissant la respiration aux états de conscience est connue depuis des millénaires par les yogis qui s'en sont servi comme d'un instrument d'unification de la conscience. Dans le deuxième degré de la relaxation dynamique, Caycedo utilise la respiration synchronisée avec quelques mouvements corporels, pendant la sophronisation. Dans cette méthode, il s'est inspiré des techniques bouddhistes les plus pures.

5) Pratyaharah :

« La rétraction sur eux-mêmes des organes se produit parce qu'ils abandonnent leurs objets propres et prennent la forme du contenu mental *(citta)* » (Yoga-Sûtra II, 54). En effet, les organes sont des états différenciés du *citta*, du contenu mental. Je vois par exemple une statue, sa forme n'est pas dans la statue elle-même, elle est dans mon esprit. Il existe donc un phénomène extérieur qui éveille cette forme chez moi. Les organes s'identifiant à tout ce qu'ils rencontrent, il faut alors empêcher l'esprit de prendre ces formes. Le but de pratyâhârah est d'empêcher l'activité sensorielle d'être accaparée par les objets extérieurs, donc de réaliser une sorte d'isolement sensoriel. N'étant plus distrait ou troublé par les sens, par la mémoire, toute activité est suspendue : d'où la maîtrise suprême des organes *(Patanjali)* (Yoga-Sûtra II, 55). Le yogi, dès lors aura la maîtrise totale de tous ses muscles, de tous ses nerfs, de tous ses organes. Il pourra commencer son grand œuvre à l'aide des techniques psychologiques de concentration, de méditation et de contemplation qui le mèneront à la conquête totale de son esprit puis de la connaissance transcendante.

LES TROIS MOYENS IMMÉDIATS DU RAJA-YOGA

Ils consistent en techniques purement psychologique dont les modalités varient selon les écoles et qui sont d'ailleurs tenues secrètes dans une certaine mesure.

1) La concentration dhâranâ :

« Dhâranâ c'est maintenir le mental sur un objet particulier » (Yoga-Sûtra III, 1). Le yogi fixe donc son mental sur un objet intérieur. L'activité sensorielle et l'inconscient introduisent continuellement dans le champ de notre conscience des objets, des représentations qui l'envahissent et la dominent. La concentration sur un seul objet permettra au yogi de contrôler progressivement son activité sensorielle. Il pourra ainsi réaliser progressivement non seulement un isolement sensoriel, mais également contrôler sa mémoire et mettre en marche des énergies sous-jacentes.

2) Dhyâna : la méditation :

Elle est en quelque sorte la poursuite de cet état mental sur le même point. Le *dhyâna,* ou méditation, est caractérisé par Pantanjali comme « un flux ininterrompu de la connaissance sur cet objet » (Yoga-Sûtra III, 2). Le mental étant focalisé sur un objet, les *vrtti,* « tourbillons de conscience », s'apaisent. Comme l'a très justement écrit Mircea Eliade, la méditation profane s'arrête à la forme extérieure des objets servant de support à la méditation *(dhyana)* ; elle permet de pénétrer l'essence des choses elles-mêmes : c'est « un instrument de prise de possession, d'assimilation du réel ».

3) Le samadhih :

« Quand Dhyâna, rejetant toute forme, reflète seulement la signification, c'est *samadhih* » (Yoga-Sûtra II, 3).

Il est assez curieux de constater que la plupart des écrivains et penseurs occidentaux qui ont essayé d'aborder le problème des états d'hyperconscience des grands yogis se sont lourdement trompés à leur sujet. C'est le cas de Rufus N. Jones, d'Albert Schweitzer, qui n'y ont vu qu'une expérience mystique essentiellement négative puisque, selon eux, elle revient à nier le monde. Comme l'écrivait très justement Caycedo : « Nous ne croyons pas qu'il soit logique de supposer que les Orientaux se soient trompés et que tout leur travail pendant vingt-cinq siècles soit le produit d'une phase narcissiste ou d'une fixation de caractère sado-masochiste, pour employer la curieuse terminologie des psychanalystes. » Même Karl Gustav Jung, ce géant de la pensée, s'est trompé en assimilant le samadhih à un état inconscient. Le samadhih est caractérisé essentiellement par une rupture de niveau de conscience entraînant, comme l'a noté Mircea Eliade, le passage de l'être au connaître. Il comporte plusieurs degrés. Lorsque l'esprit a été entraîné à rester concentré, fixé sur un point (un objet intérieur ou extérieur), il acquiert le pouvoir de se canaliser, d'affluer vers ce point d'une manière ininterrompue. Cet état, nous l'avons vu, se nomme *dhyâna,* la méditation. Vivekananda insiste sur le fait que lorsque l'on est arrivé à intensifier la puissance de cet état au point de pouvoir rejeter la partie extérieure de la perception, pour ne plus méditer que sur le sens, on atteint le *nirvitarkâ samâdhih.* Voici l'exemple que donne Vivekananda : « Supposez que je médite sur un livre et que j'arrive progressivement à concentrer mon esprit sur lui et à ne percevoir que les sensations intérieures, la signification non exprimée par aucune forme, je serai dans l'état de *dhyâna* appelé *samadhih.* Le livre a disparu, seule sa signification reste. »

Les yogis classent les objets de connaissance en très grossiers, grossiers, subtils, extrêmement subtils et graduellement ils vont du grossier au subtil, car « Cela doit être fait par degrés », comme l'a écrit Patanjali dans ses Yoga-Sûtras. Il est certain que cette ascension progressive des objets empiriques les plus grossiers aux objets transcendants en passant par d'innombrables intermédiaires, entraîne l'esprit à se raffiner considérablement. Les étapes du *samprajanata samadhih* s'appellent *bijasamadhih* (« samadhih avec semence »). Progressivement, le yogi va devenir capable de se passer de support ; c'est l'esprit lui-même qui servira d'objet de méditation. Enfin, quand il sera complètement arrivé à un état supérieur, il pourra atteindre le *samadhi* suprême, le *samadhi sans semence.* Comme l'a souligné Vivekananda, lorsqu'il accède à cet état supraconscient, l'homme acquiert une connaissance au-delà du raisonnement, la connaissance métaphysique et transcendentale ; il lui est donné de connaître l'ultime vérité, et en ressort donc réellement illuminé. Il est certain que cette expérience est difficilement communicable car elle dépasse les possibilités d'expression du langage, ce qui n'empêche qu'on ne saurait mettre en doute sa réalité. Ce serait l'état le plus élevé de la conscience analogue au Satori des Japonais.

RÉGIME ÉLECTRO-ENCÉPHALOGRAPHIQUE DE L'ÉTAT SAMADHIH

On sait qu'au cours des états d'hyperconscience, états samadhih, les yogis disent qu'ils ne perçoivent ni les stimuli provenant de l'environnement ni ceux provenant de leur propre corps, leur esprit restant en état d'extase. Des études physiologiques expérimentales ont montré que l'activation du système réticulaire activateur par ses afférents périphériques était à la base des états de conscience ; activation sans laquelle l'activité nerveuse supérieure passe à l'état de sommeil. Pour explorer l'activité électrique du cerveau pendant l'état samadhih, des études ont été faites par B. K. Anand, G. S. Chhina et Baldev Singh. Ces auteurs ont observé :

1) Que les yogis présentaient une activité alpha prédominante sur les tracés enregistrés en période de repos.

2) Que pendant l'état samadhih, ils présentaient tous une persistance alpha avec une augmentation de l'amplitude des complexes.

3) Qu'il était impossible de bloquer le rythme alpha par différents stimuli pendant le samadhih.

4) Que deux yogis qui purent maintenir leurs mains dans de l'eau glacée pendant quarante-cinq à cinquante-cinq minutes, sans la moindre gêne, ont montré une persistance de l'activité alpha avant et pendant l'immersion.

Pour tenter d'expliquer ces faits, les auteurs suggèrent que l'activité cérébrale des yogis pendant l'état samadhih a pour base un type de conscience qui dépend d'une action réciproque entre le système réticulaire activateur cérébral et le cortex, et non de l'activation du système réticulaire activateur par les afférents internes ou externes. Le fait que les yogis qui pouvaient maintenir leurs mains dans de l'eau glacée présentaient un rythme alpha, prouve qu'ils étaient capables de bloquer les afférents du système réticulaire, réalisant effectivement un isolement sensoriel. Ces observations confirment les travaux de Das de Calcutta, de Gastaut de Marseille et ceux de Maryse Choisy.

RÉCEPTIONS EXTRASENSORIELLES DES YOGIS

C'est au cours des différentes étapes du samprajnata-samadhih que le yogi acquiert certains pouvoirs que Patanjali a parfaitement classifiés dans le chapitre III des Yoga-Sûtras. Les bouddhistes les appellent « les cinq abhijas » :

1) La claire-audience ;

2) Les phénomènes de voyance ;

3) La mémoire longue ;

4) La lecture de la pensée ;

5) Les pouvoirs extraordinaires.

On peut trouver dans certains tantras, en particulier dans le *Satcakranirupana* et dans le *Pâdukâpancaka* des études détaillées de ces perceptions extrasensorielles et la description des méthodes permettant de les développer. Patanjali nous a donné quelques éclaircissements au sujet de ces pouvoirs. Ils apparaissent précisément au cours de certains exercices de concentration qui précèdent le samadhih.

Mais ce qu'il faut surtout souligner c'est que les yogis ne recherchent nullement ces pouvoirs, que ces derniers sont considérés précisément comme des obstacles sur le chemin de leur évolution spirituelle. Patanjali est formel : « Par le rejet même de ces pouvoirs, survient la destruction de la véritable semence du mal, ce qui conduit à kaivalya » (Yoga-Sûtra III, 51). Comme l'écrit Vivekananda : « Lorsque le yogi a vu tous ces pouvoirs prodigieux et les a rejetés, il a atteint le but. » Ramakrishna lui-même écrit : « Méfiez-vous de ces pouvoirs, ne les désirez pas, ils doivent être évités comme des souillures... Celui qui s'installe dans ces pouvoirs ne peut plus s'élever, car ces pouvoirs occultes renforcent l'égoïsme de l'homme et lui font oublier Dieu. »

LE BOUDDHISME ZEN

Le zen est un système bouddhiste d'origine yogique qui a subit d'importantes modifications en Chine et par la suite au Japon. Il comporte des techniques psychophysiques d'un très grand intérêt pour le sophrologue. Nous nous bornerons à une étude très schématique de ses origines et de ses techniques en renvoyant le lecteur désireux de s'instruire plus complètement aux excellentes études publiées par Suzuki. Siddhartha Gautama (l' « Eveillé », ou Bouddha) est né en 563 avant le Christ au nord-est de l'Inde. Au ve siècle les principaux Upanishads existent déjà et serviront de point de départ à son propre enseignement. Comme l'a très justement souligné Watts, les historiens commettent une erreur considérable en présentant Bouddha comme le fondateur d'une religion, en quelque sorte d'un schisme constituant une révolte contre l'hindouisme. Au Ve siècle avant le Christ la notion de religion était pour ainsi dire pratiquement ignorée en Inde, on ne connaissait que la tradition des Vedas et des Upanishads qui n'était pas spécifiquement religieuse « en ce sens, dit Watts, qu'elle englobait toute l'activité humaine depuis les méthodes agricoles jusqu'à la connaissance ultime de la réalité ». Le comportement du Bouddha lui-même est un comportement traditionnel. Il abandonne son rôle de chef de famille en s'excluant de sa caste et en devenant un *rishi* (ermite de la forêt). L'exclusion volontaire de la caste est une coutume courante aux Indes depuis les temps les plus reculés. Ayant atteint, au bout de sept ans d'ascèse et de pratique du yoga, « l'éveil inégalable et parfait », il se rend au parc des daims à Bénarès et révèle sa doctrine à ses compagnons sous forme de quatre nobles vérités qui constituent un résumé de la doctrine bouddhiste. Elles peuvent se résumer comme suit :

1) Personne ne peut nier que l'existence implique beaucoup de souffrance pour tous les humains.

2) Cette souffrance, comme toute insatisfaction, est due au fait que les humains sont soumis à leurs désirs, à leur avidité de possession, à leur égocentrisme.

3) L'égocentrisme, l'avidité et la convoitise peuvent pourtant être compris, surmontés, détruits.

4) Cette délivrance peut être atteinte en suivant une voie rationnelle de comportement (le chemin à huit branches, sur le plan de la pensée, de la parole et des actes). Le chemin à huit branches peut se résumer ainsi :

a) Tu dois d'abord voir clairement où est le mal ;
b) Tu dois ensuite décider de guérir ;
c) Tu dois agir ;
d) Parler dans le seul but d'être guéri ;
e) Ton mode de vie ne doit pas être en contradiction avec ce traitement ;
f) Ce traitement doit être poursuivi à un rythme supportable ;
g) Tu dois y penser sans cesse ;
h) Tu dois apprendre à méditer avec ton esprit profond.

Dans le troisième degré de la Relaxation dynamique, Caycedo réalise une expérience vécue sophrologiquement sur le zen japonais. Lorsqu'on a vécu les trois degrés de la relaxation dynamique on a vécu une expérience directe des méthodes orientales.

Au cours des siècles le bouddhisme sera progressivement refoulé de l'Inde où il deviendra une religion minoritaire. La période comprise entre le IVe siècle et le Christ a reçu le nom de *Hynayana* ou « Petit véhicule » ; le *Mahayana* ou « Grand véhicule » apparaîtra ensuite. Il se distingue de l'hinayana par son esprit de charité et de compassion envers les autres, son souci d'offrir des moyens pratiques et habiles *(Upaya)* pour atteindre le Nirvana. Le but suprême, dans le bouddhisme, est d'atteindre le Nirvana. Nirvana signifie : « Cessation des processus cycliques. » Il est identique au but poursuivi par Patanjali dans les yogas-sutras *(cittavrtti niridha),* « la cessation des cycles de l'esprit ». Le yogi ayant détruit son inconscient, unifié son esprit, atteint la réalité supérieure. Le but du bouddhiste, en se libérant totalement des attaches de ce monde, est identique : l'unification de l'esprit qui le libère des liens karmiques donc du cycle des réincarnations. Le bouddhiste, comme l'hindouïste, croit à l'existence des réincarnations successives et à la loi du karma. Alors que, dans le Hynayana, le disciple parvenu au Nirvana est appelé *Arhans* (héros), les tenants du *Mahayana* s'insurgent contre l'égoïsme de cet homme uniquement préoccupé par sa propre évolution spirituelle et son propre salut. A cet arhans, ils opposent le boddhisattva qui est celui qui a réalisé la contradiction profonde d'une libération atteinte uniquement par soi-même et pour soi-même. Le boddhisatva est le sage qui, ayant atteint la perfection spirituelle, l'illumination, donc identique au Bouddha, refuse le Nirvana et se réincarne pour revenir en ce monde, aider les autres dans leur évolution. Il a fait le vœu de ne rentrer au Nirvana final que lorsque tous les êtres vivants y seront parvenus. Bien entendu, les partisans des deux écoles s'attribuent la possession des idées originales du Bouddha. Les mahayanistes affirmant détenir l'enseignement secret de Bouddha à ses disciples, enseignement transmis oralement de maître à disciple et dont la révélation aurait été rétardée jusqu'à ce que le monde soit en état de la recevoir.

Le bouddhisme zen dérive de l'enseignement de l'école mahayaniste. En effet, dès le VIe siècle, le mahayana avait gagné le Tibet et la Chine. Il fut implanté en Chine par Boddhidarma qui fonda l'école Tchang. Boddhidarma devait se rendre à la cour de l'empereur Wu Liang, grand protecteur des bouddhistes ; son attitude intransigeante ayant déplu au souverain, il se retira pendant neuf ans dans un monastère de l'Etat de Wei où il passa son temps, selon les textes, « à contempler un mur », ce qu'il ne faut pas traduire littéralement mais qui, selon Suzuki, décrit l'état intérieur de Boddhidarma qui avait « exclu de son esprit toute pensée de vouloir saisir ». En schématisant à l'extrême, on peut dire que le zen est un mélange de mysticisme indien, de naturalisme chinois marqués par le tempérament japonais. L'origine de son nom japonais, « zen », vient du mot chinois *ch'an* qui n'est que la transposition de *dhyana*, la méditation. Le zen peut donc être considéré comme une voie de sagesse distincte des autres. Il ne possède pas d'écriture sainte. Selon ses adeptes c'est dans le refus de tout dogme et de tout rituel mystique que réside sa véritable spiritualité. « Le chemin est proche, mais les hommes cherchent au loin. » Cette maxime chinoise, comme l'a souligné Abrezol, résume bien l'un de ses principes de base. L'adepte ne cherche pas quelque chose d'extraordinaire, il ne vise absolument pas de devenir un saint, il souhaite seulement apprendre à devenir totalement ce qu'il est potentiellement et à recouvrer, en le découvrant, son vrai Moi. La perfection zen consiste à être parfaitement et simplement humain. C'est ce qui explique la vaste audience du zen allant des moines, en passant par les artistes, les philosophes, les médecins, les psychiatres, les sophrologues, bref, tous ceux qui cherchent une voie pour la connaissance de soi, pour l'unité intérieure.

Il y a aujourd'hui au Japon deux grandes écoles zenistes : l'école rinzaï, dite de l'enseignement soudain, et l'école soto, dite de l'enseignement graduel. La méthode du koan est surtout utilisée par l'école rinzaï. Cet enseignement basé sur le koan s'étale sur trente ans et tous les moines ne parviennent pas jusqu'à son terme. L'école soto considère la technique du koan comme beaucoup trop artificielle, lui reprochant précisément de viser d'une manière un peu trop systématique la recherche du *satori* (illumination), voire de déclencher des sartoris qui ne seraient qu'une réponse émotionnelle artificielle consécutive à une mise en condition d'un type particulier. Les tenants de l'école rinzaï n'ont jamais caché que l'intensité du sartori est directement proportionnelle à l'intensité de la recherche aveugle et du doute qui le précède. Pour l'école soto, le véritable sartori repose, comme l'a souligné Watts, sur l'action non activée : s'asseoir pour s'asseoir, marcher pour marcher. Les communautés zen modernes, soto et rinzaï, attachent une très grande importance à la méditation assise ou *Za Zen* ; l'attitude est celle du lotus, les yeux ouverts fixés à un mètre en avant. Cet exercice est très différent de la méditation yogique. Il ne s'agit absolument pas pour le disciple de concentrer son esprit sur un objet ou sur un seul point pour le dominer. Il s'agit, comme l'a écrit Watts, « d'une prise de conscience paisible, sans commentaires, de ce qui se passe alentour ». Cette prise de conscience s'accompagne d'une sensation très vive de « non différence» entre le soi et le monde extérieur, entre l'esprit et son contenu, les bruits, les objets et autres manifestations du monde ambiant. Cette sensation ne se manifeste naturellement pas si l'on fait effort pour l'éprouver, elle ne se manifeste que d'elle-même, spontanément, lorsqu'on se livre à la contemplation assise et que l'esprit ne poursuit aucune intention, pas même l'intention de se débarrasser de l'intention. Cette pratique ne doit pas être considérée comme un moyen pour parvenir à l'éveil : « On ne pratique pas la doctrine pour devenir un bouddha, mais parce que l'on est d'emblée un bouddha. »

En vertu du principe extrême-oriental que le cosmos forme un tout indivisible, la méditation *Za Zen* cherche à établir en quelque sorte un phénomène de résonance entre le plan de la conscience individuelle et celui de la conscience cosmique, permettant à la première de s'élever progressivement en dépassant ses barrières pour finir par se fondre au sein de cette dernière.

Voyons maintenant ce qu'est un *koan*. Ce mot vient du terme juridique chinois *kung an*, désignant un cas d'espèce dont le règlement a fait jurisprudence. Les koans sont utilisés pour ouvrir l'esprit de l'élève, pour mesurer jusqu'à quel point il est ouvert. Le zen reconnaît qu'il est impossible d'expliquer rationnellement les koans dans la mesure où ils sont conçus pour empêcher de réfléchir, de penser selon la raison. Ils ont pour objet de désarmer la logique, l'analyse, la rationalisation, de créer une véritable impasse mentale, un état de tension confinant parfois, comme l'a expliqué Caycedo, à la névrose obsessionnelle expérimentale d'où doit finalement naître une illumination soudaine, brutale, semblable à un éclair de lumière. La nature du bouddha est en soi-même et ne doit pas être cherchée ailleurs. Comme le fait remarquer Watts : « On l'encourage en fait à s'abêtir lui-même, à tourner indéfiniment en rond comme un chien essayant d'attraper sa queue. » Voici quelques exemples de koan :

Si vous rencontrez dans la rue quelqu'un qui a découvert la vérité, il ne vous est pas permis de dire quelque chose quand il passe, ni de passer sans rien dire. Alors, comment allez-vous faire ? Autre koan célèbre de Tao-Hsin, l'un des patriarches du zen (579-651) à l'un de ses élèves : « Quelle est la méthode de libération ? » demande le maître. « Qui nous enchaîne ? » réplique le disciple. « Personne ne m'enchaîne. — Alors, dit le disciple, pourquoi cherchez-vous la libération ? » Autre koan : le prêtre Shusan tient devant les yeux des moines assemblés le bâton nommé *shippey,* symbole de la dignité des maîtres, et dit : « Si vous appelez ceci un bâton, c'est inconvenant. Si vous ne l'appelez pas bâton, c'est faux. Alors, dites, comment allez-vous l'appeler ? » Durant des heures, des semaines, des mois, le disciple cherche une solution au problème apparemment insoluble. Quand il pense avoir trouvé une solution, il va voir son maître qu'il a le droit de questionner une fois par jour. Le maître l'écoute et, sans un mot d'explication, le renvoie à la salle de méditation. Les rapports maître-élève sont dirigés par l'élève car il n'y a rien à enseigner, rien à dire. La vérité bouddhique est tellement évidente que l'enseignement la dénaturerait car, selon le zen, le Bouddha ne prononça jamais une parole en dépit de tous les écrits qui lui ont été attribués. Comme l'a noté Watts : « Son message authentique est toujours resté inexprimé car, ce faisant, les paroles lui auraient enlevé tout contenu. » Cependant, selon la doctrine, ce qui ne peut être communiqué par le Verbe peut néanmoins l'être silencieusement, au moyen d'une « symbolisation directe » sans laquelle l'expérience bouddhiste n'aurait jamais pu être transmise aux générations successives. Le disciple abandonné à lui-même continue à méditer avec acharnement pour trouver la solution. Il n'arrive à aucun résultat et retourne alors voir le maître qui le renvoie à nouveau dans la salle de méditation. Il se jette alors de toutes les forces de son corps, de son âme et de son esprit sur le problème et tombe dans un très curieux état d'âme. Cette méditation irritante qui le conduit apparemment à une impasse, augmente progressivement sa tension psychique. L'accroissement de celle-ci le conduira à un point tel, dit Suzuki, qu'il obtiendra une rupture des barrières de la conscience. Son esprit s'ouvrira et se libérera des murs qui l'encerclaient. Dans cet état, la solution lui apparaîtra. Il voit alors clair, là où jusqu'alors tout était confus. Il n'est pas toujours capable de dire ce qu'il a ressenti, mais le maître à ce moment-là comprend et sait que l'individu a subi un événement intérieur, a vécu une expérience véritable, « l'illumination » *(satori)*. Le satori n'est pas en fait un changement brutal du niveau de conscience permettant d'accéder à une réalité transcendantale. Il est bien plus une illumination soudaine, une manière intuitive de percevoir l'essence des choses ; le moine zen, au cours du satori, peut pénétrer l'essence des objets et des choses comme le yogi au cours de *dhyana* (la méditation).

Ici comme pour les états d'hyperconscience du Raja Yoga seuls ceux qui ont vécu le satori savent quel peut être l'apport du zen. L'un de ses meilleurs connaisseurs en Occident, Robert Linssen, écrit : « L'homme ordinaire vit selon un processus horizontal. Son existence exprime un désir d'expansion grandissant. Il veut grandir, étendre indéfiniment son prestige, accumuler le plus de possessions matérielles et intellectuelles. Il est incapable de vivre dans le présent et se projette a tout moment dans un futur imaginaire... Par contre, en l'homme éveillé par le zen, la soif de devenir et de possession est éteinte, il n'accumule plus, ne désire plus ; il est libéré. »

Caycedo utilise les méthodes orientales comme technique d'induction sophronique, généralement en groupe. Les états obtenus au cours de ces techniques, lorsqu'elles sont exécutées correctement, quoique n'étant pas les « grands états orientaux », permettent un développement très important de la personnalité.

ÉTUDE ENCÉPHALOGRAPHIQUE DE LA MÉDITATION ZEN

Akira Karsamata et ses collaborateurs ont pratiqué des examens électro-encéphalographiques systématiques chez quarante-huit moines et disciples zen, avant, pendant, et après la méditation. Les modifications constatées peuvent être classées en quatre stades successifs :

1) Les ondes alpha apparaissent cinquante secondes après le début de la méditation ;

2) Dans un deuxième temps, l'amplitude de ces ondes alpha augmente ;

3) Puis on observe ensuite une diminution de la fréquence des complexes alpha.

4) Des ondes beta font leur apparition.

Enfin, les auteurs ont montré que les ondes alpha peuvent être bloquées par des stimuli sonores extérieurs, le temps de blocage demeurant constant deux à trois secondes. Rappelons simplement que chez les yogis en état de samadhih il est impossible d'obtenir un blocage des ondes alpha par des stimuli sonores externes. Le professeur Ikemi et ses collaborateurs ont présenté au Ier congrès mondial de la Sophrologie de Barcelone un travail remarquable arrivant aux mêmes conclusions.

ZEN ET PSYCHANALYSE

L'école soto utilise une technique spéciale, le *mondo,* qui consiste en une sorte de dialogue extrêmement rapide, comportant des questions et des réponses dépourvues de sens manifeste, dialogue se déroulant entre l'élève et le maître. Cette technique a pour but d'activer au maximum la conscience du pratiquant. From a récemment mis en parallèle les conceptions du zen et celles de la psychanalyse, en montrant qu'il y a entre elles beaucoup de similitudes et même une identité totale sur certains points essentiels. Comme il l'a écrit : « Le but de la psychanalyse est de rendre conscient l'inconscient ; cependant parler du conscient ou de l'inconscient signifie prendre les paroles pour des réalités. Nous pouvons seulement parler d'état et de degré de répression, c'est-à-dire d'un état où l'on ne permet d'entrer dans la conscience que par des expériences qui peuvent pénétrer à travers le filtre social du langage, la logique et le contenu. » Un peu plus loin, From affirme : « Si on supprime toute répression, il n'y a plus d'inconscient face au conscient, il y a une expérience directe, immédiate ; pour autant que je ne suis pas étranger à moi-même personne ni rien n'est étranger pour moi. » Pour Caycedo : « La sophrologie commence à peine l'approche des méthodes psychophysiques orientales. Nous sommes conscients de leur importance et des extraordinaires possibilités de recherche qu'elles renferment. Si cette approche se fait avec la délicatesse et l'honnêteté scientifiques requises, nous sommes sûrs que la sophrologie trouvera dans ces méthodes un matériel d'une richesse incalculable. »

Chapitre 18

LES TECHNIQUES DE RELAXATION

L'étude des techniques de relaxation nécessiterait à elle seule tout un livre. En France, deux éminents psychiatres de l'Ecole strasbourgeoise, collaborateurs de Schultz, Geismann et Durand de Bousingen, leur ont consacré plusieurs études et un livre remarquable, *Les Méthodes de relaxation*, que tout sophrologue doit avoir lu. C'est la raison pour laquelle les techniques de Jacobson et de Schultz ne seront étudiées ici que d'une manière très schématique, compte tenu du fait qu'elles sont connues depuis le début du siècle. Nous consacrerons un chapitre à l'étude de la relaxation dynamique, méthode propre à la sophrologie, de création récente et donnant des résultats que l'on peut qualifier de surprenants.

EDMUND JACOBSON

C'est Edmund Jacobson qui le premier, en 1908, à l'université Harvard, devait commencer l'étude du tressaillement nerveux ou sursaut involontaire qui avait déjà fait l'objet de travaux d'un auteur français : Fouillé. Edmund Jacobson voulait démontrer que l'audition d'un bruit imprévu chez un sujet en état de concentration mentale était capable de déclencher des tressaillements musculaires. Son expérimentation lui permit de constater que les sujets, placés dans des situations engendrant un état de tension musculaire, présentaient des tressaillements d'autant plus importants que la tension était plus grande. Par contre, les sujets en état de relaxation ne présentaient pas le moindre sursaut, la moindre perturbation. Ces données ne faisaient que confirmer les travaux de Leng qui avait déjà insisté sur le fait qu'un sujet en état de relaxation était incapable d'éprouver la moindre émotion, donc de l'extérioriser. Pour Jacobson, « au moment où se manifeste une nervosité, une émotion ou une perturbation quelconque, il s'agit toujours d'un processus corporel localisé, épisodique, transitoire et variable des diverses parties de la musculature squelettique ». Bref, toute perturbation, toute émotion entraîne des modifications localisées, variables, passagères au niveau du système musculaire squelettique ou viscéral. Grâce à des études électromyographiques extrêmement précises, réalisées à partir d'un appareillage spécial permettant d'enregistrer les potentiels d'action sur un muscle en état de repos apparent mais possédant un certain tonus, il étudie les réponses musculaires caractéristiques de certaines activités mentales au cours de l'accomplissement de certains actes. Il définit les courbes électromyographiques des actes exécutés dans le calme et constate que l'émotion, l'anxiété, les contrariétés viennent perturber très sérieusement le tracé. Jacobson écrit : « La nervosité, l'émotion, la réflexion, l'imagination et tous les autres processus mentaux entraînent des modifications neuromusculaires transitoires mesurables d'une manière précise lors de leurs manifestations. » Ces tracés montrent « la réalisation immédiate d'actes minuscules, l'électromyogramme traçant à l'échelle microscopique les modifications en réduction de l'acte ébauché ou des actes réels ». Ce qui revient à dire que la simple représentation intellectuelle d'un acte moteur déclenche dans la musculature intéressée par l'accomplissement de cet acte des micropotentiels d'action en l'absence de toute réaction motrice. A partir de ces données, Jacobson devait établir une définition purement physiologique qui, pour lui, est caractérisée par l'absence de toute contracture musculaire, l'enregistrement électromyographique restant à zéro : « Si les tracés des potentiels d'action sont au voisinage du zéro dans la région de l'œil et de la parole, l'homme normal et le névrosé, indépendamment l'un de l'autre, assurent n'avoir rien imaginé, n'avoir ni réfléchi, ni pensé, ni été émus ou perturbés mentalement d'une manière ou d'une autre. » Fort de ces découvertes, Jacobson mit au point une méthode de relaxation dont le but essentiel était de provoquer une détente mentale en supprimant progressivement toutes les tensions musculaires. Cette méthode comporte un véritable apprentissage progressif de la relaxation du corps, région par région. C'est par cet apprentissage que l'on obtient la relaxation mentale. Le grand mérite de Jacobson est d'avoir jeté les bases physiologiques de l'étude des phénomènes neurophysiologiques de la relaxation, mais, malheureusement, il a singulièrement négligé, et c'est le grand reproche qu'on peut lui faire, les aspects psychologiques pourtant extrêmement importants de sa méthode. Très schématiquement, la technique de Jacobson comporte trois temps.

Le premier temps : le sujet étant allongé sur un lit, on lui fait prendre conscience de la différence qui existe entre un muscle tendu et un muscle relaxé. On lui apprend une relaxation progressive de tout le territoire musculaire de son corps. Petit à petit, il apprend à discerner les plus petites tensions des muscles. Pour y parvenir, il faut environ trois séances par semaine sous contrôle médical plus une ou deux séances par jour chez soi, d'une durée de trente à soixante minutes. Cette méthode est donc assez peu accessible aux Européens.

Dans *un deuxième temps,* on apprend au sujet la relaxation différentielle qui a été définie par Jarreau comme « le minimum de contraction musculaire nécessaire pour l'exécution d'un acte, en même temps que la relaxation des muscles dont l'activité n'est pas indispensable pour la réalisation de cet acte ». Bref, on enseigne au sujet à distinguer quels muscles peuvent rester relaxés pendant que les autres sont en état de tension. (Jacobson a noté l'existence de corrélations entre un symptôme clinique et la persistance d'une hypertonie localisée, la disparition du symptôme s'observant parfois parallèlement à celle de l'hypertonie.)

Dans *un troisième temps* enfin, on passe aux applications de la relaxation dans la vie active. On apprend au sujet à distinguer dans la vie courante de quelle tension musculaire s'accompagnent les émotions qui l'affectent particulièrement (peur, angoisse, timidité). Il pourra ainsi prévenir et réduire ses tensions, ce qui lui permettra d'amortir la résonance corporelle des affects.

Comme l'ont souligné très justement Geismann, Durand de Bousingen et Lemaire, Jacobson s'est refusé, dans sa méthode, à aborder la sphère psychologique ; ce qui en limite singulièrement la portée et fait d'elle une technique de relaxation analytique et périphérique. Il n'est que de lire la bibliographie de *Progressive relaxation* pour se rendre compte, et c'est un reproche très important, comment l'auteur a passé sous silence, volontairement (ce qui lui permet d'ignorer apparemment « le rôle de la suggestion dans sa méthode pourtant très directive » [Lemaire]) ou par ignorance pure et simple, les travaux européens sur l'hypnose et l'autohypnose.

TRAINING-AUTOGÈNE DE SCHULTZ

Parallèlement à Jacobson, et dès 1912, Schultz élaborait une technique de relaxation visant également à obtenir la détente mentale par la suppression des tensions musculaires, et ce par des voies différentes de celles de Jacobson. Eminent psychothérapeute, Schultz utilisait couramment les techniques hypnotiques dont il avait une maîtrise parfaite. Pour lui, « l'hypnose n'est pas un phénomène purement psychologique et n'équivaut pas à la simple suggestion. C'est plutôt un véritable changement d'attitude de tout l'organisme. » Il devait constater que chez les sujets en état de transe hypnotique on retrouvait d'une manière quasi constante certains symptômes, en particulier une sensation de pesanteur témoignant d'une décontraction musculaire, et une sensation de chaleur signant une vaso-dilatation, phénomènes s'observant d'ailleurs au cours du sommeil naturel. Partant de ces observations, Schultz devait élaborer « une méthode pour obtenir un état d'autohypnose au moyen d'exercices systématiques sous contrôle médical ». C'est en 1926 qu'il communiquait à l'association médicale de Berlin les premiers résultats obtenus grâce à sa méthode d'entraînement autogène. Dans le training-autogène, le sujet réalise lui-même sa décontraction sans l'aide de personne. Schultz devait souligner, dans son manuel pratique destiné aux médecins, que son training-autogène nécessite une compréhension globale de l'homme comportant corps et esprit, ce qui explique toutes les interréactions psychophysiologiques. Le training-autogène de Schultz comporte, comme nous le verrons, une série d'exercices visant six zones différentes : les muscles, les vaisseaux sanguins, le cœur, la respiration, les organes abdominaux et la tête. Cette technique permet, par un acte de concentration mentale et lorsqu'on y est entraîné, de mettre au repos des systèmes expressionnels comme les muscles, les vaisseaux, le cœur, l'appareil respiratoire, et même de faire diminuer le tonus des organes abdominaux. La mise au repos de ces systèmes expressionnels permet de réduire considérablement la tension affective, ce qui entraîne un amortissement de la résonance corporelle des émotions et une détente mentale bénéfique. Voici très schématiquement la nomenclature des six exercices standard du cycle inférieur du training-autogène de Schultz.

Premier exercice : relaxation musculaire.

Cet exercice peut être pratiqué en trois positions : *a*) assis dans un fauteuil confortable (à dossier haut si possible), les bras étant appuyés sur ceux du fauteuil, les pieds reposant sur toute leur surface, les genoux un peu écartés ; *b*) couché, la nuque, bien appuyée, les bras étendus le long du corps, les pieds à rotation externe légère ; *c)* en cocher de fiacre, le tronc affaissé, la tête en avant, les avant-bras appuyés sur les cuisses.

1) Le sujet ferme les yeux, il se représente mentalement la formule : « Je suis tout à fait calme », en rappelant une image visuelle ou auditive évoquant le calme : bord de mer, paysage de montagne ou de campagne ; en se rappelant le bruit de la mer, en sentant des fleurs ; ou encore, en regardant attentivement un objet quelconque et en continuant à visualiser l'objet en fermant les yeux.

2) Mon bras droit devient lourd (pour les gauchers, il s'agira du bras gauche). Au bout de peu de temps cette sensation de lourdeur est effectivement ressentie. Après une minute, on effectue le retour en arrière toujours de la même façon : fléchir et étendre le bras énergiquement plusieurs fois ; faire quelques respirations profondes ; ouvrir les yeux.

Les quinze premiers jours, on fera trois séances quotidiennes à raison de deux exercices par séance, sans plus. Au bout de quatre à six jours, la sensation de lourdeur est plus rapide et plus intense et commence à s'étendre aux autres membres, particulièrement à l'autre bras. On ajoute alors à la formulation : « Mes deux bras sont lourds, mes bras et mes jambes sont lourds, tout mon corps est lourd. » Le retour s'effectue toujours de la même façon sans mouvement spécial pour les jambes. Après quinze jours, on passe au deuxième exercice.

Deuxième exercice : relaxation vasculaire.

1) « Je suis tout à fait calme. »
2) « Les bras (jambes, corps) sont lourds. »
3) « Mon bras droit (gauche pour les gauchers) est chaud (les deux bras sont chauds, les deux bras et les deux jambes sont chauds). »

On éprouve ainsi progressivement la sensation d'un courant de chaleur et, l'entraînement progressant, cette sensation devient de plus en plus forte. Chaque exercice se réalisera en commençant par le début, sans omettre aucune formule. La relaxation vasculaire ne demande pas de retour au tonus normal. Il se fait automatiquement.

Troisième exercice : régulation cardiaque.

Il s'ajoute toujours aux précédents pendant la même séance, mais pas avant que ces derniers soient bien acquis. On répète toute la chaîne (calme, poids, chaleur) et on ajoute : « Mon cœur bat calmement mais fortement » (pendant une minute). La perception de cette « sensation cardiaque » peut être favorisée, soit en plaçant la main droite sur la région précordiale, soit en restant quelques secondes en expiration forcée. A la fin, on doit si bien sentir son cœur que l'on peut dire : « Je suis mon cœur. » La durée de cet exercice est d'une quinzaine de jours. Les exercices suivants continuent à s'ajouter les uns aux autres selon les mêmes laps de temps et les mêmes manœuvres de retour en arrière.

Quatrième exercice : régulation respiratoire.

« Je suis toute respiration, il y a quelque chose qui respire en moi, je sens mon thorax qui s'élève et qui s'abaisse comme un bateau sur la mer, ma respiration est tranquille, j'entends ma respiration. » La maîtrise de cet exercice sera atteinte comme pour les autres exercices après une quinzaine de jours d'entraînement.

Cinquième exercice : régulation des organes abdominaux.

Pour cet exercice, il est nécessaire de se concentrer sur le plexus solaire qui se trouve approximativement à mi-distance de la ligne qui unit le nombril et l'extrémité inférieure du sternum. On se concentre sur cette région en répétant mentalement la formule : « Mon plexus solaire irradie de la chaleur. » Ou bien : « Je sens une source de chaleur dans mon abdomen. »

Sixième exercice : régulation céphalique.

Ce dernier exercice est l'aboutissant des cinq autres et ne doit durer que quelques secondes. Pendant l'exercice du refroidissement frontal, il n'est pas rare que surviennent de légères lipothymies ou des migraines ; parfois aussi de légers troubles cardiaques. Le but de cet exercice est de provoquer une légère vasoconstriction du cerveau en s'appuyant sur l'image du front : « Mon front est agréablement frais. » Cet exercice doit être court, environ quinze secondes.

Schultz a souligné la croyance générale, qui est devenue quasi proverbiale, selon laquelle les gens qui ont le cœur chaud ont la tête froide. Dans l'Antiquité, l'un des postulats de la vieille médecine était que la bonne santé se caractérisait par le fait d'avoir « les pieds chauds, le ventre libre et la tête froide ». Les six exercices et leur généralisation constituent le degré inférieur du training-autogène de Schultz : « Je suis complètement tranquille — bras et jambes lourds — bras et jambes chauds — le cœur bat tranquillement et fortement — respiration tranquille, quelque chose respire en moi — le plexus solaire irradie de la chaleur — front agréablement frais. » Ensuite, on effectuera le recul : bouger les bras, respirer, ouvrir les yeux. Au bout de trois mois environ, un sujet normal est capable d'exécuter parfaitement les six exercices. Il est indispensable, à partir de ce moment, que le sujet continue son entraînement de manière à parvenir à une maîtrise parfaite de la méthode, qu'il peut acquérir en pratiquant journellement pendant six mois un ou deux exercices.

De la sorte, comme le souligne Caycedo, l'organisme apprend à relaxer profondément tous ses systèmes au moyen de la concentration interne et à les mettre de nouveau en tension par le recul. « Une fois la méthode apprise, la personne acquiert la capacité de commutation autogène, relaxation-tension », et d'ailleurs, à partir de ce moment-là, la pratique d'une relaxation partielle est souvent suffisante pour déclencher une relaxation totale avec tous ses avantages sans que le sujet ait besoin d'avoir recours à une formule spéciale. Au cours des exercices, il ne faut jamais penser en idée, mais contempler les images intérieures qui correspondent aux formules et s'abstenir de tout effort. Comme le souligne Abrezol, l'image, lors de la formulation « je suis tout à fait calme », sera variable suivant les individus, en particulier suivant les types de mémorisation. On constate que 60 p. 100 des personnes ont une mémoire mixte c'est-à-dire audio-visuelle, alors que les personnes ayant la mémoire visuelle ou acoustique ont un pourcentage beaucoup plus faible. La relaxation musculaire sera variable suivant le type musculaire auquel appartient le sujet. Chez un sujet picnique, lorsqu'on relâche le bras en état de relaxation, la chute du bras est en général très légèrement freinée alors qu'elle est directe chez un asthénique. La généralisation de la sensation de lourdeur peut être du type latéral, elle se fait alors dans le bras du côté opposé, ou du type longitudinal lorsqu'elle se généralise d'un côté seulement (bras droit, jambe droite).

Chapitre 19

LA RELAXATION DYNAMIQUE DE CAYCEDO

Cette méthode mérite à notre avis un chapitre spécial car elle est fondamentale en sophrologie et sa description est l'objet d'un livre que le Dr Caycedo est en train d'achever. Nous nous limiterons ici à en donner l'essentiel en précisant quels éléments physiques et psychologiques elle met en jeu.

La méthode de relaxation dynamique consiste, comme l'a affirmé Caycedo lui-même, en une méthode de sophronisation de groupe qui utilise comme base d'activation intrasophronique quelques méthodes psychophysiques orientales minutieusement sélectionnées.

Cette relaxation dynamique comprend trois temps, ou degrés, chacun d'eux comprenant un mois d'entraînement en groupe. Chaque degré de relaxation dynamique peut être employé d'une manière indépendante par le sophrologue, mais il est cependant préférable que la personne qui s'entraîne, s'il n'existe pas de contre-indication, suive la méthode dans l'ordre où elle a été conçue

L'entraînement pour chaque exercice peut être fait quotidiennement ou trois fois par semaine sous la direction d'un sophrologue directeur de groupe, avec possibilité d'être aidé par des auxiliaires parfaitement entraînés.

A chaque degré, succède une période libre de durée variable pendant laquelle le patient qui s'est entraîné sélectionne les exercices qui lui conviennent le mieux et les exécute une fois par jour, élaborant avec l'accord du sophrologue directeur de groupe sa « propre méthode ».

Le premier degré est une approche sophrologique des techniques les plus pures du yoga, plus spécialement du raja yoga.

Le deuxième degré réalise une approche sophrologique des techniques bouddhistes proprement dites. Nous soulignons qu'il s'agit d'une approche qui se réalise au travers de la sophrologie, car, nous l'avons déjà dit, ces techniques sont exécutées pendant la sophronisation, c'est-à-dire qu'elles s'apprennent au cours d'une sophronisation de groupe, les exercices étant utilisés eux-mêmes comme moyen d'activation intrasophronique.

Le troisième degré est une approche sophrologique à certains exercices du zen japonais.

Les trois degrés constituent une méthode parfaitement structurée et permettent à la personne qui s'entraîne de prendre « contact directement avec son univers intérieur » par les techniques les plus classiques d'Orient réalisées pendant la sophronisation.

En terminant le troisième degré qui possède lui aussi une période libre, le patient, toujours suivant une ligne très orientale dirigée par le sophrologue qui l'a instruit dans les trois méthodes antérieures, élabore sa propre technique de relaxation dynamique où il fait une synthèse des trois degrés. Un patient déjà entraîné peut élaborer sa propre méthode, et son exécution pendant vingt minutes par jour au moyen d'exercices psychophysiques entraînera un renforcement extrêmement puissant de son activité mentale et physique.

Au cours de la période d'entraînement, chaque séance dure à peu près trois quarts d'heure. Le Dr Caycedo commença l'élaboration de sa méthode aux Indes en 1965. En tant que neurologue et psychiatre, il a su dégager les éléments les plus importants pour adapter à l'Occident des techniques propres à fonder l'entraînement psychosomatique en sophrologie. Il est bien évident qu'à aucun moment il n'a pensé que sa méthode pourrait remplacer les systèmes gigantesques qu'il abordait et qui étaient pratiqués en Orient depuis des siècles. Afin qu'on ne se méprenne pas sur ses intentions il baptisa sa méthode « relaxation dynamique ». Cette méthode allie quelques-unes des techniques du yoga, du bouddhisme et du zen, à des procédés occidentaux de sophronisation. Elle crée ainsi un « pont pratique » qui permet l'union des techniques d'Orient et d'Occident en vue de renforcer la conscience humaine.

Au début, Caycedo avait conçu cette technique comme une véritable méthode de préparation pour les sophrologues. Le médecin qui aspire à être véritablement un sophrologue, a-t-il dit, doit favoriser son propre entraînement et renforcer sa personnalité en se basant sur l'expérience « directe » des phénomènes qu'il manie. La relaxation dynamique est donc une méthode très importante pour la formation du sophrologue qui, à son tour, peut pratiquer d'autres techniques de relaxation statique. Lorsque les premiers disciples de Caycedo, à son retour d'Orient, entraînés par lui à ces différentes techniques, commencèrent à les utiliser avec leurs patients ou simplement pour leur entraînement psychophysique, ils allèrent de surprise en surprise.

Nous l'appliquons nous-mêmes dans le traitement de certaines cardiopathies, lorsque l'indication nous paraît opportune, et nous la combinons avec l'entraînement autogène de Schultz, nous obtenons de cette façon d'étonnants succès thérapeutiques [1].

Le Dr Abrezol, en Suisse, a adapté la relaxation dynamique à l'entraînement des sportifs, particulièrement à l'équipe nationale suisse de ski, permettant à son pays, au cours des trois dernières olympiades, de remporter des victoires qu'il n'avait plus obtenues depuis de nombreuses années. Il a également adapté la relaxation dynamique à la compétition à voile et même au sport d'acrobatie aérienne.

La méthode, du fait de sa simplicité de maniement et de sa rapidité d'apprentissage, a commencé à se répandre dans différents centres de sophrologie, en différents pays, et se révèle une arme d'une grande valeur pour la médecine d'avant-garde. Elle a ses applications tant dans le domaine de la sophrothérapie que dans celui de la sophropédagogie et met entre les mains de l'homme occidental des techniques scientifiquement adaptées, qui l'aideront à développer sa personnalité et à lutter contre l'angoisse, mal de notre époque.

Avant d'expliquer les différents exercices, je voudrais insister

1. Nadine Mouton : « Contribution à l'étude de la Sophrologie. » Thèse de doctorat, Montpellier, avril 1972.

sur un fait important. Caycedo a démontré que la sophronisation peut être dynamique. Tout au début, lorsqu'il utilisait les techniques hypnotiques, avant de fonder la sophrologie, son attention avait été attirée par les techniques « d'hypnose en position debout », ainsi que celle qui postulait la possibilité « d'ouvrir les yeux sans se réveiller ». Dans le fond, comme le dit Pedro Pons, ce furent les doutes sérieux que Caycedo ressentait à l'égard des théories du vieil hypnotisme qui l'amenèrent à fonder la sophrologie. A son retour d'Orient, lorsqu'il songea à utiliser les techniques de relaxation dynamique, il choisit des personnes profondément sophronisables statiquement, qui avaient été capables de présenter une anesthésie profonde. Tous ces sujets, quelle que soit la profondeur de leur sophronisation, se révélèrent capables de suivre la relaxation dynamique, car, nous le verrons, c'est une méthode de sophronisation très profonde, sans perte de l'équilibre, sans présence d'aucune amnésie. La mise au point de cette technique devait entraîner la rupture totale de Caycedo avec l'hypnotisme traditionnel.

Le troisième degré de la relaxation dynamique est décrit dans ce livre d'une manière très schématique. Il en est encore en effet au stade expérimental et Caycedo s'oppose à ce qu'une technique soit décrite et proposée au corps médical sans avoir été longuement expérimentée au préalable.

Le premier degré a été publié pour la première fois en 1969, après quatre années d'expérimentation intensive. C'est pour moi un très grand honneur que le deuxième degré soit publié pour la première fois dans ce livre après six années d'expérimentation. De nombreux sophrologues le pratiquent, bien sûr, mais c'est la première fois qu'il est publié officiellement dans sa totalité. En ce qui concerne le troisième degré, il est en cours d'expérimentation dans différents pays et nous pensons qu'il sera possible d'en publier les exercices et les résultats dans quelque temps.

La méthode de relaxation dynamique agit sur le tonus musculaire permanent, mais aussi sur le tonus d'activité (Ajuriaguerra et André Thomas) qui comporte trois composantes :

a) le tonus d'attitude ;
b) le tonus d'orientation ;
c) le tonus d'expression.

La méthode de relaxation dynamique exerce une action sur le tonus mental qui est en relation avec le tonus physique sur lequel il agit à son tour ; réciproquement le tonus physique peut également agir sur le tonus mental. On sait qu'il existe dans l'organisme d'innombrables « récepteurs » périphériques répartis dans tous les organes et qui sont chargés de recueillir les différents stimuli. On les divise en trois groupes : les intérocepteurs, qui reçoivent les stimuli provenant des organes et des cavités corporels ; les propriocepteurs qui reçoivent des ligaments et de l'appareil vestibulaire les stimuli prenant naissance dans les muscles ; les extérocepteurs qui reçoivent les stimuli du monde extérieur. Ces récepteurs sont en connexion grâce à des systèmes de conduction spéciaux avec des aires de substance grise subcorticales constituant des « analyseurs » qui reçoivent et différencient les divers types de sensations. On sait que dans les sensations proprioceptives se trouvent les sensations statiques et les sensations cinétiques. Ce sont surtout les sensations cinétiques que manie de façon prédominante la méthode de relaxation dynamique, ainsi que l'a fait remarquer Caycedo. Les stimuli, ou informations, captés par les appareils périphériques, distribués aux analyseurs, transformés en sensations, arrivent à la conscience, agissant sur elle de diverses façons.

Comme l'a très justement souligné Alfredo Isasi, la relaxation dynamique est une méthode de très grande importance pour comprendre les objectifs de la sophrologie. Pour Caycedo, la formation du sophrologue doit se placer essentiellement sur le plan de l'expérience directe, et c'est précisément cette ouverture de notre propre conscience qui est un des éléments principaux de la relaxation dynamique. Le professeur Caycedo, qui est sans doute le spécialiste le plus éminent des méthodes occidentales de la sophrologie, a été formé essentiellement par Binswanger en Suisse, puis il a voyagé en Orient où il séjourna plus de deux ans, restant en contact avec les maîtres les plus éminents du zen japonais, les plus grands raja-yogis des Indes et les plus grands yogis tibétains. Les deux livres publiés aux Inde : *India of yogis*[1] et *Letters of silence,* retracent sa longue quête. De retour en Occident, il devait élaborer sa méthode

1. L'édition française de ce livre va paraître prochainement.

dans laquelle il réalise en quelque sorte une synthèse des méthodes les plus pures de méditation orientale et des exercices d'entraînement psychosomatique pratiqués en Inde (ainsi que dans certains pays bouddhistes et au Japon) depuis des millénaires et qui se trouvent à l'origine de toutes les méthodes de relaxation. Comme l'a noté Isasi, Caycedo a réalisé dans le premier degré de la relaxation dynamique la synthèse de quatre éléments principaux :

Il a sélectionné une série d'exercices préparatoires en raja-yoga, auxquels il a été initié aux Indes et qui sont totalement inconnus en Occident pour la plupart. Cette sélection a retenu tous les exercices qui ont une valeur psychologique et écarté la plupart de ceux qui avaient un caractère rituel magique. Il a retenu également quelques *kriyas* (rituels primitifs de purification) selon le même critère.

Dans le premier degré, la relaxation se développe au cours de tous les exercices sans qu'interviennent ni la volonté, ni l'imagination. Elle se manifeste d'elle-même à partir du principe de la « sensation de récupération ». En effet, dès le début de l'application de sa méthode, Caycedo fut frappé par le relief important qu'acquièrent les sensations internes vécues pendant le processus dirigé et il lui apparut très rapidement que la sensation vécue pendant la phase récupérative des exercices acquérait aussi un relief extrêmement important. Il la considéra comme une des bases de la méthode elle-même. On peut supposer que non seulement les stimuli provenant des propriocepteurs (stimulations musculaires) mais encore ceux provenant des intéro-récepteurs (stimuli en provenance des organes internes) ont une action directe activatrice sur la conscience. Cette phase d'excitation serait suivie, lors de la phase récupérative, d'une « récupération tonique » des mêmes aires. Cette sensation de récupération est vécue d'une manière très spéciale et différente suivant les individus ; grâce à elle le schéma corporel est mis en relief, s'imposant pour ainsi dire de lui-même sans intervention de la volonté, le sujet assistant passivement à la sensation de récupération des organes ou des groupes musculaires qui ont été activés. Caycedo a, pendant le processus sophronique, incorporé dans la relaxation dynamique trois des éléments les plus importants du raja-yoga, décrits par Patanjali dans les yoga-sûtras plusieurs siècles avant Jésus-Christ et utilisés depuis des temps immémoriaux par les plus grands yogis de l'Inde. Ces éléments sont : la concentration ; — la méditation ; — la contemplation.

Le premier degré

L'apprentissage du premier degré se fait en général en groupe, pendant une période initiale d'un mois, sous la direction d'un sophrologue rompu aux techniques occidentales et orientales. Les exercices peuvent se pratiquer quotidiennement ou tous les deux jours, la durée de chaque séance étant d'environ une heure Après la période d'initiation en groupe suit la « période libre », au cours de laquelle chaque personne sélectionne ses propres exercices aussi bien physiques que psychiques, qui sont contrôlés individuellement par le sophrologue une fois par semaine. La période libre a une durée d'un mois environ. La période d'initiation en groupe et la période libre constituent le premier degré proprement dit et doivent toujours être supervisées par un sophrologue.

PÉRIODE D'INITIATION EN GROUPE

Cette période dure quatre semaines et se divise en deux parties. Nous donnons ici les exercices tels que Caycedo les a décrits dans *Progrès en sophrologie.*

PREMIÈRE PARTIE (première et deuxième semaines).

Pendant les deux premières semaines, on réalisera les exercices allant du *neti-kriya* jusqu'à la première relaxation en decubitus.

1) Le neti-kriya se pratique journellement lorsqu'il n'y a pas de contre-indication et consiste en un véritable lavage par de l'eau salée des fosses nasales et des sinus. L'eau doit être à la température du corps et doit avoir une concentration en sel

identique au sérum physiologique. Le neti-kriya se termine par des expirations nasales brusques, la tête étant inclinée, le corps légèrement fléchi, la personne inspirant l'air par la bouche et l'expulsant fortement par le nez, la tête étant d'abord en position médiane, puis tournée à gauche, puis à droite.

2) Après le neti-kriya, on pratique de brefs exercices respiratoires rythmiques accompagnés de contractions des muscles abdominaux (respiration stomacale ou diaphragmatique) ; le sujet est debout ; il fait tout d'abord les exercices avec la tête en position horizontale et ensuite avec la tête basculée vers l'arrière ; enfin avec la tête penchée en avant.

3) La relaxation debout. Au fur et à mesure que l'on obtient un relâchement musculaire, on réalise l'exercice appelé « *tratac* » par les Hindous et qui consiste à fixer un point imaginaire au-dessus de la tête, celle-ci étant relevée, ce qui occasionne un léger strabisme convergent.

4) La relaxation debout continue, la personne ferme les yeux et commence le premier exercice mental. Avec l'aide du terpnos-logos du sophrologue, on essaie de produire un abaissement du niveau de la conscience, une obnubilation mentale, sans méditer sur aucun objet déterminé, essayant simplement de percevoir les sensations provenant de son univers intérieur ; on fait en sorte de maintenir cette obnubilation de la conscience « au bord du sommeil » pendant les exercices qui seront développés les deux premières semaines.

C'est seulement à partir de la troisième semaine que commenceront les exercices psychologiques de concentration, de méditation et de contemplation. Les exercices se déroulent au ralenti, le terpnos-logos du directeur de groupe les dirige et maintient le niveau de conscience au bord du sommeil, favorisant la « déconnexion » mentale de l'individu avec le monde extérieur qui lui permet de découvrir son monde intérieur au travers de la sensation de récupération.

Exercice respiratoire n° 1.

Pour faciliter l'apprentissage de la méthode, Caycedo a numéroté, en évitant les noms sanscrits, les quatre exercices respiratoires fondamentaux de la première partie car la respiration joue un rôle très important tout au long de la relaxation dynamique. Sans sortir de l'état de relaxation et en maintenant le même état de conscience, la personne se bouche les narines avec les deux pouces et inspire par la bouche, penche la tête en avant en produisant une légère pression avec l'air intérieur et expulse ensuite fortement l'air par les fosses nasales en écartant les mains. Cet exercice se fait trois fois de suite. Dans le cas où de l'eau non évacuée à la suite du neti-kriya ressort par l'une des deux narines, la personne reste dans la même position jusqu'à ce que le sinus se soit complètement vidé.

Relaxation récupérative debout

Après l'exercice respiratoire n° 1, les yeux toujours fermés, les bras ballants, on essaie de maintenir l'état de conscience « au bord du sommeil » et on éprouve la « sensation de récupération » ; le patient assiste passivement à la production du phénomène récupératif.

Exercice respiratoire n° 2

En maintenant toujours l'état de relaxation et la « conscience au bord du sommeil », on place un pouce dans chaque oreille, un index sur chaque œil, et on assure l'obturation des narines avec les médius. On inspire par la bouche, la tête horizontale, puis on fléchit la tête en retenant l'air sous une certaine pression interne pendant quelques secondes, enfin on expire brusquement par le nez en écartant les mains de la tête. Cet exercice est répété trois fois.

Relaxation récupérative debout

Cet exercice a déjà été écrit. Caycedo insiste sur le fait qu'il ne faut jamais commencer un exercice avant d'avoir obtenu la récupération complète de l'exercice précédent. Au fur et à mesure de la progression, il se développera une véritable conscience du « relief corporel » favorisant considérablement la plongée introversive qui permet l'accès à un « état de conscience profond ».

Exercices du cou

Tout en conservant l'état psychologique obtenu, on procède aux exercices du cou qui comportent quatre temps :

1° on tourne lentement et doucement la tête à droite puis à gauche ;
2° on effectue un mouvement lent de la tête vers le haut et vers le bas ;
3° faire des mouvements lents de rotation avec la tête ;
4° on contracte les muscles du cou en serrant les mâchoires ; on tend vers le bas le muscle orbiculaire des lèvres.

Pendant ces exercices, la respiration est nasale et libre. Chaque exercice est répété trois fois.

Exercice respiratoire n° 3

On inspire par la bouche en retenant l'air et en inclinant la tête, les yeux fermés, le corps parfaitement relaxé ; puis on fait pendant quelques secondes des mouvements des épaules vers le haut et le bas ; enfin on expulse l'air fortement par le nez. On répète cet exercice trois fois de suite.

Relaxation récupérative debout

Elle a déjà été décrite. L'obnubilation de la conscience s'accentue et la sensation de récupération prend de plus en plus de relief.

Exercice des bras

En maintenant toujours le même état de conscience, on tend les bras en avant comme s'il s'agissait d'un coup de karaté, poings fermés, en expulsant en même temps l'air par le nez. Cet exercice est répété plusieurs fois, puis, dans un deuxième temps, la respiration étant libre, on lève le bras droit de manière à l'amener à une verticale de la tête, lentement et doucement, ensuite le bras gauche et enfin les deux bras en même temps.

Relaxation récupérative debout

C'est celle qui a déjà été décrite, tout en essayant de conserver le même état de conscience.

Exercice d'avant-bras

Après avoir récupéré et en maintenant toujours le même état de conscience, on fléchit les avant-bras, d'abord les mains tendues paumes vers le haut, ensuite avec les poings fermés ; la respiration est libre et un peu brusque.

Relaxation récupérative debout

Identique à celle déjà décrite.

Exercice respiratoire n° 4

Cet exercice se déroule en trois temps :

1° On tend le bras droit en avant, on inspire par la bouche en fermant le poing et, tout en retenant l'air, on effectue quelques rotations avec le bras, puis on expulse l'air fortement par le nez, le bras s'arrêtant simultanément à la position de départ. En gardant le bras tendu, on essaie une relaxation physique et mentale dans la même tension ou posture (cet exercice utilise le même principe que certains procédés zen).

2° On recommence le même exercice avec le bras gauche.

3° On effectue le même exercice avec les deux bras. Ce dernier temps se répète deux fois, de manière que l'activation psychophysique soit intense, le premier pour la « relaxation zen » et le second comme préalable à la relaxation ultérieure en décubitus dorsal.

Relaxation en décubitus dorsal

Le sujet se couche à même le sol, en position libre et s'abandonne à la récupération ; la durée de cette relaxation en décubitus dorsal doit être suffisamment longue pour permettre une récupération totale. Le terpnos-logos du directeur de groupe visera essentiellement à approfondir l'état de conscience et à produire une obnubilation plus grande. Pendant les deux premières semaines d'entraînement, on ne donnera aucun exercice de concentration mentale, le patient restant complètement libre, apprenant ainsi « à connaître et à manier ses niveaux de conscience ». En terminant cet exercice de relaxation, on fait récupérer l'état psychophysique ordinaire, aussi bien psychiquement que physiquement. Pour cela, on fera étirer les doigts, les bras, les jambes, etc. Les sujets ne doivent pas se lever avant d'avoir récupéré entièrement. Le directeur de groupe dirigera cette récupération complète au moyen du terpnos-logos habituel.

DEUXIÈME PARTIE (troisième et quatrième semaines).

Dans cette deuxième partie, on procède au neti-kriya deux fois par semaine. A partir de la troisième semaine, pendant la relaxation en decubitus dorsal, après un temps de récupération physique, le sophrologue directeur du groupe commencera par le terpnos-logos l'exercice mental de concentration et de méditation en réservant l'exercice de contemplation pour la dernière relaxation en décubitus. Le sophrologue directeur de groupe suggérera que chacun, partant de l'état d'obnubilation profond de la conscience, commence à fixer son esprit sur un objet déterminé. Peu importe la nature de cet objet ; il est cependant préférable de prendre un objet naturel : l'eau, les nuages, les arbres ; la concentration ou fixation de l'esprit sur son objet durera quelques minutes et, l'exercice terminé, on procédera à la sortie de la relaxation comme au cours des deux semaines précédentes. Dans cette deuxième partie, le sujet debout poursuivra ses exercices en essayant de maintenir, non seulement l'obnubilation de sa conscience mais, en outre, en essayant de méditer sur l'objet qui lui a servi à se concentrer. La méditation, dans cette forme particulière adaptée par Caycedo, est décrite dans les Yoga-Sûtras comme un effort volontaire pour faire durer en quelque sorte l'image mentale qui s'est formée au cours de la concentration sur un objet.

Exercice des poignets :

1° Debout, les bras tendus en avant, les doigts écartés comme si l'on voulait faire ses griffes, on amène les mains au niveau des épaules en inspirant par le nez, avec flexion des poignets, avant de laisser tomber les bras en état de relaxation récupérative normale.

2° On réalise le même exercice, mais cette fois les mains tendues ; avant d'expulser l'air, les mains se fléchissent plusieurs fois en éventail.

3° Même exercice que le précédent, mais les mains fermées.

Relaxation récupérative debout identique à celle déjà décrite.

Exercices abdominaux :

On inspire le maximum d'air par le nez en faisant saillir le plus possible l'abdomen. On expire ensuite lentement, en rentrant le ventre au maximum, comme si l'on voulait s'efforcer de toucher la colonne vertébrale avec le nombril. On répète cet exercice trois fois de suite.

On répète le même exercice, mais en augmentant progressivement la vitesse de respiration et en faisant bouger synchroniquement les parois abdominales. On le réalise le corps légèrement incliné vers l'avant, puis vers l'arrière. Cet exercice doit être arrêté à la moindre gêne, à la moindre sensation douloureuse dans la région rénale.

Relaxation récupérative debout identique à celle déjà décrite.

Exercice « nauli » :

Jambes écartées, buste légèrement en avant, mains appuyées sur les cuisses, on effectue la respiration abdominale déjà décrite et, au moment où les parois abdominales sont profondément contractées, l'expulsion de l'air terminée, on essaie de mobiliser les muscles abdominaux. Cet exercice sera répété trois fois.

Relaxation récupérative debout identique à celle déjà décrite.

Exercice de torsion :

1° Les bras levés à la verticale, les paumes des mains vers le haut, on entrecroise les doigts et on fait basculer lentement le corps à droite et à gauche, la respiration étant libre, l'état de conscience profond ; le directeur de groupe rappelant de temps en temps l'objet de la méditation.

2° On imprime une rotation axiale à la moitié supérieure du corps les bras tendus en avant et les articulations molles, le sujet tournant comme s'il voulait regarder un objet qui se trouverait derrière lui.

Exercice des jambes :

Sauter sur la pointe des pieds, le corps relaxé au maximum « en polichinelle ». La respiration libre, la conscience étant « au bord du sommeil ». On s'arrêtera au moindre malaise, à la moindre gêne.

Grande relaxation en décubitus :

1° En position dorsale libre, le sujet s'abandonne complètement à la sensation de récupération en maintenant le niveau de conscience au bord du sommeil ; l'on procède à nouveau à la concentration et à la méditation, le sujet pouvant parfois atteindre la contemplation. Rappelons que la contemplation est un phénomène psychologique caractérisé par le fait que l'objet sur lequel on médite persiste de lui-même indépendamment de tout effort de volonté. L'exercice de relaxation dynamique entraîne le patient à la concentration et à la méditation ; la contemplation étant un degré supérieur permettant à celui qui l'obtient d'atteindre des niveaux supérieurs de conscience.

2° Relaxation en décubitus latéral droit, les jambes légèrement fléchies ; l'avant-bras droit fléchi soutient la tête et le bras gauche repose le long du corps.

3° Relaxation en décubitus latéral gauche, les jambes légèrement fléchies ; l'avant-bras gauche fléchi soutient la tête et le bras gauche repose le long du corps.

4° Décubitus dorsal avec récupération lente et très progressive de l'état psychophysique ordinaire.

Fin de la période d'initiation en groupe et commencement de la période libre.

Représentation schématique de tous les exercices du Premier degré (première et deuxième partie) de la Relaxation dynamique de Caycedo.

PREMIÈRE PARTIE

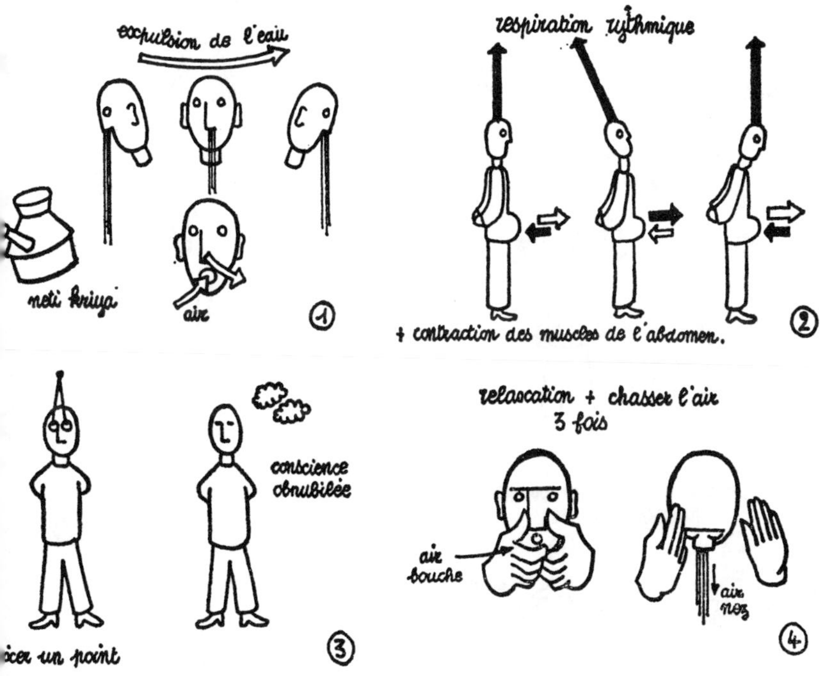

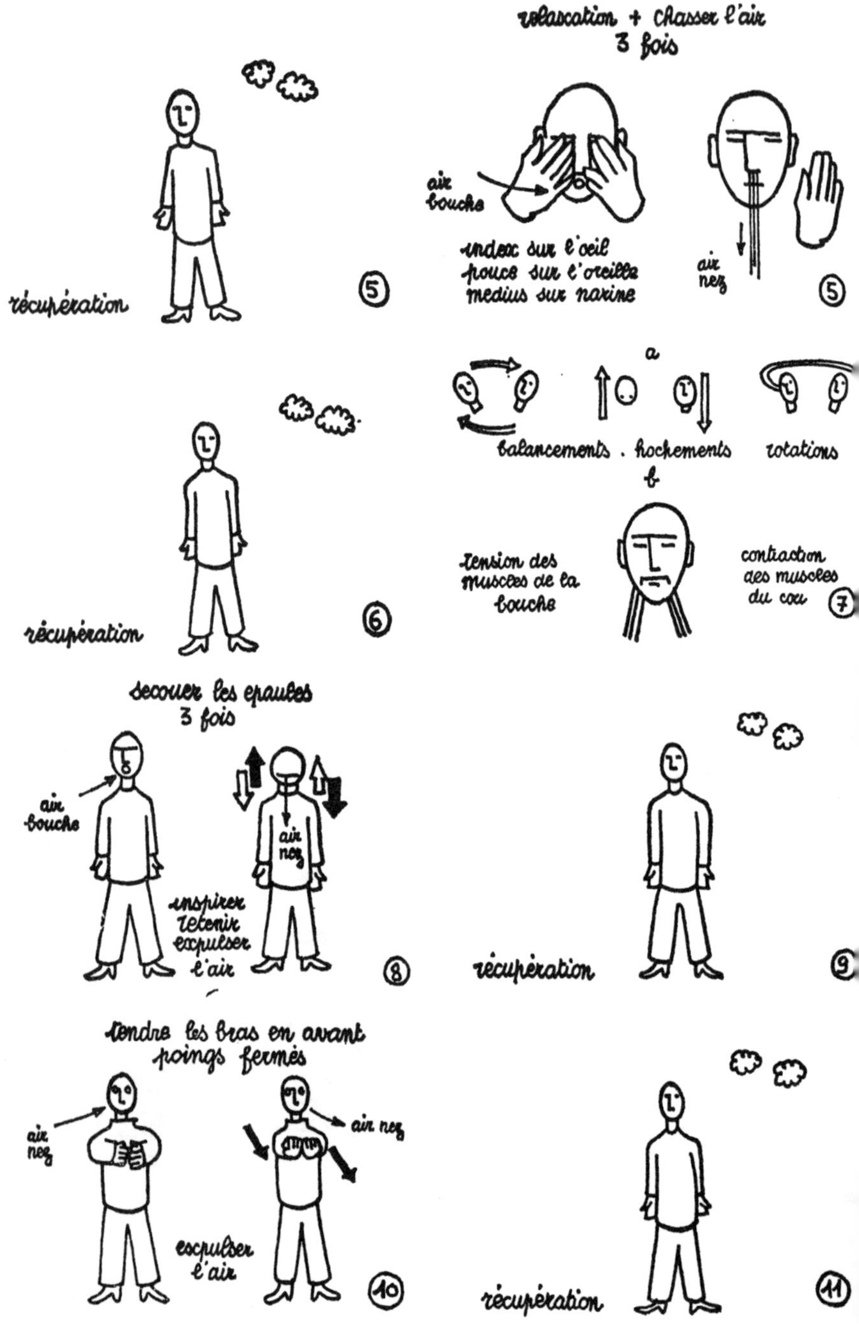
récupération
5
relaxation + chasser l'air
3 fois
air
bouche
index sur l'oeil
pouce sur l'oreille
medius sur narine
air
nez
5
récupération
6
a
balancements . hochements rotations
b
tension des
muscles de la
bouche
contraction
des muscles
du cou
7
secouer les epaules
3 fois
air
bouche
air
nez
inspirer
retenir
expulser
l'air
8
récupération
9
tendre les bras en avant
poings fermés
air
nez
air nez
escpulser
l'air
10
récupération
11

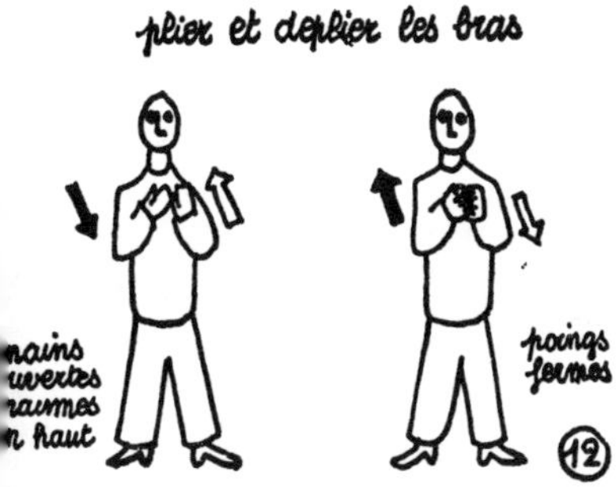
plier et deplier les bras
nains
uvertes
aumes
n haut
poings
fermés
12

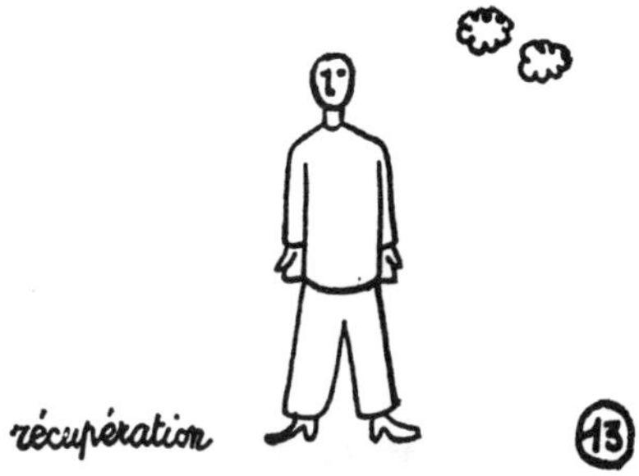
récupération
13

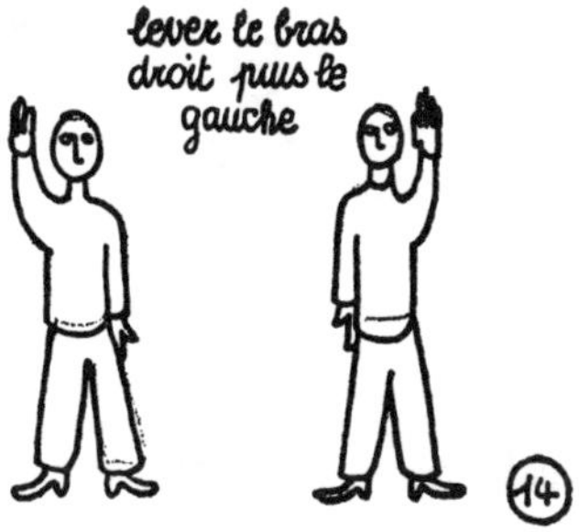
lever le bras
droit puis le
gauche
14

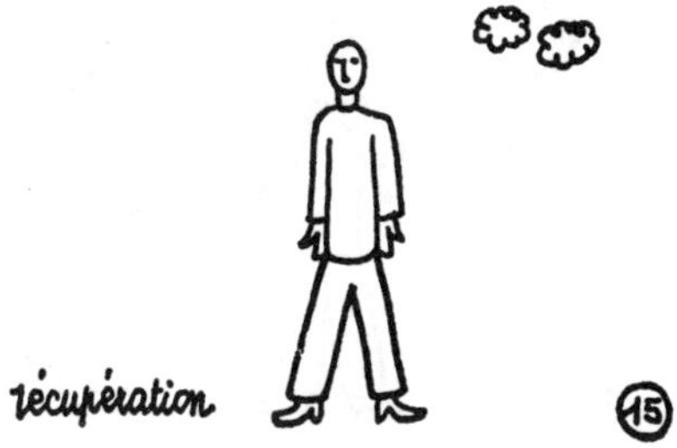
récupération
15

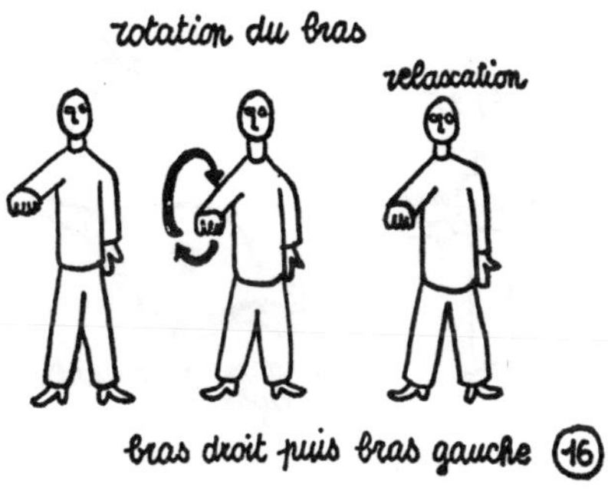
rotation du bras
relaxation
bras droit puis bras gauche
16

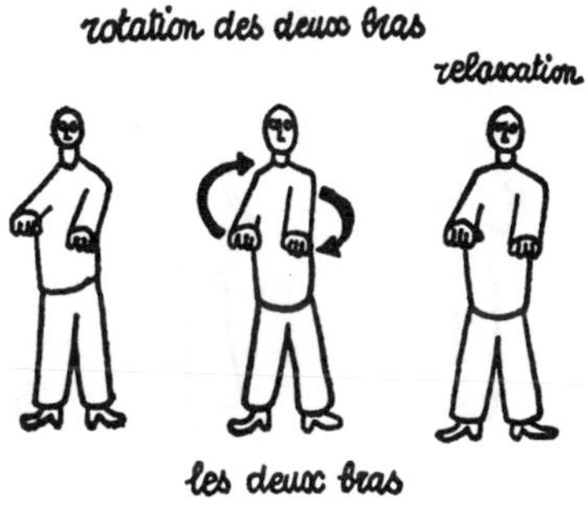
rotation des deux bras
relaxation
les deux bras

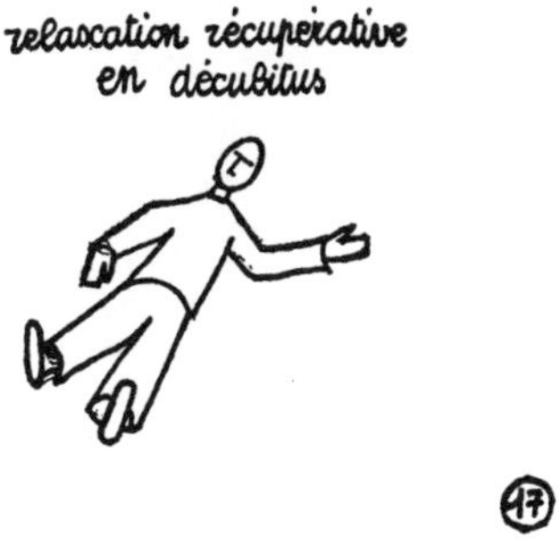
relaxation récupérative
en décubitus
17

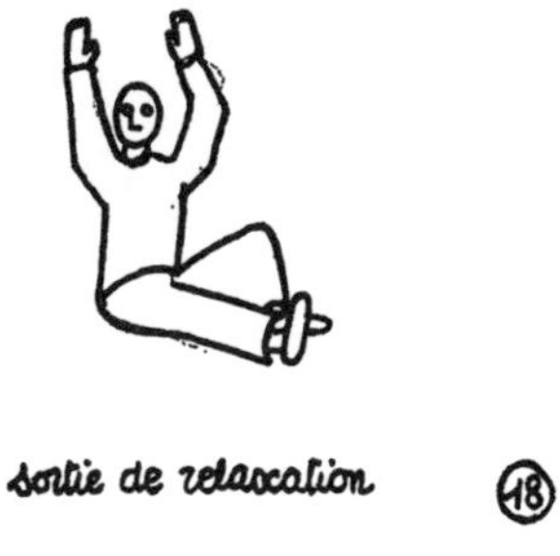
sortie de relaxation
18

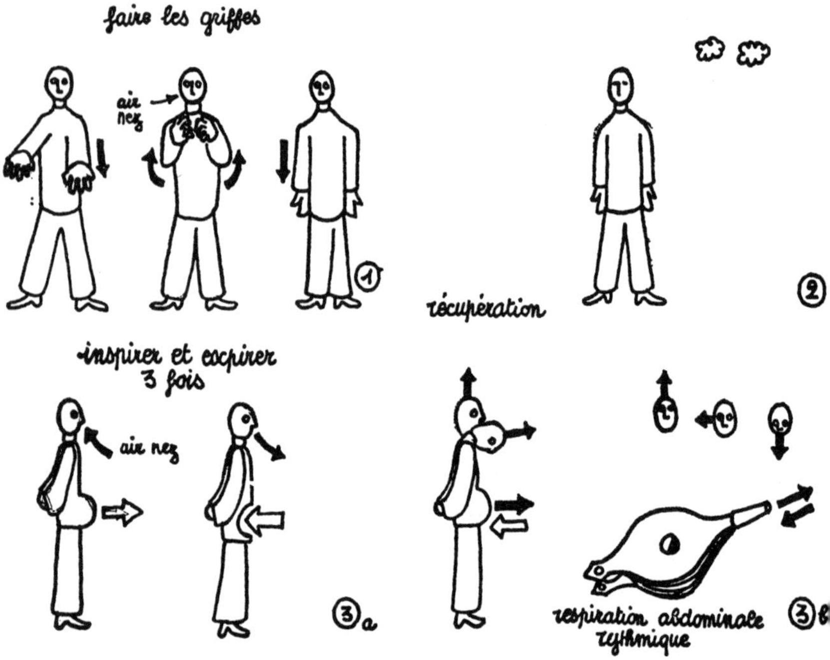
faire les griffes
air
nez
1
récupération
2
inspirer et expirer
3 fois
air nez
3 a
respiration abdominale
rythmique
3 b

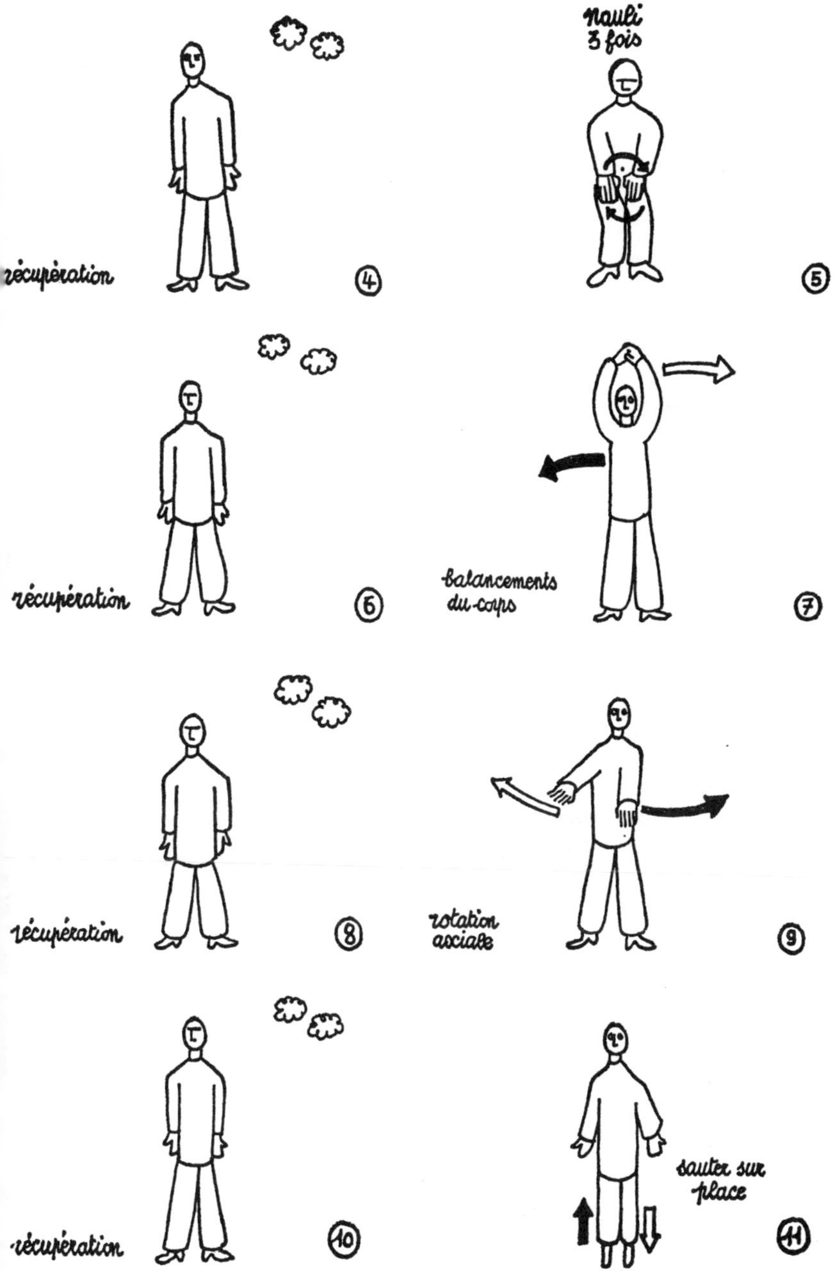

nauli
3 fois
récupération
4
5
récupération
6
balancements
du corps
7
récupération
8
rotation
axiale
9
récupération
10
sauter sur
place
11

grande relaxation
en décubitus

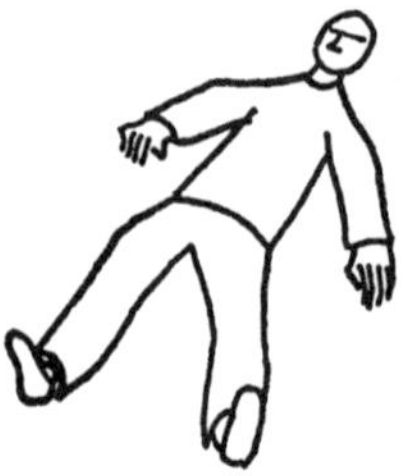

(12)

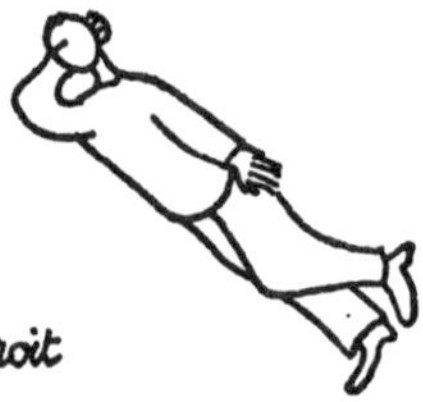

décubitus
latéral droit

(13)

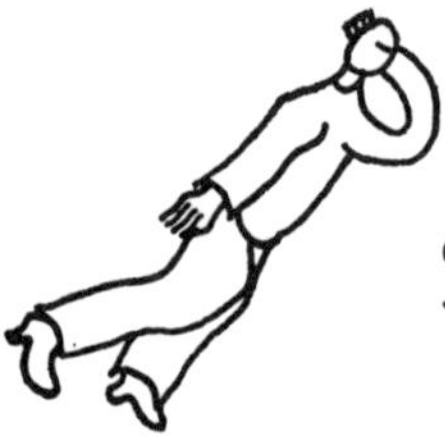

décubitus
latéral gauche

(14)

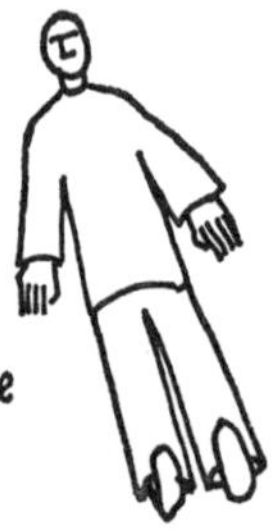

décubitus dorsal
récupération

(15)

Le deuxième degré

Le premier degré de la relaxation dynamique de Caycedo a été édifié grâce à des matériaux puisés aux sources les plus pures du yoga hindou, l'auteur nous faisant directement expérimenter l'ouverture de notre propre univers intérieur, ainsi que l'a noté Alfredo Isasi. Dans cette première partie, il utilise les mécanismes neurophysiologiques de l'activation du tonus musculaire et de la perception directe de la sensation de récupération comme moyen d'action sur la conscience. Il y ajoute ensuite l'exercice mental de la technique de méditation pure, *dhyana*, mise à la portée de l'Occidental et s'effectuant en état sophronique avec ses trois temps fondamentaux : concentration, méditation, contemplation.

Dans le deuxième degré, Caycedo va encore plus loin, car sa nature essentiellement psychologique met à notre portée certaines techniques bouddhistes recueillies notamment au Tibet. Le deuxième degré comprend également deux parties qui durent deux semaines chacune.

PREMIÈRE PARTIE *(première et deuxième semaines).*

La première partie dure deux semaines pendant lesquelles, journellement ou à raison de trois séances par semaine, les participants procèdent à une série de mouvements lents se combinant avec des exercices respiratoires qui leur permettent l'expérience directe de l'intégration de leur schéma corporel sur les plans de la conscience. Le sophrologue directeur du groupe commence les séances par une sophronisation collective. Par l'emploi du terpnos-logos, il suggère une descente progressive du niveau de conscience au bord du sommeil, les participants ayant leurs yeux fermés. La première sophronisation se fait, les patients se trouvant devant, puis, les yeux toujours fermés, ils prennent place sur leurs chaises, en position assise, non pas en position du cocher, comme dans la relaxation de Schultz, mais la colonne vertébrale verticale. Le sophrologue reprend la technique de méditation dhyana qui a déjà été apprise au cours du premier degré de la relaxation dynamique et suggère alors la méditation sur l'objet de la concentration. Immédiatement après, il suggère, dans la méditation, la substitution à l'objet du sujet lui-même. Pour cela, il faut remplacer mentalement l'objet de la concentration par sa propre personne, par son propre corps, le patient s'imaginant enveloppé par sa propre conscience. Arrivé à ce stade, le directeur de groupe suggère alors la perception de l'attraction de la terre sur le corps. Caycedo préfère utiliser, plutôt que les classiques suggestions de poids, de pesanteur corporelle, l'expérience d'une sensation nouvelle : loi de la gravitation ressentie comme une expérience vécue. Le terpnos-logos est utilisé pour déclencher cette perception profonde par le sujet (dans l'hypnotisme classique on a toujours insisté sur la sensation de pesanteur corporelle en allant même jusqu'à suggérer au sujet qu'il lui était impossible de bouger ses bras ou ses jambes. Caycedo reprend ce phénomène et s'en sert dans sa réalité la plus absolue. Pour la conscience, la sensation de l'attraction de la terre sur notre corps est réellement une nouveauté et devient une expérience directement vécue). Ensuite, le sophrologue utilisera la respiration combinée avec les mouvements corporels en trois temps :

1) inspiration pendant laquelle on réalise un exercice de tension ;

2) rétention pendant quelques secondes au cours de laquelle la partie du corps mise en tension le demeure ;

3) expiration qui se réalise lentement tandis que la partie du corps qui a été mise sous tension revient à sa position initiale.

Caycedo utilise ici deux éléments fondamentaux :

a) la pratique respiratoire de certaines techniques bouddhistes ;

b) certains phénomènes connus de l'ancienne hypnose, dont la catalepsie qui était couramment utilisée en hypnotisme pour suggérer l'impossibilité de bouger un membre. Une fois de plus, Caycedo profite de la réalité de l'expérience vécue, non pour créer un conflit, ni provoquer l'étonnement, mais pour que le patient puisse intégrer dans sa conscience le schéma de la partie de son corps mise sous tension ; tension qui est d'ailleurs perçue avec une très grande acuité au cours de l'exercice.

Avant de décrire les exercices d'une manière détaillée, nous insistons sur le fait que lorsque l'induction sophronique du groupe se réalise les participants sont debout. Le sophrologue directeur de groupe agit par son terpnos-logos après avoir demandé à tous les membres du groupe de fermer les yeux. Il faut tenir compte du fait que ces exercices sont d'une très grande puissance et que chacun entraîne une sophronisation de plus en plus profonde de la plupart des membres du groupe.

On abaisse doucement le niveau de la conscience, comme si l'on était au bord du sommeil, et l'on concentre toute son attention sur un objet naturel. L'objet est ici secondaire, il va disparaître et sera remplacé par notre propre corps qui devient ainsi le sujet de la méditation dont on prend conscience passivement. A partir de ce moment, on se concentre essentiellement sur trois éléments : la posture corporelle, la tension, le mouvement. On continue à contempler le corps tout en faisant les exercices, puis on modifie l'attitude pour prendre conscience des mouvements et de la tension.

Exercice n° 1 : debout devant la chaise.

On inspire en levant les deux bras à la verticale, on retient l'air avec les deux bras levés, le sujet de la méditation étant le corps. Les yeux fermés, on expire en baissant les bras et on retrouve la position de base (les mains sont réunies pour cet exercice). On ressent les muscles qui viennent d'être tendus, on se concentre sur les tensions en répétant l'exercice. On récupère entre chaque exercice comme on l'a fait pour le premier degré. Entre deux exercices, on relaxe les muscles de la face, de la nuque, du cou et des jambes.

Exercice n° 2 : assis sur la chaise.

On inspire en faisant basculer la tête doucement en arrière, on retient l'air et on se concentre sur le cerveau, la face, le cou. Entre deux respirations, on ramène la tête dans sa position horizontale en expirant. Le mouvement doit être fait très lentement ; la respiration (toujours totale) se fait par le nez. On répète le même exercice avec la tête en position aussi basse que possible, le corps étant toujours le support de la méditation. Le sophrologue insiste sur la perception de la gravitation.

Exercice n° 3 :

On inspire en levant le bras droit, le poing fermé. On retient l'air, le bras horizontal. On expire en baissant le bras et on prend conscience de tous les mouvements du corps. On fait l'exercice trois fois avec le bras droit, trois fois avec le bras gauche et trois fois avec les deux bras. Entre deux exercices, on relaxe les muscles du visage, de la nuque, du cou, des jambes.

Exercice n° 4 :

Exercice des jambes : on inspire en levant la jambe droite que l'on tend au maximum, on retient l'air, on repose la jambe en expirant ; on répète trois fois l'exercice avec la jambe droite, trois fois avec la jambe gauche, et trois fois avec les deux jambes ensemble, le sophrologue suggérant une prise de conscience du schéma corporel.

Exercice n° 5 :

La respiration étant libre, les yeux fermés, les patients entrecroisent les doigts et placent la paume de la main sur la nuque comme un oreiller. Ensuite on inspire, on retient l'air et on tend le corps en arrière, en arc ; on expire l'air alors que le corps revient lentement à sa position primitive, les mains restant croisées derrière la nuque. Cet exercice est répété trois fois.

Au cours des exercices, le sophrologue suggère de temps en temps la comparaison du corps limité avec l'espace illimité. Pour terminer cette série d'exercices, on se lève, les yeux fermés, en position orthostatique. On a alors une claire perception du schéma corporel et le directeur de groupe suggère aux participants le retour à un tonus musculaire normal, à l'état vigile ordinaire. Pour ce faire, Caycedo suggère toujours :

1) la respiration profonde ;

2) les mouvements volontaires des doigts, des pieds, des mains et des muscles de la figure ;

3) l'étirement libre avant d'ouvrir les yeux.

DEUXIÈME PARTIE (troisième et quatrième semaines).

A partir des troisième et quatrième semaines, on réalise les exercices de la première partie plus brièvement, de façon à pouvoir passer à la suite la deuxième. Au cours de ce degré, le patient est toujours assis. Le sophrologue dirige une nouvelle sophronisation. Il suggère la profondeur du niveau de la conscience et la prédiposition aux expériences vécues sur ses plans profonds. Dans cette seconde moitié, on utilise le rythme respiratoire libre et naturel, c'est-à-dire que l'on ne réalise pas de rétention comme précédemment. Voici la nomenclature des exercices :

Exercice n° 1 :

Respiration rapide, respiration lente. On commence à respirer plus rapidement et on fait des mouvements abdominaux comme dans la respiration rapide du premier degré. On pense : « Je respire rapidement. » Puis on fait le même exercice en respirant lentement ; la formulation est : « Je respire doucement. » On répète plusieurs fois l'exercice, en alternant : respiration rapide et respiration lente.

Exercice n° 2 : exercice dit des cinq sens.

Le sophrologue suggère aux participants la perception des cinq sens dans l'ordre suivant : odorat, goût, vue, ouïe et toucher.

1) Odorat : le souffle touche mes narines. Chaque fois que nous respirons, nous sentons l'air transiter à travers le nez, comme s'il devenait un message de l'odorat. On prend conscience de la stimulation de l'air sur l'odorat. Toute la concentration se fait donc sur les voies respiratoires supérieures. La durée de l'exercice est de quelques minutes.

2) Le goût : immédiatement après, on se concentre sur le goût, sur la bouche, sur la base de la langue. On a l'impression que l'air entre dans la bouche. On se concentre sur la salive et on sent la salivation, on sent la langue, on prend conscience du goût, on sent passer l'air sur la base de la langue et on sent l'air descendre dans la trachée. La durée de cet exercice est de quelques minutes.

3) Vue : on pose les mains devant les yeux en se penchant en avant, les coudes appuyés sur les genoux. On respire comme si l'air pouvait monter aux yeux. On bouge les yeux sans les ouvrir et on se concentre sur l'idée qu'en inspirant l'air baigne les yeux. On garde cette position pendant toute la respiration ; entre les exercices, on relaxe les muscles du visage et des jambes. Durée de cet exercice : quelques minutes.

4) Ouïe : on fait le même exercice que pour la vue mais avec les mains posées en coquillages sur les oreilles, coudes appuyés sur les genoux. On se concentre sur le son qui apparaît dans le creux de la main, comme si, à chaque inspiration, l'air arrivait dans les oreilles.

5) Toucher : on avance sur la chaise de manière à pouvoir placer les mains à plat derrière le corps, sur le siège. On fait l'arc, la tête le plus en arrière possible ; la respiration est libre. On se concentre sur son toucher et sur le schéma corporel puis on reprend la position de départ. On répète l'exercice cinq fois.

Exercice n° 3 :

Cet exercice vise à entraîner les participants à la formulation d'un souhait mental synchronisé avec le rythme respiratoire : souhait de paix personnelle, souhait de paix pour tous les êtres ; on formule le même souhait en inspirant et en expirant. Ensuite, le sophrologue directeur de groupe demande aux participants de récupérer progressivement leur tonus musculaire et de se mettre debout sans ouvrir les yeux. Une fois debout, on leur demande de prendre conscience du schéma corporel dans sa totalité et de l'expérience vécue de l'équilibre vertical, qualité propre à la conscience humaine. Puis on leur suggère de retrouver le tonus musculaire et l'état vigile ordinaire, toujours en procédant de la façon suivante :

1) respiration profonde ;

2) mouvements volontaires des orteils et des doigts, ainsi que des muscles du visage ;

3) étirement libre avant d'ouvrir les yeux.

Ce deuxième degré de la relaxation dynamique, qui surprend souvent ceux-là même qui ont eu accès au deuxième cycle du training-autogène de Schultz, est à notre avis une réussite exceptionnelle. Caycedo y réalise une synthèse très difficile. En effet, tout en respectant leur essence, il a judicieusement amalgamé à des méthodes d'entraînement bouddhistes (apparemment simples mais extrêmement puissantes) certains phénomènes propres aux états de l'ancienne hypnose et connus depuis longtemps en Occident.

Le troisième degré

Le troisième degré étant en cours d'expérimentation, nous n'en publierons pas intégralement les exercices, mais en donnerons simplement un aperçu schématique. Il est en principe réservé au renforcement de la personnalité physique bien plus qu'à une utilisation purement thérapeutique ; par suite, il ressortit davantage à la sophropédagogie qu'à la sophrothérapie. Des études intensives lui sont consacrées dans plusieurs pays ; elles seront communiquées officiellement aux congrès et symposiums de sophrologie.

La méthode conserve les mêmes structures que les deux degrés précédents, c'est-à-dire qu'elle se réalise en quatre semaines. La personne qui participe au troisième degré doit avoir déjà été entraînée aux degrés antérieurs et avoir des connaissances pratiques des techniques orientales. En principe, elle s'applique donc à un groupe qui a déjà acquis une certaine discipline mentale et physique. La position, pour les deux premières semaines, est assise, la colonne vertébrale en position droite comme dans les degrés antérieurs. La technique d'induction sophronique en groupe est la même.

Le sophrologue insiste sur la profondeur du niveau de conscience et la possibilité de développer une dimension nouvelle grâce à la méditation. Les participants, une fois obtenu un degré de sophronisation plus ou moins profond, sont entraînés pendant les deux premières semaines par le sophrologue directeur de groupe à une technique analogue à la méditation zen. Il s'agit d'un *koan* spécial, adapté à la mentalité occidentale, que le sophrologue utilise avec douceur, de manière à réaliser une implantation lente et progressive, pour déterminer une activation énergique de la conscience des sujets. C'est une sorte particulière de méditation que Caycedo utilise assez fréquemment et qui est synchronisée avec la perception de certaines parties du corps.

N'oublions pas que, pendant la sophronisation, les images sont vécues avec une réalité intense (les hypnotiseurs de music-hall font transpirer sur scène les hypnotisés avec de simples suggestion de chaleur). Caycedo manie cette grande plasticité psychophysique des sophronisés en abordant le zen japonais. Cette technique, assez extraordinaire du point de vue expérimental, peut devenir entre des mains très expertes une arme thérapeutique très puissante, mais dangereuse si elle est utilisée par une personne qui ne connaît pas parfaitement les phénomènes sophroniques.

Pendant les troisième et quatrième semaines, au cours de la séance, il se produit un dialogue rapide des élèves avec le directeur de groupe ; dialogue libre, sans aucune association, et la séance se termine par une méditation, les membres du groupe essayant de faire une réintégration sophronique des divers éléments mobilisés.

Précisons que l'objet de la méditation peut varier suivant les cas.

Synthèse :

En réalisant les trois degrés de la relaxation dynamique, le fondateur de la sophrologie a voulu avant tout offrir au sophrologue la possibilité d'une expérience vécue, pratique, des techniques psychosomatiques orientales les plus importantes. Jusque dans la structure même de sa méthode, Caycedo a respecté le cours historique de l'apparition de ces techniques qui ont des éléments communs, mais dont la pratique en Orient est très cloisonnée. Il a rendu possible l'approche expérimentale des techniques hindoues qui furent les techniques originelles, puis des techniques bouddhistes qui apparurent ensuite, enfin des techniques du zen japonais qui furent les dernières en date et les héritières des autres.

Chapitre 20

SOPHRONISATION ET TROUBLES PSYCHOSOMATIQUES

Les troubles psychosomatiques peuvent résulter d'une réaction à des stress divers. C'est ainsi qu'un travail difficile, une discussion d'affaires serrée, la conduite d'une automobile aux heures de pointe, une scène de ménage avec une épouse irritable en période prémenstruelle, constituent autant de stress. On peut définir comparativement le stress par l'exemple de la résistance des matériaux. La contrainte à la charge produit dans ces derniers un certain degré de tension, de déformation permanente. De manière analogue, le stress peut se définir comme une contrainte exercée par l'environnement et qui déclenche chez l'homme une réaction de tension génératrice de réponses biologiques. Chaque individu réagit d'une manière plus ou moins forte, à l'aide de son clavier psycho-affectif propre, aux perturbations émotionnelles qui provoquent chez lui la tension nerveuse. Le stress est vécu comme une agression excitatrice du système sympathique et entraînant une libération d'adrénaline ; c'est le classique état d'alerte, décrit par Cannon, face à un danger, la réaction consistant soit dans l'attaque, soit dans la fuite : augmentation de la glycémie, de la fréquence cardiaque, du rythme respiratoire, puis, comme l'ont montré par la suite d'autres travaux, du cholestérol sanguin, des acides gras et de la coagulabilité.

Ces modifications biologiques ont une finalité : la préparation du corps à l'effort violent, intense, pénible. Chez l'homme primitif, c'est le télencéphale qui était le siège de ces réactions d'alarme élémentaires, le cerveau supérieur étant apparu plus tardivement dans l'évolution. Son rôle était essentiellement celui d'un intégrateur, d'un ordinateur de la conscience : comme l'a écrit Cushing : « Là, dans cette petite zone médiane et archaïque du cerveau, que pourrait cacher l'ongle du pouce, se dissimule le ressort essentiel de la vie affective et instinctive que l'homme s'est efforcé de recouvrir d'un manteau, d'une écorce, d'un cortex d'inhibition. » Ainsi, l'émotion primitive fut d'abord une perception d'alarme répercutée sur le système neuro-endocrinien, dont l'unique but était la mise en condition de défense du sujet. En fait, comme l'a souligné Meares, l'homme dit « civilisé » est soumis de façon continue à des stress divers, multiples, variés (bruit, mots, images, cris...) et l'on sait, depuis les travaux de Selye, le rôle catastrophique des états d'alarme lorsqu'ils sont entretenus par une anxiété chronique, un état de tension nerveuse, des perturbations émotionnelles répétées avec une fréquence excessive. Ce mécanisme d'alerte qui fut très utile à l'homme préhistorique en lui permettant de faire face au danger, ou, s'il était trop grand, de fuir rapidement, était toujours suivi d'un effort physique important. En effet, pour survivre dans une société primitive où l'agriculture n'était pas encore connue et où la subsistance du groupe était assurée par la cueillette et la chasse, les hommes se déplaçaient beaucoup et étaient toujours sur le qui-vive, prêts à faire face à l'attaque. Depuis des millénaires, les conditions de vie de l'homme ont changé. La découverte de l'agriculture devait fixer l'homme au sol ; désormais, il avait une demeure fixe, mais le dur travail de la terre lui permettait de drainer et de dépenser son énergie. Malheureusement, et c'est là un des drames de notre époque, l'apparition d'une civilisation urbaine aberrante a aggravé les choses car elle fut conçue d'une manière telle que l'exercice physique est extrêmement réduit et l'homme de plus en plus isolé. Prenons le cas d'une des « villes-dortoirs » de la banlieue parisienne. L'homme n'y vient pratiquement que pour dormir. Il est isolé dans son automobile ou la cohue du train au cours du trajet, seul dans son ascenseur où il ne connaît personne, seul sur son palier, car il ne connaît même pas en général ses voisins immédiats. En effet, du fait du développement de cette civilisation urbaine, beaucoup d'individus venus dans les grands centres pour y trouver un emploi sont coupés de leur famille ; comme l'a noté Balint, les familles nombreuses, avec leurs multiples liens intimes, tendent de plus en plus à disparaître. Dans la petite ville traditionnelle, l'homme se sentait intégré : ses parents, ses amis, ses relations (commerçants, collègues) constituaient le lien favorisant les échanges. Dans la cité-dortoir, l'individu est de plus en plus esseulé et si, se trouvant en peine, il a besoin de conseils, de consolation, de réconfort, il se trouvera de plus en plus seul face à lui-même. Il lui est pratiquement impossible de réduire ses tensions nerveuses au moyen d'efforts physiques (jardinage, bricolage). Dans cette vie sédentaire, les stress multipliés à l'infini continuent à se succéder, la somatisation de leurs effets déterminant l'apparition de troubles psychosomatiques variés. Prenons l'exemple de La Courneuve, qui a fait l'objet d'une enquête très minutieuse de François Cordier. Cette *machine à habiter* compte à peu près 20 000 habitants parmi lesquels 11 000 sont des jeunes. Les distractions de l'endroit se réduisent à un cinéma et à trois cafés. Quant au centre culturel, pour des raisons discutables, il n'a jamais été ouvert. Les 11 000 adolescents se retrouvent donc tous dans la rue après leur scolarité car les centres d'apprentissage font défaut ou forment des professionnels qui ne trouvent pas d'emploi. Ils se groupent alors en bandes errantes entre les blocs de béton, s'affrontant parfois violemment, leur comportement agressif engendrant une atmosphère de peur et d'insécurité qui rend la vie encore plus pesante.

Le Dr Antonin Mans, qui poursuit depuis de nombreuses années des études sur la pathologie de la déportation, a eu l'idée d'appliquer les résultats de ses observations aux grands ensembles, là où sont réunies un certain nombre de conditions de la vie concentrationnaire. Selon lui, le principal et le pire des facteurs est l'encombrement, c'est-à-dire tout ce qui rend difficile, voire pénible, la proximité immédiate d'êtres humains, tout ce qui tombe sous les sens : ainsi en est-il, du fait de la mauvaise insonorisation, de la télévision, quand ce n'est pas de la chasse d'eau du voisin, des hurlements des enfants, des graffiti dans l'ascenseur, des pelouses piétinées, etc. Ces agressions auditives et visuelles sont telles qu'il est impossible de s'abstraire, d'oublier les autres ; leur répétition, leur sommation entraînent un traumatisme qui constitue un véritable élément d'autodestruction ajouté à l'encombrement de la vie professionnelle ; car les huit heures de travail quotidien entraînent déjà des traumas que le week-end ne peut effacer. Aussi, les effets du phénomène d'encombrement s'accroissent-ils de jour en jour. Il se forme de véritables strates fatigue-encombrement qui ne peuvent se désagréger que par une mise au repos assez prolongé. Au moment des grandes vacances, on constate en général une période nettement dépressive, plus ou moins profonde suivant les individus, qui dure environ quatre jours. Ces quatre jours sont indispensables à la désagrégation de la fatigue accumulée. Paradoxe étrange, dans cet univers encombré un homme se sent seul, car mises à part les bandes de jeunes, les habitants vivent en général repliés sur eux-mêmes. Ce fait s'explique, d'une part par le manque de structures d'accueil, mais aussi par la composition hétéroclite de la population. A La Courneuve se côtoient quelques familles parisiennes qui ont dû quitter leurs logements insalubres, des rapatriés d'Afrique du Nord, des ressortissants de nos anciennes colonies, Indochine, Madagascar, Antilles, des étrangers en quête d'emploi : Portugais, Italiens, Espagnols, tous déracinés, souvent aigris, se liant rarement entre eux. Au lieu de disséminer les cas sociologiques pour faciliter leur intégration, on a parqué dans ces grands ensembles des groupes ethniques différents qui ne peuvent se comprendre et finissent par se suspecter, voire se détester. On a, ce faisant, créé les conditions optimales de l'explosion des pulsions agressives.

L'homme est en fait biologiquement inadapté au milieu qu'il a créé. Ses réactions d'alerte à l'agression, qui étaient fort utiles à l'homme primitif, contribuent à le détruire progressivement. Comme l'a écrit l'éminent psychiatre David Hambourg : « L'organisme humain, de nos jours, est souvent mobilisé pour un exercice, mais il en résulte finalement peu de chose ou même rien. C'est la préparation à l'action sans action, il se prépare à agir sans agir. » L'énergie libérée ne peut être drainée, le cholestérol et les acides gras mobilisés précipitent au niveau des artères fragilisées par des décharges incessantes d'adrénaline et de noradrénaline, accélérant ainsi le processus d'athérosclérose, d'où le nombre grandissant de maladies cardio-vasculaires. Pour maintenir l'homéostase, le tonus parasympathique augmente pour compenser l'hyperexcitabilité sympathique qui n'a pu être dissipée par l'action. Ces réactions sympathiques et parasympathiques répétées sont à l'origine de troubles psychosomatiques qui se manifestent principalement dans les sphères cardio-vasculaire, pulmonaire et digestive.

FACTEURS DÉTERMINANT LA LOCALISATION DE LA RÉPONSE PSYCHOSOMATIQUE

Est-il possible de déterminer les raisons pour lesquelles un trouble purement psychique peut affecter un organe ou une fonction bien précis ? Klotz écrit : « Dans l'immense majorité des cas, les mécanismes psychologiques déclenchés par un problème psychique n'ont aucune relation spécifique avec les contenus concrets de la tendance refoulée. » En fait, comme le pense Meares, les troubles psychosomatiques se manifestent surtout au niveau d'organes prédisposés du fait d'une fragilisation consécutive à la maladie ou à des traumatismes. Ainsi, par exemple, une diarrhée infectieuse peut précéder une colite ulcéreuse. Très souvent, l'attention du sujet a été polarisée sur tel ou tel organe du fait de la maladie d'un de ses amis ou de ses proches. Dans d'autres cas, le choix de l'organe peut être lié à des conflits réprimés pendant l'enfance et l'adolescence. C'est ainsi que des difficultés d'alimentation pendant l'enfance peuvent prédisposer à l'éclosion de troubles gastriques psychosomatiques chez l'adulte. Beaucoup de médecins pensent que lorsque le sujet est porté, de par son tempérament, à somatiser ses troubles, chaque névrose a une expression physique qui lui est propre. C'est ainsi que l'agressif refoulé devient hypertendu, l'enfant redoutant de perdre l'affection de sa mère est prédisposé à l'asthme, les troubles endocriniens seraient le plus souvent l'expression d'une hostilité réprimée, la tuberculose pulmonaire traduirait un besoin de fuite.

LE MÉCANISME PSYCHOSOMATIQUE

Muchielli a proposé cinq systèmes d'explication des phénomènes psychosomatiques que nous résumerons ici.

1) Il existerait une correspondance étroite entre la maladie psychosomatique et le profil de personnalité du malade. Nous revenons à la médecine hippocratique et à ses tempéraments bilieux, sanguins, mélancoliques et lymphatiques, améliorés par les biotypologistes contemporains. Dans cette théorie, c'est le terrain de l'individu qui le prédispose davantage à telle ou telle maladie.

2) Existence de phénomènes de conversion : cette explication dérive des données psychanalytiques. On sait que certaines impulsions refoulées dans l'inconscient du sujet se convertissent en une maladie physique. Cette conversion peut s'effectuer, par le système nerveux cérébro-spinal, au niveau de la musculature volontaire (c'est le cas, comme nous le verrons, dans l'hystérie). Il peut se réaliser également par le système neuro-végétatif et l'on obtiendra alors une syndromatique propre au système nerveux sympathique qui est le système nerveux de préparation à la lutte et aux efforts ; le médiateur chimique est l'adrénaline. Nous trouverons donc par blocage, dépassement ou surcharge de ces mécanismes de lutte, comme l'a montré Solié :

les migraines ; — l'hypertension artérielle ; — l'hyperthyroïdisme ; — les névroses cardiaques ; — le diabète ; — les arthrites ; — les syncopes par vaso-dilatation cérébrale ; — l'insomnie.

On obtiendra, enfin, une syndromatique propre au système parasympathique, système de la réparation, de l'anabolisme, dont le médiateur chimique est l'acétylcholine. Là encore, nous trouverons, par blocage, dépassement ou surcharge des mécanismes de « rétention » :

la constipation et les diarrhées secondaires ; — les colites, dont la rectocolite hémorragique [colite ulcéreuse], l'ulcère de l'estomac et du duodénum ; — l'asthme ; — l'asthénie ; — l'hypersomnie.

3) La régression : cette méthode découle des travaux de Freud. On sait en effet que ce dernier a défini les différences d'expression du psychisme humain dans les premières années de la vie. Il distingue trois stades :

a) le stade oral (satisfaction, refus de la faim, c'est-à-dire du sein maternel) ;

b) le stade anal (élimination opposée à l'ingestion, combat contre la première discipline imposée) ;

c) le stade phallique (découverte de la sexualité, stade du complexe d'Œdipe).

Certains sujets peuvent rester fixés globalement ou partiellement à un stade (l'onycophagie [1], par exemple, est une fixation partielle au stade oral). D'autres sujets régressent à un stade qu'ils ont dépassé. La régression signifie un retour à un mode d'expression infantile, telle cette jeune femme dont Frisch raconte l'histoire : hautement allergique à sa belle-mère, avec laquelle elle cohabite, elle vomit tous les matins depuis son mariage, réagissant comme dans son enfance où elle vomissait pour ne pas aller en classe.

4) La maladaptation : le plus souvent, comme l'ont montré les psychanalystes, c'est lors de son premier âge que l'enfant a ressenti, le plus souvent à la suite d'une carence maternelle, son impossibilité de s'intégrer au système où l'a placé sa naissance. Plus tard, à l'occasion de conflits, il revivra son inadaptation. Comme l'écrit Brisset : « Les conflits du présent ne servent qu'à actualiser les échecs des expériences primitives archaïques préverbales. C'est leur ancienneté, leur caractère d'empreinte primitive, par conséquent assez vagues et assez larges pour lui fournir le modèle de nombreuses réinterprétations, qui leur confèrent un caractère pathogène beaucoup plus important que n'importe quel conflit de la vie de l'adulte. »

5) La relation cortico-viscérale dans la structure de comportement. Mucchielli écrit : « Toutes les lois de Pavlov se vérifient si l'on admet que les conditions du milieu ne sont pas des conditions objectives mais les composantes d'un monde privé, vécu, éprouvé, non réfléchi, où l'intensité, la qualité, la puissance de choc ou de perturbation des stimuli n'existent qu'en fonction de leur charge affective pour le sujet considéré, c'est-à-dire en fonction des automatismes affectivo-moteurs que la forme générale de ces stimuli met en action. » Il est certain qu'il y a dans le comportement humain une part notable de réflexes conditionnés et qu'en définitive beaucoup d'actions et de pensées ne sont qu'habitudes, réactions apprises, bref, réflexe condition-

1. Habitude de se ronger les ongles.

nés aux circonstances sociales, religieuses, morales, familiales, héréditaires, ataviques. Il reste à déterminer les raisons pour lesquelles certains sujets expriment leurs perturbations émotionnelles au niveau de leurs organes par des phénomènes de conversion, alors que d'autres les expriment dans leur comportement. Pour une bonne part, elles sont conditionnées par les différences caractérologiques congénitales des individus, les uns intravertis, les autres extravertis, et par l'existence de catégories psychiques déterminées dans l'espèce humaine, ainsi que permettent de le penser les travaux de biotypologie les plus récents.

MÉCANISMES DE SOMATISATION DANS LES NÉVROSES

Comme l'a très justement dit Freud : « Tout homme recèle en lui plusieurs traits névrotiques, les phobies sont nombreuses, et, pour ma part j'en ai au moins trois ou quatre... » Nous pouvons résumer ainsi les mécanismes d'apparition des troubles somatiques au cours d'une névrose :

Le sujet est obligé de faire face journellement à une situation difficile qu'il supporte très mal, d'où résulte chez lui un état de tension nerveuse et d'anxiété. Pour échapper à cette situation, il la réprime dans son inconscient, ce qui lui permet non seulement d'oublier les difficultés présentes, mais encore tous les facteurs émotionnels qui y sont liés. Ces conflits réprimés possèdent une charge émotionnelle extrêmement forte et tentent toujours de resurgir à la conscience. Lorsque la répression est devenue impossible, cette énergie est drainée et se manifeste par un symptôme physique. Il y a donc, comme le disait Freud, un saut du psychique dans le physique. La somatisation peut être la traduction transitoire d'une émotion non extériorisée, d'une contrariété forte, d'un accident, d'une nouvelle désagréable. Lequel d'entre nous n'a pas eu la « digestion coupée », ou une gêne épigastrique à la suite d'une émotion désagréable. A cet égard, les travaux de Faulkner sont très démonstratifs. Cet auteur a démontré en effet que des pensées d'insécurité et de frustration déclenchaient des spasmes œsophagiens et qu'au contraire des pensées de nature agréable entraînaient la relaxation de l'œsophage. Dans d'autres cas, lorsque le symptôme persiste, il peut être la traduction d'une situation conflictuelle professionnelle, sociale ou familiale. De même, la neurodermatose légère de tel malade, se traduisant par un prurit extrêmement violent au niveau des yeux, ne peut être que la traduction du paroxysme d'une situation conflictuelle ; ainsi en est-il de l'épouse supportant de plus en plus mal un mari exaspérant auquel elle a envie « d'arracher les yeux ». Sa neurodermatose est une projection de sa douleur morale. La somatisation peut être, dans certains cas, la traduction d'un syndrome de culpabilité. Comme l'a montré Nacht dans son étude, *La Peur et l'agressivité,* le refoulement de la peur et de l'agressivité, avec retournement de cette dernière en auto-agressivité, peut entraîner une véritable autodestruction. Enfin, comme le soulignait Pierre Solignac, « il est des somatisations-refuge et des somatisations-revendications que le malade utilise inconsciemment pour lutter contre une situation qu'il ne peut supporter. La maladie corporelle peut représenter un moyen d'échapper à une condition humiliante et de se revaloriser aux yeux de l'entourage, un moyen de capter l'intérêt et l'affection et de manœuvrer vers une dépendance affective plus étroite, ou au contraire vers l'indépendance dans le refuge narcissique qu'est, pour certains, le fait d'avoir une maladie ». Nous emprunterons l'analyse de deux exemples illustres au professeur Delay : « La découverte des orientations dans l'art d'utiliser les maladies par exemple dans l'opposition schématique des buts poursuivis par deux enfants névrosés qui devinrent deux artistes de génie, André Gide et Marcel Proust. Gide s'est servi plus ou moins inconsciemment de ses crises nerveuses de la onzième année pour modifier la nature de ses relations avec une mère dont il redoutait la sévérité. Il s'en est servi pour substituer à une éducation rigide, selon des règles toutes faites, un régime élargi, assoupli, sur mesure. Il est remarquable que ses accidents nerveux les plus spectaculaires n'aient débuté qu'après la mort de son père, c'est-à-dire à partir du moment où il sentit se fermer sur lui l'étreinte maternelle. La maladie lui permit de se soustraire quelque peu à cette emprise et d'obtenir ainsi une certaine liberté. C'est vers l'indépendance, qu'à sa faveur il manœuvra, comme d'autres vers une dépendance plus étroite. Presque au même âge et presque la même année, un autre enfant nerveux, asthmatique celui-ci, avait, lui aussi, découvert les profits secondaires de la maladie. Dans une chambre du boulevard Malesherbes, Marcel Proust apprenait à « faire presque montre » de son état de suffocation, renforçant ainsi, et mettant davantage en alarme l'inquiète tendresse de Mme Adrien Proust. « Parfois j'allais trop loin et le visage aimé laissait paraître une expression de pitié, une contraction douloureuse. Alors je me jetais dans ses bras. » Ces effusions ne ressemblent pas aux relations, toujours empreintes d'une certaine froideur, qui subsistaient entre André Gide et sa mère. Proust exagérait sa maladie pour accroître sa dépendance amoureuse et Gide, au contraire, pour obtenir une indépendance déjà hostile. Ces délicats tyrans domestiques se reprochaient, l'un et l'autre, les tourments qu'ils infligeaient à leur entourage, sans que ce remords fût cependant suffisant pour les faire renoncer aux avantages de l'exagération. »

La névrose tire son origine d'une réponse inadéquate des malades aux difficultés de la vie quotidienne. Un névrosé est un sujet pour lequel la névrose est un refuge où il trouve une certaine sécurité mentale. La névrose lui est d'ailleurs « consciemment ou inconsciemment » nécessaire. Le névrosé ne se plaint pas de sa névrose, mais des symptômes qui le font souffrir. Comme l'a écrit Henri Ey : « Ce qui est fondamental dans la notion de névrose, c'est qu'il s'agit d'une forme d'existence pathologique qui ressemble à l'existence normale. » La raison pour laquelle les troubles d'origine névrotique sont difficiles à soigner est que le sujet obtient toujours certains avantages du fait de sa maladie. Sa guérison l'obligerait à faire face à des difficultés qu'il n'a pas à affronter tant qu'il est et reste malade.

UTILISATION DE LA SOPHRONISATION DANS LE TRAITEMENT DES TROUBLES PSYCHOSOMATIQUES ET NÉVROTIQUES

La sophronisation se prête admirablement au traitement de nombreux troubles psychosomatiques et névrotiques. Mais il est bien évident que tout sophrologue doit être rompu aux techniques psychothérapiques de manière à pouvoir affronter n'importe quel problème, si difficile soit-il. Pour reprendre une image de

Roland Cahen, un névrosé en cours de psychothérapie peut devenir un tigre ; le sophrologue doit savoir faire face au tigre, faute de quoi ce dernier le mettra en pièces. On peut bien entendu faire disparaître un symptôme ayant une signification symbolique, cela particulièrement chez les malades ayant une personnalité à structure hystérique. Mais, chez ceux-ci, les symptômes ont une signification symbolique en même temps qu'ils traduisent en quelque sorte un appel au secours, un besoin profond d'affection, d'être compris, rassuré. Certains de ces symptômes permettent à l'individu de drainer son anxiété, sa tension, son hostilité. Ils sont en quelque sorte le reflet de surface d'un conflit inconscient, très profond, et servent de moyen de défense contre l'anxiété.

La disparition de ces symptômes de drainage risque d'avoir des conséquences catastrophiques en provoquant des décharges d'anxiété considérables, une aggravation spectaculaire de l'état du malade due à une destructuration partielle de sa personnalité. Il est évident que chez de tels malades le psychothérapeute devra s'attaquer au conflit profond et non à son expression de surface qui disparaîtra d'ailleurs d'elle-même une fois le conflit résolu. Il convient cependant de noter au passage que lorsqu'un symptôme est indispensable à l'équilibre d'un névrosé, il est en règle générale très difficile à supprimer par sophronisation. Les psychiatres adversaires de celle-ci ont d'ailleurs largement exploité cet argument de destructuration de la personnalité par suppression d'un symptôme indispensable. On peut leur rétorquer qu'en prescrivant des tranquillisants ou des drogues antidépressives à des malades déprimés, ils s'attaquent eux aussi au symptôme et non à la cause de la maladie. D'ailleurs, dans une très large mesure, la plupart des thérapeutiques médicales et même chirurgicales visent essentiellement à supprimer un symptôme.

Dans beaucoup de troubles psychosomatiques de gravité moyenne la relaxation bienfaisante déclenchée par l'état sophronique jointe aux suggestions judicieusement choisies, peut amener la disparition des troubles, ce qui explique les bons résultats obtenus par les méthodes autosophroniques, telles que le training-autogène de Schultz et la relaxation dynamique de Caycedo. Avant d'aborder l'utilisation des techniques sophroniques dans le traitement des troubles psychosomatiques, nous allons étudier très schématiquement celui de certaines formes de névroses.

1) Névroses d'angoisse :

Kierkegaard a écrit que « l'angoisse est la réalité de la liberté ». Il existe normalement chez l'homme une certaine angoisse appelée *Realangst* par les psychologues allemands et qui est en quelque sorte la rançon de notre conscience. Lorsque dans une situation donnée nous éprouvons de l'angoisse et agissons de manière à éviter le danger, le sentiment d'angoisse que nous avons éprouvé est normal, il a permis à notre organisme de s'adapter rapidement à l'action, cela avant que nous ayons pu logiquement évaluer le danger. Lorsque celui-ci est passé, l'anxiété disparaît. En revanche, dans l'anxiété pathologique, permanente, qui est liée à des conflits inconscients, la réponse biologique, qui se traduit par une réaction sympathique et une contre-réaction parasympathique, peut produire à la longue des altérations au niveau des deux systèmes les plus sensibles : le système cardio-vasculaire et le système digestif. La sophronisation peut être une arme d'une efficacité extraordinaire dans les cas de névroses d'angoisse, en particulier pour ceux qui sont caractérisés par l'absence de confiance en soi avec repliement sur soi-même. Nous avons obtenu dans le traitement des névroses d'angoisse postinfarctus du myocarde d'excellents résultats que nous rapporterons par ailleurs. Dans certaines formes légères de phobie, le névrosé, pour échapper à son angoisse, choisit un objet qui dès lors symbolisera pour lui la menace jusque-là diffuse et omniprésente. Comme l'a écrit Lopez Ibor : « Dans la crise d'angoisse, l'éventail des possibilités s'ouvre d'une manière terrible et infinie. » L'angoisse du névrosé se fixe donc sur un objet. Dans les formes légères, la sophronisation peut être une arme très efficace ; toutefois, certains états d'anxiété importants avec phobies profondes, qui posent des problèmes souvent complexes, sont du ressort du psychiatre.

2) Etats dépressifs :

Comme le fait remarquer Hartland, il est assez difficile d'évaluer le risque de suicide au cours d'un état dépressif. Il semble moindre chez les déprimés totalement apathiques que dans les cas moyens ambulatoires. Selon Hartland, la sophronisation ne devrait jamais être utilisée chez de tels malades étant donné que l'on dispose à l'heure actuelle de traitements antidépresseurs extrêmement puissants. Nous ne partageons pas entièrement cet avis car, dans les formes légères et moyennes, une cure sophronique bien conduite, jointe à un traitement antidépresseur, permet d'obtenir dans certains cas des améliorations beaucoup plus rapides. Le professeur Caycedo utilise avec succès sa méthode de relaxation dynamique combinée avec la pharmacologie classique, particulièrement pendant les périodes finales de la dépression.

3) Etats obsessionnels :

Les malades qui présentent des états obsessionnels sont en général difficiles à soigner. L'obsession est une pensée irrationnelle connue comme telle du malade, mais contre laquelle il ne peut absolument pas lutter, ce qui peut l'amener à commettre un acte malgré lui. Il s'agit le plus souvent d'un acte inacceptable, répréhensible, dont l'exécution s'accompagne d'une tension anxieuse considérable. Elle peut être parfois empêchée par les rites conjuratoires les plus divers : récitation de formules, gestes particuliers. Une cure sophronique bien conduite par un psychothérapeute averti permet d'obtenir souvent d'excellents résultats. D'ailleurs, dans le traitement de certaines homosexualités, Freidman a pu créer une véritable névrose obsessionnelle expérimentale en utilisant chez des sujets placés en état autosophronique des formulations intentionnelles. Cette technique consiste, après avoir évoqué des images positives (« je suis un homme ») à créer des associations négatives fortement obsédantes : « La verge d'un garçon sent mauvais, quel dégoût, quelle angoisse. » Cette névrose obsessionnelle expérimentale permet un déconditionnement progressif de l'homosexuel.

4) Hystérie et symptômes hystériques :

On sait que l'hystérie, qui était une maladie très fréquente, se manifeste par la conversion de phénomènes psychiques en phénomènes organiques symboliques, par le passage de l'imaginaire au domaine de la vie psychomotrice. Les symptômes hystériques sont une traduction métaphorique inconsciente des difficultés psychologiques dans le domaine de la striomotricité. Prenons l'exemple typique d'Elisabeth, femme de vingt-quatre ans, soignée en 1892 par Sigmund Freud, dont il a rapporté l'observation. Cette malade souffrait de troubles locomoteurs extrêmement curieux : elle était obligée de marcher le tronc fléchi sur les cuisses, des crampes douloureuses violentes des muscles des cuisses la contraignant à adopter cette position. Freud, en la soignant, constata qu'il n'existait aucune atteinte neurologique expliquant ce trouble qui disparaissait d'ailleurs en état sophronique, mais réapparaissait dès que la malade en sortait. C'est pour cette raison, que Freud commença sa psychanalyse, ce que lui permit de découvrir le nœud du problème. Elisabeth était inconsciemment amoureuse du mari de sa jeune sœur qui lui rappelait un homme qu'elle avait passionnément aimé, mais avait délaissé par devoir pour veiller un père gravement malade. Freud écrit : « Cette jeune fille avait voué à son beau-frère une tendre affection, mais tout son être moral répugnait à en prendre conscience. Elle avait réussi à s'éviter la douloureuse certitude d'aimer le mari de sa sœur en s'interdisant toute possibilité de fréquentation normale de cet homme et en s'infligeant en outre une punition sous forme de souffrance corporelle. » Il est frappant de constater que les phénomènes de conversion firent leur apparition chez Elisabeth à la suite d'une longue promenade avec son beau-frère, sa sœur étant alitée. Dans la conversion hystérique d'Elisabeth, il y a retournement du désir en une impossibilité physique de le réaliser. Lorsque Freud révéla à la malade qu'elle était depuis longtemps amoureuse de son beau-frère, cette dernière accusa une recrudescence de ses manifestations douloureuses, se mit dans une violente colère et rompit toutes relations avec lui. Mais elle devait sortir de chez lui guérie et se marier d'ailleurs à quelque temps de là.

Autre exemple, celui d'un sujet hystérique qui a des ennuis avec son père. Il vit avec ce père à la droite duquel il se trouve à chaque repas. Lorsque ses difficultés deviendront intolérables, au lieu de discuter et de s'en expliquer franchement, il présentera une paralysie du bras droit, s'expliquant tout simplement par le fait qu'il a à sa droite un personnage qu'il voudrait battre pour des raisons qu'il estime parfaitement justifiées.

En somme, comme l'a écrit René Held, le symptôme hystérique représente « l'érotisation symbolique de toutes les décharges d'énergie nerveuse ainsi que la défense contre l'expression, même déguisée, de ces décharges ». L'hystérique est en quelque sorte un poète qui fait de la métaphore, utilisant, dans sa manière de réagir, toutes les figures de la rhétorique. La sophronisation peut entraîner chez l'hystérique la disparition spectaculaire d'une paralysie, d'une cécité, mais comme le symptôme réalise un drainage de l'énergie affective, d'où résulte une baisse de la tension psychologique, il sera rapidement remplacé par un autre si on ne met pas en évidence, comme Freud chez Elisabeth, le conflit profond.

5) Hystérie et pathologie psychosomatique :

Il est certain, comme l'a fait remarquer Brisset, que l'hystérie de conversion qui, au temps de Charcot, était largement répandue, puisqu'elle était « la reine des névroses », a considérablement régressé alors que les syndromes psychosomatiques n'ont fait que s'accroître, gagnant en quelque sorte le terrain perdu par l'hystérie.

Dans la période qui précéda le premier conflit mondial, un quart des lits des services de médecine était occupé par des hystériques. Pendant la guerre leur nombre était encore élevé puisque des services spéciaux furent créés exclusivement pour eux. Lors du deuxième conflit mondial, on n'entendit pratiquement plus parler d'eux. Grincker, dans une remarquable étude statistique, a montré que dans l'armée américaine l'hystérie a pratiquement disparu au cours de la dernière guerre alors que fleurissaient les symptômes psychosomatiques : ulcères, hypertension, colites. Pour Brisset, cette transformation est liée à des facteurs socio-culturels. En effet, comme il l'a souligné, par suite du développement de l'esprit critique, d'une rationalité « souvent étroite et borgne », les expressions les plus spontanées des décharges émotionnelles sont considérées comme malséantes et culpabilisées, ce qui aboutit à un blocage de la décharge émotionnelle ; puis le refoulement des symptômes succède à celui des pulsions qui les créaient et s'y déchargeaient. Il existe encore de nos jours un préjugé anti-hystérique tenace et ce même dans le corps médical ; l'hystérie est devenue inconvenante, choquante. La répression s'est exercée, comme le rappelle Brisset, par le torpillage de Babinski et la dévalorisation progressive des symptômes hystériques dans l'esprit des médecins qui, pour la plupart, n'ont pas compris que les manifestations hystériques sont en réalité un véritable langage, un moyen de communication et d'expression des parties les plus archaïques et les plus animales de l'être face au monde extérieur. La dévalorisation dans l'esprit des médecins et dans celui du public a entraîné progressivement le refoulement des pulsions et des symptômes. Mais, en réalité, une névrose ne disparaît pas aussi facilement et ce que l'on a obtenu c'est une mutation des symptômes qui « vont être chassés ou dans des positions plus faciles à défendre que naguère, ou dans le caractère et le comportement, ou dans des maladies authentiques ». Schématiquement, trois modes d'expression deviennent possibles :

a) les symptômes inexpugnables tels que la douleur ;
b) les états dépressifs et les troubles du caractère ;
c) les syndromes et les maladies psychosomatiques.

Donc, très schématiquement, deux options sont possibles : l'une psychiatrique, l'autre psychosomatique avec enfouissement progressif des symptômes à l'intérieur du corps. Pour mieux le comprendre, on peut résumer en les opposant les traits essentiels de l'hystérie et du symptôme psychosomatique. L'hystérie est, comme nous l'avons vu, un langage métaphorique, hermétique dont le malade ne possède pas les clés mais qui n'en a pas moins une signification symbolique réelle. Le symptôme est le symbole d'un conflit intrapsychique. « Tout se passe entre l'hystérique et l'interlocuteur qu'il se choisit comme si l'inconscient constituait un langage codé possédant ses structures et ses lois qui font que ce langage chiffré peut être compris sans être décodé », écrit Brisset. Le comportement du malade psychosomatique est tout à fait différent : il cache, il enfouit le sens, il veut éviter la communication et plonger dans l'impersonnel de la maladie organique. Quand une psychogenèse est décelable il s'agit d'une somatisation superficielle, très voisine au fond d'une somatisation hystérique. « On pourrait dire que la somatisation apparaît comme un moyen de lutte contre l'angoisse ; mais là où l'hystérique va de l'angoisse au symptôme, le psychosomatique va de l'angoisse à la lésion et à la mort... L'impossibilité est plus grande chez le psychosomatique à se mettre en question, il ne peut conserver l'unité de sa personne, il éclate dans la dualité du corps malade et de l'esprit clair. »

6) Sophronisation et psychothérapie :

Nous nous bornerons ici à étudier d'une manière schématique les techniques psychothérapiques que le sophrologue sera amené à manier quotidiennement. Le problème le plus important dans le traitement de troubles psychosomatiques liés à une névrose est d'arriver à déterminer très exactement les causes de celle-ci. Un interrogatoire minutieux, pratiqué si besoin est en état sophronique, permet en général de cadrer le problème et de mettre en œuvre une psychothérapie visant à aider le sujet à aborder les difficultés cruciales de son existence, à les surmonter et ce en essayant uniquement de lui faire prendre un certain recul à l'égard de ses propres problèmes, donc à modifier ses réactions vis-à-vis des difficultés du moment.

7) Psychothérapie directive :

Plusieurs méthodes psychothérapiques utilisent des techniques directives visant à rassurer, à guider, conseiller les malades, jusqu'à ce qu'ils soient parvenus à se libérer de leurs tourments. Très souvent, les malades éprouvent une sensation de sécurité dans la relation sophronique, rappelant celle d'un enfant à l'égard d'un adulte qui le protège et le conseille dans les moments difficiles, pour éviter les embûches de l'existence. La thérapeutique directive peut toucher au domaine de l'éducation, les difficultés relationnelles avec les amis, la famille, le conjoint, qui sont très souvent la conséquence de conceptions erronées des problèmes sexuels, du mariage et de l'éducation des enfants. Le névrosé se trouve en général désarmé vis-à-vis de ces problèmes ; il souffre d'un fort complexe d'infériorité, et se trouve incapable de s'adapter aux difficultés de la vie qu'il estime insurmontables. Aussi a-t-il besoin de l'autorité d'un tiers pour l'aider à les résoudre. Très souvent le sentiment d'infériorité entraîne le repliement sur soi et accentue le sentiment d'isolement. Le plus souvent, la thérapeutique directive intéresse un problème nettement délimité qui perturbe la vie du malade et entraîne des difficultés relationnelles. Ceci nécessite bien entendu, comme l'a souligné Wolberg, une étude minutieuse des conditions de vie du sujet pour découvrir et corriger ces difficultés ou, si elles sont par trop irrémédiables, l'aider à les combattre en l'encourageant à cultiver un *hobby*, à avoir des activités sociales et récréatives qui l'obligeront à sortir de lui-même. La thérapeutique directive doit toujours être présentée d'une manière telle qu'elle apparaisse au malade comme la solution la plus logique et la plus appropriée. Il faut donc consacrer un certain temps à lui en expliquer les raisons de manière à le convaincre du fait que le sophrologue a compris ses désirs, ses craintes, même ses résistances, et les respecte. La plupart de ces points seront expliqués à l'état de veille et leur effet sera renforcé par des suggestions appropriées, en état sophronique, en prenant bien soin d'utiliser la technique de renforcement du moi à chaque nouvelle suggestion. Il ne faut pas adopter d'attitude dominatrice, afin que le sujet sente qu'il est libre d'accepter ou de rejeter les suggestions selon ce qu'il éprouve. C'est donc une approche persuasive qui a les meilleures chances de réussir. Il ne faut en aucun cas imiter ces médecins à la personnalité autoritaire et narcissique qui croient avoir compris parfaitement tous les problèmes de leurs malades et qui veulent à toute force leur imposer leur solution.

7) Psychothérapie visant à rassurer le malade :

Dans toute forme de psychothérapie, il est indispensable de rassurer le malade qui a très souvent de sérieux doutes sur ses possibilités d'amélioration. A l'origine de ces doutes, on trouve souvent des idées fausses concernant la maladie et recueillies au cours de conversations avec des amis aussi mal informés que lui, ou provenant de ses propres phantasmes. Chez beaucoup de malades psychosomatiques les symptômes sont considérablement amplifiés du fait d'une polarisation anxieuse qui ne fait qu'accroître le cycle bien connu tension, peur, douleur. Mais si la relation transférentielle est bonne, si le malade a l'impression que son médecin le comprend, a pénétré son problème, alors il acceptera beaucoup plus facilement d'être rassuré. Bien entendu, les suggestions rassurantes seront beaucoup plus efficaces si elles sont faites en état sophronique, le sophrologue devant toujours avoir présent à l'esprit, comme l'a noté Wolberg, que le malade ne doit en aucun cas être ridiculisé. Beaucoup de malades craignent en particulier que leurs symptômes traduisent une maladie organique grave. Certains d'entre eux redoutent secrètement la démence. Enfin, les problèmes sexuels (masturbation, relations sexuelles perturbées) peuvent être à l'origine de troubles psychosomatiques sévères qui exigent une psychothérapie rassurante active.

8) Persuasion :

La technique de persuasion est fondée sur la croyance en l'aptitude du malade pour agir sur ses perturbations émotionnelles et sur ses idées touchant à sa maladie ; cela, au moyen de sa raison et de son intelligence. On lui démontre la fausseté de ses opinions et on essaie de lui faire toucher du doigt le comment et le pourquoi de sa maladie. Le promoteur de la technique persuasive a été l'éminent psychiatre suisse Paul Dubois qui, au cours de conversations avec ses malades, leur apprenait progressivement une philosophie de l'existence dans laquelle ils substituaient dans leur esprit des pensées d'amélioration à leurs idées habituelles de malaise et de maladie. En effet, une fois que le malade commence à penser en termes d'amélioration, cette dernière se manifeste et s'accentue ; au contraire, tant qu'il reste convaincu qu'il continuera à souffrir, les symptômes ne feront qu'empirer progressivement. Déjerine utilisa, en la modifiant, la technique de Dubois ; contrairement à ce dernier, il n'essayait pas d'imposer une philosophie de l'existence au malade, mais simplement de développer un bon rapport médecin-malade pour amener celui-ci à se confier totalement. Puis il mettait en œuvre une thérapeutique persuasive pour corriger ses « mauvaises habitudes ».

9) Psychothérapie par conditionnement :

Parmi les techniques de psychothérapie par conditionnement, qui ont été développées au cours de ces dernières années par l'école d'Eysenck de Londres, les plus utilisées sont celles de la pratique négative et de l'aversion conditionnée.

La pratique négative : Cette technique vise à faire disparaître une habitude névrotique en la provoquant en état sophronique (chez les exhibitionnistes par exemple). Un état sophronique permet au sujet de supporter des décharges d'anxiété de plus en plus importantes liées au stimulus pulsionnel et de guérir ainsi le névrosé de son symptôme.

L'aversion conditionnée : Cette technique est essentiellement utilisée pour combattre des habitudes vicieuses, invétérés : le tabagisme, l'alcoolisme, l'énurésie, l'obésité. Son objectif est de remplacer la satisfaction que procure normalement l'habitude par des émotions ou des sensations très désagréables capables de provoquer une aversion qui aidera considérablement le malade dans ses efforts. Il faut évidemment tâcher d'augmenter le plus possible les motivations des sujets quant à la liquidation de leurs mauvaises habitudes avant d'entreprendre un traitement aversif.

10) Sophro-analyse : ou méthode sophromnésique de Caycedo.

Nous consacrons un chapitre particulier à cette méthode.

Chapitre 21

LA SOPHROLOGIE ET LES ÉCOLES QUI ÉTUDIENT LA CONSCIENCE

Afin d'éviter toute confusion, il nous a paru important d'essayer d'établir les différences entre les écoles scientifiques qui abordent d'une manière ou d'une autre l'étude de la conscience humaine. Caycedo avait délimité clairement les objectifs de la sophrologie. Comme nous l'avons vu, la sophrologie ne traite pas de la « zoo-conscience », ou conscience animale : « Dieu a privé la conscience animale de transcendance », affirme-t-il en citant Binswanger. C'est là un point, entre autres, qui distingue : la sophrologie de l'ancienne hypnose. Elle s'occupe donc exclusivement de la conscience humaine et des phénomènes qui lui sont spécifiques. Mais il est essentiel d'étendre la distinction au domaine des objectifs de l'école sophrologique. Nous nous référerons ainsi à la psychanalyse, à la cybernétique, aux écoles réflexologiques ainsi qu'à la parapsychologie.

LA PARAPSYCHOLOGIE

La parapsychologie se propose des objectifs bien déterminés qui ne coïncident pas avec ceux de l'Ecole sophrologique. Les travaux de l'Ecole parapsychologique ont été amorcés scientifiquement par Rhine aux U.S.A. et poursuivies par ses disciples, au nombre desquels figure notre ami le Dr Barry, de Bordeaux. Elle se propose, d'étudier les phénomènes dits « paranormaux » qui ne sont pas précisément du domaine de la sophrologie. Le Dr Barry lui-même, lors du 1er congrès mondial de Sophrologie de Barcelone, a très clairement expliqué les différences entre les deux écoles. Pour Caycedo ces phénomènes, qui ne sont pas universels, c'est-à-dire ne s'observent pas chez tous les individus, sont du ressort de la parapsychologie et non de la sophrologie et cela pour cette raison.

LA CYBERNÉTIQUE

La cybernétique, pour sa part, ne traite pas exclusivement de la conscience humaine, ni de l'être humain en général. Ses objectifs se ramènent à l'étude des mécanismes régulateurs sous leurs aspects les plus divers. Les recherches les plus modernes en ce domaine, pour autant qu'elles concernent la médecine et particulièrement le fonctionnement du système nerveux et des mécanismes physiologiques régulateurs des niveaux de la conscience humaine, sont d'un très grand intérêt pour les recherches sophrologiques futures.

LA PSYCHANALYSE

Quant à la psychanalyse, personne ne conteste plus aujourd'hui en Occident son mérite d'avoir été la première à s'intéresser aux recherches sur la conscience. Ses objectifs sont distincts de ceux de la sophrologie. L'école psychanalytique s'est penchée d'emblée sur ce que nous nommons la « conscience pathologique », c'est-à-dire sur l'étude de la conscience « en conflit » ; elle n'admet d'autre part que les schémas mis au point par Freud et ses disciples, fermant ainsi la « carte » de la conscience dont elle néglige les autres dimensions. L'école psychanalytique se distingue aussi de la sophrologie par ses techniques de recherche et ses méthodes psychothérapiques.

Après trente-trois ans d'absence, le 22 juillet 1971, à 4 heures de l'après-midi, Anna Freud devait revenir au 19 de la Berggasse à Vienne, dans l'appartement, désormais un musée, de son père, à l'occasion du 27e congrès de l'association internationale de Psychanalyse. Le bourgmestre de Vienne et les représentants du Gouvernement devaient s'amender à cette occasion de tout le mal qui avait été fait à Sigmund Freud au long de sa carrière à Vienne. Deux mille cinq cents psychanalystes appartenant à trente-deux pays firent une immense ovation à Anna Freud. Ils venaient d'assister à l'un des grands moments de l'histoire de la psychanalyse : Vienne, la catholique, l'orgueilleuse, l'intransigeante, l'antisémite, reconnaissant, en ce médecin juif qu'elle avait toujours combattu, un enfant illustre. On peut affirmer à coup sûr que trois noms resteront dans l'histoire de la pensée au XXe siècle : celui de Karl Marx qui mit en évidence l'ensemble des processus destinés à maintenir les travailleurs dans l'engrenage du capitalisme, et ceux de Freud et Jung qui découvrirent l'inconscient, ses mécanismes, et fondèrent la psychologie des profondeurs. La part de la psychanalyse dans la médecine contemporaine a été considérable. Par leur disponibilité et leur attention, les psychanalystes ont pu mettre en évidence les mécanismes psychologiques responsables de la plupart des maladies et ont ainsi construit leur propre médecine psychosomatique. Si le 27e congrès de l'association internationale de Psychanalyse fut celui de la consécration, il fut aussi, dans une certaine mesure, celui du procès de la psychanalyse par son aile marchante, qui souhaite lui donner une dimension sociale. Alexandre Misterlich, de Francfort, jouant les oracles, avertit les freudiens que leur théorie « n'allait pas tarder à rejoindre les poubelles de l'histoire à moins que la psychanalyse ne se décide enfin à tenir compte du contexte social ». Dans les pays occidentaux, le grand reproche que l'on peut faire à la psychanalyse est qu'elle constitue une thérapeutique longue, difficile, pas toujours très efficace ; très onéreuse, elle exige beaucoup de temps (une analyse classique dure en moyenne trois ans). Les patients qui peuvent s'offrir un tel traitement forment donc une infime minorité. Or une médecine qui ne se préoccupe pas d'efficacité sociale, ni de la rapidité du geste médical n'est pas digne de ce nom. Mais, en réalité, certains psychanalystes, et non des moindres, avaient déjà attiré l'attention sur la possibilité d'accélérer le processus analytique. Ce fut notamment le cas de Roland Cahen, éminent psychanalyste jungien, qui fit il y a quelques années une conférence consacrée à une telle possibilité. Certains esprits bien intentionnés crièrent alors au scandale, l'accusant même de trahir la pensée de Jung. Ces bons esprits confondaient, il est vrai, le temps du traitement proprement dit, qui doit être aussi rapide et efficace que possible, et celui de l'individuation, de l'évolution humaine qui se situe dans la post-cure. Ces critiques acerbes, enfin, témoignaient, si l'on en juge par leurs propos, d'une ignorance complète de la personnalité de Jung, qui était un très grand médecin passé maître dans l'art des traitements rapides et efficaces.

Si l'on discute avec certains psychanalystes, on a l'impression que pour eux il n'y a plus rien à découvrir dans le domaine de la conscience : Freud a tout dit, tout vu, tout compris, et, pour certains d'entre eux, le jeu consiste, au travers de leur expérience personnelle, à reprendre la pensée du maître en la rendant parfois plus obscure, voire hermétique. Il n'est pas question pour eux de modifier quoi que ce soit à la technique psychanalytique pour tenter de l'améliorer : ce serait une trahison. Pour eux, Freud a créé d'emblée un instrument parfait auquel on ne saurait toucher. La psychanalyse est un rituel immuable qui doit se transmettre au cours des siècles. Les sociétés de psychanalyse souffrent, comme l'a très justement souligné Eliane Amado dans son remarquable ouvrage : *Les voies et les pièges de la psychanalyse*, d'un complexe « obsidional ». Ayant eu à faire face dès leur naissance à de multiples attaques, à une vive animosité de la part de nombre de médecins et de psychiatres, elles ont conservé leurs barricades et leur mentalité d'assiégés alors même que la psychanalyse a fini par obtenir droit de cité. Eliane Amado insiste sur le mal que la conception « virilocentrique » a fait à la psychanalyse, qui n'a pu se libérer de son propre complexe d'Œdipe par une connaissance du couple.

On sait pourtant les brillants résultats obtenus par Cahen dans les « psychanalyses en parallèle » du couple (Cahen a en effet montré que les neuf dixièmes des divorces pouvaient être évités par cette méthode qui consiste à traiter séparément chacun des éléments du couple en respectant strictement le secret professionnel. Le mariage est souvent un emboîtement de névroses, et il arrive fréquemment que le syndrome de l'un ne soit que la conséquence amplifiée du trouble de l'autre.) Enfin, comme l'a encore noté Eliane Amado, une réaction de contre-transfert achève de faire des sociétés de psychanalyse des « citadelles plus ou moins paranoïaques » aux « rites plus ou moins magiques », alors que nombre de psychanalystes, et non des moindres, sont en proie à une névrose de caractère narcissique qui amenuise singulièrement leur horizon et leur fait perdre le contact avec le réel : ces derniers oublient tout simplement que si la psychanalyse est un corps de savoir psychologique, elle n'est cependant qu'une théorie psychologique, une tentative d'explication de l'homme tout entier, qui cherche à cerner une partie de la vérité d'une manière plus précise que les précédentes ; à cet égard, la théorie psychanalytique est contestable et d'ailleurs contestée, comme n'importe quelle théorie qui prétend cerner entièrement la vérité. Il est certain qu'elle apporte des vues nouvelles extrêmement fécondes dans la dimension de l'inconscient. Mais, comme toute théorie, elle sera un jour dépassée et remplacée par une autre qui ne sera d'ailleurs peut-être pas fondamentalement différente. Il ne faut donc pas confondre, comme le font certains, théorie et vérité révélée. Pour sa part, le congrès de Vienne a permis une prise de conscience : il faut que la psychanalyse tienne compte du contexte social. Pour Misterlich, « les facteurs sociaux sont les grands responsables des comportements agressifs et destructeurs et bientôt personne ne prendra plus la psychanalyse au sérieux si elle ressasse que les guerres surviennent parce que les pères haïssent leurs fils et les envoient à la guerre pour les faire tuer ».

HYPNO-ANALYSE

Beaucoup d'auteurs qui emploient l'hypnose à titre de psychothérapie ont tenté de réaliser un système permettant l'utilisation des méthodes psychanalytiques en état hypnotique. Il est certain que du point de vue de la doctrine psychanalytique cette démarche constitue une erreur ; d'aucuns n'hésitent pas à dire une « hérésie », car Freud et ses élèves ont rejeté les phénomènes hypnotiques. En outre, la plupart de ces auteurs partent sur l'idée fausse qu'en état hypnotique le sujet est « inconscient ». C'est d'ailleurs pourquoi Caycedo a créé le terme de « sophromnésie » pour désigner les phénomènes spéciaux de la mémoire tels qu'ils sont observés au cours de la sophronisation. Nous décrirons ici, pour être fidèles à l'histoire de ces méthodes, celles d'entre elles qui sont les plus connues. On a prétendu que l'hypno-analyse permettait d'accélérer le processus analytique ; tel est du moins l'avis d'auteurs comme Ambrose, Schneck, Rosen, Meares, Raginsky, Wolberg, et bien d'autres. N'oublions pas que la psychanalyse est née de l'hypnose et, comme l'a souligné Roland Cahen, que si de nos jours nous pouvons faire un retour tempéré et prudent à des méthodes hypnoïdes, c'est précisément grâce aux apports de Freud et de Jung sur l'inconscient. Il ne faut pas oublier non plus que si des auteurs comme Breuer ont tourné le dos à l'hypnose avec une panique bien justifiée, c'est qu'à l'époque on ignorait tout des problèmes du transfert et du contre-transfert ; or les techniques hypnotiques, si elles ne sont pas manipulées avec doigté, peuvent déclencher des transferts « massifs et sauvages ». Nous savons à présent, grâce à l'expérience psychanalytique, manipuler le transfert. C'est la raison pour laquelle il nous est permis de faire un retour tempéré à des méthodes qui, selon Cahen, « naviguaient sous le drapeau fallacieux de l'hypnose alors qu'il s'agissait d'attitudes et de réflexes neurophysiologiques fondamentaux ». Bien sûr, la plupart des psychanalystes sont hostiles aux techniques hypno-analytiques, leur hostilité étant justifiée par le fait que ce processus attaque directement les bases mêmes des techniques psychanalytiques et constitue dans une certaine mesure une adultération de la méthode freudienne.

Examinons à présent très schématiquement en quoi consistent les techniques hypno-analytiques. Elles exigent évidemment un certain entraînement du sujet aux techniques hypnotiques. La profondeur de l'état hypnotique varie selon les techniques que l'on veut utiliser. L'association libre, l'induction des rêves, la régression partielle, l'écriture automatique impliquent, si l'on en croit les hypnothérapeutes, une profondeur légère ou moyenne. Comme ce sont ces techniques qui, de loin, sont les plus utilisées, l'entraînement des sujets peut être de courte durée puisqu'en quelques séances la plupart des gens sont capables d'atteindre une transe de profondeur moyenne.

1) Hypnose et associations libres :

La méthode d'associations libres, qui est la technique de base dérivant d'ailleurs de l'hypnose, est d'une importance capitale en psychanalyse. Les tendances inconscientes se manifestent d'elles-mêmes de manière généralement assez décousue à travers le discours. Cependant, de nombreuses causes se manifestent au niveau conscient ou inconscient et bloquent l'expression de ces associations libres. Le psychanalyste doit tout d'abord sentir ces résistances, puis en venir à bout au prix de beaucoup d'efforts et de temps. Certains auteurs estiment que l'hypno-analyse peut en général effondrer très facilement et très rapidement les résistances et les défenses et permet ainsi d'obtenir la libération des matériaux refoulés. Bien entendu, l'hypno-analyste écoute passivement son malade en évitant d'interrompre le fil de sa pensée tout en contrôlant tous les modes de communication non verbales : le ton de la voix, l'expression du visage, l'attitude, autant de facteurs pouvant révéler des conflits non exprimés. Soit dit en passant, d'ailleurs, la non-directivité totale est un leurre, une utopie tempérée par tout ce qui émane d'humain et de préverbal de la moindre présence. Il est certain que le silence systématique de quelques analystes durant des mois, voire des années, comme s'en plaignent certains malades, est une attitude qui donne à penser, car, ainsi que l'affirme Cahen : « Un silence n'est significatif que sur l'arrière-plan d'un dire potentiel comme ponctuation du monologue, et un silence qui se veut systématique dit uniquement qu'il émane d'un esprit systématique. » En état sophronique, même léger, les images apparaissent et se focalisent avec une rapidité étonnante sur le problème urgent. Toujours selon cet auteur : « On parle moins de la cour et de la ville, on me parle de plus bas, d'une façon plus directe, bien plus focalisée sur les problèmes capitaux. » Et comme l'a écrit Wolberg : « Les matériaux arrivent librement et le résultat d'une seule séance équivaut à des semaines de psychanalyse classique. » On a vu d'ailleurs, ce qui n'est pas exceptionnel, certains analystes réussir en dix séances d'hypno-analyse là où une analyse classique avait échoué après deux ans et demi de traitement (Cahen).

2) L'induction de rêves :

Le psychothérapeute peut suggérer au patient de faire un rêve concernant un problème ou un conflit devant être élucidé. Ce rêve peut être induit par suggestions en état hypnotique ou posthypnotique ; on suggère au sujet qu'il rêvera de tel problème particulier pendant son sommeil normal. Les hypnothérapeutes utilisant ces techniques pensent que les rêves induits par hypnose ont les mêmes caractéristiques, la même signification dynamique que les rêves spontanés. (Nous verrons par la suite comment Caycedo a étudié ces phénomènes d'une manière totalement différente.) Wolberg, dont l'expérience en matière d'hypno-analyse est considérable, insiste sur le fait que les rêves qui suivent la première induction hypnotique sont souvent extrêmement significatifs et contiennent l'essence même du problème. Les rêves en état hypnotique ou posthypnotique peuvent ainsi être utilisés pour percer à jour certaines attitudes ou certains sentiments qui ne peuvent être verbalisés. Pour Wolberg, ces rêves ne doivent jamais être interprétés à l'état de veille. S'ils exigent une interprétation, elle doit être faite en état hypnotique et l'on doit demander au sujet d'accepter ou de rejeter l'interprétation selon ce qu'il ressent. Wolberg souligne que les sujets sont souvent parfaitement capables d'interpréter spontanément leurs propres rêves dont le symbolisme est beaucoup plus apparent en état hypnotique.

3) Ecriture automatique :

Certains hypnothérapeutes estiment que l'écriture automatique constitue un bon moyen de libérer les matériaux refoulés dans l'inconscient et qu'elle est d'un enseignement relativement facile. Le sujet étant placé en état hypnotique « de profondeur moyenne », on lui suggère que sa main va écrire, qu'il aura l'impression que son bras n'est pas connecté avec le corps, que tout se passera comme si sa main avait sa propre intelligence, comme si elle ne lui appartenait plus. Le psychothérapeute va faire ainsi écrire sur un sujet choisi. Pendant cette opération, les auteurs croient que le malade n'a pas conscience de ce qu'il écrit et qu'il ne peut dès lors intervenir consciemment pour modifier son texte. L'écriture automatique est très différente de l'écriture normale du patient, le plus souvent elle est pratiquement indéchiffrable : les lettres sont mal formées, les mots incomplets, déformés, fusionnés. Parfois les messages sont plus cohérents mais contiennent des condensations, des néologismes qui ne peuvent être traduits que par le sujet en état hypnotique. Une fois le message écrit, on demande au patient d'ouvrir les yeux alors qu'il est encore en état hypnotique et d'écrire le sens complet de la communication au-dessous de celle-ci. S'il est incapable d'ouvrir les yeux sans sortir de cet état, on lui donne comme suggestion posthypnotique que la signification de son écriture automatique lui apparaîtra clairement à son « réveil ». Etant donné le caractère critique de l'écriture automatique, il vaut mieux qu'elle soit interprétée par le sujet, ce qui permettra de rétablir le sens de certains passages incomplets, de combler certaines omissions. Certains auteurs pensent que l'on peut ainsi amener à la surface des matériaux refoulés, enfouis, comme une drague ramène des sédiments.

4) Expression picturale :

La peinture en état hypnotique est une autre technique d'accès à l'inconscient. Selon la plupart des auteurs, elle nécessite un « état profond ». Il est préférable que le sujet puisse atteindre l'état dit « de somnambulisme » dans lequel on pense qu'il est classiquement capable d'ouvrir les yeux sans sortir de l'état hypnotique. Les thèmes peuvent lui être suggérés ; il est possible également de le laisser libre de peindre ce qu'il a envie de peindre. Les peintures sont en général extrêmement instructives, révélant des attitudes inconscientes envers les membres de la famille, de la femme, des enfants et même du médecin. Si besoin est, on obtient davantage de renseignements, en faisant expliquer au sujet sa peinture en état hypnotique. On peut également faire peindre le sujet au cours d'une « régression de mémoire ». Peut-être exprimera-t-il alors des attitudes, des sentiments datant de son enfance et qui sont très fortement réprimés chez l'adulte.

5) Jeu de rôles :

Dans cette technique, le sujet doit être placé en état dit « de somnambulisme », de manière à pouvoir jouer les yeux ouverts. Les hypnothérapeutes affirment que la plupart des résistances éprouvées par les adultes à l'égard du psychodrame à l'état de veille disparaissent en état hypnotique. Le sujet joue généralement le rôle qu'il a choisi avec un très grand réalisme, dès qu'il a compris que son attitude ne doit pas être passive et qu'il n'a besoin d'aucune directive de son psychothérapeute. Ces hypnothérapeutes ne tiennent pas compte du fait que le jeu de rôles peut être utilisé en état sophromnésique, ce qui permet de mettre à jour certains conflits particulièrement traumatisants pendant la période infantile, et profondément refoulés. Le jeu de rôles est en effet souvent suggéré d'une manière peu correcte, en fonction du contenu analytique préalable au début de l'expérience. Pour certains psychothérapeutes, cette technique est extrêmement délicate à manier et cette expérience n'a pas été jusqu'à présent utilisée par les sophrologues.

6) Technique de dramatisation :

En état hypnotique profond, on peut demander au sujet de revivre certaines scènes ou situations particulièrement traumatisantes. Les réactions émotionnelles peuvent être intenses, déclenchant une importante abréaction. L'un des meilleurs exemples des techniques dramatiques est celle que l'on utilise dans le traitement des névroses de guerre : on demande au soldat en état hypnotique de revivre la scène de la bataille. L'anxiété, la rage, la peur sont alors exprimées de la manière la plus intense, la plus poignante, la plus réaliste. L'analyste peut jouer un rôle entièrement passif, ou, dans d'autres cas, un rôle actif, incarnant un personnage significatif dans le contexte, encourageant le sujet à exprimer certains sentiments. Ces techniques qui, mis à part le traitement des névroses de guerre, ne sont pas d'une très grande utilité ont été employées à titre expérimental en sophrologie.

7) Régression de mémoire :

La régression de mémoire a été considérée comme une arme majeure dans les mains d'hypnothérapeutes avertis. Comme nous l'avons vu d'une manière détaillée, lors de l'étude du somnambulisme, on admet l'existence de deux types de régression. Le premier, qui ne peut être réalisé qu'en « état somnambulique », a été considéré comme une régression totale, une revivification au cours de laquelle le sujet est ramené à une époque antérieure de sa vie. Les hypnothérapeutes pensent, et c'est là un mythe qui a la vie dure, que lors de cette revivification toute la personnalité du sujet régresse et que, si on le ramène à l'âge de quinze ans il revivra une situation déterminée avec le psychisme, les réactions, le comportement d'un sujet de quinze ans. Le deuxième type de régression est la régression partielle qui ne nécessite qu'un état hypnotique moyen, le sujet revivant des événements passés avec son psychisme actuel. Caycedo a montré que le phénomène réel revient à accroître l'effet hypermnésique de l'état sophronique, ce qui permet aux engrammes de la vie instinctivo-affective, réminiscences enfantines y comprises, qui ont perdu leurs possibilités directes de mémorisation dans la vie consciente, de trouver une voie d'accès à la représentativité.

8) Technique de la boule de cristal et du miroir :

Dans certains cas, il faut bien l'admettre, les techniques dites hypnotiques utilisent des moyens assurément puérils qui furent d'ailleurs responsables de la cristallisation sur l'hypnose de la pensée magique. L'exemple de la boule de cristal et du miroir est tout à fait significatif à cet égard. Le patient étant placé en état dit « de somnambulisme », de manière à pouvoir ouvrir les yeux sans sortir de l'état hypnotique, on lui demande de concentrer son attention sur une boule de cristal ou sur un miroir placé de manière à refléter le plafond blanc. On lui dit qu'il va voir des images qu'il décrira au médecin. Les hallucinations visuelles déclenchées par cette technique permettraient, selon les hypnothérapeutes, aux matériaux réprimés de revenir à la surface. Le sujet serait capable de reconstruire des scènes de sa vie passée par hallucination exactement comme si elles venaient de se produire. La visualisation de certaines scènes réprimées, oubliées pourrait provoquer des réactions émotionnelles intenses avec de très importantes abréactions. Cette technique ne s'utilise évidemment jamais en sophrologie.

9) Induction de conflits expérimentaux :

Beaucoup de malades ont rationalisé à tel point leur comportement qu'il leur paraît impossible d'admettre que ce dernier puisse être affecté par des facteurs inconscients, bien qu'ils ressentent fortement certaines pulsions qui les gênent. Dans ces cas, quelques hypnothérapeutes utilisent l'induction d'un conflit expérimental pour les amener à comprendre l'influence exercée par l'inconscient.

Prenons le cas d'une personne qui a un problème relatif à l'expression d'une agressivité qu'elle a retournée contre elle-même, ce qui déclenche une maladie psychosomatique. Pendant le traitement, elle peut prendre conscience de son hostilité, mais demeure incapable de comprendre comment cette agressivité assume la responsabilité de sa maladie. On induit alors en elle une névrose expérimentale sous état hypnotique, ce qui entraîne l'apparition d'une hostilité qu'elle n'a pas la possibilité d'exprimer habituellement. Elle ressent celle-ci de manière aiguë, mais est incapable de la ventiler et devra donc l'effacer. On lui suggérera alors qu'en se « réveillant » elle se rappellera l'émotion consécutive au conflit expérimental, mais qu'elle n'aura aucun souvenir de la cause elle-même de cette émotion. Alors qu'elle sort de son état hypnotique, le conflit inconscient ainsi provoqué détermine les symptômes psychosomatiques mêmes qui se manifestent lorsqu'elle ressent spontanément de l'hostilité. De cette même façon, on peut lui montrer comment les émotions refoulées peuvent être à l'origine de certains de ses symptômes. Il faut répéter plusieurs fois ce conflit expérimental et l'on pourra ensuite en donner l'explication au sujet en état hypnotique en lui suggérant qu'il s'en souviendra à l'état de veille, ce qui lui permettra d'en renforcer la compréhension.

Tous ceux qui connaissent l'hypnotisme scientifique ou de théâtre reconnaîtront le bien-fondé de nos assertions. Fréquemment, les sophrologues nous demandent comment l'existence d'interprétations aussi variées a pu être possible ? Pour quelle raison des médecins sérieux ont accepté sans critique des critères, des opinions et des techniques qui vont de l'enfantin au fantastique ? Quelle a été la raison de l'existence de ce mythe historique ?

10) Phénomènes sophromnésiques :

Devant tant de confusion et d'interprétations diverses, et constatant le fait qu'au cours des états hypnotiques et sophroniques l'amnésie n'existe pas, contrairement à ce qui a été dit par la majorité des auteurs, Caycedo a résolu d'étudier ces phénomènes sur de nouvelles bases et sans idée préconçue. Pour faciliter le travail il a crée une nouvelle terminologie dans laquelle il utilise le mot sophromnésie, ou phénomène sophromnésique, pour entreprendre la recherche des phénomènes décrits plus haut. Cette therminologie est totalement exempte de compromis d'école et d'hypothèses plus ou moins discutables. Caycedo, par ailleurs, s'oppose à l'utilisation du terme « sophro-analyse » que quelques sophrologues ont commencé à utiliser, influencés probablement par le terme d'hypno-analyse qui, nous l'avons déjà dit, est incorrect. Le terme de sophro-analyse entraînerait en effet l'affrontement de l'Ecole sophrologique et des conceptions fondamentales de l'école psychanalytique, ce qui amènerait des discussions parfaitement stériles. Caycedo admet que la sophronisation permette, dans bien des cas, la production d'une hypermnésie *sui generis* digne d'être étudiée, et d'une importance thérapeutique qui n'exige pas pour autant l'emploi du système psychanalytique orthodoxe.

TECHNIQUES SOPHROMNÉSIQUES DE CAYCEDO

Les travaux réalisés par le fondateur de la sophrologie dans ce domaine sont très étendus ; c'est la raison pour laquelle nous allons nous borner ici à faire une synthèse schématique des principes fondamentaux qu'il utilise.

1) Sophromnésie simple :

Caycedo désigne par ces mots une méthode très simple et délicate, classiquement sophrologique. Il procède de la manière suivante : il dirige la relaxation, la personne étant en position commode, par exemple en décubitus dorsal ou assis. Une fois le processus sophronique mis en marche, il prie le patient d'essayer de concentrer sa mémoire sur le premier souvenir de sa vie. Il lui demande d'indiquer, par un mouvement léger de l'index de la main droite, le moment où les premières images apparaissent à l'esprit. Il lui explique alors qu'en état sophronique il est possible de parler sans aucune difficulté. Ensuite, Caycedo procède à son interrogatoire en suivant le principe sophrologique de la « question positive ». Il estime en effet qu'il ne faut pas interroger la personne sophronisée, sauf dans des cas exceptionnels, sur des situations négatives. Par exemple, si elle a des souvenirs remontant à l'âge de six ans, on lui demande quelles sont les personnes qu'elle aime le plus, les lieux qu'elle préfère. En obtenant le positif dans les réponses, dit Caycedo, nous obtenons du négatif par simple déduction sans causer le moindre traumatisme à la personne. Cette méthode permet ainsi d'obtenir une anamnèse positive de l'histoire du malade et il faut reconnaître qu'elle est d'une grande précision. Dans beaucoup de cas, on constate une augmentation extraordinaire de la capacité de la mémoire, phénomène que Caycedo a nommé « hypermnésie sophronique ».

2) Sophromnésie onirique :

Au cours de la sophronisation peuvent se produire des phénomènes de type onirique qu'il est possible d'utiliser pour suggérer au malade quelques rêves libres, en suivant chronologiquement l'âge du patient. Les rêves sont donc des autoproductions du malade et le sophrologue se limite à indiquer l'âge auquel le rêve se produit : la personne communique au sophrologue le contenu de ses rêves.

3) Dialogue postsophronique :

Une fois la séance terminée, Caycedo demande toujours au malade en état vigile quels ont été les rêves qui l'ont frappé le plus. Cet interrogatoire est très important pour deux raisons : d'abord parce qu'il démontre qu'il n'existe aucune amnésie postsophronique, contrairement à ce qu'ont cru les hypnotiseurs classiques ; ensuite, parce que dans la mémoire du malade il se fait une véritable sélection des rêves, à laquelle Caycedo attribue une grande importance. Les travaux réalisés dans ce domaine par lui et ses collaborateurs, sont très remarquables. Ils ont fait de nombreux enregistrements électro-encéphalographiques et il semble bien qu'il y ait une onde particulière ayant les caractéristiques d'une phase paradoxale, onirique, vigile, dans laquelle se trouveraient aussi des mouvements oculaires avec les yeux fermés. Dans la recherche de la mémoire des sophronisés, Caycedo trouve fréquemment un très grand mélange d'imagination et de fantaisie, phénomène qu'il a baptisé du nom de « sophroplasticité imaginaire » et « sophromnésie fantastique ».

Chapitre 22

L'EFFET PLACEBO

La prescription d'un médicament est un acte fort complexe et, comme l'a souligné l'éminent psychanalyste britannique Balint, par sa prescription le médecin se prescrit en quelque sorte lui-même. On peut en effet isoler dans l'action d'un médicament deux composantes essentielles : l'action pharmacologique d'une part, l'action psychothérapique de l'autre, liée à l'influence du médecin qui peut augmenter ou diminuer l'action de la drogue.

1) L'action pharmacodynamique :

Elle est caractérisée par des effets sur l'organisme qui sont parfaitement reproductibles et mesurables. Mais cette action, que l'on attend des médicaments, est loin d'être la règle, comme l'a remarqué Schneider.

2) L'action psychologique :

Pour bon nombre de médicaments, l'action pharmacologique, qui est indiscutable dans son expérimentation sur l'animal devient des plus douteuses, voire inexistante, chez l'homme, aux doses prescrites. C'est le cas de bon nombre de drogues tranquillisantes, sédatives, reconstituantes, de préparations vitaminées. Leur action est surtout d'origine psychologique et s'avère fonction de la confiance du malade en son médecin, de l'existence d'un transfert médecin-malade positif. On peut distinguer avec Schneider trois classes de médicaments :

a) ceux dont l'action est purement pharmacodynamique ;

b) ceux qui n'ont aucune action pharmacodynamique et n'agissent que du fait du médecin (les placebos) ;

c) ceux qui ont une action pharmacodynamique peu importante, modifiable par certains facteurs psychologiques susceptibles de la potentialiser ou de la réduire (placebos « impurs »).

DÉFINITION DE L'EFFET PLACEBO

Comme l'écrivait Bernheim, « la suggestion appliquée à l'art de guérir remonte à l'enfance de l'humanité ». Par contre, l'étude du phénomène lui-même est beaucoup plus récente et a pris, avec le développement de la psychophysiologie et de la sophrologie, une importance majeure qui fait que tout médecin, comme l'écrivent Kissel et Barrucand, doit connaître l'existence de l'effet placebo et son maniement thérapeutique.

Le mot placebo vient du verbe latin *placere* (placebo = « je plairai ») ; il a une origine religieuse : il est le premier mot du neuvième vers du psaume 116 qui fait partie de la liturgie des vêpres des morts : « *Placebo dominum in regione vivorum* » (Je plairai au Maître dans le royaume des vivants). En 1811, le *Hooper Medical Dictionary* donne du placebo la définition suivante : « Qualificatif donné à tout médicament présenté plus pour plaire au malade que pour lui être utile. » Kissel et Barrucand ont proposé du placebo la définition suivante : « Mesure thérapeutique d'efficatité intrinsèque nulle ou faible sans rapport logique avec la maladie, mais agissant si le sujet pense recevoir un traitement actif par mécanisme psychologique ou psychophysiologique. » Quant à l'effet placebo, c'est un phénomène beaucoup plus général, pratiquement consécutif à toute prescription thérapeutique. On admet à l'heure actuelle que dans l'action de tout médicament, même très actif, il y a une composante placebo plus ou moins forte. Dans ce cas, l'effet placebo est, selon Pichot, « la différence entre la modification constatée et celle imputable à l'action pharmacodynamique de la drogue ».

HISTORIQUE DES PLACEBOS

Depuis la plus haute antiquité, on a pu constater que les prescriptions apparemment les plus étonnantes, voire les plus absurdes, pouvaient amener la guérison des malades. Il est certain qu'à ces époques, les médecins ne connaissaient pas la nature du mal qu'ils étaient appelés à traiter et encore moins les propriétés pharmacologiques des drogues utilisées. Il est bien évident qu'avant l'avènement de l'anatomie, de la pathologie et de la physiologie modernes, on ne connaissait pas les lésions produites par les maladies et même, au début du XIXe siècle, comme l'a souligné Abrezol dans une excellente étude sur les placebos, les médecins n'avaient que des idées très vagues sur l'action des remèdes. C'est la raison pour laquelle seules de rares prescriptions anciennes qui nous sont parvenues se sont révélées efficaces. Mais là encore, rares étaient celles qui s'avéraient à la fois efficaces et appropriées. En réalité, la plupart des prescriptions anciennes visaient à calmer la douleur. Parmi les médicaments anciens efficaces se trouvent les laxatifs et les émétiques qui étaient à l'honneur dans l'antique médecine égyptienne où toute thérapeutique débutait par une purgation, les intestins étant considérés comme la source de nombreux maux. Il est clair que ces remèdes énergiques, qui donnaient au malade l'impression de subir une thérapeutique active, ne devaient leur assez fréquente action curative qu'à l'effet placebo. En outre, pour renforcer l'impression du malade, les préparations « radicales » étaient en général nauséabondes, agrémentées parfois même d'extraits d'excréments humains ou animaux.

Pour améliorer le rendement des placebos auprès d'une certaine catégorie de malades, un autre critère s'avéra nécessaire : le placebo devait être cher. C'est en effet un fait couramment admis que plus le médicament est cher plus il est efficace. Ces croyances étaient telles autrefois qu'un médecin anglais, Bullessa, prescrivit, sous Henry VIII, des médicaments emballés avec un cadeau de prix. Comme l'a souligné Abrezol, pour qu'un médicament puise être considéré comme actif il fallait qu'il possédât quatre qualités déterminantes ou, au moins, l'une d'entre elles :

a) qu'il ait un effet visible (vomissements, diarrhées) ;
b) qu'il ait un mauvais goût ou une mauvaise odeur ;
c) qu'il soit cher ;
d) qu'il soit récent.

Quant à la quatrième propriété, il faut bien reconnaître qu'en matière de thérapeutique médicale ou chirurgicale il y a des modes : l'apparition d'un nouveau médicament lancé à grand renfort de publicité, après une expérimentation clinique, qui bien souvent ne résiste pas à l'analyse, suscite chez les médecins et les malades informés par les articles de vulgarisation un très vif intérêt qui renforce singulièrement l'effet placebo. C'est pour cette raison que le docteur Osler disait qu'il faut « soigner le plus de malades possibles avec des drogues nouvelles tant que celles-ci ont encore le don de guérir ». Osler devait écrire quelque temps plus tard « qu'un médecin en début de carrière soigne une maladie avec plusieurs médicaments et qu'en fin de carrière il soigne plusieurs maladies avec un seul médicament ».

La composante placebo est tellement importante, parfois, et même si prédominante, qu'il convient, non de se demander si le traitement agit ou non par suggestion, mais plutôt quelle est la part de suggestion qui intervient dans le résultat thérapeutique obtenu. Les deux grandes causes d'erreur dans l'appréciation de l'activité pharmacologique d'un produit sont les guérisons spontanées qui sont plus fréquentes qu'on ne pense, et l'effet placebo. Pour résoudre le problème de l'effet pharmacologique, on a recours à des placebos. On soigne deux lots de malades : le premier avec le médicament supposé actif, le deuxième, qui est un groupe témoin, avec le placebo qui imite parfaitement le vrai médicament dans sa présentation et son goût. Théoriquement le nombre de sujets guérissant par l'effet placebo ou du fait d'une guérison spontanée est le même dans les deux groupes. Donc, si le nombre de guérisons est plus important dans le lot de malades ayant pris le médicament supposé actif, on peut conclure à l'efficacité de ce dernier. Mais ce procédé s'avère à l'usage totalement insuffisant pour tester l'efficacité d'un remède. Les pharmacologues ont en effet recours, pour éviter les facteurs psychologiques liés au médecin et au personnel infirmier, à une expérimentation en « double-aveugle » au cours de laquelle ni le médecin ni le malade ne savent si le produit donné est un placebo. Ainsi, rien ne peut venir influencer le médecin lorsqu'il administre le médicament. Le placebo et le vrai médicament ne peuvent être identifiés qu'à l'aide d'un code chiffré que seuls les fabricants connaissent. Le chiffre du médicament et celui du placebo sont révélés à la fin de l'expérimentation pour permettre au médecin de classer ses résultats. Il résulte de ce qui précède que l'action du médicament, comme le soulignait Schneider, en dehors de son effet pharmacodynamique, est due essentiellement à deux facteurs :

a) l'attitude du médecin influant sur le malade par sa croyance en l'effet thérapeutique du médicament ;

b) l'attitude du malade réagissant d'autant plus facilement au médicament qu'il a confiance en son médecin.

L'activité thérapeutique s'avère en quelque sorte proportionnelle à l'importance du transfert médecin-malade.

RÉACTIONS SUBJECTIVES ET OBJECTIVES AUX PLACEBOS

Ces réactions sont extrêmement variables selon les personnalités. Très schématiquement, on peut classer celles-ci en deux catégories :

a) les sujets placebo réacteurs : ils représentent un peu plus de 32 % d'une population ;

b) les sujets qui ne réagissent pas aux placebos.

Parmi les premiers, certains réagissent positivement, présentant une amélioration de leurs troubles, d'autres négativement, accusant des troubles secondaires : fatigue, somnolence, vertiges, céphalée, insomnies, troubles gastro-intestinaux, réactions urticariennes. On peut même voir se développer chez certains une véritable toxicomanie aux placebos : ils ne peuvent plus s'en passer.

INFLUENCE DU MODE D'ADMINISTRATION

D'une manière générale, les placebos injectables, surtout par voie intraveineuse, sont plus actifs que ceux qui sont pris par voie orale. Les tablettes sont moins efficaces que les comprimés. L'influence du mode d'administration est renforcée par l'ambiance générale qui entoure la prescription : la nouveauté du médicament, les détails très précis de la prescription concernant la posologie, la suppression de tous les autres médicaments pendant la cure, l'horaire extrêmement strict.

Dans le traitement de longue haleine, il faut, comme le conseillent Kissel et Barrucand, faire des cures discontinues où l'on peut alterner la prise de placebos et de médicaments actifs. On commencera et on terminera la cure par un produit actif.

INDICATION DE L'UTILISATION DES PLACEBOS

Les affections bénéficiant d'un traitement spécifique étant assez limitées, le problème de l'utilisation des placebos est pratiquement pour le médecin un problème quotidien. Il implique de sa part une prise de position envers certains problèmes déontologiques. Certains médecins considèrent encore à l'heure actuelle la placebothérapie comme une tromperie à l'égard du malade. En fait, comme l'ont écrit Kissel et Barrucand, une telle attitude n'est pas justifiable tant que le placebo reste « du côté du médecin », qu'il s'agisse du médecin hospitalier l'utilisant surtout dans la recherche pharmacologique ou du praticien pour lequel il comporte une valeur thérapeutique certaine susceptible d'entraîner une amélioration ou une guérison. Consciente ou non, la placebothérapie est un état de fait. « Le médicament de beaucoup le plus fréquemment utilisé en médecine générale est le médecin lui-même », écrit Balint. Il convient de souligner cet aspect psychosomatique très important du problème.

Avant d'étudier les indications et les contre-indications de la placebothérapie, il nous faut dire quelques mots de la prescription du médicament par le médecin, prescription que Pierre Schneider a très remarquablement analysée. Tout le problème consiste à savoir *à qui* le médicament prescrit est destiné. En première analyse on est tenté de dire : au malade, pour guérir sa maladie ou faire disparaître les symptômes dont il souffre. En réalité, le problème est infiniment plus complexe. Le médicament peut être destiné, bien sûr, au malade ; il est indispensable au médecin de connaître les motivations profondes qui amènent un sujet à demander un remède. Pour certains malades qui réclament à tout prix un médicament calmant, fortifiant, cette demande est un moyen d'exprimer un besoin de dépendance ou une entrée en matière lui permettant d'exposer les problèmes personnels qui sont à l'origine de ses troubles psychosomatiques.

Pour beaucoup de sujets, toute consultation médicale a comme corollaire la prescription d'un médicament. L'absence de prescription d'un remède est le plus souvent interprétée comme un refus de prise en charge par le médecin ; ce qui amène la rupture. Pour d'autres, la prescription médicamenteuse est une mesure dilatoire leur permettant d'éluder les vrais problèmes intimes. D'ailleurs, l'expérience a prouvé qu'un quart des médicaments prescrits n'étaient pas consommés, soit qu'ils n'aient pas été achetés, soit que le malade se soit contenté de les regarder puis de les ranger au fond d'un placard. Dans un autre quart des cas, ils sont pris de façon très fantaisiste, sans aucun respect de la prescription initiale. Pour Pierre Schneider, « il existe encore une barrière culturelle à l'égard des médicaments et la peur des effets secondaires joue un rôle ». Chez certains, la maladie est considérée comme une punition pour des fautes imaginaires ou réelles ; toute idée de traitement est *a priori* rejetée. Pour d'autres, la demande de médicament s'identifie en réalité à une demande d'affection, de compréhension que concrétise la prescription ; le remède étant là il sera parfaitement inutile de le prendre. Dans d'autres cas, la prescription peut être faite par un médecin qui s'estime obligé de prescrire quelque chose pour ne pas risquer de perdre son prestige et se tranquilliser lui-même. Dans cet ordre d'idées, on a pu dire des drogues les plus prescrites — les tranquillisants — qu'ils tranquillisaient surtout les médecins, comme d'ailleurs la plupart des placebos impurs, c'est-à-dire une bonne partie de la pharmacopée. La prescription peut encore être faite pour l'entourage du malade qui veut obtenir la disparition d'un symptôme chez un sujet qui ne s'estime pas malade (anorexie relative chez une jeune fille préoccupée par des problèmes esthétiques, nervosisme chez des enfants, etc.). Enfin, le médicament peut être destinée à la société elle-même, qui vote les lois sociales, la mise en place des organismes de Sécurité sociale et estime avoir acquis un droit à la santé, donc à recevoir et absorber les médicaments mis à sa disposition.

Notre société de consommation, dont le moteur est le profit, supporte très mal toute *perturbation* des moyens de production. Comme l'a écrit C. Bereaud dans une remarquable étude publiée dans *Le Monde* et consacrée à « la surconsommation médicale », le président directeur général, le cadre, l'ouvrier exigent du médecin une thérapeutique rapide et efficace. « Il apparaît chaque jour plus évident, écrit-il, que le monde dans lequel nous vivons est impitoyable pour les pauvres, les faibles et tous ceux qui physiquement et psychiquement ne peuvent s'adapter aux contraintes et aux nuisances de la civilisation industrielle. Ainsi croît le nombre de laissés pour compte d'une civilisation d'abondance et parallèlement celui des malades atteints de troubles psychosomatiques ou névrotiques qui espèrent trouver la paix et peut-être un sens à leur vie dans la consommation croissante de drogues, alcool, tabac, médicaments. » Le problème de la prescription médicamenteuse, dont nous venons de donner, en les simplifiant à l'extrême, les grandes lignes, met donc en jeu des facteurs multiples d'une extrême complexité.

Nous pouvons maintenant aborder le délicat problème de la prescription des placebos qui ne sont pas la panacée universelle mais peuvent rendre de grands services. Les opinions de la plupart des auteurs se recoupent quant aux indications et contre-indications. L'utilisation des placebos purs est parfaitement justifiée dans trois cas :

1) Lors d'une première consultation, lorsque le médecin n'a pas en main tous les éléments permettant le diagnostic précis ; en attendant le résultat des examens complémentaires, il vaut mieux dans ce cas prescrire un placebo qui rassure à la fois le malade et le médecin.

2) Chez un malade qui vient consulter après avoir suivi de nombreux traitements parfaitement inopérants pour des troubles psychosomatiques. Le traitement par placebos permet de supprimer les effets secondaires des drogues sans déconsidérer les confrères, et d'affermir ainsi la relation médecin-malade.

3) Le placebo peut parfois masquer une psychothérapie qui a intérêt à rester dans l'ombre, comme l'ont souligné Kissel et Barrucand. C'est sous son couvert que l'on pourra, sans en avoir

l'air, donner tel conseil délicat. Ainsi, par exemple, dans le cas d'un enfant amené en consultation et dont les symptômes ne sont que le reflet de la mésentente parentale : il faudra deviner la situation, entrer dans le jeu, prescrire un placebo à l'enfant, demander à le revoir pour pouvoir entreprendre une psychothérapie des parents « par la bande ». Cet exemple permet de saisir toute la différence qui existe entre placebothérapie et psychothérapie. Comme l'a écrit Kissel : « Il est inexact de soutenir, comme le font certains auteurs, que l'emploi du placebo est en soi une psychothérapie ; il en est au contraire souvent l'opposé car la psychothérapie requiert la démystification, alors que le placebo entretient la relation magique. »

4) La placebothérapie trouve sa place dans le traitement de certains sujets fortement conditionnés aux médicaments sédatifs, tranquillisants, hypnotiques, et qui s'acheminent doucement vers une véritable toxicomanie. Le simple fait de prendre régulièrement des drogues chimiques entraîne une accoutumance nécessitant une augmentation progressive des doses. Ces sujets sont en réalité conditionnés aux drogues : pour eux, pilule égale sommeil. Dans ces cas, la placebothérapie fait en général merveille.

QUELLES SONT LES CONTRE-INDICATIONS À LA PLACEBOTHÉRAPIE ?

1) Dans les affections malignes, on ne doit pas se contenter du placebo si une thérapeutique nouvelle, même si elle n'a pas fait ses preuves, peut être raisonnablement tentée.

2) En principe, il ne faut pas prescrire le placebo pendant une durée trop longue sans répéter les examens cliniques.

3) Il ne faut jamais utiliser le placebo comme substitut d'une psychothérapie ou dans le but illusoire de prouver par la psychosensibilité la psychogenèse des troubles.

L'EFFET PLACEBO EN MÉDECINE

Wolff et Prinsky, en 1954, ont fait une étude intéressante sur les placebos et leurs effets toxiques. En faisant l'expérimentation d'une drogue supposée active et en se servant « en simple aveugle » de lactose comme placebo chez les malades souffrant d'anxiété et de tension nerveuse, ils constatèrent une amélioration chez 30 p. 100 des sujets. Trois d'entre eux présentèrent des réactions marquées secondaires au placebo : lipothymie, palpitations et nausées après la prise du placebo chez l'un, rash erythémateux chez un autre, baptisé « erythème médicamenteux » par le dermatologue appelé en consultation, enfin chez un troisième, diarrhée, urticaire, œdème de Quinck.

Abbot, Mack et Wolff ont réalisé une série d'expériences demeurées célèbres chez un sujet présentant une fistule gastrique. Sur treize expériences réalisées avec des placebos, ils trouvèrent que le taux d'acidité gastrique diminuait huit fois, augmentait deux fois et ne subissait aucune modification trois fois. Dans une deuxième série d'expériences, le sujet ne prenant rigoureusement rien, l'acidité gastrique augmentait une fois, diminuait quatre fois et ne subissait aucune modification huit fois. L'acidité gastrique diminua donc deux fois plus souvent, après administration de placebo, que si le sujet ne prenait rigoureusement rien. Celui-ci d'ailleurs devait présenter des signes d'intoxication après administration du placebo : palpitations, érythème, diarrhée, avec urticaire et œdème angioneurotique. Wolff lui-même devait écrire : « Le placebo peut entraîner des effets, sur l'organe effecteur, qui peuvent dépasser ceux attribuables à une action pharmacologique puissante. »

Cleghorn, Graham, Campbell et leurs collaborateurs ont étudié les réactions des cortico-surrénales chez des psychonévrotiques qui avaient dû être hospitalisés en raison de leur état d'anxiété très accusé. Ils montrèrent qu'un placebo (injection intraveineuse de sérum physiologique) déterminait, chez eux, une réponse surrénale identique à celle obtenue par injection d'A.C.T.H. chez des sujets normaux. (Ils utilisèrent comme test d'activité surrénale l'augmentation des polynucléaires neutrophiles, la diminution des lymphocytes, une diminution des éosinophiles, une augmentation du rapport acide urique-créatine, un dosage du potassium, du sodium, des dix-sept cétostéroïdes et une diminution des graisses neutres.) Ils constatèrent en outre que l'amplitude des réponses du cortex surrénal à l'administration des placebos était directement proportionnelle au degré d'anxiété du malade.

Cette expérimentation permet d'entrevoir certains mécanismes susceptibles d'entrer en jeu dans l'effet placebo.

Beecher et ses collaborateurs ont fait une expérimentation très importante sur le traitement des douleurs postopératoires par l'effet placebo et ont trouvé que d'une manière quasi constante 30 p. 100 ou plus des sujets obtenaient un contrôle de la douleur par les placebos dans les 45 à 90 minutes suivant l'administration. Gay et Carliner ont traité avec succès le mal de mer par des placebos, l'effet se faisant ressentir 30 minutes après son administration. Soulignons que dans ces deux études c'est la technique « double aveugle » qui fut utilisée. Chez les sujets souffrant d'insuffisance coronarienne chronique, Evans et Hoyle ont eu également une nette amélioration de l'état de leurs malades caractérisée par une diminution des crises et une nette décroissance de la consommation de trinitrine chez 38 p. 100 des malades. Beecher, analysant quinze études portant sur 1 082 patients souffrant de douleurs postopératoires, d'angine de poitrine, de migraines, de toux spasmodique, de troubles affectifs, trouva que les placebos produisaient une disparition des symptômes dans 35,2 p. 100 des cas, ± 2,2 p. 100. Il est assez curieux de constater que c'est chez les sujets très anxieux et souffrant réellement, et non chez ceux qui présentent des troubles mineurs, que les placebos sont actifs. Il est d'ailleurs pratiquement impossible de faire la part, sur une simple expérimentation clinique, de ce qui ressortit à l'effet placebo et à celui de la drogue elle-même. Beaucoup de médicaments, réputés actifs au point de vue clinique, ne sont en réalité que de simples placebos. L'expérimentation montre que les réactions subjectives et objectives, après l'administration d'un placebo, varient considérablement selon la personnalité du sujet. On peut classer, très schématiquement, les malades en trois groupes :

1) Ceux qui réagissent positivement au placebo par une guérison ou une amélioration. Soulignons à ce propos que si l'action des placebos est en général plus rapide que celle des drogues, leur durée d'efficacité est souvent moindre, plus transitoire.

2) Ceux qui n'ont aucune réaction.

3) Ceux qui réagissent négativement en présentant des troubles qui peuvent être parfois assez importants.

Suivant les psychiatres, ces trois manières de réagir sont essentiellement conditionnées par la structure affective des sujets, elles n'ont rigoureusement aucun rapport avec leur degré d'intelligence. A une réaction donnée, correspond dans une certaine mesure un profil affectif. On a pu montrer ainsi que le sujet placebo-sensible se rapproche le plus souvent du type psychologique émotif non actif, donc des anxieux à prédominance neurovégétative très nette. Les sujets placebo-négatifs ont généralement des traits névrotiques pathologiques où se retrouvent surtout la méfiance et la rigidité. Des malades présentent enfin des manifestations d'intolérance ; on a vu même se développer des toxicomanies, les malades ne pouvant plus se passer de placebos, au risque de se sentir mal. Cette manière de réagir, qui s'appelle nocebo-réaction, se manifeste assez exclusivement chez les sujets à tendances névrotiques.

L'EFFET PLACEBO EN CHIRURGIE

Comme l'a écrit récemment Spodick, il y a peu d'interventions chirurgicales qui aient été soumises à des contrôles cliniques programmés correctement et parmi celles-ci pas une seule intervention cardiaque. Il semble bien que ce soit en matière de revascularisation du myocarde que l'on ait assisté depuis des années aux tentatives chirurgicales les plus curieuses. L'histoire de la chirurgie des coronaires est jalonnée par les échecs de toutes les techniques proposées jusqu'à ce jour. Elles ont toutes été présentées en leur temps comme des panacées, certaines d'entre elles sont tombées du jour au lendemain dans un oubli discret du fait d'une mortalité opératoire trop élevée ou de l'absence de résultats convaincants. Aucune d'elles, jusqu'à présent, n'a résisté à l'épreuve d'un contrôle rigoureux et du temps. L'exemple le plus beau que l'on puisse donner en matière d'effet placebo en chirurgie est l'opération de la ligature de l'artère mammaire interne, intervention « vedette » en matière de chirurgie de l'angine de poitrine qui a été remarquablement étudiée par Beecher.

C'est Fieschi qui eut l'idée, en 1939, de faire la première ligature de l'artère mammaire interne pour améliorer des coronariens. Cette technique fut reprise sur une assez grande échelle aux Etats-Unis où les résultats furent qualifiés de spectaculaires. Blair, Roth et Zintel conclurent, de leurs travaux expérimentaux sur le chien, que la ligature bilatérale de la mammaire interne entraînait une petite augmentation (5,5 à 9,6 cm^3 par minute) du flux de la circulation mammaire extracardiaque à la circulation coronarienne. A la suite de ces travaux, la ligature des artères mammaires connut une vogue importante. Pourtant, on savait qu'il n'y avait aucune preuve que la ligature de la mammaire augmentât sensiblement le flux coronarien. De plus, Sabiston et Blalock devaient démontrer que la ligature de la mammaire interne chez le chien n'avait aucune action protectrice sur la thrombose coronarienne expérimentale.

Les résultats des premières interventions parurent bénéfiques, malheureusement ils ne furent pas contrôlés d'une manière systématique. En fait, une étude attentive des résultats, comme celle de Beecher, devait prouver que l'amélioration des sujets n'était malheureusement pas imputable à la ligature qui n'a jamais augmenté, on le sait maintenant, le flux coronarien, mais à ce qui s'était passé dans les esprits du malade et du chirurgien. L'étude de Beecher prouve que ces deux facteurs peuvent produire des modifications subjectives et objectives considérables. Cet auteur examine les résultats publiés par les chirurgiens sous deux rubriques : l'une concernant les résultats de chirurgiens enthousiastes et convaincus, l'autre celle de sceptiques.

Considérons tout d'abord les premiers : Harken rapporte les observations de trente-cinq sujets souffrant d'insuffisance coronarienne chronique, ayant subi une ligature de la mammaire interne ; selon lui, « plus d'un tiers de ces sujets avaient constaté une disparition complète des crises et il y avait une amélioration nette chez les trois quarts de ces malades ». Il conclut que les résultats promettent et que cette technique simple est valable au point de vue thérapeutique. Même si l'on ne retient que « plus du tiers » des malades qui ont vu une disparition complète de leurs symptômes, ce sont là les résultats d'un chirurgien enthousiaste, bien au-dessus de ceux obtenus par un chirurgien sceptique. La statistique de Kitchell, Glover et Kyle, porte sur quatre-vingt-deux cas. Un malade devait mourir en cours d'intervention, un autre fit un infarctus après l'intervention, ce qui prouve que celle-ci, quoique bénigne, n'était pas complètement dépourvue de danger. Cinquante opérés purent être suivis régulièrement pendant un à six mois après l'intervention. 68 p. 100 d'entre eux présentaient une amélioration clinique qui n'était objectivement démontrable que dans 42 p. 100 des cas. Brill et Rosenbaum accusent dans leur statistique une amélioration dans 75 p. 100 des cas, celle-ci étant immédiate et spectaculaire chez 25 p. 100 des opérés.

Voyons maintenant les résultats obtenus par les chirurgiens sceptiques et réservés. Adams, le premier, montra qu'en incisant la peau, en plaçant des ligatures non serrées autour des artères mammaires des malades, on obtenait une amélioration subjective importante. Fish, Coynne et Lovel opérèrent vingt-quatre malades souffrant d'angine de poitrine en les prévenant qu'il s'agissait d'une opération expérimentale qui ne reposait pas sur des bases physiologiques certaines et qu'ils ne pouvaient absolument pas leur garantir une amélioration. Sur ces vingt-quatre sujets, un fit un infarctus en cours d'intervention et deux présentèrent une chute tensionnelle peropératoire très importante. Vingt malades sur vingt-quatre accusèrent une amélioration immédiate de leur état qui dura dix à seize jours et se manifesta par une nette augmentation de la tolérance à l'effort et une diminution de la consommation de trinitrine. Par la suite, l'auteur nota la persistance d'une amélioration modérée chez quatre d'entre eux, légère chez deux autres. Les dix-huit malades restant présentaient exactement les mêmes symptômes qu'avant l'intervention.

Cobb et ses collaborateurs entreprirent alors une étude parfaitement bien conduite pour vérifier si, d'une part, il y avait une amélioration de la symptomatologie des malades après intervention, et, dans l'affirmative, si elle était aussi importante que celle susceptible d'être obtenue par effet placebo. Dix-sept malades, sérieusement handicapés par une insuffisance coronarienne chronique, acceptèrent de coopérer. On nota soigneusement le nombre de crises angineuses, le nombre de dragées de trinitrine consommées journellement ; on leur fit faire des exercices standard avant et après l'intervention, avec prise de la tension artérielle et électrocardiogrammes. L'intervention fut faite sous anesthésie locale, et c'est seulement au moment de l'intervention que l'on fit passer au chirurgien un papier lui spécifiant s'il devait ligaturer les mammaires ou se contenter de faire une simple incision cutanée. On demandait aux malades d'estimer leur amélioration, s'ils en ressentaient une pendant la période postopératoire. On les avait prévenus qu'ils participaient à l'évaluation des résultats de l'intervention, mais ils ignoraient que celle-ci avait été faite suivant la technique « double-aveugle ». Les observateurs eux-mêmes ignoraient, lorsqu'ils évaluèrent les résultats, s'il s'agissait de ceux d'un sujet ayant eu une simple incision cutanée ou d'une ligature. Chez un de ces malades, qui n'avait subi qu'une incision cutanée, l'aptitude à l'effort augmenta considérablement ; il put faire dix minutes d'exercice sans avoir de crise et sans présenter de modifications de l'électrocardiogramme, six semaines après l'intervention, alors qu'auparavant quatre minutes du même exercice entraînaient l'apparition de crises angineuses violentes avec inversion de l'onde T à l'électrocardiogramme. Dimond et ses collaborateurs firent également une étude sur dix-huit malades dont treize furent ligaturés sans que le cardiologue ni le patient ne sachent ce qui avait été fait. Dix des treize malades ayant subi une ligature furent sensiblement améliorés, quant aux cinq qui n'avaient eu qu'une simple incision, ils déclarèrent que leur amélioration était spectaculaire. Le tableau, dû à Cobb, présente les données caractéristiques qui permettent, compte tenu des observations précédentes, les constatations suivantes :

a) il y a un effet placebo en chirurgie ;

b) sa grandeur moyenne correspond à la moyenne des effets placebo observés dans les autres maladies, 35 p. 100 ± 2,2 p. 100.

Une question se pose qui est celle de savoir si l'effet thérapeutique peut être influencé par l'enthousiasme ou le scepticisme du chirurgien. Comme l'a fait remarquer Beecher, il existe dans la littérature de nombreuses preuves de l'existence de ce phénomène. Nous donnons ici un tableau vieux de trente ans présenté à la Société de Chirurgie des Etats-Unis, et relatif au traitement de l'ulcère gastrique par gastro-entérostomie. Les chirurgiens enthousiastes et convaincus, comme Douglas, obtiennent une rémission de cinq ans chez quatre-vingt-deux de leurs malades, avec un pourcentage de rechute de 1,7 p. 100. Les sceptiques, comme Levishon, n'obtiennent de rémission que dans 47 p. 100 des cas avec 34 p. 100 de récidive.

Tableau confrontant les résultats obtenus par les chirurgiens enthousiastes ou sceptiques dans tous les cas de ligature des mammaires internes (ligature faite ou non, l'intervention par elle-même n'ayant aucune action curative). (D'après Beecher.)

CHIRURGIENS ENTHOUSIASTES				CHIRURGIENS SCEPTIQUES			
	Nombre de cas	*Disparition complète des manifestations douloureuses*			*Nombre de cas*	*Disparition complète des manifestations douloureuses*	
		Nombre de cas	%			*Nombre de cas*	%
Kitchell, Glover et Kyle, 1958	135	48	36	Fish, Crymes et Lowell, 1958	24	—	
Rutledge, 1958	(25		80)	Cobb et autres, 1959	17	1	6
Brill, Rosenbaum Rosenbaum et Flanery, 1958	18	11	61	Dimond, Kittle et Crockett, 1960	18	5	28
Harken, 1958	35	12	34				
Total	213	71	38		59	6	10

ULCÈRES DUODÉNAUX TRAITÉS PAR GASTRO-ENTÉROSTOMIE

	Nombre de cas	Pourcentage de rémission pendant 5 ans	% de réapparition d'ulcères marginaux
Chirurgiens enthousiastes :			
Douglas	108	82	1,7 (soit 3 sur 175 ulcères peptiques)
Chirurgiens sceptiques			
Lewishon (Berg)	68	47	34 (23 sur 68 ulcères duodénaux)

L'enthousiasme est donc un facteur incontestable de succès, comme l'a souligné Beecher, et comme le prouve le tableau qui groupe les résultats globaux des différentes statistiques concernant les ligatures de l'artère mammaire : les enthousiastes, « ceux qui y croient », ont quatre fois plus de bons résultats que les sceptiques. Wolf lui-même est d'accord avec cette constatation et écrit : « Plus le médecin est capable d'induire chez son malade un état psychologique favorable à la réussite du traitement, plus la médication qu'il donnera agira puissamment. » En d'autres termes, l'effet placebo est puissant lorsqu'il y a une forte motivation du patient en faveur de la guérison. Cette constatation corrobore ce que disait Beecher : « L'effet placebo est d'autant plus puissant chez un sujet que le stress est plus grand. »

On pourrait multiplier les exemples d'interventions chirurgicales ayant fait la gloire éphémère de certaines « écoles » et l'objet d'innombrables communications « scientifiques » dont l'efficacité fort relative n'était due en réalité qu'à l'effet placebo. J. C. Sournia écrit : « Il y a une vingtaine d'années, nous faisions des résections de la chaîne sympathique lombaire à la plupart de nos malades atteints de maladie artérielle des membres inférieurs, nous ne la pratiquons plus maintenant parce que nous avons constaté que la vaso-dilatation des petites artères musculaires que nous attendions était presque nulle. » Gérard W. Taylor, professeur de chirurgie au St. Bartholomew's Hospital de Londres, a suivi pendant dix ans 512 malades souffrant d'artérite oblitérante des membres inférieurs, 222 d'entre eux avaient subi une sympathectomie lombaire, 290 n'avaient pas subi d'intervention. Dans le premier groupe, l'état de santé s'était amélioré chez 90 sujets (40 p. 100), était resté inchangé chez 106 sujets (48 p. 100) et s'était aggravé dans 26 cas (12 p. 100). Dans l'autre groupe, les chiffres étaient respectivement de 114 améliorations (39 p. 100), inchangés 131 (45 p. 100) et aggravés 45 (16 p. 100). Cette statistique d'un très éminent chirurgien vasculaire anglais se passe de tout commentaire.

MÉCANISME D'ACTION DES PLACEBOS

Comme l'ont écrit Kissel et Barrucand, au mécanisme psycho-physiologique (le conditionnement et le stress que nous allons étudier) s'ajoutent de toute évidence les mécanismes psychologiques primaires parmi lesquels la puissance de la suggestion tient la première place. Pour discerner d'une manière très exacte les facteurs psychologiques créant l'ambiance où survient l'effet placebo, il faudrait analyser d'une part les facteurs de groupe qui interviennent pour structurer la signification réactive de la placebo-réaction, et, d'autre part, et surtout, la psychologie du médecin et du malade. Il est bien évident que l'attitude du sujet, ses motivations profondes, la qualité de ses relations avec le médecin, interviennent d'une manière très importante. Il existe à l'heure actuelle trois théories qui tentent d'expliquer l'effet placebo. Chacune d'elles contient une part de vérité, éclairant un aspect du problème, mais là encore aucune, isolément, n'est capable d'expliquer le phénomène dans son ensemble.

La première théorie est celle de l'Ecole réflexologique qui explique l'effet placebo comme un réflexe conditionné de Pavlov. La vulgarisation médicale, très développée de nos jours, a littéralement conditionné chacun d'entre nous à l'action de nombreuses drogues, ce qui, pour les réflexologues, expliquerait l'effet placebo. Abrezol rapporte comment, en U.R.S.S., on a tenté de conditionner certains patients pour des cures de sommeil de la façon suivante : la prise du barbiturique inducteur se fait au moment où s'allume une lampe bleue. Dans une deuxième phase, on substitue peu à peu un placebo au barbiturique (placebo qui a, bien entendu, la même présentation que le produit actif), tout en allumant simultanément la lampe. Au bout d'un certain temps, on constate que chez certains sujets il suffira d'allumer la lampe bleue pour obtenir le sommeil. On a créé de toute pièce un réflexe conditionné à un stimulant visuel.

La deuxième théorie repose sur les travaux de Sélye à propos du stress. Ses partisans postulent que tout médicament a un impact émotionnel pouvant entraîner toutes sortes de symptômes par l'intermédiaire du système neuro-végétatif. Une thérapeutique, représentant en quelque sorte une « agression » de la sphère affective et émotionnelle, peut engendrer des modifications biologiques capables d'amener une amélioration ou une guérison. L'expérience bien connue du professeur Delay en est une illustration typique : à un malade psychotique, on fait une injection intraveineuse à sérum physiologique, suivie d'un électrochoc. Le voisin de chambre, atteint de la même maladie, assiste à l'intervention. On injecte alors à celui-ci un barbiturique qui déclenche le sommeil. Lorsqu'il se réveille, il est persuadé qu'on lui a fait un électrochoc et il présente les mêmes réactions que son voisin qui, lui, l'a effectivement subi.

La troisième théorie de l'effet placebo repose sur la relation médecin-malade, c'est-à-dire, en définitive, sur la force du transfert. Ce dernier est incontestablement déterminant. Nous savons à quel point l'enthousiasme du chirurgien peut, lorsqu'il existe chez son malade une motivation de guérison très forte, influer sur les résultats. Les statistiques de Beecher sont très éloquentes à cet égard. Il est certain que la puissance du transfert est fonction de la personnalité du médecin, de sa notoriété, de son autorité, de sa sympathie et surtout de son pouvoir de persuasion. La confiance du malade, ses motivations de guérison interviennent également. On comprend aisément pourquoi certains médecins obtiennent un effet placebo marqué alors qu'il est pratiquement nul chez d'autres. Abrezol le fait remarquer : « Il est amusant de constater que l'effet placebo est pratiquement nul lorsqu'un médecin soigne un membre de sa famille. » En effet, dans cette situation très particulière, le personnage du médecin est presque totalement démythifié et il ne peut donc assumer entièrement son rôle.

Depuis plusieurs années, on nous rebat les oreilles des mérites de l'informatique qui permettrait d'obtenir des renseignements d'une extraordinaire précision. Certains même ont naturellement tendance à faire beaucoup plus confiance à l'ordinateur qu'aux données obtenues par l'examen clinique consciencieux et l'interrogatoire du malade. En 1955, le professeur D. W. Pickering écrivait ces lignes prophétiques auxquelles nous souscrivons entièrement : « Il est très douteux que ces pratiques soient dans l'intérêt d'une bonne médecine et ce pour trois raisons : 1) On connaît encore mal les erreurs et les limitations de ces nouvelles techniques... 2) L'examen clinique effectué par un médecin conscient de la valeur de cet acte est la meilleure méthode qui permette d'établir cet esprit de compréhension mutuelle et de bonne volonté qui est le but de la relation médecin-malade. 3) Enfin, associer des données, dont on ne comprend ni la nature ni les rapports, est le premier pas vers la perte de l'honnêteté intellectuelle. Le médecin est particulièrement vulnérable à une perte de ce genre, car une bonne partie de sa thérapeutique est basée sur la suggestion. Cette perte l'appauvrit, et appauvrit son malade. »

Chapitre 23

L'ASTHME

On a assisté depuis quelques années chez les allergologues à une prise de conscience progressive de l'extrême importance des mécanismes psychologiques de l'asthme. Psychanalystes et psychosomaticiens avaient déjà, depuis longtemps, mis ce fait en évidence, mais l'audience de leurs travaux resta malheureusement limitée. A cet égard, les huitièmes Journées nationales de la société française d'Allergologie, en mai 1969, marquent un tournant important dans l'histoire de l'allergologie. Nous allons tenter ici de résumer l'essentiel des données de l'étude psychologique de l'asthme.

Comme l'a rappelé Kourilsky, la seule allergie ne peut rendre compte de l'évolution de l'asthme. Si l'on admet que les troubles fonctionnels y afférents s'expliquent par le fait que la bronche est le siège d'une réaction antigène-anticorps, provoquant une libération instantanée de substances toxiques dont la plus connue est l'histamine, il faut pouvoir identifier l'allergène et prouver que la recrudescence des crises est la conséquence d'un contact nouveau avec l'allergène. Or, dans bon nombre de cas, il est impossible de mettre en évidence l'existence d'un allergène quelconque. Enfin, on peut observer une recrudescence des crises soit du fait d'une surinfection bronchique renforçant l'inflammation et l'œdème des bronches, soit d'un changement de résidence du malade, soit à l'occasion d'émotions fortes, de contrariétés sans que l'on puisse incriminer un allergène ou une hypersensibilité anormale à un allergène. Dans la majorité des cas, on ne trouve pas de cause allergique nette. C'est la raison pour laquelle les auteurs anglo-saxons baptisent « asthmes intrinsèques » ceux qui, quoique s'accompagnant d'une éosinophilie sanguine, ne font pas la preuve de leur nature allergique par opposition aux « asthmes extrinsèques » où le mécanisme allergique peut être mis en évidence d'une manière irrécusable. Ces faits prouvent qu'il existe, à côté de l'allergie, des mécanismes physiologiques inconnus, mais que nous commençons à entrevoir grâce aux études des psychanalystes et de certains psychosomaticiens.

Robert Tifeneau, en 1957, signalait l'existence de trouble du système sympathique chez les allergiques, et notamment les asthmatiques chez lesquels il mettait en évidence une hyper-excitabilité broncho-motrice à l'acétylcholine. Cet auteur avait noté qu'à côté des stimuli allergiques, c'est-à-dire de ceux provoqués par des médiateurs chimiques mobilisés au cours de la réaction, il existait des stimuli neuropsychiques. Chez 75 p. 100 des asthmatiques, les émotions vives sont asthmogènes et provoquent une baisse importante du seuil d'excitabilité à l'acétycholine. Ces observations très importantes de Tifeneau, qui passèrent bien entendu inaperçues des asthmologues, devaient décider Kourilsky et ses collaborateurs à entreprendre de longues et patientes recherches sur les relations entre les émotions et les effets physiologiques constatés par Tifeneau. Kourilsky et son équipe de psychologues et de psychotechniciens procédèrent systématiquement à une analyse minutieuse des facteurs émotifs chez les asthmatiques au moment des crises, de préférence en milieu hospitalier, et s'appliquèrent à préciser, au travers des symptômes et de l'évolution, le stimulus qui les influençait le plus, à en définir l'origine, la nature et les effets. Ils constatèrent alors que l'apparition de l'asthme était chronologiquement en rapport avec des événements, des situations, engendrant une très forte tension nerveuse et qu'il existait chez les asthmatiques un symptôme quasi constant : l'anxiété. Pour le malade, la crise d'asthme est un événement existentiel, comparable à certaines aventures de noyades, d'asphyxie, de manque d'air dans des lieux confinés. Il est donc normal de voir l'anxiété s'installer au cours de l'accès et, entre ceux-ci, les malades exprimer la crainte qu'elle ne revienne, même lorsqu'il s'agit de crises facilement surmontables. Si le paroxysme dyspnéique est très souvent anxiogène, il n'en est pas moins vrai que l'anxiété est souvent disproportionnée avec l'intensité des symptômes. En fait, comme l'ont montré les études psychanalytiques, les asthmatiques, allergiques ou non, sont des immatures affectifs. C'est-à-dire, comme l'a souligné René Held, que leur âge affectivo-instinctuel ne coïncide jamais avec leur âge intellectuel. Leur intelligence peut être très brillante, mais du point de vue des sentiments et de l'épanouissement instinctuel ils demeurent des enfants. En réalité, leur anxiété, qui n'est souvent justifiée qu'en apparence, est liée à des mécanismes psychologiques beaucoup plus profonds, entraînant une anxiété de base préexistant en fait à l'asthme et inhérente à leur personnalité réelle. En effet, dès que l'on gratte, comme l'a fait remarquer Held, les premières couches de la personnalité superficielle, on trouve toujours la peur. Tout asthmatique a peur et a eu peur. Parce que la crise d'asthme est en elle-même très anxiogène et que si le sujet a vécu cette expérience depuis sa plus tendre enfance, cette dernière a eu pour effet de favoriser en les majorant considérablement le développement de peurs qui s'observent chez le petit enfant. S'il s'agit d'un asthme de l'adulte, d'installation plus tardive, l'étude analytique montre qu'il se greffe en réalité sur des peurs névrotiques préexistantes, qu'il les amplifie et les actualise singulièrement. Kourilsky et ses équipiers ont cerné le problème en établissant une double chronologie où l'on distingue :

1) D'une part, la chronologie précise de tous les troubles pathologiques de la vie du malade, y compris l'asthme.

2) La chronologie circonstancielle des facteurs habituellement susceptibles de retentir sur l'anxiété : vie parentale, conjugale, familiale et professionnelle.

C'est à partir de cette double chronologie que l'on pourra rechercher les frustrations et les conflits bloqués à partir de coïncidences temporelles et reconstituer par ailleurs, en parallèle, l'évolution de la maladie allergique et des événements psychologiques associés. Grâce à cette très remarquable méthode, les auteurs ont pu vérifier que chez un grand nombre d'asthmatiques, d'urticariens, d'allergiques, le déclenchement des crises est toujours consécutif à une période de mise en tension anxieuse. Celle-ci est liée à un conflit bloqué de frustration affective.

L'émotion est dans ces cas provoquée par une frustration aiguë déclenchant un blocage affectif immédiat, le sujet ne pouvant ni l'accepter, parce qu'elle porte sur l'insatisfaction d'une pulsion permanente, ni y échapper. Au lieu de s'extérioriser par une réponse agressive, cet état entraîne le développement d'une anxiété importante, en même temps qu'une irritation et une tension nerveuse croissantes ; et c'est au moment où cette tension atteint son maximum qu'éclate la crise, le phénomène allergique brutal n'étant que la manifestation extrême d'une stimulation permanente. L'angoisse se déplace sur le circuit respiratoire ; rhinite, trachéite spasmodique et asthme s'installent progressivement en fonction de l'intensité et de la durée des conflits. Psychanalytiquement, ces conflits témoignent toujours, comme l'a souligné Held, d'un degré plus ou moins important de régression affective. Du fait de son immaturité affective, l'asthmatique ne pouvant plus supporter la tension liée à la situation conflictuelle se comporte comme un enfant appelant sa mère au secours, une mère douce, aimante, qui le berce, le console, le sécurise, bref, une mère « oxygène ». Lorsque la suppression du stimulus peut être obtenue par le dénouement du conflit, sa résolution entraîne la rétrocession des phénomènes allergiques. Lorsque la résolution du conflit est totale, la guérison devient alors possible. Farrerons-co, de Barcelone, a repris tous les dossiers de ses asthmatiques guéris par désensibilisation et, en recherchant les véritables causes de leur guérison, il a pu constater que dans la très grande majorité des cas la raison de la guérison était de nature purement psychologique : soit qu'il y ait eu un changement radical et définitif de l'attitude du malade envers la vie (par exemple du fait de la mort d'un parent, de rupture de fiançailles, d'un changement dans la position économique ou sociale du sujet) ; soit qu'il se soit produit un changement total lié au dénouement d'une situation conflictuelle. Dans certains cas de guérison, l'auteur a pu, après six à quinze ans, réinjecter à ses anciens malades, sans aucune réaction, le ou les allergènes considérés comme responsables de leur maladie. Parfois, la positivité de l'intradermoréaction à la poussière et aux champignons avait disparu. Dans la majorité des cas, cependant, elle persistait.

PLACE DE L'ALLERGIE DANS L'ASTHME

Il n'existe à l'heure actuelle aucun travail expérimental qui permette d'établir l'existence d'une réponse bronchospastique au cours d'états émotionnels chez les sujets normaux. Pour que ce phénomène se produise, il faut que la bronche soit le siège d'une altération inflammatoire préalable. Chez les allergiques, il existe une cause préalable d'altération bronchique : les phénomènes tissulaires liés au conflit antigène-anticorps. Comme le souligne Kourilsky, les nombreux contrôles effectués par biopsie ont démontré que, même dans l'intercrise, la muqueuse de l'asthmatique est le siège de phénomènes vaso-moteurs et inflammatoires de caractère non spécifique ; ils sont identiques, et c'est là un point très important, à ceux que l'on peut déclencher en réalisant une hypersensibilité du type immédiat (H.T.I.). C'est cette altération de la bronche qui permettra la réponse bronchospastique liée dans une large mesure à la labilité émotionnelle et à l'anxiété qui favorisent l'apparition d'une réponse viscérale conditionnée.

LA SOPHRONISATION DANS L'ASTHME

Il est évident que la sophronisation fournit de meilleurs résultats chez les asthmatiques qui présentent une anxiété importante relative à une situation conflictuelle bloquée, ou encore à d'importantes perturbations émotionnelles. Même quand l'asthme est lié à une broncho-pneumopathie chronique avec emphysème, de notables améliorations peuvent être obtenues par sophronisation. En effet, la fréquence et la gravité des crises diminuent du fait de la réduction de la peur et de l'angoisse. On sait que si l'on administre des corticostéroïdes à des asthmatiques en crise, le premier symptôme qui disparaît est l'anxiété puis, seulement dans un deuxième temps, la dyspnée. Il en est de même dans la sophronisation au cours de laquelle l'angoisse est tout d'abord levée, après quoi la dyspnée s'améliore. Il est clair que le psychosomaticien désireux d'entreprendre un traitement par sophronisation aura tout intérêt à utiliser la double enquête chronologique de Kourilsky.

L'ASTHME INFANTILE

Par sa fréquence, le caractère parfois difficilement prévisible de son évolution à long terme, son retentissement important sur la scolarité, la vie familiale, l'asthme infantile est l'un des sujets qui préoccupent singulièrement le médecin traitant, l'allergologue et le pneumologue. Il fit l'objet d'une remarquable étude de Denise Brunet-Langet dont nous donnerons les grandes lignes.

Quelles sont les caractéristiques psychologiques de l'asthme infantile ? Schématiquement, elles ressortissent à deux problèmes : pour les parents, en particulier pour la mère, à une surprotection de l'enfant ; pour l'enfant à une tendance à l'isolement et à l'angoisse. C'est surtout la mère qui surprotège son enfant asthmatique. L'anxiété maternelle est liée au caractère très angoissant de la crise dyspnéïque ; la mère ressent l'angoisse dès la première respiration de son enfant à la naissance ; il s'établira ainsi une liaison entre l'appel de l'air et l'appel de la mère qui favorisera le développement d'une relation à tonalité affective particulière, d'une véritable symbiose entre l'enfant asthmatique et sa mère, le père en étant exclu.

Comme l'a décrit René Held : « Entre l'enfant qui court après sa respiration et la mère qui guette avec angoisse dans ce morceau de sa propre chair, auquel elle s'identifie à nouveau immédiatement, le retour de la perméabilité bronchique, c'est-à-dire de la vie, s'institutionnalise, si l'on ose dire, et, très vite, une relation comparable sous certains aspects à celle que l'on voyait naguère si fréquemment s'établir entre le morphinomane et la seringue. » La mère reste au chevet de l'enfant qui étouffe. Ce dernier, d'autant plus inconsciemment qu'il est plus jeune, favorisera, cultivera cet étouffement, multipliant les crises pour retenir la « mère-oxygène » le plus longtemps possible à ses côtés. La crise d'asthme représente donc en quelque sorte un appel refoulé de la mère. On sait également que beaucoup d'enfants asthmatiques pleurent difficilement et que les crises cèdent lorsqu'ils peuvent se laisser aller à pleurer. Cette attitude hyperprotectrice, captatrice, de la mère joue un rôle très important dans l'isolement de l'enfant en créant en quelque sorte autour de lui une tour d'ivoire où il se complaît. Cet isolement aura pour conséquence le développement d'une mentalité d'handicapé : l'enfant trouve dans sa maladie un refuge qui lui permet de s'isoler, d'éviter les efforts personnels. Très rapidement, il réalisera un chantage affectif vis-à-vis de son entourage, en particulier de sa mère qui vit la plupart du temps la maladie de son enfant comme un véritable fardeau, voire un châtiment. La surprotection maternelle limitera les jeux, favorisera l'absentéisme scolaire au détriment de la maturation affective de l'enfant mais en faveur de son besoin d'isolement. Souvent, d'ailleurs, l'enfant asthmatique est le premier : il a été très désiré ; ou encore il est le premier garçon. Dans d'autres cas, l'enfant n'a pas été voulu et l'attitude hyperprotectrice de la mère constitue un mécanisme de compensation inconscient à son sentiment de culpabilité. Dans certains cas, l'installation de l'asthme suit la naissance d'un frère ou d'une sœur et n'est que l'expression somatique d'un sentiment d'insécurité et d'une agressivité refoulée à l'égard du nouveau-né qui lui ravit l'affection des parents. Plus tard, l'enfant asthmatique accusera des complexes d'insécurité vis-à-vis de ses frères et sœurs bien portants, pouvant aller jusqu'au complexe de Caïn, soit qu'il se sente surprotégé ou au contraire rejeté.

La sophronisation fournit de très brillants résultats dans le traitement des asthmes infantiles, surtout entre huit et dix ans. Au-dessous de huit ans, l'induction est parfois difficile du fait de la nervosité de l'enfant et de l'impossibilité de fixer son attention. C'est dans de tels cas que les techniques déguisées de la télévision et du jeu consistant à faire « comme si » assurent les meilleurs résultats.

CONDUITE DE LA CURE

Avant de commencer tout traitement, il faut dédramatiser l'atmosphère familiale en mettant l'enfant en confiance et en expliquant aux parents les motivations profondes de son comportement ; en insistant également sur la nécessité de modifier leur attitude hyperprotectrice et surtout de ne pas laisser transparaître d'anxiété en sa présence. Il faut donc déconditionner progressivement les parents avant de commencer le traitement. Il faut bien expliquer à l'enfant que, grâce à ce traitement, il se peut que ses crises disparaissent complètement, mais que de toute façon il sera très soulagé et sera désormais capable de les maîtriser lui-même grâce à une technique autosophronique qu'on lui apprendra.

Une fois l'enfant en état sophronique, ce qui est facilement obtenu grâce aux méthodes d'induction déguisées, on lui suggère qu'à chaque séance son état de relaxation s'approfondira et qu'après chacune d'elles il se sentira beaucoup mieux. Lors de l'exercice respiratoire qui sert de méthode d'approfondissement, on lui suggère : « Votre respiration est lente et régulière ; à chaque mouvement respiratoire, les muscles de vos bronches se relaxent de plus en plus profondément, l'air entre maintenant de plus en plus librement dans votre cage thoracique et votre respiration devient de plus en plus facile, de plus en plus facile. Après chaque séance, vous constaterez que votre état s'améliorera progressivement. Votre respiration sera beaucoup plus facile, les ronflements dans votre poitrine diminueront puis disparaîtront, vous deviendrez beaucoup plus calme, beaucoup plus détendu, beaucoup moins nerveux. Chaque jour, vous vous sentirez de plus en plus sûr de vous, de plus en plus sûr de vous à la maison, en classe ; vous n'aurez plus peur ; la nuit, vous dormirez tranquillement, vous sentant en sécurité, vous dormirez tranquillement, vous sentant en sécurité... » Bien entendu, il ne s'agit là que d'un schéma qui doit être adapté à chaque malade suivant son intelligence et son âge.

Si l'on peut mettre en évidence les causes responsables de l'accès, on peut apprendre au sujet à maîtriser sa crise par des techniques autosophroniques. Supposons, par exemple, que la crise soit habituellement précédée de quelques efforts de toux ou d'une légère oppression. Lors des séances de sophronisation, le sujet étant en transe profonde, vous lui suggérerez que s'il est réveillé par quelques secousses de toux ou une légère oppression il ne sera pas effrayé et pourra lui-même empêcher l'irruption de cet accès. On peut obtenir ce résultat grâce à un signe-signal qui peut être suggéré de la manière suivante : « Si vous sentez venir la crise, vous vous étendez immédiatement et vous relaxez simultanément les muscles de vos bras, de vos jambes ; vous les sentez devenir lourds, puis vous visualisez votre cage thoracique et posez votre main gauche sur votre thorax. Dès que vous aurez posé votre main gauche sur votre thorax, les muscles de vos bronches se relaxeront instantanément, vous les sentirez se relaxer, vous sentirez l'air pénétrer de mieux en mieux dans les poumons, votre respiration deviendra de plus en plus facile, de plus en plus facile ; à chaque mouvement respiratoire, les muscles bronchiques se relaxeront de plus en plus parfaitement et la respiration deviendra calme, régulière, calme, régulière, facile. » Cette technique, qui dérive de celle de Hartland, utilise une suggestion postsophronique comme signe-signal de la relaxation des muscles bronchiques. Ce procédé donne en général de très bons résultats.

ASTHME DE L'ADULTE

Comme l'a écrit René Held, la vie de l'asthmatique est faite de frustrations continuelles, d'appréhension et de peur : « L'univers de l'asthmatique est recourbé sur lui-même comme l'espace einsteinien autour de la matière, et cette courbure toute symbolique d'ailleurs illustre bien la réduction que le malade chronique a effectuée dans son périmètre de sécurité. » Mondanités, réceptions nocturnes, dîners en ville, représentent pour lui de redoutables épreuves se soldant souvent par une recrudescence des paroxysmes dyspnéïques. L'asthme étant essentiellement modulé par des facteurs psycho-affectifs, son évolution est sujette à des fluctuations que connaissent bien les psychanalystes, les psychosomaticiens et les sophrologues quand ils essaient d'agir sur les pulsions, leur inhibition, leur blocage. On a intérêt à obtenir chez ces malades un état sophronique aussi profond que possible par la technique de désophronisation et resophronisation. Il faut insister sur la notion de relaxation musculaire, de relaxation des muscles bronchiques, et toujours adapter les suggestions thérapeutiques en fonction de la symptomatologie et de l'évolution de la maladie de chaque sujet. Il faut en même temps renforcer le moi et neutraliser, par des suggestions appropriées les causes habituelles des accès (alimentation, odeurs, météorologie, etc.). Lorsqu'on est obligé d'intervenir d'urgence au cours d'une crise violente ou d'un état de mal, la technique d'induction instantanée de Fleischer est celle qui donne les résultats les meilleurs. On apprendra aux malades les techniques autosophroniques qui leur serviront à maîtriser eux-mêmes leurs crises. La méthode la plus simple consiste à leur donner un signe-signal qu'ils peuvent utiliser eux-mêmes et qui leur permet de tomber instantanément en état sophronique ou d'utiliser la technique couplant le signe-signal et la resophronisation. Notre préférence personnelle va à cette deuxième technique.

MODE D'ACTION DES TECHNIQUES SOPHRONIQUES ET AUTOSOPHRONIQUES

Ces techniques ont une action sur la cause responsable de la crise quand elle est d'origine émotionnelle, ce qui est presque toujours le cas. Elles permettent de lutter contre l'émotivité et ses manifestations physiologiques en provoquant, ainsi que l'a souligné Durand de Bousingen, « un amortissement de la résonance émotionnelle des affects », l'affect étant conçu comme un état psychologique entraînant des perturbations émotionnelles sur le plan somatique. La relaxation profonde induite par l'état sophronique permet aux tensions liées aux affects de se résoudre spontanément. P. I. Boule a étudié dans le service du professeur Boulatov, au Premier institut de médecine de Leningrad, le mode d'action de la sophronisation et il a expérimentalement démontré :

1) Qu'il était possible de déclencher par simple suggestion une crise d'asthme chez un asthmatique avéré, ce qui est impossible chez un sujet normal.

2) Les bronchographies lipiololées faites au cours d'un accès suggéré sont identiques à celles obtenues chez le malade au cours d'un accès habituel ; de même en est-il des spirogrammes.

3) En état sophronique, la tension artérielle de l'asthmatique, contrairement à celle du sujet normal, a tendance à s'élever de 15 à 20 mm de mercure. Le pouls se ralentit, la courbe spiro-

graphique ne change pratiquement pas, le rythme respiratoire se ralentit. Chez certains malades, la capacité pulmonaire augmente de 100 à 200 cm ^{3}, tandis que chez d'autres elle ne varie pas. La suggestion d'émotion négative provoque une accélération du rythme respiratoire de 15 à 20 avec une baisse de la capacité respiratoire de 300 à 400 cm ^{3} pendant la suggestion d'émotion négative ; elle augmentait de 400 à 600 cm^3 pendant la suggestion d'émotion positive. La saturation sanguine en oxygène baissait de 1 à 2 p. 100 comme dans le sommeil normal.

INHIBITION DES RÉACTIONS ALLERGIQUES

Comme nous l'avons vu, dans l'intercrise la muqueuse bronchique est le siège de phénomènes vaso-moteurs et inflammatoires de caractère non spécifique, identiques à ceux que l'on peut déclencher en réalisant une hypersensibilité de type immédiat (H.T.I.), ou même de type rapide ou retardé. Un allergène est un antigène qui, en se combinant à un anticorps, entraîne une réaction allergique.

Jusqu'à présent, l'allergie était considérée comme un phénomène immunologique essentiellement lié au fonctionnement du système réticulo-endothélial, mais non à ceux du cerveau ou du système nerveux. Or, depuis les travaux de Black et Masson, nous savons que les réactions d'hypersensibilité retardées (H.S.R.) de Von Pirquet dans la tuberculose, comme celles d'hypersensibilité immédiates (H.T.I.), qui s'observent dans l'asthme, l'urticaire, le rhume des foins, sont étroitement liées au psychisme du patient. Les preuves cliniques et expérimentales sont à l'heure actuelle si nombreuses et évidentes que Black a proposé de définir la réaction d'hypersensibilité immédiate : « une réaction immunologique dépendant du cerveau ». En effet, cet auteur a démontré expérimentalement que la réaction de Mentoux peut être inhibée par suggestion directe en état sophronique. Les biopsies cutanées prélevées quarante-huit heures après l'inoculation montrent bien que l'infiltration lymphocytaire de la réponse normale non inhibée, telle qu'on l'observe chez des sujets Mentoux-positifs, existait chez ceux ayant reçu les suggestions inhibitrices en état sophronique, mais il n'y avait aucune exsudation liquide dans les tissus. Or, c'est précisément celle-ci qui est responsable de l'aspect particulier de la réaction positive de Mentoux. Cette expérimentation de Black démontrait que si la suggestion sophronique n'efface pas l'infiltration lymphocytaire, qui signe la réaction d'hypersensibilité retardée, elle supprime complètement en revanche la réaction d'hypersensibilité immédiate qui est, comme on sait, caractérisée par une libération d'histamine et très probablement de sérotonine, d'où une réaction cutanée négative.

Black est allé plus loin : il a démontré que non seulement la réaction d'hypersensibilité immédiate pouvait être inhibée par suggestion à l'état sophronique, mais également la réaction de Prausnitz-Kustmer qui résulte d'un transfert passif du sérum sensibilisateur de la peau. Quel est le mécanisme responsable de cette inhibition, étant donné l'absence de toute commande directe du système nerveux central sur le système réticulo-endothélial ? Black a émis l'hypothèse d'une stimulation de l'axe hypophyso-surrénal par sécrétion d'hydroxicorticostéroïdes. Cette hypothèse se révéla inexacte : Black ne put observer aucune augmentation du taux de cortisone plasmatique chez les sujets chez lesquels l'I.T.H. avait été inhibée en état sophronique. Nous ne connaissons donc pas encore le chaînon intermédiaire entre le système nerveux et la réaction immunologique.

Diehl et Heinchen avaient déjà étudié, en 1931, l'influence de la suggestion sur les tests cutanés à différents allergènes. Avant de procéder aux tests d'une réaction, les sujets étaient mis en état sophronique et on leur faisait des suggestions visant à l'amplifier ou la diminuer. Ces auteurs constatèrent effectivement une corrélation entre l'amplitude des réactions cutanée et suggérée. Il est certain que leurs expériences, au même titre que celles de Heilig et Hoff, auraient encore été plus démonstratives s'ils avaient tenté d'approfondir au maximum l'état sophronique des sujets en expérience. Yékimi a montré que l'on pouvait obtenir par des techniques sophroniques une désensibilisation progressive chez des sujets présentant des allergies alimentaires. Quoi qu'il en soit, compte tenu du fait qu'il n'existe pas de corrélation étroite entre l'allergie et les réactions cutanées, les travaux de Black jettent un jour nouveau sur le mode d'action des techniques sophroniques et autosophroniques ouvrant de vastes perspectives thérapeutiques.

INTÉRÊT DE L'AÉROIONISATION DANS LE TRAITEMENT DE L'ASTHME

Au Premier institut de médecine de Leningrad, les recherches effectuées par le professeur Boulatov ont montré l'intérêt et l'efficacité de l'aéroionisation dans le traitement de l'asthme. A l'heure actuelle, il est établi avec certitude que le degré de salubrité d'un climat est déterminé par la proportion des aéro-ions négatifs, c'est-à-dire des aéro-ions oxygène de l'air qui ont une influence stimulante et normalisante sur les différents organes. Le bien-être ressenti après une forte pluie, au voisinage de chutes d'eau, dans certaines stations de cure, s'explique par la prédominance des aéro-ions négatifs sur les aéro-ions positifs et par leur grand nombre. Tchijewsky et ses collaborateurs ont montré que les ions-oxygène négatifs parviennent jusqu'aux alvéoles pulmonaires, les traversent et renforcent la charge négative des éléments figurés du sang et des protéines sériques. Vassiliev lui-même a démontré l'action des aéro-ions sur les terminaisons des fibres afférentes pulmonaires, action entraînant une amélioration du fonctionnement du système nerveux central. Gadzala a montré pour sa part que les ions oxygène ont une action désensibilisante très marquée, diminuant très sensiblement le choc anaphylactique chez le lapin. Cette expérimentation a été confirmée par celle de Delaneu et Margineanu. Enfin, fait très important, Kruger et Smith ont établi que l'inhalation d'ions négatifs chez le lapin entraîne une augmentation de l'activité des cils vibratiles et de la vitesse d'ascension du mucus. Par ailleurs, elle entraîne une diminution très nette de la concentration en sérotonine au niveau de la muqueuse de l'arbre respiratoire. L'aéro-ionisation est utilisée en U.R.S.S. sur une très large échelle dans le traitement des allergies (urticaire, œdème de Quinck) où elle donne des résultats très brillants, et également dans l'asthme où ces résultats sont nettement supérieurs à ceux obtenus par la simple désensibilisation. Cette action des aéro-ions négatifs sur le terrain allergique semble essentiellement liée à trois facteurs :

a) L'action sédative corticale favorisant un déconditionnement progressif. Ucha-Udab et ses collaborateurs ont en effet montré l'action remarquable de l'aéroionisation chez des sujets souffrant de névrose d'angoisse et d'états anxieux somatisés, où ils observèrent une disparition ou une amélioration des symptômes chez plus de 80 p. 100 des malades.

b) L'action générale par stimulation des défenses de l'organisme et renforcement du potentiel négatif des constituants sanguins et des cellules. On sait en effet que les inhalations d'ions oxygène négatifs entraînent, comme l'ont montré Raudam et Reinet, une augmentation des gamma-globulines et de la catalase sanguine. On a constaté depuis longtemps que l'aéroionisation diminue considérablement le choc anaphylactique chez le lapin et atténue très sensiblement la myocardite diphtérique expérimentale.

c) L'oxydation de la sérotonine et diminution de la concentration de sérotonine au niveau de l'arbre pulmonaire. Nous avons nous-mêmes obtenu de très bons résultats en combinant l'aéroionisation et la sophronisation chez certains asthmatiques allergiques rebelles aux thérapeutiques classiques.

Chapitre 24

LES MALADIES CARDIO-VASCULAIRES

L'HYPERTENSION ARTÉRIELLE

Le rôle des facteurs psychosociaux dans le déclenchement de l'hypertension artérielle.

En 1920, Donnisson, qui était médecin dans une réserve au bord du lac Victoria, dans le Kenya, constatait à sa grande surprise que sur 1 800 malades hospitalisés il n'y avait pas un seul cas d'hypertension artérielle. Il se mit alors à étudier les mœurs et coutumes de la tribu peuplant la réserve et constata que son mode de vie, les structures mêmes de sa société, n'avaient pratiquement pas subi de modifications notables depuis de nombreuses générations. Dans un livre, *Maladies et civilisations*, publié dix ans après, Donnisson formula l'hypothèse que l'intégration des tendances innées en modalités expressionnelles acceptables socialement, constituait le facteur le plus important dans le développement d'une société stable, non hypertendue. Il attribuait l'hypertension artérielle à une incapacité des personnes d'âge mûr à s'adapter aux modifications importantes du mode de vie et à transmettre une philosophie de l'existence adaptée aux sujets plus jeunes.

L'anthropologue Scotch devait étudier avec Geiger les incidences de l'hypertension artérielle avec les facteurs socioculturels chez les Indiens Washo et chez les Zoulous résidant en ville et à la campagne. Les conclusions de Scotch et Geiger furent que l'hypertension artérielle provenait essentiellement d'une incapacité des sujets à s'adapter aux modifications et aux fluctuations de leur environnement. Dans sa très importante étude sur les effets des changements culturels sur l'hypertension artérielle au cours des migrations de certaines populations islandaises au Chili, Cruz-Coke apporta une confirmation à ces observations. On lui doit en particulier l'introduction du concept de « Niche écologique » pour expliquer la tension artérielle basse s'observant chez des sujets appartenant à des groupes vivant dans des régions isolées, dont le mode de vie traditionnel n'avait subi aucune modification depuis de nombreuses générations. Lorsque la « niche » se rompt et qu'apparaissent des transformations culturelles, l'expérience prouve que certains sujets s'adaptent beaucoup mieux et plus rapidement à celles-ci que d'autres. Ainsi, le degré de perturbation dû à des stimuli psycho-sociaux dépend, dans une certaine mesure, du rôle de chaque individu dans le groupe. Le rôle des stimuli provenant de l'environnement a été remarquablement mis en évidence par Graham, en 1943, chez 30 p. 100 des soldats d'un bataillon de l'armée du désert ayant combattu victorieusement pendant près de deux ans l'Afrika Korps du maréchal Rommel en Libye. Après quelques semaines de repos et de détente, la tension artérielle de ces soldats devait revenir à la normale. Miasnikof observa des faits analogues sur la population de Leningrad pendant le siège de la ville.

En 1951-1952, au cours de l'inondation du fleuve Amour, Grebeniouk, Koslova et Tchernycheva ont mesuré la tension artérielle chez la population entière des deux rives. Celle-ci était anormalement élevée chez les sujets habitant la rive submergée alors que ceux de la rive opposée, qui n'avaient pas eu à souffrir de l'inondation, présentaient une tension artérielle à peu près normale. Après la fin de l'inondation, la tension artérielle baissa rapidement chez la majorité des habitants, mais resta cependant anormalement élevée chez quelques-uns. Solomiansky et Bournistrov ont fait des constatations analogues chez les habitants de la ville d'Achkabad, après un violent tremblement de terre. Cassel a recueilli les observations portant sur des groupes de population très variés : Américains, Européens de l'Ouest, Russes, Polonais, Tchèques, Indiens, Japonais. Il montra que l'augmentation de l'hypertension artérielle avec l'âge dépendait, du fait d'un certain nombre de paramètres sociologiques et culturels, indépendants du degré d'évolution technologique des groupes sociaux comparés, de la complexité des structures sociales. Pour lui, la stabilité tensionnelle est essentiellement conditionnée par celle des structures sociales traditionnelles ne subissant aucune modification notable au cours de l'âge mûr.

En effet, comme l'ont souligné Henry et Cassel, c'est pendant l'enfance, l'adolescence et l'âge adulte, que la société nous inculque ses systèmes de valeur. Un état de stress se développe quand le sujet âgé se trouve aux prises avec un milieu social en cours de modification auquel il lui est difficile de s'adapter. Ces faits s'observent surtout après des révolutions culturelles et sociales, ou lorsque le sujet est coupé de sa famille, de sa patrie. Le contraste très surprenant entre la tension artérielle des Trappistes (d'une génération précédente) appartenant à un monastère bavarois, et celle anormalement élevée des moines contemplatifs américains actuels, est en partie liée, pour Henry et Cassel, aux modifications de la structure et des rites depuis le concile Vatican II. Les vieux moines trappistes ont en effet bien des difficultés à s'adapter aux nouvelles règles assouplies et aux modifications du rituel qui impliquent à leurs yeux une désacralisation. Il convient de noter que depuis l'assouplissement des règles, en particulier de celle du silence, le recrutement de l'ordre a connu une baisse brutale extrêmement importante.

Fedorowa, de l'institut Miasnikov, a fait une étude portant sur les tensions artérielles de 40 000 sujets bien portants appartenant à des groupes sociaux très divers allant de l'ingénieur à l'administrateur jusqu'au manœuvre. Miasnikow a démontré que ni les facteurs alimentaires, ni l'exercice n'influaient d'une manière très sensible sur la tension artérielle. Il attribue les élévations tensionnelles anormales, chez les sujets bien portants, à « des difficultés d'existence, de travail, de logement et à des conditions défavorables de vie familiale ». Toutes ces observations l'ont amené à proposer une théorie « psycho-émotionnelle » de l'origine de l'hypertension et d'envisager cette dernière comme une rançon de la civilisation.

Les autres facteurs, comme l'obésité, les facteurs alimentaires, les quantités de sel, de graisses et de protéines ingérées, l'hérédité, le tabac, ne sont que des facteurs secondaires dont aucun, à lui seul, n'est nécessaire ni suffisant au déclenchement de l'hypertension artérielle permanente. Certaines des expérimentations animales ont démontré que si, en raison de stress répétés, la réaction d'alarme est mise en jeu d'une manière trop fréquente, il se produit un ébranlement prolongé du système sympathique entraînant, comme l'ont montré Folkov et Rubinstein, une augmentation permanente de la tension artérielle. Transposé chez l'homme, ceci peut être le cas de sujets vivant dans un milieu auquel ils ne sont pas adaptés du fait de l'absence d'une préparation adéquate.

Si les stimuli issus de l'environnement sont suffisamment intenses et prolongés, les mécanismes de défense peuvent être débordés comme ce fut le cas chez certains soldats britanniques hypertendus pendant la campagne de Libye et chez les habitants

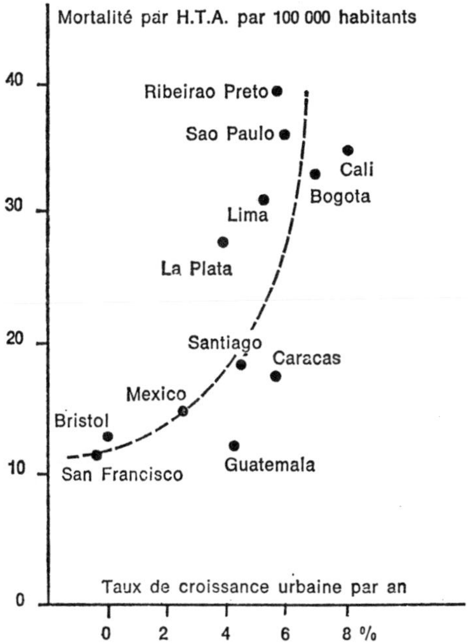

FIG. 8. — Des observations suggèrent que le taux de mortalité par hypertension artérielle est en relation avec le taux de croissance urbaine. (D'après Henry et Cassel.)

de Leningrad. Il est certain que pendant la guerre le système sympathique adrénergique reçoit des stimulations extrêmement nombreuses et prolongées. Une étude de G. W. Griffith a montré que les décès par maladie hypertensive étaient bien plus élevés dans certaines villes d'Amérique du Sud que dans d'autres. Les données suggèrent une relation assez étroite entre le pourcentage d'hypertension et la vitesse d'accroissement des villes. Un taux élevé d'accroissement d'une agglomération s'accompagne en général de conditions de logement défectueuses et de services publics insuffisants (moyens de transport, hôpitaux, écoles). Toutes ces conditions sont aggravées par des arrivées massives d'émigrants déracinés de leur province, en quête d'emplois. Les sujets plus âgés, moins adaptables à ces situations inconfortables et préoccupantes, réagissent à ces stress innombrables en développant, du fait de l'excitation prolongée du système sympathique adrénergique, une hypertension artérielle permanente génératrice de troubles cardio-vasculaires.

Les effets nocifs de la surpopulation chez l'animal ont été étudiés par Rémy Chauvin dans son remarquable ouvrage : *Le Comportement social des animaux*. C'est ainsi que, lorsqu'une population de souris atteint dans un terrarium une certaine densité, le volume des cortico-surrénales des animaux augmente et le taux de reproduction tend à devenir nul, car les femelles avortent. Si la population diminue, les cortico-surrénales reviennent à un volume normal et les souris recommencent à se reproduire. Si l'on entasse, comme l'a fait Kessler, des souris qui ne manifestent pas de symptômes de stress, dans un espace si réduit qu'elles ne peuvent se déplacer, les mâles deviennent plus agressifs et les femelles mauvaises mères. Une hiérarchie féroce s'instaure en rapport avec l'exiguïté des zones territoriales à défendre. Les études sociologiques récentes ont montré que dans les grandes villes on peut délimiter d'une manière assez précise les zones où les troubles psychiques sont particulièrement élevés dans la population. C'est ainsi que dans le plan d'une ville soumise à une enquête d'épidémiologie mentale, certaines zones s'individualisent sous forme de bandes concentriques. Dans certaines parties de la ville, qui sont en général les plus anciennes, les familles ont fait souche depuis des générations. On y trouve une société stable, où les artisans, les commerçants, les professions libérales sont nombreux. D'autres parties s'intercalent entre ces îlots de stabilité, que les sociologues nomment zones de transition ou de détérioration. Ce sont les quartiers où se trouvent meublés et hôtels de dernière catégorie dans lesquels l'individu est en quelque sorte à l'abandon.

Le résultat de cette évolution a consisté, comme l'a souligné Constantinos Doxiadis, l'un des plus grands urbanistes de notre temps, dans l'apparition de villes compartimentées comme des échiquiers ; les différences d'activité, de revenus, de niveau de vie aboutissant à une véritable ségrégation. Même aux Etats-Unis, ainsi que l'a fait remarquer Doxiadis, qui a supervisé l'aménagement de villes comme Detroit et Philadelphie, la ségrégation n'est pas purement d'origine raciale. C'est ainsi qu'à Detroit, dès 1895, le déclin du cœur de l'agglomération a commencé bien avant l'arrivée des Noirs, lorsque les premières difficultés de circulation amenèrent les riches à résider en grande banlieue tandis que des ghettos d'immigrants se formaient progressivement au centre de la ville. Dans les villes d'Europe, on a observé le même phénomène depuis l'avènement de la société industrielle. Certains quartiers autrefois résidentiels, occupés par l'aristocratie puis, au début du XIXe siècle, par la bourgeoisie, furent progressivement abandonnés du fait d'une prolétarisation progressive. Mais la prolétarisation de certains quartiers du centre des villes devait créer des foyers d'agitation sociale susceptibles de menacer sérieusement les privilèges des classes dominantes. La bourgeoisie riposta en deux temps à cet état de fait, comme l'a montré Laborit. D'abord elle émigra temporairement dans les banlieues dites résidentielles, puis, par le biais de l'urbanisation, elle devait reconquérir le cœur de la cité. La transformation de Paris par Haussmann [1] en est un exemple typique. La destruction des vieux quartiers dégradés, îlots insalubres, qui redeviennent résidentiels du fait de la cherté des loyers dans les immeubles reconstruits, le percement de larges artères, entraînent l'éparpillement du prolétariat à la périphérie de la ville. Le centre devient en général le siège de toutes les sociétés, des

1. Le percement des larges avenues par Haussmann répondait beaucoup plus à des préoccupations « policières » visant à favoriser l'évolution de l'armée et de la police et à rendre difficile l'édification de barricades qu'à des soucis d'urbanisme.

activités bancaires, commerciales et des bureaux avec un secteur résidentiel pour la bourgeoisie commerçante. Comme l'écrit Laborit : « Le prolétariat fut ainsi progressivement refoulé à la périphérie urbaine alors que la ville devenait le temple de la marchandise. » Dans nos villes actuelles, il règne une véritable ségrégation, les possibilités résidentielles étant fonction des revenus. Seuls les riches échappent à cette contrainte, encore ont-ils eux aussi, comme le souligne Doxiadis, « leurs quartiers réservés, comme toutes les autres catégories de citadins que la pression économique et sociale assigne à résidence dans des secteurs différents ».

Les banlieues ouvrières sont en général pathogènes au point de vue mental. Des photographies aériennes ont montré qu'il existait une corrélation entre la forme des villes et le taux des troubles mentaux (au sens le plus large du terme : délinquance, alcoolisme, explosion d'agressivité). Les villes bourgeoises ont en général une forme arrondie, se referment sur elles-mêmes. La santé mentale y est en général assez satisfaisante. Les grands centres, avec leurs banlieues qui s'étirent interminablement, présentent dans celles-ci des foyers de troubles mentaux liés aux conditions de vie caractérisées par la pauvreté, l'insécurité, l'instabilité des êtres, souvent transplantés, coupés de leur famille, de leurs amis et livrés à eux-mêmes.

L'HYPERTENSION PSYCHOSOMATIQUE

Comme l'a souligné Meares, l'origine psychosomatique d'une hypertension peut être reconnue lorsque l'on peut établir la relation entre le stress et l'élévation de la tension artérielle. Lorsque le stress est en liaison avec les activités professionnelles du sujet, ce qui peut être le cas, et si l'hypertension artérielle n'en est qu'au début de son évolution, un simple repos de quelques semaines en entraîne en général la disparition ; mais elle reparaît d'ailleurs dès la reprise des occupations. Contrairement à l'infarctus du myocarde, l'hypertension artérielle ne semble pas être la conséquence obligatoire des tensions psychiques liées aux responsabilités professionnelles. Brod et ses collaborateurs ont réalisé une étude minutieuse et très précise des réactions circulatoires provoquées par divers stress, notamment par un calcul arithmétique mental ayant la valeur d'un stress émotionnel. Quel que soit le comportement de l'hémodynamique général, Brod a toujours enregistré une vasoconstriction dans les territoires rénaux, splanchnique et cutané, alors que le tonus vasculaire s'abaissait ou ne changeait pas dans les muscles, le myocarde et le cerveau. Grâce à cette méthode d'investigation, l'auteur a pu conclure que le tableau de l'hypertension artérielle n'est pas, comme on l'admet habituellement, celui d'une hypertonie vasculaire plus ou moins généralisée. A la vaso-constriction rénale, splanchnique et cutanée, correspond une vaso-dilatation dans les muscles où le tonus vasculaire est bas et le débit sanguin supérieur à celui des sujets normaux. Comparant l'analogie hémodynamique de la réaction tensionnelle au stress émotionnel, et de la maladie hypertensive, Brod envisage l'identité possible de leur mécanisme. Il rappelle que la majorité des malades, présentant une hypertension artérielle essentielle, passent par un stade où la pression sanguine est encore normale, mais où le moindre stimulus peut l'élever d'une manière importante et prolongée. De telles réactions ont été observées fréquemment chez des sujets dont la tension artérielle est normale, mais qui appartiennent à une famille d'hypertendus. Brod conclut que si l'analogie n'est pas une preuve, les faits étudiés militent en faveur de l'hypothèse qu'une émotion de longue durée ou d'une intensité très importante, agissant sur un terrain préparé, pourrait être un des facteurs pathogéniques de l'hypertension artérielle.

Frantz Alexander a réalisé des recherches psychosomatiques systématiques sur des sujets hypertendus et il a pu mettre en évidence que l'inhibition des pulsions agressives, qui sont toujours associées à l'anxiété, entraîne une élévation nette de la tension artérielle. Chez tous ces malades de personnalités extrêmement variées et dissemblables, on retrouvait un point commun : l'incapacité d'extérioriser librement les pulsions agressives.

Comme nous l'avons déjà dit, l'homme civilisé est obligé de maîtriser ses impulsions hostiles. Certains sujets, dont les mécanismes inhibiteurs se sont exagérément développés au cours de l'enfance, ont des difficultés, à l'âge adulte, pour dominer leurs impulsions agressives. Comme l'a souligné Alexander, ils répriment brutalement leurs tendances à l'auto-affirmation, sans trouver d'autre issue qui leur permette de s'exprimer. D'où l'apparition de sentiments d'infériorité se manifestant par une attitude de soumission, trop complaisante, trop obséquieuse. Ces sentiments stimulent les pulsions agressives, et il se crée ainsi un véritable cercle vicieux entretenant un état d'hypertension permanente qui favorise l'apparition des lésions d'athérosclérose. Au contraire, comme l'a souligné Georges Draper, l'apparition de certains symptômes névrotiques chez les hypertendus entraîne un abaissement progressif de la tension, les impulsions agressives, ayant pu être drainées et se décharger grâce aux symptômes névrotiques, ne constituent plus une cause d'agression chronique pour les mécanismes vaso-moteurs.

SOPHRONISATION ET HYPERTENSION

La sophronisation, les techniques autosophroniques sont des armes d'une très grande efficacité permettant l'amortissement de la résonance corporelle des émotions et une diminution de l'anxiété entraînant *ipso facto* une baisse de l'hypertension artérielle. Clumbies et Heberhardt, au 4e congrès mondial de Psychiatrie de Madrid, ont apporté les observations fort intéressantes de vingt-six sujets hypertendus dont l'âge variait de quatorze à soixante-quatre ans, et dont les tensions artérielles moyennes étaient de 165/100 mm de mercure. Ils pratiquèrent le training-autogène de Schultz pendant quatre mois. A la fin du quatrième mois, la moyenne des tensions artérielles était de 130/90. Le training-autogène avait été pratiqué seul, à l'exclusion de toute autre thérapeutique. Meares insiste sur le fait qu'il a obtenu dans les hypertensions psychosomatiques sévères des normalisations tensionnelles uniquement par psychothérapie, sans le secours d'aucune drogue ; le malade continuant normalement ses activités professionnelles et étant donc exposé aux mêmes stress émotionnels. Actuellement, la méthode de relaxation dynamique de Caycedo se révèle d'une grande utilité dans les cas rebelles.

INSUFFISANCE CORONARIENNE CHRONIQUE ET INFARCTUS DU MYOCARDE

En 1872, dans sa description classique de l'angine de poitrine, William Heberden avait déjà mis l'accent sur le rôle des facteurs psychologiques dans le déclenchement des accès : « *In one or two inveterate cases the disorder of the heart has been brought on even by speaking or by any disturbance of mind.* » Jenner lui-même, qui devait le premier préciser les bases anatomiques de la maladie coronarienne, la rattachant à des lésions athéromateuses des artères coronaires, avait déjà souligné que les crises angineues qui, bien sûr, apparaissaient lors de la marche et des efforts, pouvaient être souvent déclenchées par des perturbations émotionnelles, de petites contrariétés, apparemment futiles. John Hunter, maître et ami de Jenner, souffrant lui-même d'angine de poitrine, avait déclaré qu'il était à la merci du premier imbécile qui le ferait mettre en colère. Effectivement il mourut subitement lors d'une discussion orageuse. Son autopsie devait montrer d'importantes lésions d'artériosclérose coronarienne. Trousseau lui-même, cinquante ans plus tard, écrivait que « les profondes émotions morales, en particulier l'angoisse, étaient de fréquentes causes de paroxysme ». Devant la disproportion de l'atteinte, jugée souvent discrète, du réseau coronarien et l'importance des manifestations cliniques, de nombreux auteurs, dont Trousseau, considérèrent l'angine de poitrine comme une véritable névrose et parlèrent d'*angor névrosique*. Si à l'heure actuelle l'importance des facteurs neuropsychiques dans l'expression de la maladie coronarienne, pour reprendre le titre du très remarquable article de Gonin, Aimard et Froment, est universellement admise, la discussion reste ouverte quant à leur importance relative dans le cadre de la maladie et à leur mode d'action. Nous allons les envisager dans une optique purement psychosomatique.

1) La formation de l'athérome coronarien, les poussées évolutives de la maladie.

2) Les facteurs neuropsychiques dans l'expression de la maladie coronarienne.

1) *Comment se crée l'athérome coronarien ?*

L'hypothèse la plus couramment admise est que l'athérome coronarien est un processus dégénératif continu. Il augmente progressivement au cours des années jusqu'à l'oblitération complète d'un vaisseau se produisant en général vers la cinquantaine. En fait, cette interprétation est très peu convaincante, car elle est incapable d'expliquer un certain nombre de faits très importants.

a) Très récemment, Richard Gorlin a attiré l'attention sur le fait que 15 p. 100 environ des malades ayant une angine de poitrine « classique » ne présentent pas d'athérosclérose coronarienne et doivent être considérés comme faisant partie d'un groupe particulier avec un syndrome ischémique distinct. En effet, des études effectuées sur 1 500 malades souffrant d'insuffisance coronarienne ont montré, chez plus de 100 d'entre eux, que les artères coronaires étaient normales à l'artériographie et qu'un pourcentage très important avaient un électrocardiogramme de base normal. Toutefois, ces malades présentaient une symptomatologie coronarienne absolument typique : crises déclenchées par le froid, les efforts, les stress émotionnels, et soulagées instantanément par la trinitrine. Gorlin a même rapporté le cas de six malades présentant des signes radiographiques évidents d'anévrisme ventriculaire et chez lesquels les coronographies montraient un système coronarien parfaitement perméable, parfaitement normal [1].

b) La théorie classique n'explique pas l'inégalité des sujets devant la maladie : certains, très âgés, présentent des lésions très discrètes d'athérosclérose, constrastant singulièrement avec les altérations observées chez certains jeunes, en particulier chez

1. Cette publication de Gorlin, n'est pas exempte de critiques. On peut en effet, entre autres choses, lui objecter que la coronographie sous-évalue toujours les lésions coronariennes, que toute méthode d'investigation comporte des limitations dont la plus importante est l'erreur humaine. Cependant, dans le groupe isolé par Gorlin, les coronographies ont été faites et interprétées par des techniciens chevronnés, l'aspect des clichés étant ceux de réseaux coronariens parfaitement perméables sur toute leur étendue, superposables à des coronographies de sujets réputés normaux.

des militaires américains tués au combat lors de la guerre de Corée.

c) La thèse classique n'explique qu'imparfaitement le mécanisme et le rythme de formation des plaques d'athérome ainsi que leur localisation.

d) La théorie classique est incapable de rendre compte des raisons pour lesquelles certains sujets présentant à l'autopsie des lésions très diffuses et importantes d'athérosclérose coronarienne, n'ont jamais présenté la moindre manifestation angineuse au cours de leur vie.

2) Les facteurs neuropsychiques

En fait, nous avons beaucoup trop longtemps été obnubilés par une pathologie de tuyaux. Botkine conseillait très justement de ne pas regarder le muscle cardiaque avec « les lunettes anatomiques ». Une conception purement anatomo-clinique de l'insuffisance coronarienne chronique qui correspondrait à une phase avancée de la maladie ne peut être que fragmentaire, partielle, dangereusement stérile parce que limitant des possibilités thérapeutiques et prophylactiques. Il est indispensable d'élargir ce problème, car on semble avoir quelque peu oublié que le cœur, comme le rappelait Botkine, est commandé par un système nerveux intra- et extra-cardiaque. Comme l'écrivaient Froment et Gonin : « Est-il, en effet, système nerveux mis à part, d'organe qui soit plus directement et plus étroitement au service de tous les autres ? D'organe dont les dépendances nerveuses soient plus indispensables et dont l'éventail des fibres centripètes soit plus largement ouvert ? »

S'il est parfaitement rationnel d'étudier les troubles biochimiques favorisant le développement de l'athérosclérose, l'étude des facteurs psychologiques, essentiellement de la structure de la personnalité avec ses composantes héréditaires et acquises, conditionnant les réponses émotionnelles du sujet, devrait avoir une place de choix, car elle joue un rôle déterminant dans l'évolution de la maladie et le déclenchement de ses complications.

L'attitude de l'Ecole soviétique à l'égard de ce problème nous paraît beaucoup plus réaliste et beaucoup plus proche de la vérité. En 1965, Boule, collaborateur du professeur Boulatov au

Premier institut de médecine de Leningrad, écrivait : « L'angine de poitrine peut apparaître, en dehors de tout facteur artério-scléreux ; d'autre part, l'athérosclérose seule n'est pas suffisante pour faire apparaître la maladie. » « Il est prouvé à l'heure actuelle qu'il existe des baro-récepteurs et des chemo-récepteurs au niveau du cœur. Un spasme coronarien (car dans certains cas, en particulier chez les sujets à coronaires normales, c'est très probablement un spasme qui détermine la crise) peut provoquer une excitation des baro-récepteurs, les chemo-récepteurs étant mis en jeu par une augmentation de certains métabolites insuffisamment oxydés. » Les excitations naissant de ces chemo et baro-récepteurs sont répercutées sur le cortex cérébral où elles provoquent une sensation douloureuse. Comme le soulignait Boule, la possibilité de faire apparaître la douleur par un mécanisme de réflexe conditionné, la possibilité de la faire disparaître, comme nous le verrons, par suggestions à l'état de veille ou mieux en état sophronique, constituent la preuve de l'origine corticale de la douleur.

Pour l'éminent cardiologue soviétique Lang, l'angine de poitrine résulterait des interactions des facteurs angionerveux et anatomiques. Si le facteur angionerveux est prédominant, la crise peut s'observer chez un individu à coronaires saines. Par contre, chez un sujet ayant un réseau coronarien en mauvais état, une perturbation nerveuse légère de la régulation circulatoire peut déclencher la crise. Beaucoup de psychosomaticiens ne sont pas éloignés de penser comme Boule que « l'athérosclérose des coronaires est parfois la conséquence, non la cause, de l'angine de poitrine. » L'éminent neuropsychiatre new-yorkais Dorin Ischlondsky a élaboré une théorie cérébro-physiologique de l'athérosclérose que nous avons étudiée en détail dans notre livre *L'Infarctus ne tue pas*. Pour Ischlondsky, l'être humain, poussé par ses ambitions grâce à l'énorme puissance acquise du fait du développement exceptionnel de son cerveau et surtout grâce à sa faculté de la parole, a agi constamment sur son ambiance en changeant le cours des événements naturels à des fins particulières imaginées par lui. Ce faisant, il a changé sans cesse le cours rythmique de ses propres fonctions biologiques. La perturbation des rythmes biologiques, du fait du progrès, constitue autant de stress fragilisant les artères (car les décharges répétées d'adrénaline et de noradrénaline favorisent le développement de l'athérosclérose coronarienne).

En étudiant le supplément décennal du *Registerer calender* d'Angleterre, qui donne les causes de mortalité par profession, on s'aperçoit que les professions qui sont frappées le plus durement par la maladie coronarienne sont les médecins et les ecclésiastiques, c'est-à-dire les professions dont les membres peuvent être appelés à accomplir leurs activités professionnelles à toute heure du jour et de la nuit. Une autre statistique anglaise portant sur 6 000 médecins âgés de trente-cinq à soixante-cinq ans, montre que les praticiens de médecine générale sont beaucoup plus atteints que leurs confrères spécialistes qui ont une vie beaucoup plus calme et régulière. Toutes les professions libérales présentent un excès de mortalité par atteintes coronariennes. Les travaux de Russeck, en 1960 et 1962, ont confirmé formellement ces faits. Cet auteur a établi l'importance de la genèse de la maladie coronarienne chez 10 000 sujets : hommes de loi, dentistes et médecins. Les anesthésistes ont deux fois plus d'accidents coronariens que les dermatologues et les médecins de médecine générale trois fois plus.

L'étude de Bersay, faite à la consultation de l'hôpital Bichat, a permis de mettre en évidence un certain nombre de faits importants. Bien souvent, on a l'impression que la première évolution de la maladie coronarienne survient au terme ou à l'acmé d'une période de tension nerveuse intense pendant laquelle le malade se trouve dans une situation psychologique très inconfortable. Cette situation conflictuelle met toujours en jeu la vie profonde, ainsi que le prouvent les observations de Bersay qui ne font que confirmer celles de Russeck, lequel, étudiant un lot de sujets jeunes ayant fait un infarctus du myocarde, arrive rigoureusement aux mêmes conclusions que Bersay. Dans cette optique, on comprend fort bien pourquoi la maladie coronarienne est le privilège de l'âge mûr. Elle évolue par poussées successives sous l'influence de périodes de forte tension psychologique. Après plusieurs périodes de tension, et d'autant plus précocement qu'il existe des facteurs associés (hypertension, diabète, obésité, favorisant l'athérosclérose), survient une poussée plus intense qui s'accompagne de manifestations cliniques, souvent à la période où l'homme atteint la plénitude de ses responsabilités ;

ceci d'autant plus facilement que, dans l'ensemble, les coronariens ont le plus souvent, comme l'a montré Jouve, une personnalité de type obsessionnel. Ainsi donc, on peut penser qu'au cours des poussées de tension psychologique, jalonnant l'existence, il se produit, du fait des décharges répétées d'adrénaline et de noradrénaline, des lésions d'athérome. Certains faits font penser, comme le souligne Bersay, que ce mécanisme est sous la dépendance du système sympathique. Par des injections répétées d'adrénaline, on peut provoquer un athérome expérimental chez le lapin. Les malades porteurs de pheochromocytomes [1] présentent des lésions d'athérome précoces, importantes et diffuses, frappant les coronaires. Certaines maladies du système nerveux s'accompagnent de troubles de la repolarisation ventriculaire. Enfin, les médicaments inhibant le sympathique, les betas bloquants, ont une action bénéfique sur l'angor.

MODES DE RÉACTION

On sait que les crises angineuses surviennent électivement à l'effort, qu'elles peuvent être déclenchées par une émotion et que, dans certains cas, elles arrivent spontanément pendant la journée ou la nuit sans que l'on puisse retrouver la notion d'une cause déclenchante apparente. Ces différentes modalités peuvent se succéder chez un même malade, ou n'exister qu'à l'état isolé. Examinons les conditions d'irruption des crises chez 500 de ces malades coronariens. Gonin a pu établir la répartition suivante :

— crises d'effort, pures de toute crise émotive : 75, soit 15 p. 100 ;

— crises d'effort prédominantes associées à des crises émotives à l'occasion de sollicitations nerveuses fortes : 350, soit 70 p. 100 ;

— crises émotives et d'effort sensiblement égales : 50, soit 10 p. 100 ;

— crises émotives quasi exclusives, 25, soit 5 p. 100.

1. Tumeur du tissu médullo-surrénal pouvant sécréter de la noradrénaline et de l'adrénaline.

MODIFICATIONS APPORTÉES AU DÉCLENCHEMENT DES CRISES PAR LES FACTEURS NEUROPHYSIQUES

Les facteurs émotifs interviennent d'une manière évidente, facilitant grandement le déclenchement des crises, dans certaines périodes de tension psychologique ou certaines situations psychiques défavorables. Toutes choses étant égales du côté de l'environnement (saisons, température, horaire) ou des conditions physiologiques (digestion), un coronarien est capable d'effectuer sans crise un parcours déterminé. S'il est en proie à des soucis, à des ennuis, il aura une ou plusieurs crises en effectuant ce même parcours. Chez le malade astreint à un horaire déterminé, prendre un train, par exemple la peur d'arriver en retard alors qu'il a largement le temps déclenchera plusieurs crises sur le trajet de la gare qu'il pourrait effectuer, dans des circonstances normales, sans la moindre douleur. Gonin rapporte également l'histoire d'un de ses malades qui fit sa première crise angineuse en traversant un pont du Rhône à Lyon. Ce malade ne souffrait que d'une insuffisance coronarienne légère, ses accès survenant uniquement à l'occasion d'imprudences ou d'efforts violents. Mais la traversée du pont déclenchait toujours, quelles que soient les précautions prises, une crise angineuse, même s'il marchait à pas lents. L'intéressé prit donc l'habitude d'emprunter un autre pont, ce qui l'obligeait à allonger son trajet de plus de cinq cents mètres, la traversée s'effectuant sans la moindre gêne. Il est évident, comme l'écrit Gonin, « que le phantasme de crise que l'angineux construisait dans son esprit facilitait sa réalisation. Ne peut-on voir là l'équivalent d'un véritable réflexe conditionné, de mécanisme purement psychogène ? »

S'il existe des réflexes conditionnés pathogènes, il existe également des réflexes conditionnés curatifs dont le plus bel exemple est le cas rapporté par Léon Gallavardin. Un sujet souffrant d'insuffisance coronarienne chronique, séquelle résiduelle d'une thrombose coronarienne faite six mois auparavant, s'aperçoit, au moment d'une crise dans la rue, qu'il a laissé sa trinitrine chez lui. Il lui vient alors l'idée de faire le simulacre, avec tout le rituel habituel, de la prise d'une dragée : à peine a-t-il fini de croquer symboliquement cette dragée qu'il est soulagé. Et, comme l'écrit Gonin, « son cardiologue n'osa pas, ni le malade non plus, ériger en système définitif cette attitude thérapeutique ! » Speransky et Ostrowskia ont mis en évidence, dans un travail expérimental, le rôle de l'émotion dans le déclenchement des crises. Le malade, sous contrôle électrocardiographique, est interrogé sur les circonstances de sa première crise d'angine : la remémorisation des traumatismes psychiques anciens déclenche l'apparition de la douleur angineuse, s'accompagnant d'altérations transitoires de l'électrocardiogramme. Nous avons repris cette expérimentation chez des sujets placés en état sophronique et avons pu, pour ainsi dire à volonté, déclencher des crises soit au cours d'expériences de régression, le malade étant amené à revivre les circonstances ayant déclenché sa première crise, soit au cours d'expériences de suggestion d'émotions positives ou négatives.

Les crises angineuses déclenchées par des facteurs purement émotifs sont d'observation courante. Nous avons insisté dans notre ouvrage déjà cité sur le rôle anginogène de certains spectacles télévisés, en particulier des matches de catch, des face à face d'hommes politiques. Certaines crises sont déclenchées parfois par des facteurs purement émotionnels. Osler, dans ses *Lumleian lecture* (1910), rapporte deux exemples de médecins dont l'un ne présentait de crises angineuses que lorsqu'il faisait ses cours ; l'autre pouvait parfaitement faire ses cours et donner ses leçons de clinique sans la moindre gêne, les crises n'apparaissant que lorsqu'il lisait une publication devant une société savante ou s'il était obligé de parler en public devant un auditoire qu'il ne connaissait pas.

En ce qui concerne les crises spontanées, Auzepy, à propos de 180 cas, écrit que « les crises d'angine de poitrine spontanées, de durée brève, se combinent le plus souvent quoique de façon variable, avec des crises d'angine de poitrine d'effort contribuant avec elles à l'histoire naturelle des cardiophathies ischémiques. Mais l'angine de poitrine spontanée constitue dans certaines observations (22 fois sur 195, soit 12 p. 100 des cas) un symptôme absolument isolé. Elle évolue pendant un temps variable, parfois très longtemps (17 ans dans l'une d'entre elles), posant un problème difficile. [...] Les circonstances d'apparition et l'horaire des crises [...] montrent la grande fréquence des douleurs au moment des émotions, de la digestion et surtout du repos nocturne [...] en rêvant. » Parmi ces crises les plus curieuses, il faut citer, comme l'a souligné Gonin, celles qui surviennent à heure fixe. Pour celles-ci, on peut penser, là encore, à un mécanisme de réflexe conditionné sous l'influence d'une véritable obsession, les premières crises ayant pu apparaître à heure fixe du fait d'un processus physiologique contemporain (digestion par exemple), le conditionnement s'étant établi progressivement. Gonin écrit : « Mais un fait certain est que le dépaysement, la rupture d'une vie confinée et d'inaction qui cristallise l'angoisse, la suppression même de toute médication dont l'impuissance fixe le malade sur son mal, peuvent alors parvenir à annuler l'heure fatidique de la crise. » Quant aux crises nocturnes, la plupart des auteurs incriminent le rêve qui entraînerait, pour Gonin, une excitation du sympathique comme dans les crises spontanées d'angor [1]. Les crises nocturnes oniriques sont en général les plus longues ; elles témoignent d'un ébranlement neurosympathique profond, lié à plusieurs facteurs dont les plus importants sont le retard de la prise de trinitrine chez le sujet éveillé par la crise, l'angoisse nocturne qui est une survivance ancestrale persistant chez l'homme moderne qui redoute l'absence de tout secours pendant la nuit. Certes, il n'y a pas de rapport absolument formel entre l'angoisse et la crise d'angor, pas plus qu'il n'y en a entre celle-ci et l'intensité des manifestations angineuses. Il n'est pas rare de voir un malade coronarien avéré, qui supportait sans difficulté ses crises angineuses, devenir très anxieux, polariser toute son attention sur son cœur à partir du jour où il aura été informé de la nature exacte de sa maladie. Qui plus est, tel autre malade, souffrant de précordialgie vague et très angoissé par ce qu'il croit être des troubles coronariens, verra son anxiété se dissiper instantanément lorsqu'on lui aura démontré qu'il ne souffre que d'une banale névralgie intercostale. Ce n'est pas le phénomène douloureux qui crée l'angoisse mais son interprétation. Le comportement du coronarien vis-à-vis de son angoisse dépend des individus. Ceux qui ont assez de volonté, finissent par la sur-

1. Les travaux récents de Murao, de Tokyo, et ceux de Sleight, d'Oxford, ont montré que les crises angineuses nocturnes survenaient surtout lors de la phase REM, de même que les paroxysmes hypertensifs des malades atteints de phéochromocytomes.

monter. Chez les autres, la répétition des crises ne fait qu'aggraver les choses, institutionalisant à la longue le classique cercle vicieux : tension, angoisse, douleur.

PROFIL CORONARIEN

Depuis le début du développement de la médecine psychosomatique, les pionniers Alexander, Flander, Dunbar... et bien d'autres, se sont efforcés de systématiser les traits caractéristiques spécifiques ou les types de conflits particuliers à chaque maladie somatique. Stoehlin caractérise les coronariens par leur émotivité spécifique, leurs possibilités d'agir, de penser, de sentir, de vivre sont réduites, selon lui, à un comportement agressif et obsessionnel. Il s'agit d'êtres prisonniers d'une tension existentielle qui les rend ambitieux, inflexibles, pédants. Ils ont peur de ne plus pouvoir fuir cet emprisonnement. Pour Dunbar, les caractéristiques des coronariens consisteraient dans un état compulsif s'accompagnant d'une hypersensibilité marquée se traduisant par des réactions neuro-végétatives importantes. L'attitude de Jouve est sensiblement plus nuancée et nous paraît beaucoup plus proche de la vérité : « Contrairement à Dunbar, nous pensons que lorsque nous parlons de personnalité caractéristique, cela ne signifie pas que les traits de personnalité soient spécifiques. » Jouve admet, à titre d'hypothèse de travail, la notion de spécificité relative opposant deux groupes d'affections psychosomatiques. Dans le premier groupe, l'orientation obsessionnelle du caractère est prédominante. Dans le second, ce sont les personnalités à structures hystériques qui sont largement majoritaires. Entre ces deux groupes, se situeraient les affections comportant dans leur genèse des composantes psychosomatiques importantes. Jouve insiste à juste titre sur le fait « qu'il n'y a pas de profil coronarien spécifique » et que « chaque coronarien exprime sa maladie et sa douleur à l'aide du clavier psycho-affectif dont il disposait par tempérament avant l'apparition de l'affection coronarienne ». Comme l'écrit Gonin : « Suivant sa position personnelle dans l'échelle caractérielle, ses situations antérieures vécues, leur mémorisation et leur interprétation, l'angineux reconstruira sa maladie dont l'écho s'amplifiera à la mesure de sa résonance psycho-affective. » Le stress n'est pas calibrable : « La grandeur du stress n'est pas proportionnelle à sa charge », écrivait Sprague. L'angineux ne réagira pas toujours de la même manière au même stress émotionnel, comme l'écrit Gonin : « La tendance caractérielle subit, au fil des temps, des alternatives de creux et de vagues sous la poussée desquelles le malade introduira dans l'image qu'il se forme de sa maladie, et dans son expression, des variables :

« — soit à l'occasion de circonstances émotionnelles " extérieures " et occasionnelles ;

« — soit à l'occasion d'un état " intérieur " autogène d'angoisse, passagère ou durable, proprement psychiatrique. »

LES ANGORS INTRIQUÉS

Gallavardin, le premier, avait entrevu la possibilité d'angors « intriqués » qu'il avait rangés dans la rubrique des « angors douteux ». Il écrivait, dès 1925 : « Il serait intéressant de savoir si la localisation variable des douleurs angineuses dépend simplement de la variété des connexions nerveuses ou, dans une certaine mesure, du siège de l'excitation primitive. » Ses élèves Froment et Gonin devaient répondre à cette question en isolant dans une étude très remarquable le groupe particulier des angors intriqués, mettant en évidence les interréactions neuro-viscéro-coronariennes. La définition qu'ils proposent de ces états est la suivante : « Par angine de poitrine intriquée, nous entendons des scènes douloureuses dûment coronariennes dans lesquelles de franches anomalies symptomatiques ou évolutives paraissent indiscutablemennt sous la dépendance de troubles extracoronariens associés. » Chez tous les malades souffrant d'angors intriqués, il existe un état nerveux particulier responsable du tableau clinique caractérisé par un ébranlement nerveux diffus avec extension de la douleur qui fait nappe bien au-delà du territoire coronarien, et qui persiste bien après la disparition de la crise douloureuse thoracique initiale. Dans certains cas même, il existe une agitation insolite occupant le devant de la scène et pouvant entraîner des erreurs de diagnostic majeures. Enfin, parfois, viennent des manifestations viscérales, tels des vomissements, dans les intrications coronaro-digestives.

Ces auteurs ont ainsi individualisé les angors intriqués coronarodigestifs où la maladie coronarienne s'associe à un ulcère d'estomac, à une cholécystite, à une hernie hiatale, et les angors coronarovertébraux où l'angor est intriqué le plus souvent à une cervicarthrose très évoluée. Dans les angors intriqués coronaro-digestifs, aux crises d'effort typiques se surajoutent les crises angineuses d'origine digestive dont les sémiologies, loin de se juxtaposer simplement, se fusionnent et se déforment mutuellement, la trinitrine s'avérant parfaitement inefficace. Les paroxysmes douloureux sont en général très longs, pouvant durer plus d'une heure : « Le paroxysme qui a commencé comme une crise coronarienne se termine comme une crise sympathique. » La suppression thérapeutique de la cause d'intrication (opération d'une lithiase vésiculaire, l'amélioration d'une cervicarthrose par élongation), provoque une véritable désintrication, « l'angine de poitrine reprenant sa symptomatologie initiale, débarrassée des distorsions parasites dues à la cervicarthrose ou à la cholécystite ».

COMMENT S'EXPLIQUENT CES PHÉNOMÈNES ?

On sait que dans certaines conditions pathologiques il peut se produire une excitation directe des voies nerveuses de la sensibilité cardiaque par des influx algésiques partis d'un foyer pathologique extracoronarien, sans l'intermédiaire de troubles vaso-moteurs coronariens. Les physiologistes admettent qu'une volée d'influx ne déterminant pas d'excitations nerveuses parce que d'intensité infraliminaire, peut devenir efficace si elle se répète presque immédiatement (phénomène de somation temporelle). Ils admettent également la somation spatiale par convergence, lorsque deux excitations respectivement efficaces venues de deux ou plusieurs voies afférentes distinctes convergent sur la même cellule nerveuse. Or, les fibres du deuxième neurone de la sensibilité douloureuse spinothalamique sont moins nombreuses que celles du protoneurone, ce qui explique certaines convergences d'influx algésiques appartenant à des territoires radiculaires voisins. La sensibilité cardiaque emprunte les paires rachidiennes, étagées de D 1 à D 8, les fibres de la sensibilité vésiculaire remontent jusqu'à D 7, quelques-unes au moins de provenance œsophagogastrique remontent jusqu'à D 5. Chez un coronarien, une excitation à point de départ gastrique, vésiculaire ou vertébral, peut donc être intégrée en douleurs angineuses. En ce qui nous concerne, nous avons été très frappés par certains malades angineux à symptomatologie atypique chez lesquels, en dehors de toute intrication, la crise débute comme une crise angineuse banale et détermine un ébranlement sympathique prolongé sur lequel la trinitrine n'a rigoureusement aucune réaction. Chez certains de ces malades jeunes, nous avons pu, à maintes reprises, constater que les électrocardiogrammes en crise ne présentaient aucune modification. Le tracé de base indique simplement des troubles de la repolarisation ventriculaire caractérisés par un aplatissement des ondes T, surtout sur le précordium. Les examens psychiatriques ne laissent aucun doute : tous ces malades étaient des hystériques ou des sujets dont la personnalité avait des structures hystériques. Nous avons ainsi trois observations de femmes jeunes, vingt-neuf, trente-deux et trente-six ans, allant de cardiologue en cardiologue, pour lesquelles les diagnostics les plus extraordinaires avaient été évoqués et qui ont été spectaculairement améliorées par des sédatifs mineurs et une sophronisation déconditionnante suivie d'une pratique régulière du training-autogène de Schultz en état sophronique. Le cardiologue devra évoquer cette éventualité chaque fois qu'il se trouvera en présence d'un sujet jeune ne présentant aucune cause prédisposante d'athérosclérose, aucune intrication, et accusant des signes de type angineux violents et prolongés ayant l'allure de crises sympathiques. Ces sujets présentent en général, en dehors des crises, un tracé limite avec des inversions de T en V 1, V 2, V 3, V 4 et parfois un léger aplatissement de T en V 5 et V 6.

Ainsi, les facteurs neuropsychiques sont capables de modifier l'évolution de la maladie coronarienne en agissant sur le déclenchement des accès, le caractère et la durée des crises. Ils conditionnent largement le tableau très particulier des angors intriqués. Nous avons insisté dans l'édition espagnole de notre livre, *El Infarcto no mata,* sur le grand intérêt de l'utilisation des techniques sophroniques et autosophroniques. Les techniques autosophroniques permettent d'obtenir chez les coronariens anxieux, en période de tension neuropsychique, un amortissement considérable de la résonance des affects, entraînant une diminution très appréciable de l'anxiété, d'où une amélioration sensible de leur état. Quant aux techniques sophroniques directives, elles permettent au malade, en se libérant de son angoisse, de retrouver son assurance du fait de la rupture du cercle vicieux (tension, angoisse, douleur) conditionnant le déclenchement des crises.

C'est dans le service du professeur Boulatov, au Premier institut de médecine de Leningrad, que Boule a fait une expérimentation très intéressante sur le traitement de l'insuffisance coronarienne chronique par sophronisation, sur trente malades qui n'avaient pas été améliorés par les thérapeutiques classiques. Les critères de sélection utilisés par Boule étaient les suivants : l'absence de toute lésion importante de l'appareil cardio-vasculaire, la notion d'un traumatisme psychique précédant la maladie, la mise en évidence d'un mécanisme réflexo-conditionné dans la genèse des crises. Le traitement comportait 8 à 20 séances de sophronisation durant 40 mn et se faisait un jour sur deux. Après les suggestions d'approfondissement (les malades étaient généralement en état de transe moyenne), il effectuait des suggestions sur le travail et l'état du cœur. Ces 30 malades furent suivis pendant deux ans avec les résultats suivants :

1) 20 sur 30 des malades présentèrent une disparition complète des crises sténocardiques pendant 6 mois à 1 an chez 13 d'entre eux, de 1 an à 2 ans chez les 7 autres ;

2) chez 5 malades, les crises sténocardiques ont disparu ou diminué et l'angoisse a pratiquement disparu ;

3) chez les 5 derniers malades, le traitement s'est avéré inefficace mais il convient de noter que ces sujets étaient peu sophronisables.

LA RÉCUPÉRATION DES MALADES ATTEINTS D'INFARCTUS DU MYOCARDE

Depuis ces dernières années, les notions traditionnelles concernant la maladie coronarienne ont considérablement évolué.

Après un infarctus du myocarde, le sujet n'est plus considéré comme un handicapé permanent. L'objectif le plus important pour le cardiologue est de rendre à son malade l'aptitude à mener une vie normale. Il est actuellement établi que 85 p. 100 des malades qui ont survécu à un infarctus peuvent retourner à leurs anciennes occupations, 70 p. 100 d'entre eux ne présentant aucune diminution de leur capacité de travail. Malheureusement, on voit se développer chez un certain nombre d'entre eux une anxiété importante dont l'aboutissant peut être une véritable névrose d'angoisse entraînant une baisse considérable de leur capacité de travail. En effet, si on analyse les réactions des malades à un infarctus du myocarde, on s'aperçoit qu'elles sont schématiquement de deux types :

1) Certains malades, heureusement rares, après une période de panique fort compréhensible, s'installent dans une attitude de dénégation totale du risque (liée très vraisemblablement à leur incapacité d'appréhender la gravité de l'événement) ; négligeant tous les conseils de prudence et de modération, ils reprennent d'emblée une activité normale, se surmenant parfois dangereusement pour se prouver à eux-mêmes que la maladie ne les a pas touchés, tel le chirurgien dont Vauthier raconte l'histoire et qui reprit son activité 10 jours après un infarctus du myocarde. Dans la grande majorité des cas au contraire, l'infarctus est vécu comme une diminution, une amputation, une castration. C'est chez ces malades que peut se développer un état anxieux à polarisation cardio-respiratoire dont les formes sont schématiquement de deux types : l'angoisse de destruction (ou angoisse de mort) et l'angoisse de dévalorisation.

L'angoisse de destruction est essentiellement caractérisée par un état anxieux permanent, avec des paroxysmes violents s'accompagnant toujours d'une impression de mort imminente. Même entre les crises, les malades vivent dans l'attente d'une menace bien précise, et, comme l'a souligné Darquey, c'est ce caractère d'incertitude, de doute perpétuel, pesant sur un sujet fragile, l'obligeant sans cesse à envisager la possibilité de ne pas être, qui rend l'angoisse si atroce.

2) Dans l'angoisse de dévalorisation, par contre, le malade, du fait de l'infarctus qu'il a vécu comme une véritable castration, s'estime un homme « fini ». Il se voit devenu un « grand

cardiaque », s'économise beaucoup, cesse de travailler. En effet, cet anxieux ne veut pas mourir, il confond la sécurité et l'immobilité. Certains malades courageux et volontaires arrivent à lutter, mais beaucoup d'autres remontent très difficilement la pente. Chez un sujet ayant fait un infarctus du myocarde, l'énervement et la fixation anxieuse sur le cœur peuvent devenir un facteur de récidive.

Ainsi, l'un des problèmes les plus importants pour le cardiologue est celui de la récupération et de la réinsertion sociale de ses malades. A la suite des travaux américains, les cardiologues français ont découvert les bienfaits de la forme physique. Comme l'écrivait Kats, dès 1967, « du point de vue philosophique, chacun devrait être en pleine forme, car la vie est remplie de secousses physiques et émotives qui imposent à l'organisme des efforts extraordinaires ». Dans le même esprit, la crainte d'efforts physiques après un infarctus du myocarde fait place maintenant à un souci de restauration qui pousse à prescrire des programmes de plus en plus savants d'exercices gradués. En d'autres termes, le malade guéri doit être non seulement comme avant, mais encore mieux qu'avant. Avant de souscrire entièrement à ce qui n'est qu'une théorie, il faudrait avoir des preuves que ces pratiques sont capables de faire baisser la mortalité et la morbidité d'une manière statistiquement significative. On a affirmé que l'exercice est capable de développer la circulation collatérale chez les coronariens. Ce fait a été prouvé expérimentalement sur le chien, il reste à démontrer chez l'homme. Mais même si les méthodes d'exercices les plus savantes n'ont aucune influence sur le développement de la circulation collatérale, il est d'autres méthodes pour la développer. Par contre, elles ont une influence déterminante sur le psychisme du malade. En faisant effectuer des exercices progressifs et contrôlés au malade, on fait en réalité de la suggestion à l'état de veille et de la psychothérapie directive ; en le rassurant, on lui inculque directement et indirectement l'idée qu'il n'est pas un infirme, qu'il pourra retrouver progressivement une activité physique normale ; on détruit ses idées fausses, ses phantasmes concernant la maladie ; une fois de plus, on brise le cercle vicieux (peur, tension, douleur), et la polarisation anxieuse sur le myocarde.

En avons-nous vu des coronariens dont l'état s'était spectaculairement aggravé du fait de paroles malheureuses ! De nombreux malades ont tendance à supposer le pire, un mot imprudent tombant sur un terrain préparé peut faire beaucoup plus de mal que la thrombose coronarienne. Platonov, dans son livre remarquable, a donné de nombreux exemples de ces affections iatrogènes. Nous en extrayons un, des plus typiques. Il s'agit d'une malade de vingt-neuf ans, institutrice, qui se trouve en proie, lorsqu'elle vient consulter Platonov, à une peur obsessionnelle de la solitude par crainte d'une mort subite. Sa démarche est lente, prudente, elle économise tous ses gestes. Chez elle, en dehors de son travail, elle reste alitée le plus possible, se prenant régulièrement le pouls. Son sommeil est agité et elle se montre particulièrement agressive, brutale. Son histoire clinique a commencé lorsque, au cours d'un examen systématique, un médecin lui a trouvé un cœur « un peu gros » : « Qu'est-ce que cela veut dire ? » lui demanda-t-elle ; le médecin lui répondit : « Cela signifie que votre cœur est dilaté comme un ballon. » Il lui conseilla de se ménager, d'éviter tout effort, de mener une vie calme, tranquille. Depuis ce jour, la malade perdit toute tranquillité et développa une polarisation anxieuse sur son myocarde. Elle était hantée par l'idée que son cœur pourrait éclater comme un ballon et devint très progressivement une invalide. Les avis des cardiologues les plus autorisés, qui l'assurèrent que son cœur était strictement normal, restèrent sans effet sur sa peur obsessionnelle. Elle fut guérie de cette obsession par Platonov, grâce à une psychothérapie directive en état sophronique. Il lui rendit rapidement le goût de vivre et de travailler. Nous possédons nous-mêmes toute une série d'observations de ce genre, intéressant des sujets normaux ou des coronariens dont l'état s'était considérablement aggravé par une anxiété devenue quasi obsessionnelle.

TECHNIQUES SOPHRONIQUES ET RÉCUPÉRATION DES MALADES APRÈS INFARCTUS DU MYOCARDE

Comme nous l'avons dit, nous pensons que les techniques d'exercices physiques, de remise en forme des coronariens agissent surtout en tant que psychothérapie directive, contribuant à rassurer le malade, à lui faire prendre progressivement conscience de ses possibilités réelles. Nous avons pensé que l'utilisation de la sophronisation et du training-autogène sous sophronisation, suivant la méthode préconisée par Caycedo, pouvait apporter un soulagement très important aux malades ayant fait un infarctus du myocarde et handicapés par le développement d'une névrose d'angoisse les transformant en véritables invalides. Caycedo s'était aperçu que certains de ses malades, au cours du training-autogène, plongeaient dans des états sophroniques profonds. De telles observations n'ont d'ailleurs rien d'exceptionnel ; en psychanalyse, à la fin de certaines séances au cours desquelles les sujets se sont laissés aller, on observe le même phénomène, et c'est ce qui donna à Caycedo l'idée d'élaborer une technique tendant à « encastrer le training-autogène de Schultz dans l'état sophronique proprement dit ». Nous rapportons ici notre expérience sur vingt de nos malades ayant fait un infarctus du myocarde dans les seize à dix-huit mois précédant le traitement et chez lesquels s'était développé un état d'anxiété qui les avait transformés en véritables inadaptés ayant abandonné toute activité. Neuf d'entre eux avaient déjà vu un psychiatre et vivaient sous tranquillisants, six d'entre eux avaient déjà subi un entraînement au training-autogène de Schultz, qu'ils ne pouvaient pratiquer soit du fait d'un enseignement vraiment trop primaire, soit d'un pouvoir de concentration insuffisant. Nous avons eu, chez ces vingt malades, recours à la sophronisation en utilisant pour induction les éléments du training-autogène. Les malades se trouvant en état sophronique recevaient des suggestions sur le travail du cœur lui-même : « Après chaque séance, vous constaterez que les douleurs de la région précordiale disparaîtront, vous ne sentirez plus votre cœur qui travaillera à un rythme meilleur, avec beaucoup plus de force. Vous constaterez que la peur concernant votre cœur disparaîtra, vous cesserez de fixer votre attention sur cet organe. Votre cœur est maintenant suffisamment fort et sain, vous êtes en train de guérir... » Chacun des malades devait subir huit séances de sophronisation poussée. Après ces séances de sophronisation, ils étaient initiés au training-autogène. Cette initiation fut très rapide. En six séances, ils se révélèrent capables de faire un training complet. Les exercices furent alors enregistrés sur bande magnétique et les malades continuèrent, grâce à l'écoute du magnétophone, leur training quotidien chez eux.

La technique de l'enregistrement sur bande magnétique, dont le professeur Boulatov a été l'initiateur au Premier institut de médecine de Leningrad, a l'avantage de vaincre la dépendance médicale. On enseigne aux malades une méthode destinée à les rendre entièrement autonomes. Nous plaçons toujours à la fin du training des formules intentionnelles qui sont fonction de la personnalité du sujet. Très progressivement, nous avons obtenu un déconditionnement de nos malades qui purent prendre conscience de leurs possibilités réelles, marcher, sortir, affronter des situations qu'ils appréhendaient auparavant, prendre graduellement l'effort leur permettant de vaincre leur conduite à l'économie. Les résultats obtenus sont très satisfaisants puisque dix-huit de nos malades ont pu être réinsérés dans leur milieu social et se donner une activité professionnelle quasi normale. Ils continuent journellement leur training sous sophronisation, la plupart d'entre eux dominent nettement la méthode, ce qui leur permet de se relaxer quasi instantanément dans n'importe quelle position. Les deux autres, après une période d'amélioration, ont abandonné leur training et ont été perdus de vue. La sophronisation, couplée au training sous sophronisation suivant la technique de Caycedo, nous paraît à l'heure actuelle, ainsi que nous l'avons dit au 1er congrès mondial de sophrologie, l'arme thérapeutique la plus efficace dont nous disposions pour combattre les états anxieux, les névroses d'angoisse postinfarctus du myocarde, et permettre une réinsertion harmonieuse des malades dans leur milieu social. La psychothérapie directive, les techniques sophroniques et autosophroniques sont à notre avis appelées à prendre une place de premier plan, non seulement dans le traitement des troubles neuropsychiques des coronariens avérés, mais encore et surtout dans la prévention des accidents coronariens.

Nous utilisons chez nos malades, parallèlement aux techniques sophroniques, une autre méthode de récupération permettant d'améliorer rapidement leur circulation collatérale : l'ionisation transthoracique. Cette méthode, expérimentée par le professeur Udo Kohler, à Baden Nauheim, le professeur Lampert à la clinique du Weserbergland, le docteur Rienmuller, et perfectionnée grâce à nos soins par l'adjonction d'un dispositif de stabilisation du courant continu, permet de faire passer à travers le médiastin un champ électrique d'intensité rigoureusement stable. Cette technique, dont Köhler, Lampert et nous-même avons publié les résultats au cours des dix dernières années, a un triple impact sur la maladie coronarienne :

1) Les travaux de Lampert, Kohler, Rienmuller en Allemagne, ceux de Sawyer et Deutsch, de Schwartz et de Krass aux U.S.A. ont montré que, du fait de la migration des ions OH — basiques vers le pôle positif, on pouvait obtenir, en soumettant un thrombus frais à l'action du champ électrique continu, une destruction partielle du réseau fibrineux avec reperméabilisation.

2) Comme l'écrit le professeur Ledoux-Lebard : « Le courant continu provoque une vaso-dilatation locale modérée et passagère ; par contre, l'effet clinique est durable. » En fait, au terme d'une expérimentation s'étalant sur dix années et portant sur des centaines de malades, nous pensons que cette technique est certainement celle qui permet le développement le plus rapide d'une circulation collatérale efficace.

3) Le courant continu stabilisé exerce une action repolarisante permettant, selon toute vraisemblance, aux cellules ischémiées de récupérer un potentiel membranaire correct, donc de fonctionner dans de meilleures conditions. Le rôle trophique important du courant continu stabilisé a été démontré par le professeur Wheeler de l'université du Missouri ; il a pu obenir, par application de courant continu stabilisé de faible intensité, la cicatrisation d'ulcères torpides chez les paraplégiques. Quoi qu'il en soit, ainsi que l'ont montré les travaux de Köhler, König et les nôtres, près de 70 p. 100 des coronariens traités sont rapidement améliorés par cette technique. On sait qu'après une thrombose coronarienne il se produit une réadaptation circulatoire du réseau collatérale demandant plusieurs mois. Le traitement par ionisation transthoracique permet d'accélérer considérablement le processus [1].

1. Cette méthode donne également des résultats très appréciables dans le traitement des artérites oblitérantes des membres inférieurs, comme il a été publié par ailleurs.

LA SOPHRONISATION, INSTRUMENT DE RECHERCHE EN CARDIOLOGIE

L'état sophronique permet une exploration des réponses cardio-vasculaires à différents stimuli psychologiques induits chez des sujets normaux et chez les malades souffrant de troubles cardiaques organiques. La possibilité d'induire une relaxation profonde avec déconnexion organismique, ou des situations conflictuelles plus ou moins anxiogènes par hallucinations en état sophronique, font de la sophronisation un instrument de recherche très appréciable en cardiologie ainsi que l'ont montré les travaux d'Alexandre Yanowsky. On peut par des stimuli psychologiques en état sophronique agir sur tous les facteurs cardio-vasculaires. Des modifications de la pression artérielle, de la force de contraction myocardique, du débit cardiaque, ont été décrites dans de nombreuses publications. Quant aux troubles que l'on peut déclencher par des émotions suggérées, ils vont de l'extra-systolie banale aux accès de tachycardie paroxystique. Les modifications électrophysiologiques, qui peuvent être induites par des stimuli psychologiques, comprennent des modifications portant sur le segment ST, l'onde T et même les complexes ventriculaires.

AVANTAGES DES STIMULATIONS EN ÉTAT SOPHRONIQUE

L'état sophronique permet, comme l'a montré Yanowsky, une utilisation des stimuli dont l'intensité peut être graduée. Cette intensité est alors capable d'entraîner une réponse psychologique comportant une composante cardiaque mesurable. Vous aurez beau suggérer à un coronarien à l'état de veille qu'il est en train d'escalader une montagne par un sentier assez escarpé, que son cœur bat plus vite que normalement, qu'il est essoufflé ; cette suggestion étant confrontée par le sujet avec son vécu actuel sera très facilement rejetée. Par contre, en état sophronique, vous pouvez lui faire admettre qu'il est en train d'escalader la montagne, car il peut faire appel à ses souvenirs passés pour éprouver cette sensation, de même qu'il sera capable de la vivre dans un rêve. Il accepte les troubles cardio-vasculaires qu'il ressent, car ils sont compatibles avec son expérience vécue. Les mêmes remarques s'appliquent aux réactions cardio-vasculaires engendrées par des émotions fortes comme la peur ou la colère. Un coronarien, qui accepte la nécessité de revivre une situation anxiogène déclenchant immanquablement dans la vie réelle une crise angineuse, présentera en état sophronique une crise angineuse parce qu'elle fait partie du contexte réel de la situation. Un autre avantage majeur de cette méthode est que les suggestions sophroniques peuvent être abolies très rapidement par des contre-suggestions appropriées, ce qui est très important chez les coronariens. Enfin, cette méthode permet de dissocier la réponse du système cardio-vasculaire de celui des autres systèmes, le système musculaire par exemple. Le sujet auquel on a fait une hallucination d'effort, comme de monter un escalier ou de courir, peut présenter toutes les composantes de l'effort cardio-vasculaire suggéré alors qu'il est couché, ses muscles squelettiques complètement relaxés. Bien sûr, ces techniques expérimentales doivent être utilisées avec discernement. Yanowsky a proposé très judicieusement les quatre principes suivants pour empêcher des accidents secondaires cardiaques et psychologiques :

1) Il faut que ces procédés de recherches sophroniques soient justifiés par le fait de la valeur pratique des renseignements qu'ils peuvent apporter ou par l'importance des implications théoriques qu'ils comportent.

2) Il faut que l'expérimentateur ait clairement conscience des motivations réelles le poussant à faire une telle expérimentation et qu'il connaisse toutes les implications psychologiques de celle-ci :

3) Le malade doit être examiné tant au point de vue médical que psychologique. Les grands cardiaques et les sujets pour lesquels la sophronisation est contre-indiquée pour des raisons psychiatriques doivent être formellement éliminés.

4) Des mesures adéquates devront être prises pour prévenir des troubles cardiaques iatrogènes. L'interrogatoire en état sophronique est une arme efficace qui permettra de détecter éventuellement des effets iatrogènes.

LE POSSIBLE ET L'IMPOSSIBLE EN THÉRAPEUTIQUE CARDIO-VASCULAIRE

A la suite des travaux américains, on a fait grand bruit en France autour des cas fort peu nombreux, si l'on s'en tient aux vérifications anatomiques sérieuses, de « cœurs trop bons pour mourir ». De quoi s'agit-il ? De sujets généralement jeunes qui ont fait une thrombose coronarienne n'ayant entraîné que des dégâts très limités, mais qui ont développé dans les heures suivant la thrombose un trouble du rythme cardiaque, généralement une fibrillation ventriculaire ayant entraîné leur mort. Ces morts sont, paraît-il, « illégitimes » et l'on a fondé les plus grands espoirs sur l'implantation d'unités de soins intensifs dans tous les centres de cardiologie pour les faire disparaître.

Quels sont les rôles de ces unités de soins intensifs ? On sait que la mortalité par infarctus du myocarde atteignait jusqu'en 1940 un taux global de 40 p. 100 dans les semaines suivant l'accident. Ce taux s'est abaissé aux environs de 20 p. 100. Cela ne s'explique que dans une faible mesure par l'amélioration des moyens de traitement, en particulier par l'introduction du traitement anticoagulant, mais surtout par l'amélioration de nos moyens de diagnostics qui nous permettent d'identifier un grand nombre de formes légères qui ne sont pas hospitalisées et qui échappaient à notre diagnostic avant l'exploration électrocardiographique en douze dérivations. La mortalité des malades hospitalisés, c'est-à-dire des malades les plus gravement atteints, est encore actuellement de près de 40 p. 100 et, parmi ces décès, 80 p. 100 s'observent au cours de la première semaine d'hospitalisation. Il y a quelques années, l'objectif essentiel des unités de soins intensifs était le sauvetage *in extremis* des malades présentant un arrêt cardiaque ou une fibrillation ventriculaire. Puis les techniciens anglo-saxons, forts de leur expérience, modifièrent leur point de vue. Ils avaient constaté qu'un traitement médical des troubles du rythme cardiaque détectés précocement pouvait empêcher en général les accidents majeurs. Pour juger de l'efficacité de l'unité de soins intensifs, il faut savoir :

1) Que la cause de mortalité la plus fréquente chez les malades hospitalisés dans l'unité de soin intensif est l'insuffisance cardiaque consécutive à un infarctus du myocarde très étendu.

L'extension des lésions étant incompatible avec la survie, 60 p. 100 des décès, dans les unités de soins intensifs, relèvent de cette cause.

Rappelons que dans la statistique française de Chiche « les examens anatomocliniques de trente infarctus myocardiques mortels, malgré les soins intensifs, ont montré que les lésions anatomiques rencontrées ont toujours été particulièrement graves à la fois par leur extension et leur allure destructrice ». Que deviennent alors ces morts illégitimes autour desquelles on a fait tant de bruit aux « Etats généraux » *(sic)* du cœur. Si on en croit Chiche : « Ces constatations donnent à penser que le nombre de cœurs trop bons pour mourir » est probablement réduit, au moins dans les conditions de recrutement de l'unité cardiologique. Ce nombre, qu'en 1965, et sur des données alors purement macroscopiques, nous avions situé aux environs de 7 p. 100 est probablement surestimé... » Force nous est de constater que l'illégitimité, comme la peau de chagrin, se rétrécit de plus en plus.

2) Que les troubles rythmiques sévères s'observent dans les heures qui suivent la thrombose. C'est pendant les huit heures qui suivent l'accident que le risque de mort subite est le plus élevé. Il faudrait donc, théoriquement, si l'on voulait réduire statistiquement la moralité inhérente à la première thrombose coronarienne, que le diagnostic soit établi et le malade acheminé d'urgence, dans les huit heures suivant le début de l'accident, sur une unité de soins intensifs opérationnelle. Si l'on veut envisager les différents paramètres du problème que nous allons énumérer [1], on peut se rendre compte que, dans la majorité des cas, une telle éventualité est rigoureusement impossible.

a) Le malade fait une thrombose coronarienne. L'appel du médecin peut être plus ou moins tardif suivant la violence des symptômes et l'importance que leur prête le malade, d'où une première perte de temps.

b) Le médecin reçoit l'appel ; ce dernier est enregistré, soit

1. Nous nous plaçons dans l'hypothèse la plus favorable d'un sujet faisant son accident un jour de semaine, au cours de la journée. Il est bien évident qu'au cours du week-end, où beaucoup de médecins sont absents, et pour les appels de nuit les délais d'attente seront considérablement allongés.

au moment où il est en train de faire ses visites, et alors il épuisera son planning avant de se rendre au chevet du malade, soit au moment de ses consultations, il se libérera alors dès qu'il le pourra. Dans les deux cas, on aura encore une perte de temps très appréciable.

c) Le médecin arrive au chevet du malade. Deux éventualités : ou le diagnostic de thrombose coronarienne paraît probable et il téléphonera au cardiologue qui, devant lui aussi s'en tenir à son planning, ne pourra voir le malade en général qu'en fin de journée ; le délai des huit heures est alors très largement dépassé. Ou le diagnostic n'est pas fait et l'on pense à une simple indigestion, le malade ne verra pas le cardiologue et, dans bon nombre de cas, se remettra quand même de son accident coronarien sans aucune thérapeutique spécifique ni précautions spéciales.

Dans les pays les plus évolués, le problème reste et restera encore entier. Kuller à Baltimore a montré que seulement 34 p. 100 des sujets ayant présenté une mort subite par thrombose coronarienne avaient pu survivre assez longtemps pour être hospitalisés dans une unité de soins intensifs. Les statistiques de McNeilly et Pemberton à Belfast donnent sensiblement les mêmes chiffres : en dépit d'une organisation de dépistage remarquable, 60 p. 100 des thromboses coronariennes meurent avant l'hospitalisation. Sur les 479 malades de leurs statistiques qui moururent avant l'hospitalisation, 38 p. 100 ne survécurent pas plus d'une heure à la thrombose coronarienne. Nous partageons entièrement l'avis de Lown, qui dirige l'une des unités de soins intensifs les plus anciennes et les mieux équipées des Etats-Unis au Peter Bent Brigham Hospital de Boston et qui écrit : « En dépit du fait qu'elles aient sauvé de nombreuses vies humaines, le développement de plus en plus important et la standardisation des unités de soins intensifs n'auront pas d'incidences notables sur la mortalité coronarienne. » Toutes les statistiques s'accordent pour constater que le taux de mortalité des malades hospitalisés dans l'unité de soins intensifs s'est abaissé d'environ 10 p. 100. Et c'est là qu'intervient un petit tour de passe-passe. Partant de ces données, les bons auteurs disent : « Si nous pouvons réduire la mortalité de 34 % des malades ayant fait une thrombose coronarienne aiguë admis d'extrême urgence dans nos unités de soins intensifs de 10 %, nous pouvons en déduire qu'il nous serait possible d'obtenir une réduction du taux de mortalité globale de 30 % si tous les malades faisant une thrombose coronarienne étaient hospitalisés dans nos unités de soins intensifs dans les délais les plus brefs, ce qui, comme nous l'avons montré, est rigoureusement et restera rigoureusement impossible. Comme l'écrit très justement Lown : « Une supposition [...] raisonnable est qu'environ un tiers à un quart des malades hospitalisés pourront être pris en charge par les unités de soins intensifs vraiment rodées. L'impact de l'unité de soins intensifs sur la mortalité coronarienne sera ainsi au mieux de 2 à 3 p. 100. » Cette réduction est statistiquement non significative, elle fera encore l'objet de très nombreuses publications qui ne nous apporteront rien de plus. S'il est indispensable que tout service de cardiologie possède son unité de soins intensifs opérationnelle, il est bien certain que, quelles que soient les améliorations apportées au raccourcissement des délais d'hospitalisation des coronariens, l'effort entrepris n'apportera pas d'améliorations statistiquement significatives du pourcentage des décès ni une amélioration sensible du pronostic de la maladie.

L'unité de soins intensifs est un univers des plus angoissants pour le coronarien, qui vit déjà, ne l'oublions pas, son premier tête-à-tête avec la mort. Il n'est pas certain que cette « descente aux enfers » lui soit toujours bénéfique. Les contrôles électriques multiples, la mise en place des stimulateurs, comportent, comme le soulignait très justement René Held, des aspects très modernes, mais également magiques, qui remettent en cause toute la relation médecin-malade, qu'il s'agisse du rôle, du statut ou du stéréotype, ce qui n'est nullement fait pour apaiser l'angoisse du coronarien.

Il se développe chez certains de ces malades placés dans les unités de soins intensifs un véritable syndrome de « dépendance aux appareils ». En effet, ils sont reliés aux enregistreurs par de nombreux fils de connexion permettant l'enregistrement continu du pouls de l'électrocardiogramme, de la tension et le déclenchement d'un signal sonore en cas d'aggravation de leur état (la perception de ce signal sonore par le malade présentant l'inconvénient majeur de l'avertir que son état est devenu critique). Ces nombreuses connexions aux appareils de lecture constituent un véritable cordon ombilical. Certains malades « débranchés » et ramenés en salle, loin d'être rassurés par leur amélioration théorique, éprouvent une recrudescence de leur angoisse à la pensée que le « cordon ombilical » a été coupé et qu'ils sont devenus autonomes.

Il ne faut donc pas s'étonner si, comme le constatait Gonin, « nous avons été frappés, avec d'autres cardiologues (Bourvrain, 1967), de la fréquence des extrasystoles et accès de tachycardie ventriculaire (Plauchu et collaborateurs, 1967) chez les malades atteints d'infarctus du myocarde à la phase aiguë et placés en unité de soins intensifs sous *monitoring,* et de l'état d'angoisse qu'entraînent pour les uns cette surveillance, pour les autres au contraire son arrêt et leur retour en salle. Il est vraisemblable que la décharge de catécholamine, que provoquent l'émotion et l'anxiété, explique l'apparition de ces troubles rythmiques sur un cœur en anoxie aiguë localisée ». Là encore, le terpnos-logos, la vibration, le son peuvent agir puissamment. Une expérimentation du docteur Flood porte sur 137 malades souffrant de cardiopathie gravissime justifiant leur raccord permanent à un moniteur électrique. Ces malades ont été maintenus de 8 heures du matin à 22 heures, chaque jour, dans une ambiance de « musique fonctionnelle planifiée [1] ». L'expérience a duré vingt-trois mois. Commentant ces résultats, Frank Flood a dit : « Pour des lésions identiques, les statistiques nationales américaines faisaient état d'un taux de mortalité de 30 p. 100 avant l'utilisation des techniques électroniques de surveillance et de réanimation. Depuis l'entrée de ces dernières en routine cardiologique, le taux a été ramené à 15 p. 100. L'introduction de la musique fonctionnelle planifiée dans mon unité l'a fait descendre parmi nos malades à 8 p. 100. Fait caractéristique, toutes les autres améliorations, que j'ai pu apporter postérieurement aux techniques de soins et de surveillance, n'ont nullement modifié ce chiffre. Ce qui tend à démontrer que la musique fonctionnelle planifiée se heurte à un seuil de mortalité qui ne peut pas être transgressé, quelle que soit la thérapeutique employée. »

Pour Flood, cette musique traitée suivant des données scienti-

1. Dans la musique planifiée de Wokoum, on filtre les harmoniques supérieures et l'on obtient ainsi une « eurythmie » neutre.

fiques précises, ne comportant ni cuivres, ni instruments à percussion, ni paroles chantées, constitue un véritable « tranquillisant sonore » ayant pour effet de plonger le malade dans un état sophronique plus ou moins profond qui lui permet de se « déconnecter » de l'environnement, amortissant considérablement toutes les perturbations neurovégétatives.

CHIRURGIE CORONARIENNE

Depuis des années, les chirurgiens vasculaires se sont évertués à mettre au point des interventions dites de revascularisation du myocarde ; elles ont toutes été présentées en leur temps comme des panacées ; aucune n'a résisté à une étude objective ni à l'épreuve du temps. Rappelons le talcage péricardique de Gorelick ; les diverses interventions de Beck ; les ligatures des mammaires internes autour desquelles on fit une énorme publicité et qui ne reposait pas plus que les autres sur des bases expérimentales sérieuses.

On nous propose aujourd'hui une nouvelle merveille : la greffe veineuse en pont, destinée à contourner le segment de coronaire sténosé. Les bases expérimentales de cette intervention ne paraissent guère plus sérieuses que celles qui l'ont précédée, ainsi que l'a montré Zimmerman qui dirige le service des maladies cardio-vasculaires du St. Vincent Charity Hospital de Cleveland. A qui s'adresse en effet cette intervention ? A ceux qui souffrent d'une insuffisance coronarienne chronique sévère, rebelle à toutes les thérapeutiques classiques. Or, précisément, ces malades présentent le plus souvent, comme l'ont établi les travaux de Gorlin, des sténoses multiples et étagées des artères coronaires. Dans les confrontations qu'ils ont pu faire entre les ciné-aortographies et les constatations d'autopsie chez 29 malades décédés des suites de leur maladie, Gorlin et ses collaborateurs ont insisté sur le fait « qu'à l'examen *post mortem* l'interprétation de la coronographie était correcte en ce qui concernait les gros troncs, mais que l'athérosclérose frappait également la portion distale des vaisseaux coronaires, ce qui n'avait pu être mis en évidence sur les coronographies pratiquées avant la mort ». Aussi, les affirmations de certains, n'hésitant pas à écrire que la localisation des sténoses coronariennes est en général proximale ou moyenne, ce qui permet un pontage dans 80 p. 100 des cas, ne nous semble guère en accord avec la réalité des faits. Si l'on examine d'un peu plus près les statistiques publiées, on se rend compte tout d'abord que, quelle que soit l'habileté du chirurgien dans les trois semaines qui suivent l'intervention, 15 à 30 p. 100 des greffons sont obstrués ou non fonctionnels, l'obstruction du greffon s'accompagnant dans nombre de cas d'une nécrose myocardique. La mortalité opératoire est de 4 p. 100 pour un pontage simple, de 10 p. 100 pour un pontage double, de 21 p. 100 pour un pontage triple.

Les promoteurs du pontage semblent avoir oublié que l'athérosclérose coronarienne est en règle générale un processus diffus et qu'il est rare qu'il n'y ait qu'un rétrécissement ou qu'une seule occlusion au niveau d'une artère coronaire. Le plus souvent, on a malheureusement plusieurs rétrécissements étagés, plus ou moins importants, ce qui rend d'ailleurs toute tentative chirurgicale d'amélioration du flux coronarien assez illusoire. Ils négligent apparemment le fait que l'artériographie coronarienne n'est pas une technique d'une précision absolue, il s'en faut et de beaucoup. On sait par expérience qu'elle sous-évalue toujours le degré d'extension du processus d'athérosclérose coronarienne. Une opération de pontage faite sur une obstruction ou un rétrécissement localisés, alors qu'il existe des lésions distales étagées dont le degré n'est pas facilement appréciable sur une coronographie, est vouée d'avance à un échec certain. Il y aura bien une amélioration transitoire liée à l'effet placebo ; les chirurgiens vasculaires, en vertu de cette amélioration, continueront à faire des pontages en série et à publier des statistiques triomphales.

Il est d'ailleurs assez symptomatique de constater que lors de la réunion du Collège américain de cardiologie, en décembre 1970, où René Favaloro, promoteur de la méthode du pontage, rapportait ses succès, son plus chaud supporter fut Dwight Harken, professeur de chirurgie à la Harvard Medical School... Le même Harken, ne l'oublions pas, avait écrit que la ligature de la mammaire interne, opération préconisée par Fieschi, donnait des résultats remarquables. Ceci, rappelons-le, pour une intervention dont les résultats sont uniquement imputables à l'effet placebo. Charles Friedberg, l'éminent cardiologue du

Mount Sinaï Hospital, qui assistait à la réunion, devait appeler que « l'un des problèmes est que nous mesurons toujours le succès ou l'échec d'une technique en la comparant au cours naturel d'une maladie et aux autres thérapeutiques. Souvent les chirurgiens ne sont pas handicapés par la connaissance de l'histoire de la maladie, car autrement nous ne verrions aucun progrès. Mais après être passé par des phases d'enthousiasmes successifs, je dois dire que j'ai beaucoup moins d'enthousiames pour ce genre de progrès chirurgicaux qu'on nous annonce chaque année ». Zimmerman souhaite, non sans raison, la création d'une autorité de contrôle analogue à celle existant pour les médicaments. Elle serait chargée d'évaluer le bien-fondé et la valeur des techniques de revascularisation. Car enfin, si un médicament nouveau doit être soumis à des épreuves pharmacologiques, toxicologiques, à des expertises cliniques, il serait souhaitable qu'une technique de revascularisation soit soumise à son tour à une expérimentation sévère avant d'être utilisée, car elle comporte une morbidité et une mortalité spécifiques.

LA TRANSPLANTATION CARDIAQUE

Nous ne ferons qu'effleurer le problème posé par cette intervention pratiquée dans des conditions aberrantes. Du vivant de Blaiberg, nous avions écrit, dans *L'Infarctus ne tue pas,* que l'organe transplanté subirait rapidement des altérations dégénératives : « Il est vraisemblable que l'organe subira un vieillissement accéléré, acquérant rapidement l'âge de l'organisme du récepteur. » C'est exactement ce qui s'est passé. A l'autopsie, le cœur de Cleeve Haupt présentait des altérations coronariennes majeures responsables de « l'extrême insuffisance coronarienne » dont est mort finalement Blaiberg. On savait au départ qu'aucun des problèmes immunologiques posés par cette intervention n'était résolu et que la spécificité des groupes tissulaires était telle que l'intervention allait fatalement à l'échec. La complexité du système H.L.A. n'a fait que s'accroître et l'on est très loin à présent de la notion initiale des trois antigènes prédominants. A l'heure actuelle, Dausset en postule 17, ce qui réduit singulièrement les chances de trouver un donneur compatible pour un malade donné. Quant au sérum antilymphocytaire, disons simplement que, depuis Virchow qui, soit dit en passant, avait mis au point le premier ce sérum, le problème n'a guère fait de progrès. Cette intervention était vouée par avance à l'échec. Ceux qui en furent les promoteurs avaient tout simplement perdu de vue qu'on ne transgresse pas impunément les lois de la biologie.

Chapitre 25

SOPHROLOGIE ET GYNÉCOLOGIE

L'angoisse, l'anxiété, la tension psychologique trouvent au niveau de l'appareil génital féminin une résonance extraordinaire s'exprimant par toute une gamme de troubles menstruels, de manifestations douloureuses, de perturbations sexuelles. Il est certain qu'un bon nombre de troubles gynécologiques sont des troubles psychofonctionnels ou psychosomatiques. Les premiers peuvent se définir comme accompagnant l'évolution d'une névrose dont le retentissement est centré sur l'appareil génital. Entrent dans ce cadre les troubles des règles et de l'ovulation, les douleurs abdomino-pelviennes et périnéales, certains troubles comme le vaginisme ou certaines frigidités passagères. A ces troubles psychofonctionnels, il faut opposer les maladies psychosomatiques plus rares qui, selon Ey et Brisset, sont de véritables maladies de l'adaptation psychique dont l'apparition est conditionnée essentiellement par trois facteurs :

a) un facteur héréditaire : si la mère est une dysménorrhéique, la fille sera une dysménorrhéique ;

b) un facteur organique : comme l'a souligné Jacqueline Rey, n'importe quelle femme ne fait pas une aménorrhée psychogène, les jeunes filles présentant une hypoplasie génitale y sont bien plus exposées que les autres ;

c) enfin, une prédisposition psychique et la tendance à faire passer un conflit personnel sur un plan impersonnel.

AMÉNORRHÉE PSYCHOGÈNE

Sous cette rubrique, nous classons les aménorrhées (absence de règles) complètes et les oligoménorrhées caractérisées par des pertes très peu abondantes. Elles peuvent être déclenchées par l'anxiété, la peur, en particulier d'une grossesse, le sentiment de culpabilité dû à la masturbation, une conception totalement erronée des rapports sexuels. Un bel exemple d'aménorrhée psychogène est celui qui a été observé dans les camps de concentration au cours de la Deuxième Guerre mondiale (du fait de l'anxiété, de la peur, d'une tension psychologique constante) où la plupart des femmes virent disparaître leurs règles. Cette aménorrhée devait persister pendant des mois et des années, et disparaître spectaculairement lors de leur libération par les troupes alliées. On connaît de même, chez des jeunes filles, les aménorrhées liées à des modifications radicales du mode de vie. Il s'agit, comme l'a fait observer Jacqueline Rey, de jeunes filles timides, inhibées, ayant en général une vie affective assez pauvre et des difficultés à assumer leur sexualité, qui voient leurs règles disparaître soit à l'occasion de leur mise en pension, d'un séjour à l'étranger, d'une séparation temporaire d'avec la famille. Souvent d'ailleurs, dans ces cas, les règles reviennent rapidement, sans aucune thérapeutique spéciale, après un ou deux entretiens avec le médecin, à condition que celui-ci soit compréhensif et que la malade soit en confiance. Si l'aménorrhée est la conséquence d'une mauvaise éducation sexuelle, de conceptions erronées encore assez courantes à l'heure actuelle, la rééducation de la malade en état sophronique par le gynécologue donnera d'excellents résultats. Lorsque l'on se trouve devant un cas rebelle, et compte tenu du fait que dans la grande majorité des cas il n'y a pas de conflit inconscient grave à l'origine de l'aménorrhée, la sophronisation peut être utilisée avec succès la plupart du temps. On peut recourir soit à des suggestions directes qui souvent s'avèrent efficaces, soit utiliser la méthode de Kroger qui consiste à faire préciser très exactement les troubles prémenstruels qu'éprouve la malade : « Vos seins gonflent-ils avant vos règles et sont-ils douloureux, vous sentez-vous gonflée ? Avez-vous des douleurs au début de vos règles ? Où sont-elles localisées ? Des douleurs pelviennes ? Des migraines ? Présentez-vous d'autres symptômes liés au début des règles ? » Une fois que l'on a obtenu le détail des troubles prémenstruels de la malade, on lui suggère en état sophronique que dans deux semaines par exemple elle ressentira tous les troubles de la période prémenstruelle et on les lui énumère, puis on lui suggère qu'ils seront suivis de règles normales. Il faut renforcer cette description du syndrome prémenstruel au cours de plusieurs séances. Si l'on a affaire à un bon sujet, le renforcement pourra se réaliser au cours de séances d'autosophronisation. Il est assez curieux de constater à quel point les règles peuvent être déclenchées à une date, voire à une heure précises. Nous déconseillons cependant de donner des dates trop précises lors d'un traitement. Les aménorrhées peuvent être liées chez certaines femmes à un refus d'assumer leur sexualité. Ces femmes qui voudraient être des hommes adoptent un comportement masculin et présentent parfois des tendances homosexuelles latentes. Ces cas doivent être dirigés chez un psychiatre d'inspiration psychanalytique.

GROSSESSE NERVEUSE

Cet état illustre bien jusqu'à quel point les facteurs psychologiques peuvent perturber le fonctionnement du système endocrinien en déterminant l'arrêt de la sécrétion de FSH et la stimulation d'hormones du corps jaune, d'où une aménorrhée persistante. Le tableau clinique est complété par une augmentation de volume et une pigmentation des seins, une augmentation de volume du ventre et souvent des nausées et des vomissements. Ces symptômes peuvent persister pendant longtemps et l'on peut même assister à des douleurs liées à un travail imaginaire. Comme l'a écrit Deutsch, dans *Psychologie de la femme,* la motivation profonde de ces symptômes est le plus souvent une envie intense de maternité. La malade, comme l'a souligné Kroger, est littéralement hypnotisée sur cette idée. Il faut donc découvrir avant tout ses motivations profondes pour parvenir à la « déhypnotiser ». Dans ces cas, les techniques sophro-analytiques sont fort utiles et, par la suite, une fois le nœud du problème découvert, on entreprendra une rééducation de la malade en état sophronique ; on lui fera d'abord des suggestions positives pour faire disparaître les symptômes, puis on lui suggérera le retour des règles suivant la technique que nous avons indiquée.

MÉTRORRAGIE PSYCHOGÈNE

Les métrorragies sont caractérisées par des pertes survenant entre les règles. Les statistiques françaises diffèrent considérablement des statistiques américaines. Hélène Michèle Wolfromm a montré, dans une étude très découmentée, que seules 3 p. 100 des métrorragies pouvaient être considérées comme psychogènes. L'anxiété, les traumatismes psychiques peuvent déclencher des pertes qui peuvent parfois être importantes. Mais il faut toujours, avant de diagnostiquer une origine purement psychogène des pertes survenant après le coït ou entre les règles, pratiquer des examens permettant d'éliminer formellement une cause organique.

DYSMÉNORRHÉE FONCTIONNELLE

Il est insuffisant de classifier les dysménorrhées en organiques et fonctionnelles car certains cas de règles douloureuses, liés à une cause organique, telle une rétroversion utérine, peuvent avoir également une composante psychogène. Comme l'a noté Meares, le trouble fonctionnel peut être induit par différents types de réponses psychologiques. Il distingue les dysménorrhées psychosomatiques au cours desquelles la douleur est due à un spasme utérin, phénomène de convertion en réponse à l'anxiété sur un organe sensibilisé, soit par un trouble organique, utérus infantile par exemple, soit à des situations conflictuelles pouvant remonter à l'enfance ; enfin la dysménorrhée peut être consécutive à un véritable réflexe conditionné acquis du fait de l'éducation. Un sentiment de culpabilité consécutif à des masturbations, la peur du mariage, de l'acte sexuel, et d'une grossesse, sont des causes assez fréquentes. Dès leur jeune âge, les filles apprennent de leur mère ou de leur sœur que les règles s'accompagnent toujours de malaises. Dans leur esprit, menstruation et malaises sont synonymes ; rien d'étonnant, dès lors, que la douleur apparaisse avec les premières règles. Dans la plupart des cas, les conflits émotionnels responsables des troubles ne sont guère profonds et peuvent être facilement verbalisés en état sophronique, ce qui entraînera une diminution de l'anxiété et de la peur. On utilise ensuite la suggestion directe pour faire disparaître les manifestations douloureuses. Il suffit en général de deux séances de sophronisation par semaine pendant quelques semaines pour voir disparaître les troubles douloureux. On apprend alors les techniques autosophroniques au sujet qui les utilisera avant la date présumée des règles. Un tel traitement entraîne en général la disparition complète et durable des phénomènes douloureux.

Lorsque le conflit émotionnel responsable des menstruations douloureuses est profond, il faut avoir recours à la sophroanalyse qui, entre les mains d'un psychiatre d'inspiration psychanalytique, donne d'excellents résultats.

TROUBLES PRÉMENSTRUELS

Certaines femmes souffrent de troubles prémenstruels gênants : maux de tête, tension douloureuse des seins, irritabilité liée à une rétention d'eau dans les tissus, du fait d'une sécrétion excessive d'œstrogène, de progestérone et d'hormones antidiurétiques. L'usage des diurétiques n'a pas d'action sur les troubles émotionnels qui peuvent être considérablement améliorés par sophronisation et par l'utilisation des techniques autosophroniques lors de cette période.

STÉRILITÉ

Au cours de ses études sur les causes psychologiques de la stérilité, Kroger a montré que chez certaines femmes qui affectent le désir d'avoir un enfant on trouve en réalité la crainte d'une grossesse, le désir non formulé et réprimé de ne pas avoir d'enfant, soit par immaturité, soit que le rôle de mère leur paraisse très difficile ou impossible à assumer, soit simplement par peur de la grossesse. Une telle situation conflictuelle peut entraîner, par des mécanismes neuro-endocriniens, une perturbation de la physiologie de l'implantation de l'ovulation ; elle peut même modifier la viscosité du mucus cervical créant le col dit « hostile ». Les autres causes de stérilité sont l'abstention du coït pendant l'ovulation, l'existence d'un spasme transitoire ou permanent au niveau des trompes de Fallope, des troubles conflictuels chez le mari entraînant une baisse de la capacité fertilisante du sperme. Bon nombre de stérilités sont d'origine psychogène, liées à un spasme durable des trompes. En effet, beaucoup de jeunes couples manquent d'expérience et de maturité, considérant l'acte sexuel comme « sale », pour certains presque dégradant. L'inexpérience, la gêne entraînent des tensions émotionnelles considérables au cours de l'acte sexuel, déclenchant des spasmes des trompes de Fallope qui empêchent le passage du sperme et de l'ovule. Si, après plusieurs mois, en dépit de coïts assez fréquents il n'y a pas de signes de grossesse, une nouvelle cause de tension et d'anxiété s'installe chez la femme : la crainte d'être stérile. Cette crainte entretiendra et aggravera le spasme, empêchant ainsi toute grossesse. Depuis la Seconde Guerre mondiale, le pourcentage d'adoptions par des ménages sans enfants a considérablement augmenté, ce qui a permis une constatation assez curieuse : bon nombre de femmes réputées stériles, ne pouvant avoir d'enfants depuis des années, se trouvèrent enceintes dans les mois qui suivirent l'adoption. L'explication de ce phénomène, qui a été observé dans un nombre important de cas, se trouve dans le fait qu'il s'agissait de stérilités psychogènes. En adoptant un enfant, les craintes, l'anxiété, les tensions liées à la stérilité s'apaisent et les spasmes tubaires qui se déclenchent au cours des rapports finissent par disparaître, rendant ainsi possible la fécondation. Wolmann a publié des observations de guérison de stérilité par sophronisation. La technique est la suivante : une fois que la patiente a été sophronisée, on lui apprend les techniques autosophroniques pour lui permettre de se relaxer profondément après le coït. En état sophronique, Wolmann conseille de faire des suggestions basées sur la loi de l'effet inverse : « N'essayez pas de tomber enceinte délibérément ; plus vous essaierez, moins vous aurez de chances d'y arriver.

Mais essayez tout simplement de vous relaxer chaque fois que vous aurez des rapports. » On obtient ainsi une relaxation de la patiente avec une levée progressive du spasme tubaire. On peut, en cas de stérilité liée à des coïts insuffisants, augmenter la libido par des suggestions appropriées en état sophronique.

FRIGIDITÉ

La frigidité est caractérisée essentiellement par l'absence de plaisir pendant l'acte sexuel et l'incapacité d'obtenir l'orgasme. Beaucoup de femmes ont des enfants et deviennent d'excellentes mères de famille sans jamais avoir éprouvé le moindre orgasme. Il n'y a pas si longtemps que, du fait d'une absence totale d'éducation sexuelle, la plupart des femmes ignoraient le dégré de plaisir qu'elles devaient éprouver au cours des rapports sexuels ; la plupart d'entre elles restaient de ce fait ignorantes de leur frigidité. A l'époque victorienne, l'orgasme était considéré comme indigne de la femme, son absence étant considérée comme une vertu. La floraison d'hystériques à cette époque est liée pour une bonne part au refoulement imposé par ces mœurs. Les racines de la frigidité plongent le plus souvent dans les dangers inhérents à l'acte sexuel (peur d'une blessure par le pénis, peur d'une grossesse, peur des douleurs de l'enfantement) et dans des sentiments de culpabilité. Pour pouvoir entreprendre un traitement utile, il est indispensable de déterminer la cause du problème qui est bien entendu refoulée dans l'inconscient.

Il est évident qu'au niveau conscient les malades n'ont aucune connaissance des raisons profondes de leurs problèmes. S'ils en avaient conscience, il n'y aurait plus de refoulement, donc plus de frigidité. Les vraies causes sont refoulées dans l'inconscient parce qu'elles sont liées à des sentiments puissants de honte, de culpabilité, de dégoût, et, comme le fait remarquer très justement Fleischer, la plupart des femmes adultes, même après leur maternité, se comportent comme des enfants sur le plan émotionnel. C'est l'enfant en elle qui a honte, c'est l'enfant qui se sent coupable et c'est pour cette raison que les sentiments sont refoulés. Les frigidités que voient les gynécologues ne sont pas les mêmes que celles des psychiatres. Chez les clients des psychiatres, la frigidité est en général un symptôme parmi d'autres traits névrotiques accusés. Chez le gynécologue, comme l'a écrit Jacqueline Rey, il s'agit le plus souvent d'une femme bien adaptée à la vie courante, à la vie affective, et chez laquelle tout va bien sauf cette chose-là...

Comme l'a noté Ambrose, le traitement de la frigidité est relativement simple lorsqu'elle est liée à une inexpérience ou à des conceptions erronées en matière sexuelle. Une rééducation du sujet en état sophronique donne alors de très bons résultats. Par contre, lorsque la frigidité est l'expresion d'une psychonévrose sexuelle dont les racines plongent dans l'enfance, la sophro-analyse pratiquée par un psychiatre d'inspiration psychanalytique peut, en ramenant à la conscience et en désarmoçant les matériaux réprimés, améliorer considérablement la vie sexuelle de ces malades. Enfin, lorsque l'on traite une frigidité, il faut toujours examiner le conjoint parce que bon nombre de frigidités sont dues à l'impossibilité pour le mari de maintenir une érection pendant un temps suffisamment long. Il faut donc lui conseiller de prolonger les préliminaires ; on peut également avoir recours avec succès, comme le fait Kroger, au phénomène de distorsion de temps en suggérant, en état sophronique, que chaque minute de l'acte sexuel leur paraîtra en réalité comme cinq minutes réelles. Ainsi, si la femme a besoin d'un coït prolongé pour arriver à l'orgasme et si le mari souffre d'éjaculation prématurée, le temps réel peut être allongé grâce à des suggestions postsophroniques, à la plus grande satisfaction des partenaires.

VAGINISME

Le vaginisme est la conséquence d'une contracture réflexe des muscles releveurs de l'anus et constricteur de la vulve, empêchant tout coït. Comme l'a remarqué Meares, chez certaines femmes souffrant de vaginisme, un toucher vaginal sans spasme ou malaise est parfois possible, chez d'autres il est rigoureusement impossible : ce sont ces dernières qui réagiront le mieux au traitement sophronique. On sait que la relaxation de la musculature vaginale pendant le coït est une réaction commandée par le système parasympathique. Chez les femmes souffrant d'anxiété chronique ou par exemple d'un sentiment de culpabilité à la suite d'une aventure extraconjugale, l'anxiété, si elle atteint un certain degré, peut bloquer la réaction du parasympathique et déclencher l'apparition du vaginisme.

Comme l'a montré Meares, le vaginisme peut être également un simple réflexe conditionné. A la suite de la tentative maladroite et brutale avec un partenaire malhabile, la douleur déclenche un spasme réflexe protectif. La femme ayant été sensibilisée lors de la tentative suivante, l'anxiété, le contact un tant soi peu douloureux déclencheront à nouveau le spasme empêchant tout rapport et fermant le cercle vicieux : anxiété, douleur, spasme. Enfin, le vaginisme peut être, sauf dans les cas où il existe un hymen trop résistant qu'il faut réséquer, un phénomène de conversion hystérique. Il s'observe chez des femmes jeunes, chez des personnalités infantiles ayant peur de tout, en particulier de la sexualité. Il est assez curieux de constater qu'elles finissent par épouser un homme qui supporte cette situation assez longtemps. C'est pour ces malades qu'Hélène Michèle Wolfromm avait mis au point une véritable technique de rééducation psychologique qui consistait d'abord à les rassurer en leur disant : « Ce n'est pas plus grave qu'une poussière qui tombe dans l'œil. L'œil se ferme et pleure. » Puis, à leur prêter des bougies qu'elles se mettaient elles-mêmes et rapportaient ensuite à la prochaine consultation, chaque entretien constituant en quelque sorte une catharsis libératrice. Dans ces cas, le training de Schultz sous sophronisation peut lever progressivement les spasmes des sphincters et des muscles lisses responsables des douleurs après le coït. On y associera la pratique de l'autosophronisation par signe-signal au moment du coït.

José-Maria Dexeus Trias de Bes, éminent spécialiste catalan, traite le vaginisme de la manière suivante ; la patiente et mise en état sophronique ; dès que la relaxation est obtenue, il introduit, en présence du mari, un moule en acrylique de format adéquat, donne à la patiente des suggestions postsophroniques de relaxation au cours des prochains rapports sexuels, puis, le moule étant en place, il ramène la malade à l'état de veille en lui montrant que sa relaxation a permis le passage du moule sans aucune gêne ; il le retire alors doucement ; dès lors les conjoints sont conscients des possibilités d'effectuer normalement l'acte sexuel.

LES DOULEURS LOMBOPELVIENNES

Les algies lombopelviennes posent parfois des problèmes bien difficiles aux gynécologues. Il y a, bien sûr, le cas de la femme jeune après un avortement provoqué qui vient consulter pour un mal à l'ovaire. Il suffit alors, selon Jacqueline Rey, de lui faire avouer cet épisode récent, de la rassurer, de la déculpabiliser pour voir ses douleurs disparaître comme par enchantement. Il y a enfin les autres, celles qui sont « habitées » par une douleur pelvienne, courant de gynécologue en chirurgien, ayant subi parfois plusieurs interventions chirurgicales parfaitement inutiles : fixation utérine, ablation d'adhérences, etc. En réalité, ces femmes ont un sentiment de culpabilité très profondément ancré dans leur inconscient et la chirurgie est pour elles une punition qui les soulage pendant quelques mois après lesquels elles se remettent à consulter le chirurgien, le gynécologue, en vue d'une nouvelle intervention. Ces femmes sont le plus souvent des hystériques ou présentent des personnalités à structure hystérique. Les techniques de manipulation des phénomènes douloureux, que nous avons exposées, peuvent être utilisées avec succès dans de pareils cas, en particulier les techniques d'anesthésie avec déplacement de la douleur.

LES DOULEURS PÉRINÉALES

Prurits vulvaires, algies périnéales superficielles, cystalgie à urines claires surviennent en général sur un terrain particulier où l'on retrouve une frustration affective dans l'enfance, une vie sexuelle perturbée, peu satisfaisante, une frigidité, une stérilité, un sentiment honteux de culpabilité lié à des pratiques masturbatoires, la phobie des maladies vénériennes...

PRURIT VULVAIRE

C'est une affection aux confins de la dermatologie et de la gynécologie où les facteurs psychologiques sont souvent prédominants. Comme l'a souligné Jacqueline Rey, le prurit n'est pas un élément isolé, mais la traduction des difficultés actuelles de la malade qui est en général confrontée à une situation apparemment insurmontable. La localisation vulvaire témoigne des difficultés de la maladie. Le prurit étant primitif, il s'accompagne d'un grattage important provoquant à la fois plaisir et douleur. Pour Kroger, le grattage peut être considéré comme un équivalent masturbatoire que la malade s'autorise ; pour d'autres, elle n'est que l'expression masochiste de leur incapacité d'aimer, d'être aimées, ou un besoin d'expier des fautes réelles ou imaginaires. Ainsi, les émotions refoulées s'extériorisent dans la sphère génitale, empruntant, comme l'a fait remarquer Kroger, des voies primaires développées au cours de l'enfance et de l'adolescence lorsque la masturbation et les autres tendances auto-érotiques ont été associées à des sentiments de culpabilité.

En pratique, il existe deux formes de prurits : ceux qui s'accompagnent d'importantes excoriations, de lésions plus anciennes, lichénification ou leucocératose qui contribuent dans une large mesure à les entretenir ; ceux qui, sans lésions de grattage apparent, s'observent chez certaines jeunes filles vierges qui ont du mal à assumer leur sexualité, chez les femmes mariées se sentant frustrées du fait de l'insuffisance de leur conjoint, chez des femmes déprimées au moment de la ménopause, et enfin chez certaines femmes seules qui ne peuvent supporter la solitude. Pour Jacqueline Rey, ce sont des femmes tendres, agressives, déprimées, qui ont avant tout besoin d'être aimées, d'être entourées. Il faut procéder très doucement chez ces malades qui ont toujours un très grand sentiment de culpabilité ; s'il n'en était pas ainsi elles se masturberaient plutôt que d'endurer leur prurit. Chez de telles malades, la sophronisation donne en général d'excellents résultats. Kroger et Ambrose en ont rapporté de nombreux cas en utilisant soit la technique directe s'attaquant aux symptômes, soit la technique de déplacement de la douleur, que nous avons étudiée au chapitre de la manipulation des phénomènes douloureux. Le plus souvent, ces malades ne tiennent absolument pas à prendre clairement conscience de leurs problèmes psychosexuels, une prise de conscience trop brutale pouvant s'accompagner d'un sentiment de culpabilité intense aggravant spectaculairement leur état.

CYSTALGIES À URINES CLAIRES ET BRÛLURES VAGINALES

Ces phénomènes s'observent en général en périodes prémenstruelles ou après des rapports sexuels chez des femmes ayant souvent une personnalité rigide. Ils sont récidivants et alternent souvent avec des épisodes de prurit vulvaire ; ils sont susceptibles d'être améliorés par sophronisation ainsi que l'a montré Leckie en 1964. Les algies pelviennes superficielles sans causes anatomiques sont en général liées à la peur de maladies vénériennes ou d'un cancer, ce dernier s'observant très fréquemment à la ménopause. Là encore, le fait de rassurer la malade et, comme l'a montré Browel, la sophronisation avec suggestions directes sur le symptôme permettent d'obtenir souvent de très bons résultats.

CONTRÔLE DE L'OVULATION

L'ovulation est extrêmement sensible aux fluctuations émotionnelles. On sait qu'elle est due à la sécrétion de LH par l'hypophyse après relais diencéphalique, ce qui explique la sensibilité de l'ovulation aux chocs émotionnels. Jacqueline Rey en donne les exemples suivants qui sont très démonstratifs : souvent les femmes qui se basent sur le décalage thermique pour avoir des rapports sexuels, décalage thermique signant l'ovulation, voient ce dernier se faire de plus en plus tard, le plateau thermique se raccourcissant de plus en plus, et elles finissent par ne plus avoir de rapports sexuels. Si on leur met un diaphragme, la courbe thermique se normalise rapidement. Certaines femmes stériles qui n'ovulent pas, dont la courbe thermique est donc monophasique, verront leur ovulation réapparaître après un entretien rassurant avec leur gynécologue. Ambrose a montré que l'on pouvait, par suggestion en état sophronique profond, avancer ou retarder l'ovulation. On peut même allonger le cycle d'une semaine. Mais le résultat obtenu est en général transitoire, la femme revenant à son rythme ovulatoire normal.

MÉNOPAUSE

Chez beaucoup de femmes, la ménopause est attendue avec beaucoup d'appréhension car elle marque une étape importante dans leur vie, libérant les unes du souci d'une grossesse toujours possible, faisant regretter aux autres une maternité désormais impossible, faisant redouter à certaines d'entre elles la perte de leur féminité et le détachement d'un époux, un vieillissement prématuré, parfois aussi, la crainte d'une perte de la libido. En réalité, beaucoup de femmes franchissent le cap de la ménopause sans trop de difficultés, accusant une irritabilité, quelques bouffées de chaleur, des insomnies passagères qui traduisent un déséquilibre transitoire du système neuro-végétatif. Chez celles qui sont très perturbées par la ménopause, il est classique d'attribuer toute leur symptomatologie à un déficit d'œstrogène sans qu'il y ait de corrélation entre l'intensité des symptômes cliniques et le résultat des frottis vaginaux. En fait, comme l'a écrit Kroger, l'amélioration hormonale des troubles ménopausiques est due souvent à un effet placebo lié à une relation médecin-malade puissante. Comme l'a souligné Ambrose, on peut parfois obtenir de très bons résultats par simples suggestions à l'état de veille lorsqu'il s'agit de femmes qui ont besoin essentiellement d'être rassurées, car, pour elles, la ménopause signe une véritable déchéance. Lorsque l'anxiété est prédominante, une rééducation progressive en état sophronique peut avoir les plus heureux effets.

ANALGÉSIE SOPHRONIQUE

Kroger et Trias de Bes insistent sur les excellents résultats obtenus par la sophronisation au cours des explorations gynécologiques. Il est évident que la patiente qui doit subir un examen gynécologique se trouve dans une position particulièrement incommode et désagréable, ce qui explique que beaucoup d'entre elles s'agitent et se défendent. Une sophronisation superficielle suffit pour amener la détente, la relaxation désirable ; on approfondit davantage l'état de la malade pour les touchers exploratours gynécologiques, les mensurations du pelvis, les biopsies, les hystérosalpingographies, les ponctions du Douglas, ce qui permet d'obtenir une analgésie excellente.

IMPUISSANCE

L'impuissance peut être à la fois la cause et l'effet de l'anxiété, comme l'a souligné très justement Meares. Les impuissances liées à des causes organiques sont toujours faciles à mettre en évidence par l'interrogatoire. Les causes psychologiques sont en général liées à des attitudes défectueuses à l'égard du problème sexuel, à des insuccès passagers consécutifs à un surmenage mental, à la crainte d'un échec, à des échecs répétés conséquence d'une fatigue, à une tension nerveuse trop grande, enfin à des sentiments d'hostilité ou de manque d'affection. L'impuissance peut être simplement psychosomatique, consécutive à l'anxiété, déclenchant une hyperactivité sympathique qui bloque l'activité d'un parasympathique indispensable à l'érection. Dans ces cas, la baisse de la libido et l'impuissance sont tout simplement la traduction d'un état d'anxiété qu'il faut traiter avant tout.

A un degré de plus, l'impuissance peut être auto-entretenue par un véritable mécanisme réflexe conditionné. Prenons le cas d'un homme jeune qui, à la suite d'une période de surmenage, veut avoir des relations sexuelles et ne peut arriver à une érection complète. Il sera très traumatisé par cette expérience et, au cours des prochains rapports, il développera un état d'anxiété tel, en se remémorant son échec, que son érection sera inhibée, ce qui accroîtra son anxiété et aggravera encore son impuissance.

L'impuissance peut être liée enfin à un sentiment beaucoup plus profond de culpabilité. A l'occasion d'une tentative de rapports, le sentiment de culpabilité peut être tel qu'il entraînera l'inhibition de l'érection ; l'anxiété s'ajoutant au sentiment de culpabilité, un cercle vicieux s'installera et renforcera l'impuissance. Enfin, l'impuissance peut être liée à une tendance homosexuelle latente représentant un mécanisme d'autodéfense qui met le sujet à l'abri de contacts et d'émotions intolérables.

Dans l'impuissance psychosomatique, qui est le résultat d'un mécanisme auto-entretenu (échec → anxiété → impuissance), la sophronisation donne d'excellents résultats. Dans ces cas, en effet, le symptôme n'est pas l'expression d'un conflit psychologique sous-jacent et peut être spectaculairement supprimé par suggestions directes en état sophronique. Il s'agit de placer le sujet dans l'état sophronique le plus profond possible, peu de temps avant l'acte sexuel, de lui suggérer de se remémorer, de revivre une expérience préalable au cours de laquelle il a fait la preuve de sa puissance sexuelle. Une fois ce résultat obtenu, on utilise la simple suggestion postsophronique : « Ce soir, quand vous vous trouverez avec votre partenaire, vous vous sentirez exactement dans les mêmes dispositions que maintenant » ; on donne des détails précis : « Vous serez parfaitement confiant, sûr de vous-même, vous serez vigoureux, vous vous sentirez exactement comme vous êtes maintenant. » On peut de cette manière fournir une aide importante au malade qui lui permettra, son expérience ayant été couronnée de succès, de briser définitivement le cercle vicieux. Par contre, lorsque l'impuissance est le symptôme d'un conflit réprimé, le traitement est infiniment plus délicat, nécessitant la mise au jour des causes profondes par sophro-analyse en vue d'une véritable réadaptation analytique, seule capable d'entraîner la guérison du sujet.

Il est certain que tout ce qui touche à la sexualité est crucial dans le domaine de la psychothérapie et c'est la raison pour laquelle — et nous y insistons beaucoup — seuls des psychothérapeutes très entraînés, connaissant parfaitement les sciences du comportement humain, peuvent se permettre d'attaquer de tels problèmes. Un médecin inexpérimenté peut entraîner, au cours de tentatives maladroites de régression, de véritables catastrophes. La marche à suivre, que conseille Fleischer, est la suivante : dans un premier temps, on cherche essentiellement à établir le transfert et à amener le malade dans l'état sophronique le plus profond possible en lui faisant revivre des souvenirs agréables. Il faut essayer de pénétrer sa sphère de comportement en faisant appel à des souvenirs qui ont été pour lui source de plaisir et de joie. En effet, si, dès la première séance, en supposant que vous ayez amené votre malade en état sophronique profond, vous lui faites revivre les circonstances de son échec, vous risquez de déclencher immédiatement des réactions d'angoisse intenses hautement préjudiciables à la suite de l'analyse. Donc, lors des premières séances, on a tout intérêt à ce que le malade se remémore des souvenirs agréables, heureux. Ce faisant, on obtient un triple résultat ; en créant des hallucinations positives, on approfondit l'état sophronique et l'on peut ainsi pénétrer dans la sphère d'intimité du malade, obtenir des foules de renseignements sur ses réactions, son comportement, enfin, on consolide aussi le transfert, le sujet étant heureux de venir consulter car il associe la consultation à un sentiment de bonheur intérieur, de sécurité, du fait des images suggérées. C'est seulement lorsque le rapport médecin-malade s'est affermi que l'on pourra essayer de remonter à la racine du problème. Le sujet étant placé en état sophronique profond, on le fait régresser jusqu'au moment où il a ressenti le sentiment de son impuissance pour la première fois, en lui disant : « Et maintenant je veux que vous preniez conscience de ce sentiment, que vous remontiez le passé, loin, bien loin, jusqu'à la première fois où vous avez éprouvé ce sentiment ; quand vous y serez parvenu, vous bougerez l'index de votre main droite pour m'avertir. » Quand l'index bouge on lui dit : « Précisez-moi exactement ce qui se passe. » Des expériences vécues, des sentiments, des événements réprimés depuis longtemps dans l'inconscient du malade émergent brutalement à la surface, autant de matériaux de première importance pour l'analyste et qui lui permettront de dénouer le problème. Dans certains cas d'impuissance par éjaculation prématurée, on peut avoir recours à des techniques de distorsion de temps au cours desquelles on suggère au sujet placé en état sophronique profond qu'il est capable de maintenir une érection pendant un temps assez long en lui disant que trente secondes d'expérience subjective lui paraîtront comme deux minutes de temps réel. Ainsi, si le sujet maintient une érection de trente secondes, il est persuadé qu'elle a duré deux minutes ce qui le rassure et lui permet, lorsque sa femme avertie joue le jeu à fond, de reprendre confiance dans ses possibilités réelles.

Une autre technique dérive de la *behaviour therapy* et consiste à « désensibiliser » le sujet. Pour cela, on lui fait revivre la situation en état sophronique, ce qui lui permet de contrôler l'anxiété responsable de son trouble et de la surmonter. En effet, le bon sens le plus élémentaire nous dit que si le sujet a éprouvé des dizaines de fois en état sophronique ce dont il a peur, il arrive à dominer sa peur car il perd progressivement sa capacité de ressentir l'angoisse, ce qui permet de contrôler, par la suggestion, les mécanismes inhibiteurs.

STÉRILITÉ D'ORIGINE MASCULINE

Près de 50 p. 100 des stérilités sont d'origine masculine. Von Chenck Notzing, dans son livre remarquable (*Use of hypnosis in pathologia sexualis*), a attiré l'attention sur le fait que le surmenage et la fatigue, une période de tension prolongée consécutive à des soucis peuvent entraîner une stérilité tant chez l'animal d'expérience que chez l'homme. Cette stérilité est consécutive à une production trop élevée de noradrénaline liée à des stress répétés qui entraînent des modifications enzymatiques défavorables, inactivant le sperme et le rendant incapable de pénétrer dans l'ovule. A l'heure actuelle, on connaît peu de chose sur le retentissement des perturbations émotionnelles sur la qualité et la mobilité du sperme qui, de l'avis de Kroger, ont une plus grande importance que le nombre total de spermatozoïdes. L'expérience a prouvé que l'on ne peut influencer par sophronisation ni la teneur du sperme en spermatozoïdes, ni leur mobilité.

RÉTENTION D'URINE POSTOPÉRATOIRE

Il n'est pas rare d'observer, dans les suites d'opérations pelviennes ou périnéales, des épisodes de rétention d'urine qui répondent en général très bien à la sophronisation. Pour ce faire, on peut, le sujet étant en état sophronique, lui suggérer une relaxation poussée en lui demandant d'éprouver la même sensation agréable que la dernière fois qu'il a vidé sa vessie. Si le sujet en est capable, on lui demande de décrire les sensations subjectives accompagnant la miction, ce qui renforce l'effet des suggestions. Parfois, il faut avoir recours à une technique plus autoritaire : « Vous allez vider complètement votre vessie d'ici une minute. » Ce commandement peut entraîner un résultat satisfaisant. Ces techniques sont indiquées surtout chez les malades nécessitant des sondages répétés.

HOMOSEXUALITÉ

Kroger et Bergler dans une très remarquable étude, *Kinsey's myth of femal sexuality,* ont montré que l'homosexualité était une névrose dont les racines plongeaient dans le plus jeune âge. Une mère volontaire, autoritaire, dominatrice, se conduisant d'une manière brutale, risque à la longue de développer chez l'enfant la crainte de la femme. Cette crainte peut se développer très tôt chez un jeune enfant et le marquer pour la vie, le prédisposant à l'homosexualité. De même, il peut exister, cela est évident, une certaine prédisposition organique. Si une fille en grandissant se masculinise, si elle est douée d'une musculature assez puissante, d'une certaine pilosité, bref si elle est assez virile, elle sera plus orientée vers les possibilités lesbiennes qu'une fille très féminine de son âge. Tout individu a en lui-même des tendances homosexuelles plus ou moins réprimées qui peuvent émerger dans des circonstances propices. Pour Kroger et Freud, l'homosexuel n'a pas dépassé le cap de l'adolescence et il leur paraît très important de déterminer si le sujet désire être réellement traité et si l'homosexualité entraîne un sentiment de culpabilité. En fait, assez peu d'homosexuels désirent réellement changer.

Il y a, très schématiquement, deux types d'homosexuels : le type passif féminin et le type mâle agressif, avec, bien entendu, toute une série d'intermédiaires et de cas limites qui sont bisexuels. Dans ce domaine très particulier, où la tendance homosexuelle est l'expression d'un conflit très profond, seul un psychiatre rompu aux techniques sophrologiques et analytiques peut entreprendre valablement une cure. Gilbert avait noté que l'homosexuel mâle actif était en général résistant à la sophronisation. Les succès obtenus dans ce domaine dépendent essentiellement des motivations profondes du sujet et également, dans une certaine mesure, de son mode d'approche. Une technique autoritaire peut donner des résultats meilleurs chez des homosexuels passifs ainsi qu'une approche permissive chez les mâles agressifs. Kroger insiste sur le fait que le traitement est en général long, un an au minimum, le but de la thérapeutique étant de provoquer chez l'individu une maturation de sa personnalité lui permettant une compréhension et des rapports normaux avec le sexe opposé. Les résultats semblent essentiellement fonction de l'habileté du thérapeute à éliminer les craintes, les tensions, les sentiments de culpabilité et à accélérer la maturation de la personnalité du malade, de son aptitude à créer un transfert très fort, ce qui peut avoir une influence thérapeutique en début du traitement, lorsque le malade présente des résistances aux changements d'attitude. C'est souvent, comme l'a souligné Kroger, le désir de faire plaisir au sophrologue qui renforce sa motivation. Juan Masana traite l'homosexualité par sophronisation en utilisant des techniques aversives destinées à déterminer progressivement une aversion du stimulus normal, le propre sexe. Dans les cas où persiste une situation anormale ou une absence de réponse au stimulant sexuel normal, il utilise des techniques behavioristes de désensibilisation progressive, destinées à éliminer progressivement l'anxiété associée aux relations sexuelles normales. Friedmann, lui, donne tout d'abord au sujet en état sophronique des images positives : « Je suis un homme », puis il crée ensuite des associations aversives, obsédantes : « La verge d'un garçon, ça sent mauvais, quelle angoisse, quel dégoût. » Là encore, il s'agit d'une véritable thérapeutique aversive. « Le dégoût qui remplace les goûts dangereux permet une adaptation sociale », comme l'a écrit Friedmann.

EXHIBITIONNISME

Wolf a décrit une méthode de désensibilisation basée sur le principe de l'inhibition réciproque. On sait, depuis les travaux de Leng, qu'un sujet profondément relaxé est absolument incapable d'éprouver de l'anxiété ou toute autre émotion. Il paraissait donc logique de se servir de l'état de relaxation pour établir progressivement une réponse neutralisant l'anxiété en présence des stimuli déclenchant. J. Rognant a centré sa technique de désensibilisation sur une conception réflexologique des phénomènes. Il pense en effet que la conduite d'un exhibitionniste « s'inscrit dans un vaste système d'habitudes et de réponses conditionnées. Tout se passe comme si, du fait de la répétition et du fait des circonstances qui ont présidé à son apparition, l'exhibitionnisme était absolument lié à l'existence d'un certain nombre de stimuli inducteurs. Toute la technique de déconditionnement, de désensibilisation, vise à neutraliser la réponse inadaptée dans le cas particulier de l'exhibition des organes : en lui substituant progressivement une réponse antagoniste capable de la détruire. » Le sujet étant en état sophronique, on lui fera évoquer progressivement les stimuli générateurs de son angoisse, cette dernière ne pouvant s'exprimer du fait de l'état de relaxation. Bien entendu, cet entraînement doit être très progressif ; il faut : « respecter les degrés successifs d'une échelle de stimuli anxiogènes d'intensité croissante. Cette échelle aura été établie patiemment à l'aide des éléments fournis par l'interrogatoire du malade ». Ainsi, l'état autosophronique engendré par le training permettra au sujet de supporter des décharges anxieuses très fortes, conséquence de l'évocation des stimuli pulsionnels de plus en plus importants. Rognan a pu ainsi obtenir des guérisons de cette névrose monosymptomatique, le traitement ayant nécessité pour les patients quarante séances d'une heure. Nous pensons que les mêmes résultats peuvent être atteints d'une manière beaucoup plus rapide par sophrothérapie en laissant progressivement s'extérioriser les scènes traumatisantes.

Chapitre 26

L'ACCOUCHEMENT SANS DOULEURS

L'un des problèmes les plus importants auxquels se trouvent confrontés les accoucheurs depuis la plus haute antiquité est celui de l'analgésie. D'innombrables méthodes ont été proposées qui ont connu leur heure de gloire pour tomber rapidement dans l'oubli. Dans le domaine obstétrical trois facteurs jouent un rôle déterminant dans la perception de la douleur : la peur, l'imagination, l'absence de toute instruction.

Autrefois, la peur amplifiée par l'imagination était de règle du fait d'une éducation rigide d'où était exclue la discussion ou l'étude des problèmes touchant de près ou de loin au domaine sexuel. L'idée d'un accouchement douloureux était d'autant mieux acceptée que les pieux obstétriciens trouvaient dans l'Ancien Testament d'apparentes justifications du phénomène douloureux : « Nos mains s'affaiblissent, l'angoisse nous saisit comme la douleur d'une femme qui accouche. » (*Livre de Jérémie.)* La douleur de l'enfantement a été d'autant mieux acceptée que même les exégètes les plus bornés pouvaient lui trouver une signification, une justification, la considérant comme une épreuve, presque comme un châtiment. C'est pour avoir transgressé l'enseignement biblique, « La femme enfantera dans la douleur », que Simpson s'attira les plus sévères remontrances de l'archevêque de Canterbury pour avoir utilisé le chloroforme lors de l'accouchement de la reine Victoria, devenant le père de l'anesthésie « à la reine ».

Il est vrai que le point de vue de l'Eglise a depuis singulièrement évolué. Les premières tentatives d'indolorisation de l'accouchement remontent à la fin du XIXe siècle. Dumontallier et Mesnet à l'Hôtel-Dieu, Pitz à Vienne expérimentèrent l'accouchement en état sophronique. Mesnet le premier communiqua à l'Académie de médecine, le 12 juillet 1887, une « Etude de diverses phases d'un accouchement pratiqué dans le somnambulisme chez une primipare ». Cette communication ayant eu lieu sous le pontificat de Charcot, la parturiente fut bien entendu baptisée hystérique. Mais toutes ces tentatives restèrent au stade expérimental ; elles furent rapidement abandonnées en France, continuèrent d'une manière sporadique en Allemagne, en Autriche, en Espagne et en Russie.

Dès 1923, Nikolaïev et Platonov en U.R.S.S., Kroger à Vienne, mirent au point une méthode d'accouchement indolore à l'état de veille, l'indolorisation étant obtenue par suggestions post-sophroniques. Cette méthode nécessitait une préparation préalable de la parturiente. Au cours des séances préparatoires, on lui faisait comprendre, après l'avoir placée en transe légère, qu'elle n'éprouverait pratiquement pas de douleurs au cours de l'accouchement à condition de suivre scrupuleusement les indications de l'accoucheur et de la sage-femme. Les suggestions étaient données sous la forme d'explications très simples. En 1924, lors du VIe congrès des gynécologues accoucheurs d'U.R.S.S., Platonov, Velvoski et Nikolaïev devaient publier les premiers résultats assez remarquables obtenus par cette méthode. En 1927, Nikolaïev publiait un livre intitulé *Théorie et pratique de l'hypnose au point de vue physiologique.* Dans ce livre, d'inspiration pavlonienne, l'auteur faisait le bilan de l'expérience de sa méthode hypnosuggestive en obstétrique. En 1930, K. Platonov publiait un livre génial : *La Parole en tant que facteur physiologique et curatif,* qui est resté la bible de tous les sophrologues. Ce livre de l'illustre psychiatre soviétique est basé sur d'innombrables recherches et sur une expérience clinique extrêmement riche. L'auteur y démontre le pouvoir de la parole, agissant sur toutes les fonctions psychosomatiques de l'individu, en particulier sur les réactions de la femme enceinte.

Toutes ces publications sont bien antérieures au livre de Grantly Dick Read dans lequel ce dernier décrit sa méthode d'accouchement naturelle. Celle-ci devait d'ailleurs se heurter assez longtemps au scepticisme et à l'incompréhension dans la plupart des pays occidentaux. A l'époque de la publication de son livre, Read ignorait tous les travaux de l'école soviétique de même que Nikolaïev, Platonov et Velvoski n'étaient pas au courant des siens. Il est bien évident que ces méthodes ont des points communs mais il est certain que leur conception est différente. Comme l'écrivait Nikolaïev : « Nous, accoucheurs soviétiques, estimons et apprécions en Read un des médecins d'avant-garde qui s'est engagé dans le noble travail de libérer la femme de la peur devant la douleur de l'accouchement. » En U.R.S.S. la technique de l'accouchement psychoprophylactique devait être codifiée d'une manière définitive en 1949 grâce aux travaux de Velvoski et de ses collaborateurs. Cette méthode est à l'heure actuelle très répandue en U.R.S.S., en Chine, dans les pays de l'Est, en France et en Europe grâce à Lamaze et en Amérique latine. La méthode de Read est utilisée davantage dans les pays anglo-saxons, scandinaves et allemands.

LES PRINCIPES DE LA MÉTHODE DE GRANTLY DICK READ

Le postulat de la méthode de Read est que l'accouchement normal est indolore. Pour lui, ce sont les facteurs socio-culturels qui le rendent douloureux. Selon Read, la parturiente a peur de l'accouchement, cette peur engendre elle-même une tension psychique ayant, comme nous l'avons vu lors de l'étude des techniques de relaxation, des répercussions au niveau du système musculaire entraînant contractures et douleurs. Il y a donc un véritable cercle vicieux : peur, tension, douleur.

La technique de Read vise à combattre la peur par une série de causeries préparatoires d'un quart d'heure environ, où l'on enseigne aux parturientes la physiologie de la grossesse et de l'accouchement. Au cours de ces causeries, la parturiente pose des questions, exprime ses craintes, précise son attitude vis-à-vis de la grossesse. Tous les problèmes sont abordés, les craintes analysées et détruites. Le but essentiel de ces séances est d'enseigner, d'éclairer et de rassurer. Il s'agit donc d'une véritable psychothérapie. Puis, Read entraîne ses parturientes à une relaxation progressive analogue à celle de Jacobson. Dans un troisième temps, il leur fait pratiquer des exercices de gymnastique destinés à développer la musculature abdominale et leur enseigne à faire des efforts d'expulsion. Read avait remarqué que certaines de ses patientes s'endormaient au cours de la relaxation et il a même décrit un état de transe sophronique au cours du travail sur certaines d'entre elles, ce qui ne l'empêche pas de nier l'existence de tout phénomène sophronique lors de l'application de la méthode, et d'écrire paradoxalement : « L'efficacité de tout médecin dépend de la sûreté de son diagnostic, de la confiance de ses patients et de son pouvoir de suggestion conscient et inconscient. » En fait, comme l'a écrit Valejo, toute la méthode de Read est une psychothérapie basée sur la suggestion à l'état de veille dont les effets sont bien connus depuis Bernheim.

LA MÉTHODE D'ACCOUCHEMENT PSYCHOPROPHYLACTIQUE

Velvoski, comme Read, a posé comme postulat, très discutable, que l'accouchement normal est indolore. La méthode d'accouchement psychoprophylactique est essentiellement basée :

1) Sur un enseignement théorique d'anatomie et de physiologie de l'accouchement.

2) Sur un enseignement de la relaxation et de la respiration, en expliquant aux parturientes comment, grâce à la relaxation et à la respiration, on favorise le déroulement de l'accouchement. Les exercices respiratoires comportent une accélération du rythme et une diminution de l'amplitude des mouvements variant suivant les période de l'accouchement pour aboutir en fin de dilatation à une respiration haletante. L'effet théorique recherché est une hyperpnée augmentant l'apport d'oxygène pulmonaire qui devient plus important qu'au cours d'une respiration normale, rendant moins pénible les contractions utérines et mettant l'enfant à l'abri de l'anoxie. Nous pensons que cette respiration rythmée est en réalité un processus autosophronique permettant le détournement de l'attention du malade, facteur non négligeable d'indolorisation.

3) On démontre dans une série de causeries que la douleur de l'accouchement n'est en réalité qu'un réflexe conditionné à démontrer aux parturientes que la contraction de l'utérus ne doit pas être douloureuse. Velvoski est parti de l'analgésie hypnosuggestive et a substitué à la suggestion (qui est selon lui caractérisée par la passivité, l'irrationalité), la persuasion qui s'accompagne de rationalité et d'activité. Tous les moyens pédagogiques de la méthode psychoprophylactique sont essentiellement persuasifs, mais il est évident, et les auteurs de l'accouchement psychoprophylactique l'admettent, qu'il entre également une part de suggestion dans cette méthode. Pour Velvoski et Nicolaïev, grâce à la persuasion, on parvient à une augmentation du tonus cortical, la suggestion activant de son côté les processus d'inhibition. Entre ces deux mécanismes, s'établit un équilibre souple.

Comme le faisait remarquer Chertok, la grande majorité, c'est-à-dire 90 p. 100 des femmes, a des accouchements douloureux. Il est impossible de considérer 90 p. 100 des femmes comme anormales. Quant au petit nombre d'accouchements spontanément indolores on ne peut les baptiser « accouchements naturels » car ils ne sont pas dégagés de toute influence socioculturelle. On sait que les femmes anesthésiées se plaignent lors de leurs contractions et, comme l'a fait remarquer Orrengo, même les malades en état de coma éclamptique se plaignent de leurs contractions. Cependant, si la base théorique de l'accouchement psychoprophylactique est certainement fausse, les résultats obtenus par cette méthode n'en sont pas moins très remarquables car elle transforme, comme l'ont écrit Courtois et Marti, « un acte attendu avec crainte, angoisse et résignation, en un exercice physique pratiqué intelligemment et accompli activement ».

L'ANESTHÉSIQUE IDÉAL

On sait que les douleurs de l'accouchement sont essentiellement liées à la contraction de l'utérus et à la distension du tissu lors du passage de la tête. Le seuil de sensibilité de la douleur est abaissé par l'anxiété, l'angoisse, la tension nerveuse des parturientes. L'anesthésique idéal en obstétrique devrait avoir théoriquement les propriétés suivantes :

a) supprimer complètement les douleurs même les plus violentes ;

b) n'avoir aucun effet secondaire sur la mère ou sur l'enfant, en particulier aucun effet dépresseur sur la respiration et la circulation de l'enfant ;

c) n'avoir aucune action sur les contractions utérines et le déroulement de l'accouchement ;

d) n'entraîner aucune obnubilation de la conscience de la parturiente de manière qu'elle demeure pleinement coopérative et puisse assister en toute conscience à la naissance de son enfant.

Un tel anesthésique n'existe pas et l'expérience prouve que l'analgésie médicamenteuse prolongée n'est pas sans danger pour la mère et l'enfant. L'éminent obstétricien De Lee a écrit en 1955 : « Le seul anesthésique qui est sans danger est l'hypnose... Je suis navré de voir mes collègues dédaigner une méthode aussi puissante et aussi totalement inoffensive. » Depuis, les choses ont considérablement évolué. La méthode d'hypno-analgésie s'est largement répandue en U.R.S.S. où de très nombreux gynécologues accoucheurs, en particulier Malinowsky, ont publié des statistiques très importantes. On a créé en U.R.S.S. de grands centres « hypnotarium » où l'on entraîne collectivement les parturientes. Vigdorovitch, qui supervise 15 hypnotarium de Leningrad, a une expérience portant sur 5 000 accouchements avec 90 p. 100 de bons résultats. En Allemagne, la méthode est très utilisée à la clinique universitaire de Heidelberg. En Angleterre, Perchard, Evans, Hartland ont publié des résultats très remarquables. Aux U.S.A., la technique d'hypno-analgésie gagne de plus en plus de terrain. Kroger, Abramson, Ralph August, Ambrose et Nawald ont à leur actif plus de 30 000 accouchements sous hypno-analgésie. En France, Guegen, Chertock et Lasner ont été les pionniers de la méthode. En Espagne, Valejo et Aguire de Carcer ont également publié d'importantes statistiques. Il nous est impossible d'aborder dans le détail tous les problèmes concernant l'accouchement sans douleurs, il faudrait, en effet, y consacrer un livre entier. Nous nous bornerons à faire la synthèse de très nombreuses publications qui ont paru à ce sujet, à en dégager les conclusions et essayer de définir une méthodologie précise.

QUELS REPROCHES PEUT-ON FAIRE À LA MÉTHODE SOPHRO-ANALGÉSIQUE ? QUELLES SONT SES CONTRE-INDICATIONS ?

1) Le principal reproche que l'on fait à cette méthode est que, si la très grande majorité des parturientes sont capables d'éprouver une transe plus ou moins profonde, la disparition complète des phénomènes douloureux ne peut être obtenue que chez un sujet sur quatre. Le degré d'anesthésie que l'on est susceptible d'obtenir ne peut être prévu à l'avance. En fait, ces arguments n'ont qu'une valeur très relative. Abramson et Héron, qui ont une très grande expérience en la matière, considèrent que le conditionnement à l'accouchement par sophro-analgésie vise essentiellement trois objectifs :

a) l'apprentissage de la relaxation ;

b) l'apprentissage de l'autosophronisation qui rend capable la parturiente d'induire elle-même sa relaxation au moment où elle le désire, où elle en a besoin ;

c) la suppression des idées erronées par des contre-suggestions appropriées.

Pour eux, l'induction de l'anesthésie n'a qu'une importance secondaire, parce que la pratique de la relaxation entraîne automatiquement une élévation du seuil de la douleur. Lorsque la préparation psychologique de la parturiente est faite dans de bonnes conditions, toutes les causes d'angoisse et de tension ayant été détruites, le travail progresse en général sans à-coups, d'une manière quasi indolore sauf au moment des fortes contractions de la dilatation. Les douleurs de la période d'expulsion sont très atténuées du fait de l'éducation musculaire préalable effectuée dans la préparation à l'accouchement où l'on a appris à la femme à relâcher volontairement la sangle musculaire de ses releveurs. Quant à la distension de la vulve, elle est par elle-même pratiquement indolore. L'anesthésie n'est donc pas indispensable pour obtenir une bonne analgésie.

2) On reproche également à la méthode d'être longue (plu-

sieurs séances étant indispensables pour établir un bon rapport médecin-parturiente), et de nécessiter la présence du sophrologue lors de l'accouchement. Il est certain que l'entraînement à la méthode sophro-analgésique demande du temps, mais, depuis les expériences de Platonov, les obstétriciens pratiquent de plus en plus des séances d'entraînement en groupes, le nombre des parturientes participant à ces séances oscillant entre 6 et 12. Cette technique d'entraînement, outre l'émulation très favorable qu'elle détermine lorsque le groupe est bien intégré, permet à l'obstétricien une sérieuse économie de temps. D'autre part, une fois la parturiente parfaitement entraînée aux techniques hypnotiques et auto-hypnotiques, il est très possible à l'hypnotiseur de déléguer ses pouvoirs à l'un de ses assistants. Enfin, la pratique de l'auto-hypnose permet aux bons sujets de déclencher elles-mêmes au moment voulu l'analgésie hypnotique sans le secours de qui que ce soit.

3) Les conceptions erronées concernant l'hypnose empêchent — et cela est regrettable — certaines parturientes d'accepter l'hypnoanalgésie. Les techniques sophroniques, permettant la mise en condition par la relaxation, ne comportent heureusement pas ces causes de résistance.

4) Certains psychiatres reprochent à l'hypnose de créer des liens de dépendance extrême. Ceci est partiellement vrai, mais, comme l'a fait remarquer Kroger, il existe dans toute pratique médicale une certaine dépendance dans la relation médecin-malade, cette dernière étant très grande en obstétrique. Cette dépendance est beaucoup moins accusée lors de l'utilisation de techniques sophroniques et, de toute manière, lorsqu'elle existe, elle n'est que temporaire, facilitant considérablement le rôle de l'obstétricien. La parturiente en confiance assimile beaucoup mieux l'enseignement et les techniques de relaxation.

5) Bien entendu, l'utilisation des techniques de sophro-analgésie est déconseillée chez les malades psychotiques ou prépsychotiques sauf lorsqu'elles sont pratiquées par un psychiatre chevronné. Les chances de décompenser un état prépsychotique sont très faibles d'autant que les psychotiques sont en général très difficiles, sinon impossibles à sophroniser.

6) Absence de coopération et de compréhension du fait d'un personnel mal entraîné : la parturiente peut perdre le condition-

nement acquis si elle se trouve admise dans une salle où elle rencontre d'autres accouchées aux différents stades de travail. Même pendant le début du travail, il est indispensable qu'elle se repose tranquillement et qu'elle ne soit dérangée qu'en cas d'absolue nécessité. L'accouchement idéal en sophro-analgésie est réalisé, suivant la technique d'Abrezol, dans un service très spécialisé que la malade aura visité avant son accouchement, disposant d'un personnel entraîné avec lequel la parturiente aura déjà eu l'occasion de s'entretenir avant son accouchement.

AVANTAGES DE L'ACCOUCHEMENT SOUS SOPHRONISATION

Voici, suivant les travaux de Platonov, Malinovsky, Vidgorovitch, Valejo, Aguire de Carcer, Guegen, Evans, Perchard, Kroger et bien d'autres, les vingt et un avantages de la sophro-analgésie.

1) L'élimination de l'angoisse, de la tension, de la douleur, avant et pendant le travail, entraîne une augmentation du seuil de la perception douloureuse. En état d'hypnose, la parturiente acceptera l'assurance qu'elle n'a rien à craindre, qu'à partir du moment où elle se relaxera correctement elle verra disparaître toute crainte, toute angoisse, et que son accouchement deviendra de ce fait infiniment plus facile.

2) Cette méthode ne présente aucun danger ni pour la mère ni pour l'enfant. Elle évite la dépression circulatoire et respiratoire de la mère et du fœtus (donc l'anoxie), l'asphyxie et les lésions cérébrales. Ces faits ont été démontrés par une étude clinique et biochimique de Moya et James sur vingt et un enfants nés au cours d'accouchements sans douleurs, et d'autres lots d'enfants nés au cours de différentes techniques anesthésiques. Ces auteurs écrivent : « Des déterminations en série de l'équilibre acido-basique après la naissance ont montré une facilité beaucoup plus grande des enfants nés sous hypnose à se réajuster et à récupérer rapidement de l'asphyxie de la naissance. Ces observations témoignent d'une supériorité indiscutable du groupe hypnotisé à maintenir une bonne ventilation, fait qu'il avait été impossible de déceler par un simple examen clinique.

3) Elle peut être utilisée pour l'accouchement des prématu-

rés : c'est une indication majeure de la méthode. En effet, dans ces cas les risques de lésions consécutives à l'asphyxie et les traumatismes obstétricaux sont sensiblement plus élevés que chez les enfants à terme.

4) Elle peut être utilisée chez les malades qui supportent mal certaines drogues — malades allergiques, cardiaques, toxémiques.

5) Elle écourte sensiblement la première partie du travail de trois à quatre heures chez les primipares et de deux heures chez les multipares.

6) Elle diminue sensiblement le pourcentage d'accouchements opératoires du fait de la bonne coopération de la parturiente en particulier pendant l'expulsion.

7) La mère peut assister, si elle le désire, ce qui est hautement souhaitable, à la naissance de son enfant. Il s'agit là d'une expérience émotionnelle très importante pour la femme.

8) Augmentation de la résistance au *shock* obstétrical. Le risque de *shock* est diminué d'une manière très appréciable car la parturiente est beaucoup moins fatiguée pendant la première partie de l'accouchement. En état d'hypnose, elle peut d'ailleurs manger, boire, dormir, remplir toutes ses fonctions naturelles. Elle peut coopérer pleinement à l'accouchement avec l'accoucheur et la sage-femme même lorsque les contractions sont fortes et fréquentes.

10) La sophronisation augmente la résistance à la fatigue, diminuant ainsi l'épuisement maternel.

11) Elle n'a aucune influence sur les contractions utérines (toutes les drogues analgésiques ont une action dépressive tendant à prolonger l'accouchement).

12) La parturiente peut être ramenée instantanément à l'état de veille (pour assister à l'accouchement par exemple), ce qui est absolument impossible au cours d'un accouchement avec analgésie pharmacologique.

13) Les suites de l'accouchement sont en général bien meilleures. La plupart des femmes se sentent bien après l'accouchement, la fatigue physique et mentale est bien moindre qu'au cours d'un accouchement normal. Du fait qu'elles peuvent remuer leurs jambes librement dès l'accouchement, exercer leurs muscles, les risques de thrombose sont nettement diminués.

14) La perte sanguine est bien moindre ; ce qui s'explique,

pour une bonne part, par l'absence de prise de drogue relaxante qui inhibe la contraction produisant ensuite une atonie utérine favorable à l'hémorragie.

15) Par un simple ordre du médecin, on peut produire une relaxation du périnée.

16) Dans les cas où le déroulement de l'accouchement n'est pas satisfaisant, du fait du manque de coopération de la patiente, une quantité minime d'analgésique est suffisante, ainsi que l'a souligné Valéjo.

17) Une épisiotomie peut être faite sans la moindre douleur et l'on peut pratiquer une périnéoraphie sans douleurs et sans anesthésie. L'expulsion du placenta se fait normalement avec une perte de sang nettement diminuée.

18) Si la parturiente est capable d'atteindre l'état de sophronisation profonde, tout l'accouchement peut être totalement indolore. Dans ce cas on peut même effectuer des interventions obstétricales (forceps, césariennes, ventouses...) sans anesthésie.

19) La femme entraînée aux techniques d'autosophronisation peut par la suite l'utiliser dans bien d'autres occasions (soins dentaires, insomnies, lutte contre la douleur).

20) La lactation peut être stimulée et les mères encouragées à nourrir leurs enfants. L'une des raisons les plus importantes pour lesquelles de nombreuses mères voient leur sécrétion lactée se tarir est que cette dernière est très sensible aux perturbations émotionnelles, aux soucis, à l'anxiété. Dans ces cas, la suggestion sous hypnose donne d'excellents résultats en stimulant la lactation.

INDICATIONS DES TECHNIQUES SOPHRONIQUES PENDANT LA GROSSESSE

NAUSÉES ET VOMISSEMENTS :

Tibring écrit : « La grossesse provoque une crise affective chez toutes les femmes ; celles-ci paraissent plus névrosées qu'elles ne le sont en réalité. Une intervention psychothérapique légère se révèle alors efficace et peut jouer un rôle prophylactique pour les troubles émotionnels pendant la grossesse, l'accouchement, le *post-partum.* » Les nausées et les vomissements, qui sont très fréquents dès les premiers jours de la grossesse, sont d'origine psychogène et traduisent essentiellement un besoin inconscient d'être débarrassé de la grossesse. La disparition de ces symptômes vers le troisième ou quatrième mois fait suite en général au premier mouvement de l'enfant qui amène la mère à mieux supporter sa grossesse en ayant pris conscience de l'individualité qu'il constitue réellement. D'autres facteurs peuvent également intervenir, tels une grossesse illégitime, une frigidité avec refus de la parturiente d'accepter son rôle de mère, d'importants troubles de la dynamique du couple, des craintes concernant la grossesse et la naissance. Là encore, les facteurs socio-culturels jouent un rôle considérable. Chez les peuples primitifs comme les Esquimaux et les Africains, la grossesse est considérée comme un événement très naturel et s'accompagne très rarement de manifestations inconscientes de « rejet » ou de ces troubles psychogéniques socio-culturels que sont les vomissements. Platonov a montré que la suggestion simple en état sophronique était capable de faire disparaître complètement ces troubles dans 84 p. 100 des cas.

BRÛLURES PRÉCORDIALES ET FLATULENCES

Certaines sensations de brûlures précordiales, apparaissant au cours des premières semaines de la grossesse, sont la conséquence, selon De Lee, d'un spasme du cardia. Là encore, il s'agit de troubles psychogènes liés à l'anxiété et à la tension qui réagissent fort bien à la suggestion sous sophronisation. Beaucoup d'autres symptômes : flatulences, douleurs dorsales, prurit, insomnie, peuvent être considérablement améliorés de la même façon.

ENTRAÎNEMENT PRÉNATAL :

La méthode sophro-analgésique comporte habituellement deux étapes :

1) Une phase préparatoire pendant la grossesse.
2) L'utilisation de techniques sophroniques et autosophroniques au cours de l'accouchement.

La phase préparatoire

Tous les auteurs font subir à leurs parturientes un entraînement comportant un certain nombre de séances préparatoires qui débutent en général aux environs du 6e à 7e mois. Ces séances visent à un triple objectif :

1) Elles sont l'occasion, pour l'accoucheur, d'expliquer aux parturientes ce qu'est exactement la grossesse, quelles sont les modifications qu'elle produit chez la femme ; de préciser le mécanisme de l'accouchement et l'attitude qu'elles devront adopter au cours de ce dernier.

L'un des buts de ces séances préparatoires est donc, comme le fait très justement remarquer Guegen, très analogue à celui de la méthode psychoprophylactique.

2) Le second objectif est de permettre une initiation progressive aux techniques sophroniques et autosophroniques.

3) Le troisième objectif est d'utiliser la sophronisation pour pratiquer les suggestions d'accouchement sans douleurs, pour expliquer à la femme quelle sera l'évolution de son accouchement et pour lui faire faire en somme une véritable répétition de ce dernier.

Voici les thèmes principaux sur lesquels il faut insister au cours des séances, suivant Hartland.

a) Que la malade se sentira en forme pendant toute la durée de l'accouchement.

b) Que son accouchement se passera dans la joie, sans aucune crainte, sans aucune appréhension, le plus normalement du monde (à condition, bien entendu, qu'il n'y ait aucune raison clinique de penser différemment).

c) Que pendant son travail elle atteindra un état sophronique profond lorsqu'on le lui demandera, ou grâce à une signe-signal qui lui permettra d'induire un état d'autosophronisation.

d) Que chaque contraction utérine sera ressentie comme une sensation agréable et non douloureuse et que, même pendant la deuxième partie de l'accouchement, la sensation éprouvée sera celle d'une pression non douloureuse. Hartland insiste sur le fait qu'il ne faut pas abolir toutes les sensations, faute de quoi les contractions du début du travail risqueraient de ne pas être perçues.

e) Que, chaque fois qu'elle se mettra en état d'autosophronisation, elle sera capable de se relaxer au maximum, ce qui facilitera énormément le passage de l'enfant.

f) Qu'elle pourra allaiter parfaitement au sein.

g) Que lorsque l'accouchement sera terminé et qu'elle aura dormi elle se sentira en très bonne forme.

L'autosophronisation au cours du travail.

A chaque séance, on apprendra progressivement à la parturiente le maniement des techniques autosophroniques que nous avons déjà étudiées. En général, ces techniques ne permettent d'obtenir qu'un état léger ; dans ce cas très particulier, il est bon de se servir de la respiration pour l'approfondissement, ce qui permet en général d'obtenir un très bon résultat. L'autosophronisation peut être induite de deux manières pendant le travail : ou la parturiente est capable, d'emblée, après le début du travail, d'induire elle-même un état sophronique assez profond et de s'y maintenir pendant un temps assez long, ce qui assure en général une bonne analgésie ; ou alors, elle induit une transe de courte durée chaque fois qu'elle ressent le début d'une contraction utérine.

RÉSULTATS DE L'ACCOUCHEMENT SANS DOULEURS

Sur 224 accouchements pratiqués en état sophronique, Valéjo considère que le degré de profondeur obtenu est le suivant :

— hypnoïde : 9,6 % ; — transe légère : 27,3 % ; — transe moyenne : 36,6 % ; — transe profonde : 25,5 %.

En ce qui concerne les résultats obtenus, les analyses des statistiques soviétiques donnent les chiffres suivants :

	Bons résultats	*Résultats moyens*	*Mauvais résultats*
PLATONOV	35,5	28,5	36
KACHAN	27	38	33
VIGDOROVITCH	67	18	15
(statistique portant sur 4 575 cas)			
ZDRAVONYSLOV	40,8	41	18
(statistique portant sur 1 000 cas)			

En analysant les statistiques plus récentes, comme l'a fait Valéjo, et en utilisant une classification plus précise, on obtient les résultats suivants :

	Très bons résultats %	*Bons résultats* %	*Résultats moyens* %	*Nuls* %
GUEGEN	65	17,5	12	5
(statistique portant sur 40 cas)				
MOSCONI	45	34	12	9
VALEJO	27	47	20	8
(Statistique portant sur 224 cas)				
VINKELSTEIN	7	39	22	31
CLARK	33	?	?	?
PERCHARD	5	43	48	4
(statistique portant sur 471 cas)				

INFLUENCES DE LA MUSIQUE SUR L'ACCOUCHEMENT

Comme l'a souligné Gabay, l'emploi de la musique comme thérapeutique remonte à la plus haute antiquité. C'est seulement au cours de ces dernières années qu'elle a trouvé un emploi plus vaste et ordonné comme facteur thérapeutique ou comme coadjuvant de la thérapeutique elle-même. Bonadio, de Rome, a eu l'idée d'utiliser la musique pour aider l'accouchement. Le choix des morceaux de musique est essentiellement empirique et fonction des goûts de la parturiente. On constate que la musique, dans une certaine mesure, libère le sujet de son angoisse et lui permet de se relaxer plus facilement. On a également observé que le travail du personnel hospitalier se déroule dans de meilleures conditions et d'une manière plus efficace, en permettant d'éliminer l'ennui lié aux assistances, aux accouchements longs et routiniers. Voici les conclusions que l'on peut tirer des multiples expériences tentées à ce jour :

1) La musique, lorsqu'elle est bien choisie, exerce incontestablement une action bénéfique sur l'état psychologique de la parturiente qui affronte plus sereinement le travail de l'accouchement.

2) L'attente souvent longue est rendue infiniment moins monotone et moins pénible ; l'ennui qui est l'une des causes principales de fatigue est ainsi diminué.

3) Le rendement du personnel hospitalier étant amélioré par la musique, il travaille plus activement.

4) Récemment, le Dr I. Oka de l'université de Tokio, a rapporté que, d'après ses découvertes, la musique douce doublait la lactation chez les femmes alors que l'audition d'instruments à percusion l'inhibait.

En conclusion, il est très probable qu'en utilisant la musique sélectionnée par la parturiente comme bruit de fond au cours de l'accouchement sous hypno-analgésie le résultat sera amélioré.

EXEMPLE D'ACCOUCHEMENT SOPHRONIQUE

Nous donnons ici la technique utilisée par le Centre de sophrologie de Lausanne que dirige le Dr Abrezol avec la collaboration des Services obstétricaux de l'université de Lausanne.

Très schématiquement, on effectue dans un premier temps les tests collectifs de relaxation qui permettent de sélectionner les femmes enceintes et de les diviser en deux groupes :

a) un premier qui comprend les parturientes sur lesquelles les tests de relaxation ont été positifs ;

b) un deuxième qui comprend des parturientes sur lesquelles les tests de relaxation ont été psycho-négatifs. Ce deuxième groupe sera préparé par la méthode psycho-prophylactique conventionnelle. Seul le premier sera préparé à l'accouchement sous sophronisation.

Dans un premier temps, comme dans toutes les autres méthodes, grâce à une série d'entretiens, on essaiera d'expliquer très clairement à la parturiente le mécanisme de la grossesse, les modifications qu'elle entraîne, en s'appliquant à supprimer toutes les causes de peur. Ces séries d'entretiens permettent d'établir une très forte relation parturiente-accoucheur ; une fois celle-ci obtenue, on propose à la patiente de faire la connaissance du personnel hospitalier qui l'assistera, et on lui fait également visiter la salle d'accouchement. Par la suite, trois mois avant celui-ci, en utilisant des méthodes de sophronisation basées sur le training-autogène de Schultz, en état sophronique, on réalise une première séance destinée à obtenir l'anesthésie des organes génitaux.

En principe, Abrezol préconise de commencer par l'anesthésie de la main qui est plus facilement contrôlable et de reporter cette anesthésie dans la région génitale. Pendant les séances d'entraînement, il maintient cette anesthésie cinq minutes en insistant sur le fait qu'il n'y aura aucune altération de la circulation et que le fœtus restera parfaitement nourri. Une fois l'anesthésie réalisée et contrôlée, il indique à sa patiente que lors de l'accouchement cette anesthésie ne durera pas cinq minutes mais quarante-huit heures et sera chaque fois plus profonde. Abrezol dans sa méthode utilise plusieurs signes-signaux ; le premier, conventionnel, avec la main sur le front, l'opérateur disant : « *Un ! deux ! trois !* relaxez-vous », permet d'obtenir une relaxation instantanée. Le deuxième consiste à suggérer en état sophronique qu'une anesthésie profonde se réalisera spontanément pendant quarante-huit heures immédiatement lors de la première contraction. Le troisième signe-signal est représenté par le passage dans la salle d'accouchement, passage qui sera marqué par un approfondissement encore plus grand de l'anesthésie. Une fois l'apprentissage de ces trois signes-signaux réalisé, on désophronise la parturiente en maintenant l'anesthésie pendant cinq minutes. Cette méthode expérimentale, utilisée dans les services obstétricaux de l'université de Lausanne, comporte à son actif d'excellents résultats.

TECHNIQUE D'ACCEPTATION PROGRESSIVE DU PROFESSEUR CAYCEDO

Le professeur Caycedo a mis au point lui-même une méthode de grande importance en sophrologie pour la préparation sophro-pédagogique des femmes enceintes. En 1960, il dirigeait à Madrid le premier service de sophrologie obstétricale et gynécologique à la Maternité provinciale, sous la direction du professeur Botella, titulaire de la chaire de Gynécologie et d'Obstétrique de la faculté de médecine de Madrid.

Cette méthode, qui peut être utilisée individuellement ou en groupe, est la suivante :

1) Les élèves étant placées dans un état de relaxation plus ou moins profond, on leur suggère l'acceptation de leur « nouveau schéma corporel » au bénéfice de leur enfant qui grandit. On leur apprend à projeter dans leur esprit leur propre image « deux mois après » au cours de chaque séance.

2) On leur fait se représenter l'accouchement en état sophronique deux mois avant.

3) Dans cette méthode, les élèves apprennent à utiliser la relaxation, la respiration ainsi que les contractions au cours des séances sophroniques. On leur donne également les explications indispensables en état vigile.

Cette technique s'est révélée d'une grande utilité ; sans attaquer frontalement les symptômes, elle permet d'éliminer l'hyperhémèse gravidique, améliorant tout le cours de la grossesse, l'accouchement et le *post-partum.*

Chapitre 27

CHIRURGIE ET SOPHRONISATION

Les techniques sophroniques peuvent être utilisées pour préparer le malade à l'intervention chirurgicale en le débarrassant de ses appréhensions, de ses craintes, de ses angoisses. Le grand physiologiste Cannon écrivait : « Si on se représente l'étrangeté absolue que revêt pour un profane inexpérimenté l'hôpital et tout le rituel chirurgical, l'invasion du corps par des couteaux de métal et des écarteurs, l'étonnant c'est que beaucoup plus de patients ne manifestent pas davantage de signes d'anxiété profonde. » Le calme et l'attitude rassurante de la part du chirurgien provoquent des changements dans le comportement du patient et contribuent à normaliser son état. Ce comportement revêt une telle importance quant à l'issue de l'opération qu'un éminent chirurgien américain, le Dr Finney, a certifié publiquement sur la base d'expériences sérieuses que si une personne vient à lui pour une opération importante et exprime de la peur quant aux résultats, il refuse invariablement d'opérer. « Qu'un autre chirurgien assume ce risque », dit-il alors. Finney n'a d'ailleurs pas été le seul à attirer l'attention sur le danger réel de l'acte chirurgical chez un sujet ayant exprimé son angoisse de la mort, bien d'autres, dont J. B. Murphy et Georges Crile, ont également soutenu ce point de vue. Il est donc indispensable que le malade soit débarrassé de son angoisse chaque fois que l'intervention ne présente pas un caractère d'urgence absolue. Il est d'ailleurs parfaitement possible chez un sujet mis en état sophronique de trouver l'origine de ses craintes qui sont souvent assez ridicules : l'intervention est assimilée à une punition de fautes réelles ou imaginaires ; parfois c'est la peur d'un cancer qui fait souhaiter au malade une mort brutale pendant l'anesthésie plutôt qu'une mort à petit feu. Mais, en réalité, c'est le plus souvent la peur de l'inconnu, de cet univers chirurgical redoutable et terrifiant, qui déclenche l'angoisse et la peur.

Qu'est-ce que la peur ? Cannon écrivait : « La peur, comme cela est connu, est une des émotions enracinées le plus profondément. Parfois elle ne peut être déracinée que très difficilement. Elle est associée à des troubles physiologiques profonds, s'étendant largement à travers tout l'organisme. La somme de ces perturbations, si elles sont durables, peut agir très fortement. Une grande peur et une grande rage peuvent avoir des effets similaires sur le corps. Chacune de ces fortes émotions est associée à des instincts profondément enracinés chez l'homme : l'instinct d'attaquer si la rage est présente, et l'instinct de se sauver si la peur est présente. A travers toute la longue histoire des êtres humains et des animaux inférieurs, ces deux émotions, et les instincts qui leur sont liés, ont servi effectivement à la lutte pour l'existence. Quand ils sont excités, il les amènent à agir à travers le système nerveux sympathique qui exerce un contrôle sur les organes internes et les vaisseaux sanguins. Le système nerveux sympathique maintient un état relativement constant dans le torrent circulatoire. Si, par exemple, on fait un gros effort musculaire il y a libération de sucre par le foie, accélération du rythme cardiaque, constriction de certains petits vaisseaux sanguins, décharge d'adrénaline et dilatation des bronchioles. Tous ces changements rendent l'animal plus apte au combat physique, lui fournissant les conditions essentielles pour continuer l'action laborieuse musculaire. Si elles surviennent en l'occurrence en association avec de fortes émotions, rage et peur, on peut raisonnablement interpréter cela comme une préparation à un combat intense qu'impliquent les instincts d'attaque ou de fuite. Si ces mouvements vigoureux prévalent et si les forces du corps sont mobilisées pour l'action, et si ce stade d'extrêmes perturbations continue à posséder tout l'organisme d'une façon incontrôlée pendant une période considérable, sans qu'il y ait de possibilité d'action, de terribles résultats peuvent en découler. »

Or, comme l'a fait remarquer René Held dans une conférence faite au sein du Cours supérieur d'anesthésiologie à la Faculté de médecine, en 1957, sur l'angoisse préopératoire, derrière toutes les structures névrotiques on retrouve toujours la peur. Le futur opéré qui doit faire face à une situation exceptionnelle et dangereuse, vivant donc dans la peur et dans l'angoisse, ne peut trouver aucun exutoire pour drainer le trop-plein de ses pulsions agressives, de ses desseins de fuite ou de défense face au danger de l'agresseur, du chirurgien auquel il a l'impression d'être en quelque sorte livré pieds et poings liés. Dans ces conditions, comme l'a écrit René Held, « les corrélations biologiques de la peur sont perçues à leur tour comme un signal secondaire de danger. Un cercle vicieux psychosomatique se ferme dès lors et ce sera la tâche du psychosomaticien, ici de l'anesthésiologiste, d'adjoindre, aux multiples contrôles et prémédications biologiques, une prémédication psycho-affective dont la nécessité ne le cède en rien à celle des premiers ».

Les réactions de l'être humain à la peur sont très variables. Certains sujets parlent très librement de leur peur, essayant de l'analyser, l'exposant dans ses moindres détails pour pouvoir en discuter et être rassurés. D'autres s'enferment au contraire dans un mutisme total, n'osant exposer leurs craintes de peur d'être taxés de stupidité, voire d'imbécillité ; ou, plus simplement, ils ont peur que ces craintes ne paraissent pas justifiées. Enfin, dans un certain nombre de cas, c'est la peur du diagnostic, donc de la vérité, qui pousse certains malades à ne plus consulter leur médecin lorsqu'ils sont gênés par des symptômes dont ils redoutent l'étiologie. Nous pouvons être en proie à une très forte peur à un niveau inconscient sans que ce sentiment émerge à aucun moment dans le champ de notre conscience. Ces craintes inconscientes, qui ont été étudiées très minutieusement par Cheeck et Lecron, peuvent être responsables de complications très importantes liées au déclenchement d'une hypercoagulabilité sanguine, ce qui peut entraîner en chirurgie des accidents thrombo-emboliques, des phénomènes de choc et des hémorragies par fibrinolyse. On sait depuis longtemps que la peur, l'angoisse peuvent déclencher une hypercoagulabilité sanguine.

Le système circulatoire est particulièrement sensible aux charges émotives et conflictuelles. Comme nous l'avons rapporté, dans un article intitulé « Réflexions sur le traitement anticoagulant », on a pu observer au cours des bombardements de Londres de nombreux accidents thrombo-emboliques chez des sujets en bonne santé qui avaient passé des heures immobilisés en position assise dans les abris, en proie à une angoisse très compréhensible. Une telle immobilité favorisait une stase au niveau des veines des membres inférieurs. Les stress émotionnels répétés avec décharge d'adrénaline provoquaient une activation d'un des facteurs de la coagulation, la pro-accélérine, déclenchant une poussée d'hypercoagulabilité. D'où formation de caillots au niveau des veines des membres inférieurs. A la fin de l'alerte, lors de la reprise de la marche, le caillot se détachant soudainement, les sujets tombaient foudroyés par une embolie pulmonaire.

L'étude expérimentale du stress a permis de vérifier l'apparition de spasmes vasculaires et d'une hypercoagulabilité consécutifs aux chocs émotionnels. Le plus souvent, la crainte de l'acte chirurgical n'est que l'un des aspects les plus particuliers d'une des plus grandes causes de peur de notre vie : l'inconnu. Tous les sophrologues sont d'accord sur le fait que les malades supportent bien mieux leur intervention et présentent des suites opératoires beaucoup plus simples, lorsqu'ils ont une confiance totale en leur chirurgien et que, sachant exactement en quoi consiste l'intervention projetée, ils ont été libérés de leur angoisse consciente et inconsciente. Cheeck et Lecron ont pratiqué des régressions de mémoire chez les adultes ayant subi des interventions chirurgicales au cours de leur enfance. Ils ont pu ainsi constater de manière indiscutable que l'angoisse préopératoire de l'enfant est essentiellement déclenchée et aggravée par la peur de l'inconnu. La perte totale de conscience ne peut être vraiment supportée sans crainte qu'en pleine connaissance de cause. Lorsque l'on fait revivre, en état sophronique, les sensations désagréables qu'ont éprouvées certains malades avant et en cours d'intervention, et qu'on essaie de faire préciser ce qu'il aurait fallu faire pour que cette expérience vécue comme angoissante et désagréable ait pu être transformée en une expérience bien acceptée, bien supportée, tous les malades répondent invariablement que des explications préalables, précises, concernant l'intervention auraient certainement permis de résoudre ce problème.

Les réactions de peur et d'angoisse varient considérablement d'un sujet à l'autre et sont conditionnées par de multiples facteurs dont certains sont propres à l'intervention chirurgicale : sa nature libératrice — comme dans une occlusion intestinale —, mutilante — comme dans un cancer du sein —, son siège et sa cause : maladie curable ou incurable, l'état général du malade. Mais en réalité, comme l'a montré Anna Freud, l'intensité des réactions émotionnelles du malade en instance d'opération n'est nullement fonction de la gravité de l'intervention mais est essentiellement conditionnée par la qualité et la profondeur des phantasmes conscients et inconscients, des productions imaginatives en rapport avec les peurs et les angoisses du premier âge. En effet, selon Anna Freud, « la douleur accrue par l'angoisse même légère représente un élément majeur dans la vie de l'enfant, elle est longtemps remémorisée et servira de point d'appel chez l'adulte ».

PRINCIPES GÉNÉRAUX DE PRÉPARATION A UNE INTERVENTION CHIRURGICALE

Nous retrouvons ici les mêmes éléments que dans un accouchement sans douleurs : l'établissement d'un bon rapport entre le chirurgien, l'anesthésiste-réanimateur et le malade ; une explication du *pourquoi* et du *comment* de l'intervention projetée ; la répétition de cette dernière : le malade étant placé en état sophronique aussi profond que possible, on lui fera vivre toutes les étapes de son intervention.

1) L'administration préopératoire de sédatifs. Il faut dire par exemple : « Maintenant, votre infirmière va vous donner un comprimé... A présent, vingt minutes se sont écoulées et vous vous sentez infiniment plus calme, plus détendu.

2) « On va maintenant vous raser telle partie du corps (lorsque l'intervention nécessite un rasage), puis on vous badigeonnera cette partie avec un désinfectant. Vous allez vous reposer quelques minutes.

3) « On roule votre lit le long du corridor pour vous amener jusqu'à la salle d'opération.

4) « Vous êtes à la salle d'opération. On vous place sur la table d'opération et une infirmière pique une de vos veines pour mettre en place une perfusion continue.

5) « Maintenant on va induire l'anesthésie. » (On décrit le type d'induction, soit par injection intraveineuse, soit par inhalation.)

6) « Vous constatez maintenant que la perception des phénomènes douloureux disparaît, vous ne sentez plus la douleur, puis c'est celle du toucher qui disparaît suivie enfin par celle du sens de position de votre corps.

7) « L'anesthésie est très satisfaisante et un dispositif permet d'obtenir une très bonne oxygénation de votre sang.

8) « On vous met en position chirurgicale en plaçant des champs stériles tout autour de l'endroit où l'on fera l'incision.

9) « L'intervention commence. » (On fait ainsi suivre pas à pas au malade tout ce qui va se passer depuis le moment où il quitte sa chambre jusqu'au moment où il y retourne.)

10) « Maintenant, tout a été fait et on vous ramène dans votre chambre. » (Il ne faut pas cependant être trop précis de manière à laisser la place pour des imprévus.)

Ayant vécu son intervention chirurgicale en état sophronique, le sujet est ainsi libéré de ses craintes, de son anxiété, et la supporte infiniment mieux. Cette préparation permet d'ailleurs de diminuer la prémédication et les doses d'anesthésiques. Les troubles postopératoires sont nettement diminués et les malades très suggestibles peuvent être complètement débarrassés de leurs troubles par suggestion postsophronique : « Rien ne viendra troubler vos suites opératoires, vous n'aurez pas de troubles, vous aurez un sentiment agréable parce que tout sera terminé. » Le sophrologue doit se montrer calme à tout moment, confiant, rassurant, réconfortant à l'égard de son malade. Tout bon médecin, toute infirmière intelligente, savent que les suggestions optimistes ont un effet bien supérieur aux explications les plus objectives concernant l'origine de telle ou telle maladie. Ils savent que chez les malades toute réflexion un tant soit peu ambiguë sera interprétée d'une manière pessimiste plutôt qu'optimiste. C'est la raison pour laquelle ils bannissent toutes les suggestions négatives et qu'ils disent : « Vous sentez-vous bien ce soir, monsieur X ? » plutôt que : « N'avez-vous pas mal ? »

PERCEPTION INCONSCIENTE DES SUJETS SOUS ANESTHÉSIE

Crile et Lower, dans un livre intitulé *Anocie Association*, étudient leurs propres réactions sous anesthésie générale et concluent que le cerveau continue à travailler chez les sujets sous anesthésie. Ils rapportent des exemples de sujets ayant continué à entendre ce qui se passait et se disait autour d'eux en cours d'intervention. Pour Van Dycke, le sujet se trouve alors dans un état parasophronique. On sait en effet qu'une narcose légère facilite incontestablement l'induction d'un état sophronique, mais est incapable de déclencher par elle-même l'installation d'un état sophronique vrai. Mais il existe certainement, comme l'a montré Cleitmann, des « états frontières » ayant pour dénominateur commun le même état neuromusculaire particulier.

Si la narcose induisant la relaxation musculaire augmente la suggestibilité du sujet, favorisant ainsi l'apparition d'un état sophronique, l'apprentissage de la relaxation musculaire simple peut, en dehors de toute suggestion, et comme l'a constaté Dick Read au cours de sa préparation à l'accouchement sans douleurs, induire un état sophronique. Dans « l'état parasophronique », le sujet est insensible à la douleur, il est apparemment inconscient, mais parfaitement capable d'entendre les voix et les sons. A la lumière de ces découvertes il est extrêmement important que médecins et chirurgiens sachent que le sujet anesthésié peut parfaitement entendre et enregistrer leurs propos tant en salle d'opération qu'en salle de réanimation. Ce qu'il entend ne peut être interprété par lui que dans le cadre de son champ de perception, c'est-à-dire à un niveau inconscient et avec toutes les possibilités de distorsion, d'erreurs, qui peuvent avoir parfois des conséquences sérieuses comme nous allons le voir. Dave Elman, dans son excellent livre *Finding in hypnosis*, raconte sa première observation d'une malade ayant entendu les propos tenus par le chirurgien en cours d'intervention, la mauvaise interprétation de ces derniers au niveau inconscient ayant entraîné une aggravation considérable des troubles. Devant celle-ci, le chirurgien fit appel à Dave Elman. Cette femme avait été opérée d'une lithiase vésiculaire qui se traduisait essentiellement par des vomissements qui s'aggravèrent spectaculairement après l'intervention, au lieu de disparaître. L'ayant mise en état sophronique profond et l'ayant fait régresser au moment de l'intervention, Elman constata que la malade devint anxieuse, agitée. Elle finit par lui confier qu'elle avait entendu le chirurgien dire en cours de l'intervention : « Elle ne sera plus la même après cela. » Ces mots avaient été enregistrés et interprétés par l'inconscient comme ayant une mauvaise signification impliquant une aggravation postopératoire de son état. Bien entendu, à l'état conscient, la malade n'avait aucun souvenir de ce fait. Il fallut lui faire revivre la chose en état de régression et expliquer à son inconscient que ce que le chirurgien avait voulu dire c'est qu'elle serait beaucoup mieux après l'intervention qu'avant : « Elle ne sera plus la même parce qu'elle sera beaucoup mieux. » L'état de la malade s'améliora spectaculairement, les vomissements disparurent complètement.

Crile lui-même, dans son autobiographie publiée en 1947, raconte un fait quelque peu analogue qui s'était passé en 1907. Une malade avait été prémédiquée et l'anesthésie avait été induite. Juste avant l'intervention le chirurgien résuma brièvement pour les médecins présents l'histoire clinique de la maladie. A quelques jours de là, Crile, lui ayant demandé si elle ne se souvenait de rien de ce qui avait été dit au cours de l'intervention, fut quelque peu surpris lorsqu'elle lui récita presque mot à mot l'histoire clinique commentée par le chirurgien. C'est à Milton Erickson que revient le mérite d'avoir démontré, dès 1937, qu'il était possible, par les techniques sophroniques, de « percer » l'amnésie liée aux états de narcose. Pour toutes ces raisons, il convient que les médecins et les chirurgiens aient toujours présent à leur esprit la recommandation de Cheeck et de Lecron : « Faites très attention lorsque vous êtes en salle d'opération, votre patient écoute et peut ne pas interpréter vos propos de la manière dont vous voudriez qu'il les interprète. »

ANESTHÉSIE SOPHRONIQUE

Cette anesthésie sera étudiée en détail au cours du chapitre « Sophrologie et Dentisterie ». Nous en dirons toutefois quelques mots ici.

Il est possible, l'expérience l'a prouvé, de faire des interventions chirurgicales majeures en état sophronique. Esdaile, dont nous avons rapporté l'histoire, a été incontestablement l'un des pionniers les plus brillants de cette méthode et nous avons vu que Kroger et Ralph August avaient pu pratiquer des césariennes sous état sophronique. Pendant la Seconde Guerre mondiale, les chirurgiens des camps de prisonniers ne disposaient pas d'anesthésique et un certain nombre d'entre eux eurent recours aux techniques sophroniques avec des succès remarquables, tels Woodruf et Sampinon à Singapour. D'autres chirurgiens, tels Lester Millikin de Saint-Louis, pratiquent la grande chirurgie en état sophronique avec des résultats remarquables. Les malades pouvant se promener, boire et manger immédiatement après l'intervention. Il ne faut pas oublier cependant que seulement 25 p. 100 des sujets sont capables d'atteindre un état sophronique profond indispensable à une très bonne anesthésie.

L'expérience faite par le Dr Munrow à la Mayo Clinic de Rochester nous paraît infiniment plus intéressante. Dès 1906, Munrow avait attiré l'attention des frères Mayo sur les techniques hypnotiques qui, dans son esprit, devaient permettre d'obtenir, sinon une anesthésie totale, du moins une bonne préparation et une réduction des doses d'anesthésiques. L'anesthésiste de la clinique, Miss Magoon, essaya la technique proposée et constata avec stupéfaction que, chez les sujets placés en état sophronique, les doses d'anesthésique pouvaient être réduites des trois quarts et, par la suite, que toute mortalité par accident en cours d'anesthésie devait disparaître. Elle devait ainsi réaliser 17 000 anesthésies chirurgicales sans une seule mort, ce qui constitue un record impressionnant. Les patients ignoraient que l'on utilisait l'hypnose comme technique d'induction. La méthode utilisée était d'ailleurs simple. On disait aux malades : « Nous allons bientôt commencer l'anesthésie, mais pour la rendre plus facile j'aimerais que vous fassiez ce que je vais vous dire : ouvrez largement vos yeux, je vais mettre mes doigts sur vos paupières pour fermer vos yeux, comme ceci. Et maintenant, tout ce que je vous demande c'est que vous pensiez que vous ne pouvez plus les ouvrir, assurez-vous que vous ne pouvez plus les ouvrir, nous allons commencer l'anesthésie dans un petit instant, puis vous vous réveillerez dans votre chambre, continuez seulement à faire comme si vous ne pouviez plus ouvrir vos yeux. » A notre avis, c'est dans cette voie que les recherches des sophrologues devront s'orienter à l'avenir.

Chapitre 28

MANIPULATION DE LA DOULEUR PAR SOPHRONISATION

Pour tout individu la souffrance est une expérience subjective qui accapare toute son attention et vis-à-vis de laquelle il se trouve désarmé. En effet, du fait d'expériences passées, il a acquis certains comportements psychologiques, physiologiques et neurologiques, réalisant des associations et des conditionnements absolument inconscients qui rendent possibles, comme l'a démontré Milton Erickson, le contrôle et la suppression de la douleur. Nous savons que tous les processus d'adaptation passent au bout d'un certain temps du conscient à l'inconscient. Le conducteur novice est obligé de concentrer, au début de son apprentissage, toute son attention sur les différentes manœuvres indispensables à la conduite de son automobile. Au bout de quelques mois, il est capable de conduire en parlant et en fumant. Il a acquis un certain nombre d'automatismes qui n'exigent plus l'intervention de sa conscience vigile. La douleur la plus vive, la plus lancinante peut en effet disparaître si l'attention du sujet est complètement détournée du fait d'une situation nouvelle, mobilisant toutes ses facultés. C'est le cas du soldat gravement blessé dans le feu de l'action, qui ne ressent sa blessure que lorsque toute son énergie n'est plus mobilisée par les nécessités de la lutte. Un autre exemple est celui de la rage de dents qui disparaît lorsque l'on se rend chez le dentiste, ou de la migraine qui s'évanouit comme par enchantement lors de la projection d'un film particulièrement captivant. Dans tous ces cas, la souffrance est rejetée hors du champ de la conscience, par d'autres stimuli plus accaparents.

LA DOULEUR : SA SIGNIFICATION

La douleur constitue une expérience subjective qui n'est pas nécessairement exclusivement consciente. Elle peut se manifester sans prise de conscience pendant le sommeil, sous narcose et même sous anesthésie, comme le prouvent les manifestations objectives d'accompagnement que l'on peut observer chez des malades et comme l'ont démontré les expériences de régression de mémoire chez les sujets en état sophronique auxquels on fait revivre une intervention chirurgicale. Comme la douleur est surtout une expérience subjective consciente comportant toute sorte de significations émotionnelles et psychologiques désagréables, menaçantes et même dangereuses, elle est souvent accessible à la sophronisation qui s'avère parfois très facile, quelquefois très difficile, l'intensité du phénomène douloureux n'étant pas un facteur déterminant. L'utilisation de la sophronisation pour la manipulation des phénomènes douloureux, nécessite, comme l'a souligné Erickson, son étude analytique.

La douleur est loin d'être un simple stimulus nocif univoque. Elle a une réalité, une signification temporelle, expressionnelle, psychologique et somatique. Elle est un facteur de motivation extrêmement puissant dans l'expérience existentielle, déterminant souvent l'intervention du médecin. Elle est en réalité, comme le souligne Erickson, un complexe, une construction composée des réminiscences des expériences douloureuses passées et de l'expérience présente, amplifiées en outre par la peur anticipée de la douleur future. Le phénomène douloureux actuel ne représente donc en réalité qu'un tiers de l'expérience vécue. Rien ne l'amplifie plus que la peur de sa persistance. C'est précisément parce qu'il est une construction que le phénomène douloureux est contrôlable par la sophronisation, ce qu'il ne serait pas s'il était limité au seul présent. En tant qu'expérience existentielle, la douleur répond d'autant mieux à la sophronisation qu'au cours de l'existence elle varie de nature et d'intensité, qu'elle acquiert, au travers des expériences vécues, des significations secondaires résultant d'interprétations diverses. C'est ainsi que le malade peut la considérer temporellement comme transitoire, récurente, aiguë ou chronique, chacune de ces qualités pouvant offrir diverses possibilités d'approche sophronique. Elle présente également certains attributs émotionnels : elle peut être irritante, accaparante, gênante, inhibante, menaçante, insupportable ; chacun de ces aspects conduit à certaines dispositions psychologiques associées à diverses idées susceptibles de répondre à la sophronisation. Comme le fait remarquer Erickson, une douleur de longue durée, bien localisée, peut engendrer l'habitude d'interpréter, après sa disparition, toute sensation provenant de cette zone comme intrinsèquement douloureuse. Le phénomène douloureux est donc essentiellement un complexe neuro-psycho-physiologique caractérisé par les diverses interprétations de la personne qui souffre. Les expériences très poussées faites dans les laboratoires de l'université Harvard, on montré que les phénomènes douloureux pathologiques étaient beaucoup plus influencés par la suggestion que ceux induits artificiellement. Goldy, en 1957 déjà, avait signalé que les sujets accidentés souffrant intensément étaient souvent très facilement sophronisables et qu'il était parfaitement possible de réduire des fractures sans la moindre douleur, de nettoyer et de sutturer les plaies en état sophronique. L'induction de l'état sophronique est d'ailleurs d'autant plus facile que le sujet redoute une anesthésie générale et qu'en définitive, ses motivations sont plus puissantes.

PROCÉDÉS SOPHRONIQUES PERMETTANT DE MANIPULER ET CONTRÔLER LES PHÉNOMÈNES DOULOUREUX

Il existe de nombreux procédés permettant de combattre la douleur par suggestion. Ils ont été particulièrement étudiés par Milton Erickson.

1) La suggestion directe de l'abolition totale de la douleur :

Ce procédé est celui qui compte le plus d'échecs. En effet, si vous suggérez à votre malade que sa douleur disparaît totalement, étant donné qu'il la ressent d'une manière assez intense, qu'elle accapare son attention, les suggestions directes risquent fort d'être rejetées si vous n'arrivez pas à détourner complètement son attention. Cet échec risque fort de décourager le malade et de l'installer dans un état de résistance qui empêchera par la suite l'utilisation de tout procédé sophronique. Il est évident que si vous vous trouvez par exemple en présence d'un malade qui a une fracture de l'humerus, vous ne pouvez pas lui dire : « Je vais vous apprendre une technique simple de relaxation. » Ce serait profondément ridicule. Par contre, vous pourrez, quand vous arriverez en blouse blanche devant le malade et qu'il réalisera donc que vous êtes médecin, induire un état sophronique sans aucun rituel, sans aucune technique. Votre présence le calmera et l'autorité émanant de votre personnage créera d'emblée les conditions favorables à la sophronisation. Le commandement autoritaire : « Fermez les yeux » entraîne un détournement de l'attention qui permet d'implanter la suggestion de sommeil : « Et maintenant dormez profondément... De plus en plus profondément. » Dans un certain nombre de cas, vous verrez le malade tomber en état sophronique. Fleischer recommande la méthode des mains serrées que nous avons décrite. Dans ces circonstances particulières, le sophrologue doit faire appel au maximum d'autorité et de vigueur de manière à subjuguer en quelque sorte le malade. Quand, à la suite de vos suggestions, les mains sont bloquées, vous dites : « Il vous est maintenant impossible de séparer vos mains, n'essayez plus de les séparer et dormez », la suggestion de dormir sera souvent facilement acceptée par le sujet qui souffre beaucoup, donc est fortement motivé. Dans les cas, où, du fait de la nature du traumatisme, cette technique ne peut être utilisée, le praticien pourra parfois obtenir une sophronisation instantanée en adoptant une attitude totalement dominatrice et en intimant impérieusement au malade l'ordre suivant : « Fermez les yeux et dormez, dormez profondément, dormez de plus en plus profondément. Vous dormez. » La surprise et la motivation profonde du sujet le poussant à fuir la douleur déclenchent assez souvent un état sophronique instantané.

2) La méthode indirecte par réinterprétation de l'expérience douloureuse en état sophronique :

Il est plus facile d'utiliser la méthode indirecte qui expose au malade les raisons pour lesquelles ses symptômes peuvent être atténués ou disparaître. De cette manière, les suggestions ont beaucoup plus de chance d'être acceptées et la diminution des symptômes douloureux obtenue. Hartland utilise l'induction suivante : « La douleur est parfois déclenchée, toujours amplifiée par la tension nerveuse et l'anxiété... Par conséquent, si vous vous relaxez, si vous vous détendez, vous commencez déjà à vous sentir mieux et, au fur et à mesure que votre relaxation s'accentuera, votre douleur s'apaisera de plus en plus. Et maintenant vous vous sentez si totalement, si complètement relaxé que la douleur s'estompe de plus en plus et disparaît. »

3) Procédé utilisant l'amnésie :

Dans la vie quotidienne, on peut faire de nombreuses observations de disparition transitoire des manifestations douloureuses du fait du détournement de l'attention. C'est le cas d'une mère en proie à une souffrance intense et qui oublie sa propre douleur en voyant l'un de ses enfants blessé. L'amnésie peut être appliquée sous de nombreuses formes en état sophronique : on peut utiliser une amnésie partielle, sélective, aux qualités et aux attributs du phénomène douloureux décrit par le malade.

4) L'analgésie sophronique :

L'analgésie sophronique peut être partielle, complète, sélective. On peut par exemple modifier entièrement l'expérience douloureuse en suggérant une sensation de torpeur qui entraînera une distorsion dans la perception du phénomène douloureux dans le sens d'une analgésie plus ou moins complète et d'une sensation de confort. De même, une relaxation poussée, au cours de laquelle est suggérée une sensation de chaleur dans la zone douloureuse, peut entraîner des modifications sensorielles allant jusqu'à l'analgésie complète. Lorsque l'on donne de telles suggestions, il faut toujours commencer par la suggestion positive, celle de chaleur, et ce n'est qu'une fois celle-ci réalisée, quand le sujet aura nettement pris conscience de cette chaleur, que vous pourrez placer la suggestion négative d'analgésie progressive, qui a ainsi toutes les chances d'être acceptée.

5) L'anesthésie sophronique :

L'anesthésie sophronique est souvent assez difficile à obtenir par suggestion directe. Le plus souvent elle devra être obtenue d'une manière indirecte par l'élaboration de situations psychologiques ou émotionelles, excluant le phénomène douloureux et permettant d'établir une anesthésie susceptible d'être prolongée par des suggestions postsophroniques.

6) Procédé de remplacement ou de substitution.

Ce procédé est basé sur le remplacement ou la substitution sophronique des sensations et c'est celui qu'emploie le plus le professeur Caycedo lui-même. Erickson donne l'exemple d'une cancéreuse souffrant de douleurs intolérables et qui répondit remarquablement à la suggestion d'un prurit tenace et ennuyeux de la plante du pied. Son état de faiblesse lui rendant difficile le grattage de la plante du pied, le prurit suggéré accapara toute son attention. Dans un deuxième temps, on lui dit, en état sophronique, des suggestions de chaleur, de fraîcheur, de froid et d'engourdissement des régions douloureuses du corps ; suggestions qui firent disparaître les douleurs. Dans un troisième temps, le prurit de la plante du pied fut porté sur la cicatrice de sa mammectomie et, grâce à ce procédé de substitution, la malade put vivre sans grande douleur, accusant uniquement son prurit pendant les six derniers mois de sa vie.

7) Le déplacement du phénomène douloureux.

Cette technique consiste à déplacer la zone douloureuse d'une partie du corps sur l'autre. Erickson donne l'exemple d'un homme mourant d'un cancer de la prostate et accusant des douleurs abdominales intenses qui résistaient à tous les sédatifs et ne disparaissaient pas en état sopronique profond. Ce sujet comprit parfaitement le concept du déplacement de la douleur, réalisant que la douleur abdominale atroce qui le minait, pourrait être parfaitement tolérable, une fois déplacée au niveau de la main gauche, car elle n'aurait pas à ce niveau la même signification menaçante et angoissante. Il accepta l'idée de ce transfert de la douleur abdominale qui disparut et il s'habitua très bien à la douleur de la main gauche ; il survécut confortablement pendant trois mois. Cette possibilité du déplacement du phénomène douloureux permet aussi un déplacement des attributs de la douleur. On peut, en les modifiant, agir considérablement sur le complexe douloureux tout entier.

8) La dissociation sophronique.

La dissociation sophronique peut être utilisée pour la lutte et le contrôle des phénomènes douloureux. Erickson préconise surtout les techniques de désorientation du corps et du temps. Pour la désorientation dans le temps on procède de la manière suivante : prenons le cas d'un malade dont la douleur résiste à toutes les drogues, même à la sophronisation. On peut le faire régresser en état sophronique jusqu'au début de sa maladie où les phénomènes douloureux étaient minimes et on peut maintenir le sujet à cette période grâce à des suggestions postsophroniques appropriées. On peut même quelquefois ramener le sujet à un stade antérieur à sa maladie et, par des suggestions postsophroniques, faire disparaître toutes les sensations anormales liées à la maladie. Cependant, bien qu'assez souvent un tel résultat ne puisse être entièrement obtenu chez un malade présentant des douleurs très violentes, les sensations agréables précédant la maladie peuvent être revécues et projetées dans le présent, ce qui permet de neutraliser certaines qualités subjectives du complexe douloureux, entraînant ainsi son atténuation.

La technique de désorientation corporelle est plus complexe et ne peut se faire qu'en état sophronique profond. Le sujet est alors amené à se dissocier lui-même, en quelque sorte à se « dédoubler ». Erickson donne les exemples suivants : l'une de ses malades, rompue aux procédés autosophroniques, avait pris l'habitude, lorsque se manifestaient des douleurs devenues intolérables, d'entrer en transe et de se comporter comme si elle était dédoublée, son corps douloureux restant étendu sur son lit tandis que son double passait dans une autre pièce. La malade expliqua à Erickson qui venait lui rendre visite : « Juste avant votre arrivée, j'ai eu une crise douloureuse. Aussi, suis-je entrée en état de transe, montée dans une chaise roulante et partie dans le living-room pour regarder un programme télévisé ; j'ai laissé mon corps douloureux dans ma chambre. » Elle raconta le spectacle imaginaire auquel elle avait assisté. Une autre malade qu'Erickson avait traitée par sophronisation plusieurs années auparavant, et qui pratiquait parfaitement l'autosophronisation, disait à son chirurgien : « Vous savez bien, docteur, que je perds connaissance chaque fois que vous me faites le pansement parce que je ne puis supporter la douleur. Aussi, si vous n'y voyez pas d'inconvénient, j'entrerai en état autosophronique, je laisserai mon corps sur le lit, ici, pour que vous vous en occupiez et j'irai dans le solarium. » Plus tard, la malade expliqua : « Je m'installai dans le solarium d'où je pouvais observer le chirurgien penché sur mon corps, mais il était placé de telle façon que je ne pouvais voir ce qu'il faisait, alors je regardai par la fenêtre, puis revins et me sentis fort bien. »

9) Distorsion du temps.

Cette méthode décrite par Cooper et Erickson est souvent la plus utile des mesures sophroniques du contrôle de la douleur. Un excellent exemple illustrant les possibilités de cette technique est celui du malade présentant un paroxysme douloureux toutes les trente minutes environ, nuit et jour, le malade vivant entre ses crises dans un état d'anxiété extrême. La méthodologie utilisée fut la suivante : dans un premier temps, on apprit au malade en état sophronique à développer une amnésie pour toutes les crises douloureuses antérieures. Ce résultat étant acquis, on lui suggéra ensuite qu'il n'aurait pas conscience des crises à venir. On lui apprit alors la distorsion de temps par « condensation » du temps (dix minutes de souffrance étaient converties en vingt secondes). On lui donna alors des suggestions postsophroniques visant à faire de chaque crise un phénomène nouveau servant de signe-signal qui entraînait le déclenchement d'un état autosophronique, ce qui lui permettait de sentir la douleur dans un état de transe et de sortir de la transe en n'ayant gardé aucune conscience, aucun souvenir de la souffrance. Cette technique élaborée permet donc de condenser la douleur et de la faire passer du conscient dans l'inconscient.

10) Diminution des phénomènes douloureux.

Lorsque l'on a l'impression que le malade ne répond à aucune des techniques décrites, on utilise alors un procédé qui consiste tout simplement à lui donner des suggestions entraînant une diminution de la douleur. On insiste bien sur le fait que cette diminution sera très lente, imperceptible, progressive, s'installant sur un temps donné sans qu'il puisse s'en rendre compte avant une huitaine de jours. Il faut souligner au malade qu'une diminution de 1 p. 100 de la douleur ne pourrait pas être perçue, ni même une diminution de l'ordre de 2 à 3 p. 100, peut-être même de 4 à 5 p. 100, mais qu'une telle diminution en sera quand même une. Puis on continuera en disant qu'une diminution de 5 p. 100 le premier jour, de 2 p. 100 le deuxième jour ne serait toujours pas perceptible, mais que si le troisième jour elle diminue encore de 3 p. 100, ce qui serait toujours imperceptible, il aurait tout de même obtenu déjà une diminution notable de sa douleur. Une telle série de suggestions peut être continuée jusqu'à ce qu'il ne reste que 80 p. 100 de l'intensité initiale, puis 70 p. 100, puis 50 p. 100, 40 p. 100 et même parfois 10 p. 100. Ainsi, le malade est progressivement amené à une maîtrise de plus en plus complète de la douleur. En effet, si on lui suggère que la diminution se fait très progressivement, il ne peut pas refuser la suggestion. Son espoir de voir diminuer la souffrance imperceptiblement fait qu'il s'autosuggestionne et que finalement l'intensité des symptômes diminue.

Chapitre 29

SOPHRONISATION EN DERMATOLOGIE

La peau et le cerveau ont eu la même origine embryologique, ils dérivent de l'ectoderme. Comme l'a écrit **Joseph V. Klauder** : « La psyché exerce sur la peau une influence plus grande que sur tout autre organe... La peau est un organe important d'expression, comparable seulement aux yeux. » Il donne une liste des maladies de la peau dans lesquelles « les phénomènes psychiques jouent un rôle de motivation, soit un rôle important de détermination ». Voici cette liste :

Rougir, pâlir, chair de poule, horripilation, modification de la sudation ;	motivées par des émotions

dermatographisme, angio-névrose, eczéma érythémateux, œdème de Quink, eczéma aigu (dermatite aiguë) ;
urticaire aiguë ou chronique ;
œdèmes (œdème de Quink, œdème des hystériques) ;
prurit localisé ou généralisé ;
dermatophobie ;
excoriations névrotiques : dermatothlasie (Fournier, lésions

que le malade crée lui-même, sans vouloir induire en erreur, psychogenèse variable) ;

dermatites artificielles (mythomanie de Dupré, lésions produites par le malade lui-même pour induire en erreur) ;

douleurs fixes et troubles de la sensibilité (topalgie de Brock, par exemple : glossodynie) ;

angiospasmes (engourdissement des doigts) ;

perte subite des cheveux (*alopetia aerata*) ou blanchissement subit des cheveux (canitie) ;

trichotillomanie ;

trichocryptomanie ;

stigmates imitant ceux de la crucifixion ;

tatouages ;

manifestations d'ordre psychique dans les états allergiques.

Le dermatologue qui se borne à une thérapeutique purement locale des troubles cutanés va souvent au-devant d'échecs bien compréhensibles. Nous allons passer rapidement en revue les indications majeures de la sophronisation dans le traitement des maladies cutanées auxquelles l'auteur soviétique Kartamichev a consacré un livre très remarquable.

LES VERRUES

On sait depuis longtemps que les verrues, qui sont des tumeurs bénignes d'origine virale, sont d'une part susceptibles de disparaître spontanément et, d'autre part, d'être influencées par la suggestion. Nos grand-mères connaissaient toutes des recettes infaillibles pour guérir les verrues. Le résultat obtenu était d'autant plus positif que la croyance en l'efficacité du procédé était plus forte. Hartland rapporte une expérience très démonstrative à cet égard. Un groupe de malades porteurs de verrues fut traité par radiothérapie superficielle. Les malades furent divisés en deux lots ; le premier reçut un traitement radiothérapique effectif, le deuxième un simulacre de traitement. On constata alors que le pourcentage et la rapidité de disparition des verrues étaient pratiquement les mêmes dans les deux lots. Ce fait démontre la puissance de la suggestion. Les malades étaient tellement persuadés au départ de l'efficacité du traitement radiothérapique que leurs verrues guérissaient en réalité par autosuggestion. Rien d'étonnant dès lors à ce que la suggestion en état sophronique soit une arme efficace. Pour obtenir de bons résultats, il faut mettre les sujets en état sophronique profond, leur suggérer une sensation de chaleur, d'abord dans la région de la verrue, puis concentrée sur la verrue, chaleur qui séchera la verrue, la fera diminuer de volume. Il est certain que même les grosses verrues exigeant d'habitude un traitement par cautérisation sont susceptibles de disparaître par sophronisation, ainsi que l'ont montré les travaux de Block, Zwid et McDowell.

HYPERHYDROSES

Ambrose, dès 1852, a insisté sur les bons résultats obtenus par sophronisation dans les hyperhydroses. Chalmer et Kule ont montré que la transpiration excessive était liée à une décharge trop importante d'acétylcholine, au niveau des terminaisons postganglionnaires, liée très probablement à une augmentation d'activité du système nerveux, troubles qui sont donc parfaitement accessibles à la sophronisation.

ECZÉMA

Les résultats obtenus par sophronisation dans les cas d'eczéma chronique sont variables. Il semble bien que ceux où les poussées sont déclenchées par des conflits psychologiques réagissent le mieux. Bolgert et Piret ont récemment décrit les signes qui doivent faire soupçonner l'influence des facteurs psychologiques dans le déclenchement de l'eczéma. Ce sont :

— l'attitude anxieuse du malade ;

— la longue précession du prurit et la disproportion entre son intensité et l'aspect des lésions ;

— la sensation de brûlure isolée ou associée au prurit ;

— l'apparition de lésions secondaires non explicables par une intolérance thérapeutique, succédant à une longue période d'eczéma localisé, surtout si les lésions sont symétriques et lichénoïdes ;

— l'intolérance du malade aux préparations les plus anodines, l'amélioration souvent rapide par l'hospitalisation sous la seule influence du *nursing*.

Souvent les malades viennent nous consulter, après avoir vu de nombreux médecins essayer tous les onguents de la création, en proie à un profond découragement. Leur maladie passe à la chronicité, s'associant parfois avec de l'asthme et d'autres manifestations allergiques, qui évoluent par poussées, l'état du malade se détériorant tant que l'élément psychologique de la maladie n'est pas mis au jour et traité. Pour Meares, on est frappé chez beaucoup de ces malades par de violentes abréactions d'hostilité, très souvent à l'égard de leurs supérieurs. Ils souffrent en général d'un conflit bloqué de frustration affective, et ne peuvent libérer leur agressivité. Comme dans l'asthme, beaucoup d'entre eux sont améliorés grâce à la sophronisation par un changement d'attitude dû à la « ventilation » des facteurs psychologiques responsables.

NEURODERMATOSE

On sait que dans la neurodermatose il y a toujours des perturbations psychologiques et émotionnelles sous-jacentes et inconscientes. La sophro-analyse permettra de découvrir la vraie cause et de la soigner par psychothérapie en état sophronique.

PELADE

Là encore, c'est le traitement des perturbations psychologiques et émotionnelles sous-jacentes, mises en évidence par sophro-analyse et traitées sous sophronisation, qui permettra d'obtenir la guérison.

PSORIASIS

On sait que dans le psoriasis, dont la cause exacte est encore inconnue, les facteurs psychologiques jouent un rôle très important. Bolgert et Soule étudiant 500 malades ont mis en évidence :

— chez 52,5 p. 100 d'entre eux, un état psychasthénique caractérisé par l'angoisse, l'insécurité, un manque de confiance en soi sur lequel se greffent différentes phobies et obsessions ;

— dans 48 p. 100 des cas, de façon certaine et dans 20 p. 100 des cas de façon probable, des agressions psychiques, des frustrations à l'origine des poussées.

Comme l'a écrit Frisch, la localisation milite en faveur d'une théorie psychogène car elle a très souvent un caractère symbolique. Le psoriasis intéresse les régions génitales quand les préoccupations sont d'origine sexuelle, les membres quand elles sont d'origine professionnelle, la tête, le cuir chevelu, les régions rétro-auriculaires quand les soucis appartiennent à la sphère affective. Il s'agit pour Sapir d'un phénomène très analogue à celui de la conversion hystérique constituant en quelque sorte une projection du conflit sur la partie symbolique du corps qui annule l'angoisse. Là encore, les méthodes sophromnésiques de Caycedo, qui révèlent les causes profondes de la maladie, si elles sont associées à une psychothérapie en état sophronique, permettent d'obtenir dans un certain nombre de cas des résultats appréciables. De même, les techniques autosophroniques, comme le training-autogène de Schultz et la relaxation dynamique de Caycedo, permettent d'espacer et même d'enrayer les poussées évolutives de la maladie.

Chapitre 30

SOPHROLOGIE ET GASTRO-ENTÉROLOGIE

Les troubles psychosomatiques sont extrêmement fréquents en gastro-entérologie et l'on considère qu'ils représentent la moitié de la clientèle au moins des gastro-entérologues. Ce phénomène s'explique par le fait que le tube digestif occupe une place privilégiée dans l'ensemble des organes, car il est étroitement soumis dès la naissance aux influences psychosociales et gouverné par le système neurovégétatif, donc très dépendant de la vie émotionnelle. Comme l'a écrit René Held : « Le tube digestif n'est qu'un seul et même conduit qui, non seulement au point de vue spatial mène depuis la bouche jusqu'à l'anus, mais joue un rôle capital et voit se jouer du premier de ses orifices jusqu'au second, selon une mélodie pulsionnelle d'intégration et de maturation temporelle, tout le destin du petit homme. »

Pour comprendre l'adulte, il est indispensable de revenir pour un temps au nourrisson. Chez lui, le tube digestif occupe pratiquement la place centrale de son comportement. La fonction respiratoire le met en rapport avec le monde extérieur par l'intermédiaire de l'air. Mais les modes de relation du tube digestif se distinguent de la fonction respiratoire par la qualité de l'objet incorporé. Le comportement du nourrisson est extrêmement subordonné au sein maternel et au biberon, c'est-à-dire à la mère elle-même. Toute sa vie affective se développe autour de la fonction digestive, le lait maternel lui apportant l'apaisement de sa faim, un plaisir certain, associé également à une sensation de sécurité et d'affection. Le retard du biberon ou du sein maternel entraîne une sensation de frustration et déclenche la colère du petit homme. La première expérience relationnelle avec le monde est celle de la mère nourricière, elle est donc d'ordre essentiellement digestif. Au stade suivant, le nourrisson se trouve confronté au problème de la défécation. Lors du développement du cortex et des fibres myelinisées, toute éducation contraignante peut le mettre en situation conflictuelle. Il faut qu'il fasse l'apprentissage de la propreté au cours duquel la mère n'est plus une entité nourricière mais symbolise alors la loi et l'autorité. L'enfant pourra éprouver au travers de l'objet expulsé des sentiments de puissance, de libération, de destruction, de culpabilité. Bref, c'est par la manipulation de cet objet qu'il pourra affirmer sa volonté soit d'être propre, c'est-à-dire d'obéir aux impératifs de la société, soit, en se salissant, sa volonté de résistance. Par la suite, l'individu devenu adulte et ayant acquis un langage, c'est-à-dire un moyen de communication avec le monde externe, les modes de relation habituelle et antérieure de l'enfant ne disparaissent pas. Comme l'a écrit Feret, l'évolution ne se fait pas d'une manière linéaire, mais par couches successives, les couches se superposant sans s'effacer. C'est la raison pour laquelle tout adulte pourra avoir au cours de son existence, lors des maladies par exemple, de nombreuses occasions de régresser, c'est-à-dire de revenir à un état affectif ou émotionnel infantile. Cette régression est, comme l'a souligné René Held, un mécanisme de défense privilégié. En effet, au cours de toute maladie médicale ou chirurgicale entraînant une immobilisation prolongée, les soins de l'infirmière déterminent une régression, un retour à un état antérieur où l'on était petit, sans défense, dépendant de la mère. Le système relationnel de l'adulte avec le monde extérieur porte donc l'empreinte de ses expériences infantiles et le tractus digestif, par sa structure et sa fonction, occupe une place de choix dans ce système relationnel. On peut donc en déduire que toute perturbation du système de relation du sujet avec le monde ambiant entraînera des répercussions sur le tube digestif. L'altération des fonctions digestives entraînera inversement des perturbations du système relationnel. Et l'on retrouvera chez le malade souffrant de troubles digestifs les problèmes qui sont en quelque sorte le résultat des résidus psychiques des stades oral et anal. Au stade oral, la faim de l'enfant et l'angoisse qui lui est associée sont essentiellement un problème d'acquisition. L'enfant est frustré s'il ne reçoit pas de nourriture. Chez l'adulte l'anxiété se manifeste souvent pas des troubles dyspeptiques. Le patient désire intensément quelque chose, il ne peut pas l'acquérir et son sentiment de frustration prendra une expression digestive. L'enfant est dépendant de sa mère pour sa nourriture. Certains sujets conservent ce besoin de dépendance qui les sécurise, dépendance vis-à-vis de l'Etat, de la société, de la collectivité...

Au stade anal, on retrouvera, comme l'a souligné Feret, des problèmes de propreté, de morale, de sens du devoir ou de l'épargne, mais aussi de respect ou de révolte contre tout ce qui représente la loi ou l'autorité (parentale, conjugale, patronale). Ces problèmes ne s'expriment bien entendu au niveau du tube digestif que s'ils ne sont pas résolus et refoulés dans l'inconscient. Classiquement, on distingue deux types de troubles psychosomatiques :

1) Les malades psychosomatiques qui présentent des affections organisées et sont susceptibles de mettre en jeu le pronostic lors des poussées aiguës : l'ulcère duodénal et la recto-colite hémorragique en sont des exemples typiques.

2) Les troubles psychofonctionnels : dyspepsie, colopathie fonctionnelle. Il s'agit de troubles fonctionnels labiles, réversibles mais récidivants. Au cours de ces troubles, on peut mettre en évidence une unité pathologique entre une expression physique et une expression psychique, ces manifestations étant parfaitement coordonnées et en rapport avec les perturbations émotionnelles.

LES TROUBLES DE LA DÉGLUTITION

La dysphagie hystérique, les spasmes œsophagiens, le cardiospasme peuvent être traités avec succès par les méthodes sophroniques et autosophroniques. La boule œsophagienne s'observe en général chez les sujets ayant une personnalité à structure hystérique ; assez souvent, ce trouble est en rapport avec des sentiments de frustration ou d'insatisfaction sexuelle.

Le cardiospasme s'observe, comme l'a souligné Feret, chez les sujets exagérément soumis ou dépendants, à l'occasion d'un choc émotif violent. Il peut aboutir à la longue à une sténose œsophagienne relevant de la chirurgie. Comme l'avait remarqué Schultz, les malades souffrant de ces troubles disposent d'une représentation très exacte, très précise, de l'organe malade, c'est-à-dire de l'œsophage, ce qui les aide considérablement dans l'apprentissage des techniques autosophroniques. En état sophronique, comme au cours du training-autogène, c'est la suggestion d'un courant de chaleur descendant du pharynx à l'estomac qui permettra d'obtenir les meilleurs résultats.

L'ULCÈRE D'ESTOMAC

Hartman a défini l'ulcéreux comme un sujet qui considère tous les obstacles de l'existence comme de véritables épreuves qu'il lui faut surmonter et vaincre coûte que coûte, transformant ainsi son existence en une véritable compétition. Pour lui l'ulcère d'estomac est une maladie de la civilisation frappant les hommes énergiques et ambitieux. Selon lui, les coolies chinois et les Indiens d'Amérique latine ne sont jamais atteints d'ulcère, ce qui s'expliquerait par le caractère apathique et résigné de ces ethnies. Des études effectuées par Alexander à l'Institut psychanalytique de Chicago ont montré que ce n'était pas un type de personnalité, mais plutôt une situation conflictuelle qui était caractéristique dans le développement de cette maladie. Pour lui, il y a chez ces malades un conflit entre un désir de dépendance infantile (être aimé, être servi) et le moi adulte aspirant à l'indépendance. Ce conflit détermine un comportement agressif, des ambitions, des attitudes d'indépendance, les sujets acceptant de porter les plus hautes responsabilités alors qu'au fond d'eux-mêmes ils ont un besoin de dépendance, rêvent de mener une vie à l'abri comme lorsqu'ils étaient enfants. Ce besoin refoulé d'amour, de dépendance, entraîne la somatisation et l'apparition de l'ulcère qui imposera l'acceptation d'une certaine dépendance par le malade. Dans certains cas, celui-ci ne compense pas son besoin de dépendance par des attitudes d'indépendance et devient alors un être passif et efféminé, ainsi qu'il ressort d'une statistique d'Alexander, Kapp et Romano. Ces auteurs concluent : « Bien que la situation conflictuelle soit la même chez tous les malades atteints d'ulcère d'estomac, la façade de leur personnalité peut varier d'une indépendance exagérée à une dépendance parasitaire. » Reprenant ces travaux, Bonfils a proposé une classification des ulcéreux en quatre groupes :

Premier type : sujet hyperactif dont la relation sociale est faite d'indépendance et de rivalité, mais dont la vie familiale est souvent déséquilibrée. Ce type correspondrait à 20 ou 30 p. 100 des cas environ.

Deuxième type : sujet équilibré, stable, modérément compétitif, ayant une épouse de type maternel, lui permettant ainsi de compenser plus ou moins bien son besoin de dépendance. Ce type représenterait 45 p. 100 des cas environ.

Troisième type : sujet instable, souvent alcoolique, sujet à de brusques ruptures dans la vie professionnelle et familiale. Ce type représenterait de 5 à 20 p. 100 des cas environ.

Quatrième type : sujet passif, socialement inadaptaté, acceptant comme une nécessité irrémédiable d'être pris en charge par la société ou le conjoint. Ce type représenterait de 5 à 20 p. 100 des cas.

Ainsi, dans la maladie ulcéreuse, les facteurs psychiques jouent un rôle important, mais ils sont la plupart du temps assez profondément enfouis et il n'est pas toujours souhaitable de les déterrer. Chez l'animal, en particulier chez le rat, Bonfils et ses collaborateurs ont montré que l'on dénombrait un nombre important d'ulcères de l'estomac chez les rats immobilisés de force, à partir de la vingtième heure. Le point de départ de ce processus est strictement vasculaire. Il se produit en effet, dans un premier temps, une perturbation de la vascularisation gastrique qui diminue ; puis apparaissent des zones de nécrose, enfin l'escarre s'élimine, ce qui crée l'ulcère. C'est ce que Bonfils et ses collaborateurs ont nommé « l'ulcère de contrainte ». Une fois la contrainte levée, le rat libéré, l'ulcère se cicatrise rapidement.

Les perturbations émotionnelles jouent également un rôle initiateur dans les poussées évolutives de la maladie ulcéreuse. Tchernoroutzki et ses collaborateurs ont constaté une nette augmentation de la maladie ulcéreuse après les deux derniers conflits mondiaux. En temps de paix, cette maladie représente

5 à 13 p. 100 des affections médicales. Après la guerre le pourcentage était de 20 p. 100 en Angleterre. Tchernoroutzki a également constaté une nette augmentation des hémorragies et des perforations gastriques pendant le *blitz* à Londres. Lorsque les bombardements cessèrent, l'aviation allemande concentrant ses attaques sur d'autres centres industriels, les complications diminuèrent à Londres pour augmenter dans les centres bombardés. Pour l'Ecole réflexologiste soviétique, l'ulcère d'estomac entre dans le cadre des maladies cortico-viscérales, le mécanisme d'apparition de l'ulcère étant le suivant :

A l'état normal, le cortex, qui joue essentiellement le rôle d'analyseur des excitations en provenance du milieu intérieur et de l'environnement, inhibe l'activité des centres sous-corticaux. A la suite d'un épuisement ou d'une surcharge consécutive par exemple à une forte perturbation émotionnelle débordant les capacités de régulation corticale, les centres sous-corticaux peuvent être libérés et leur activité peut devenir anarchique, d'où des perturbations de l'équilibre vaso-moteur, sécrétoire et moteur au niveau du tractus digestif. Ces perturbations répétées ou prolongées peuvent entraîner à la longue des altérations organiques. Les impulsions centrifuges agissant durablement provoquent la contracture des parois de l'estomac, ainsi que des fibres lisses des vaisseaux, ayant pour conséquence une diminution de la vascularisation de la muqueuse gastrique qui se défend difficilement contre l'action protéolytique du suc gastrique qui finira par digérer la muqueuse et créer un ulcère.

L'évolution ultérieure de la maladie sera conditionnée d'une part par les stimuli centrifuges, contractant la musculature gastrique et réduisant sa vascularisation, et d'autre part par les stimuli centripètes provoquant les intrarécepteurs de l'organe malade. Il se forme ainsi un véritable réflexe conditionné : tension, douleur, spasme. Les bons résultats obtenus par les cures de repos au cours desquelles le malade est « déconnecté » de ses responsabilités habituelles et de ses luttes quotidiennes, ainsi que ceux obtenus grâce au traitement par la cure de sommeil prouvent bien la justesse des théories psychanalytiques et cortico-viscérales de la maladie ulcéreuse.

Des auteurs ont eu l'idée d'avoir recours aux techniques sophroniques pour traiter de cette maladie, tentative parfaitement justifiée si l'on se rappelle qu'en état sophronique, outre la relaxation musculaire il se produit une vaso-constriction périphérique et une vaso-dilatation des vaisseaux profonds, y compris ceux de l'estomac, ainsi que l'ont confirmé les études capiloroscopiques de Kartamychev et Boule, et qu'en plus il se produit au cours de l'état sophronique une normalisation de la sécrétion gastrique et une sédation des phénomènes douloureux. Ces travaux ont été confirmés par ceux d'Ikemi qui put faire des observations sur un sujet présentant une fistule gastrique post-opératoire. Ikemi et ses collaborateurs réalisèrent chez ce malade un enregistrement simultané des modifications du flux sanguin et des mouvements de l'estomac, au moyen d'un fluxmètre d'impédance et d'un système de ballonnet. Ils étudièrent à six reprises différentes les modifications du flux sanguin et de la motricité de l'estomac pendant le training-autogène de Schultz. Ils constatèrent que le flux sanguin de la paroi gastrique diminuait légèrement pendant une minute environ, puis augmentait progressivement pendant les exercices standard. A l'arrêt des exercices, le flux sanguin revenait à sa valeur primitive. Un enregistrement de la motricité gastrique montra que le péristaltisme de l'estomac s'accélérait dès le début des exercices et qu'à l'arrêt de ceux-ci la motricité gastrique reprenait son aspect habituel. C'est au moment de la concentration passive sur la chaleur dans la région du plexus solaire que les modifications circulatoires et péristaltiques étaient les plus importantes.

Hamilton et Moody ont fait une intéressante étude portant sur deux lots de malades souffrant d'ulcère peptique, le premier traité exclusivement par sophronisation, le deuxième subissant un traitement médical. Cette étude devait en principe servir à tester la valeur des techniques sophroniques dans le traitement de l'ulcère et portait sur vingt sujets dont l'âge variait entre vingt-cinq et quarante-cinq ans, de religion protestante, mariés, appartenant au même groupe socio-économique. Les dix sujets du premier groupe ne prenaient aucun médicament, ceux du deuxième groupe suivaient un traitement médical classique. Tous les sujets du premier groupe furent mis en état sophronique léger et reçurent toujours les mêmes suggestions dans cet état (par exemple, qu'une relaxation prolongée entraînerait la diminution des douleurs ulcéreuses). On leur apprit également le maniement des techniques autosophroniques. Ils furent radiographiés à des intervalles réguliers et les clichés comparés par plusieurs radiologues. Incontestablement, les améliorations furent nettement plus importantes dans le lot des malades traités par les techniques sophroniques que dans le lot de ceux traités par les thérapeutiques classiques. Les améliorations des signes cliniques étant plus importantes que les améliorations radiographiques. Mais Moody lui-même reconnaît qu'il ne s'agit là que d'une expérience pilote limitée.

L'expérimentation de Boule, dans le service du professeur Boulatov au Premier Institut de médecine de Leningrad, est beaucoup plus importante et beaucoup plus riche d'enseignement. Boule a traité, par sophronisation, 40 malades atteints d'ulcères. Il s'agissait de sujets qui avaient été très peu améliorés par les thérapeutiques médicamenteuses habituelles. Ces malades subirent 20 à 30 séances de sophronisation dont la durée variait de 40 minutes à trois heures. Un certain nombre d'entre eux étaient maintenus en état sophronique dans une salle spéciale pendant 12 à 16 heures. Une fois ces malades en état sophronique, on leur faisait des suggestions quant au fonctionnement de leur estomac et à la disparition de leurs douleurs. Boule suivit ces malades pendant plus de deux ans, comparant les données des examens biologiques, radiologiques et cliniques avant, pendant, et après traitement. Ses conclusions sont les suivantes :

a) Pour être efficace le traitement sophronique doit comporter des séances prolongées de 10 à 14 heures et l'état de transe doit être le plus profond possible.

b) Les résultats obtenus sont fonction de la profondeur de la transe. (Il est très probable que Moody aurait obtenu des résultats bien meilleurs s'il avait placé ses sujets en état sophronique profond.)

c) Compte tenu du fait que 9 malades étaient pratiquement insophronisables, Boule a obtenu 39 rémissions de longue durée chez 10 malades de plus de deux ans, chez 15 malades de plus d'un an et demi, et chez 7 malades de six mois à un an.

Andreev, en 1960, a insisté sur l'efficacité des cures sophroniques prolongées. L'auteur réalise de véritables cures de sommeil sophronique, les sujets étant désophronisés uniquement pour manger et faire leurs besoins. Le sujet est ainsi complètement

« déconnecté » et son ulcère a de sérieuses chances de guérir. Cette technique a l'inconvénient de nécessiter la présence constante d'une personne connaissant le maniement des méthodes sophroniques au chevet du malade. Andreev insiste sur le fait qu'une psychothérapie au long cours est indispensable pour éviter les rechutes. Wennerstrand, le célèbre sophrologue suédois, traite également les ulcères rebelles par de véritables cures de sommeil sophronique, durant parfois plusieurs semaines, avec d'excellents résultats. La pratique du training-autogène de Schultz donne également d'excellentes réussites. Laberke, sur 110 malades traités, obtient 70 p. 100 de bons résultats qui sont, suivant Wolfgang Luthe, dus à une amélioration progressive des réponses névrotiques des malades, une diminution des réponses excessives du système nerveux neurovégétatif entraînant la disparition des poussées d'aggravation et constituant une prophylaxie des rechutes éventuelles. Les travaux de Schultz, de Kleisensorge et de Laberke ont montré la régression d'ulcères suivis radiologiquement. Dans certains cas, ils purent obtenir une régression définitive de niches ulcéreuses très importantes. Ces observations qui se recoupent permettent de penser que, dans le domaine du traitement de la maladie ulcéreuse, les techniques sophroniques et autosophroniques sont appelées à occuper une place de choix. Actuellement on emploie avec d'excellents résultats les différents degrés de la relaxation dynamique de Caycedo adaptés selon chaque cas.

RECTO-COLITES HÉMORRAGIQUES

Cette affection, heureusement peu fréquente, relève du gastro-entérologue et du psychiatre rompus aux techniques de la sophro-analyse ou techniques sophromnésiques. Historiquement, les premières théories tendant à assigner aux malades souffrant de recto-colites hémorragiques un profil psychologique particulier n'ont pas résisté à l'analyse. L'histoire de ces malades est dominée par des difficultés relationnelles. En fouillant leur vie, on constate tout d'abord un poids de naissance inférieur à la normale chez plus de la moitié des sujets. L'enfant n'a pas été allaité et les relations essentielles avec le père, la mère, l'entourage se sont établies, comme l'a souligné Burger, à un niveau très insuffisant, voire pathologique. D'une manière habituelle, se retrouvent dans les antécédents de ces malades des troubles du développement psychomoteur (retard à la marche, à l'expression verbale, incontinance d'urine, etc.). Enfin, on retrouve presque toujours une immaturité affective, une inadaptation sexuelle, familiale et sociale. Les mécanismes déclenchant peuvent être mis très facilement au jour par sophro-analyse. Ils ne sont d'ailleurs pas fonction, comme l'a souligné Burger, de l'importance du fait en soi mais du *vécu* de l'événement qui, le plus souvent, prend aux yeux du malade la valeur d'une perte d'un objet très important, d'une relation de sécurité, ce qui, sur le plan psychologique et biologique, se traduira par une réaction de détresse. Bien des malades présentent au cours de la maladie un état dépressif psychotique avec une régression psychotique sévère, mais il ne s'agit là que de symptômes accompagnant une situation vitale de détresse.

En plus des facteurs psychologiques, on fait appel à l'heure actuelle à des facteurs immunologiques qui, la maladie une fois déclenchée, l'entretiendraient. On a pu mettre en évidence l'existence d'anticorps anticôlon et leur fixation sur la muqueuse colique. Par contre, leur cytotoxicité n'a jamais été prouvée jusqu'à ce jour. L'amputation colique n'est qu'un pis-aller qui, à notre avis, pourrait être évitée dans un certain nombre de cas par une thérapeutique associant, à la sophro-analyse, une psychothérapie de soutien et des thérapeutiques d'action locale visant à favoriser la cicatrisation (telles que l'ionisation et l'aéro-ionisation). Janet a publié les résultats obtenus dans le traitement de la recto-colite hémorragique par l'ionisation de corticostéroïdes, associée à des lavements d'oxygène ionisé et d'ozone. Ce traitement s'avère remarquablement efficace du fait de l'action propre du cortico-stéroïde et de l'action du champ électrique qui stimule la cicatrisation de la muqueuse colique. Les lavements d'oxygène ionisé et d'ozone renforcent cette action. Sous l'influence de ce traitement on voit même disparaître le piqueté hémorragique de la muqueuse.

LES DYSKINÉSIES BILIAIRES ET LES CHOLECYSTITES CHRONIQUES

Le disfonctionnement vésiculaire peut être la conséquence de troubles du mécanisme des sphincters qui est sous la dépendance du système nerveux autonome, ou de troubles fonctionnels d'autres parties du tractus biliaire. Les symptômes provenant d'une vésicule saine non lithiasique sont dans la grande majorité des cas d'origine psychosomatique.

Ivy, au terme d'une revue de toute la littérature, est arrivé à la conclusion que le système *cholédoco-duodénal* peut se contracter avec une force suffisante pour bloquer l'évacuation de la bile, lors de la contraction vésiculaire. Des perturbations émotionnelles peuvent entraîner un spasme du sphincter d'Oddi et de la vésicule biliaire, déterminant des augmentations de pression au niveau du cholédoque et de la vésicule, suffisantes pour bloquer la sécrétion biliaire. L'ictère émotif en est l'exemple le plus caricatural. Au cours d'un spasme prolongé de la vésicule, la rétention biliaire, la réabsorption de la fraction liquide à travers la paroi vésiculaire entraînent une concentration de la bile, favorisent la formation de sable, puis de calculs. Cette tendance ne fait que croître au cours des poussées dyskinétiques. Pour Miasnikov, « la dyskinésie des voies biliaires occupe la place principale dans la pathologie des autres maladies de la vésicule biliaire, contribuant, dans une très large mesure, à la formation des calculs et à l'infection des voies biliaires. Elle ne serait qu'un stade précoce, fonctionnel, de la lithiase vésiculaire et de certaines formes de cholecystites. Elle ne serait qu'un cas particulier d'une névrose générale. C'est la raison pour laquelle elle est souvent associée à d'autres affections neurogènes. »

On sait que la bile est formée de protéines amphotères, de pigments et de sels biliaires, de cholestérol, de lécithine, de sodium, de divers ions minéraux et d'une fraction peptidique apparemment spécifique. Le milieu biliaire reste homogène et fluide, du fait de la formation de micelles. Le centre de chaque micelle est formé d'une molécule de cholestérol apolaire à laquelle s'ajoutent deux molécules de lecithine et six molécules de sels biliaires. Les micelles possèdent de ce fait une forte charge négative entraînant la fixation de molécules d'eau. Cette hydratation permet l'existence au sein du milieu d'ions libres ou de particules électro-positives, l'interposition des molécules d'eau fixées par les micelles empêchant la neutralisation de leur charge. L'équilibre d'un tel milieu est essentiellement conditionné par sa viscosité et sa stabilité. Lors des poussées de dyskinésie vésiculaire, il se produit des variations brutales de la viscosité et de la stabilité, entraînant une rupture brutale de l'équilibre colloïdal du milieu, favorisant l'apparition de boue et de calculs. On sait maintenant en effet que la formation des calculs ne demande pas des années ni des mois, mais un temps beaucoup plus court. Janet a eu l'idée de traiter les dyskinésies vésiculaires en plaçant la vésicule dans un champ électrique dont l'intensité est rigoureusement stable, l'électrode négative étant placée dans la région vésiculaire, l'électrode positive dans la région dorsale. On agit ainsi en fluidifiant le coacervat biliaire et en favorisant la réabsorption active au niveau de l'épithélium vésiculaire. Cette réabsorption n'est possible que si l'épithélium vésiculaire fonctionne parfaitement. Le champ électrique, en reconstituant les potentiels membranaires des cellules lésées de l'épithélium, normalise son fonctionnement. L'application du champ électrique modifie en outre le tonus des sphincters et exerce une action antispasmodique sur la fibre musculaire lisse. Les résultats obtenus par cette méthode sont excellents.

Comme l'écrit Janet : « Tous nos malades ont été soulagés par ce traitement d'une manière suffisamment nette pour qu'aucun d'entre eux n'ait été opéré. » Meynac, dans une thèse récente, confirme ces résultats et souligne l'intérêt de l'ionisation transvésiculaire chez les lithiasiques. Nous avons déjà étudié l'action de la sophronisation sur les voies biliaires et nous avons vu qu'il était possible, grâce à des suggestions indiretces, d'exciter la sécrétion biliaire et de déclencher la contraction de la vésicule.

Partant de ces données physiologiques, Boule, au Premier Institut de médecine de Leningrad, a traité par sophronisation 20 malades atteints de cholécystite chronique peu améliorée par les thérapeutiques classiques, qui ont été suivis pendant douze à dix-huit mois. Les résultats obtenus ont été les suivants : sur 20 malades, il compte 5 échecs sur 5 sujets non sophronisables et 15 améliorations franches. A notre avis, la conjugaison de l'ionisation transvésiculaire et de la sophronisation devrait permettre à l'avenir d'obtenir des résultats intéressants, dans le traitement des dyskinesies vésiculaires et des cholecystites chroniques. Il y a là un vaste champ d'expérimentation pour les chercheurs.

Très schématiquement, le mécanisme d'action de la sophronisation peut s'expliquer de la manière suivante : des stimuli centripètes partent des intrarécepteurs de la muqueuse et de la musculeuse de la vésicule. Ils arrivent au niveau du cortex où ils seraient responsables de la formation de foyers d'excitation statique émettant des impulsions centrifuges. Ces dernières se répercutent sur l'organe irrité, créant ainsi un véritable cercle vicieux. L'état sophronique ferait disparaître les foyers corticaux d'excitation statique et briserait ainsi le cercle vicieux pathologique.

COLOPATHIE FONCTIONNELLE

Constipation

La constipation rebelle sur laquelle les laxatifs sont sans effets, peut être améliorée par suggestions postsophroniques, Kroger conseille de suggérer au sujet qu'il éprouvera à un certain moment toutes les sensations subjectives liées à une défécation normale. Le sujet étant placé en état sophronique, on lui fait décrire minutieusement toutes les sensations qu'il est sensé éprouver au cours d'une défécation normale. On lui fait bien préciser le moment exact et la nature du « signal » qui déclenche habituellement l'évacuation. Puis on suggère au malade qu'il ressentira très exactement ces sensations dans les jours à venir, on peut même leur assigner un horaire précis. Ensuite, le sujet est entraîné au maniement des techniques autosophroniques au cours desquelles il revivra toutes les sensations liées à une évacuation normale qui déclencheront finalement la défécation. On peut ainsi arriver à une véritable rééducation du constipé. Le training-autogène de Schultz, là aussi, donne souvent d'excellents résultats. Nous pensons comme Luthe qu'il faut que de tels malades prolongent la concentration passive sur la formule : « Mon plexus solaire est chaud » pour obtenir de bons résultats. Ici, une fois de plus, la méthode de relaxation dynamique de Caycedo s'avère d'une très grande efficacité.

Diarrhée

Nous n'envisageons pas ici la diarrhée aiguë consécutive à une perturbation émotionnelle (diarrhée des examens), mais des diarrhées prolongées d'origine psychosomatique ; ces dernières s'observent en général chez les grands anxieux en situation d'échec. Diarrhée et constipation peuvent d'ailleurs alterner dans un tableau de colopathie fonctionnelle complexe où s'intriquent des facteurs psychiques, allergiques et médicamenteux. Dans les formes moyennes, la sophronisation avec suggestions directes donne de très bons résultats. On sait en effet, depuis les travaux de Laberke, Hening et Polzien, que les diarrhées chroniques sont spectaculairement améliorées et souvent guéries par la pratique du training-autogène de Schultz. Dans les cas plus sévères, la sophronisation, associée à une psychothérapie directive, donnera souvent des résultats d'autant plus satisfaisant que le malade aura pu prendre conscience de ses problèmes et les verbaliser, que la relation médecin-malade sera plus forte.

Dumping-syndrome post-gastrectomie

Schultz lui-même avait insisté sur le fait que le training-autogène était une méthode très précieuse pour éviter les rechutes d'ulcères gastro-duodénaux. Très souvent, après une gastrectomie, certains malades voient s'installer un « dumping-syndrome » caractérisé par des vomissements, des nausées, des vertiges, des sueurs et une perte progressive de poids. Ces symptômes ont tendance à passer à la chronicité, sous l'influence de la crainte et de l'anxiété. Dorcus et Gootwin ont traité un certain nombre de cas de dumping-symdrome par suggestions directes en état sophronique. Les suggestions visaient essentiellement à détruire la peur des symptômes, à réduire la tension nerveuse et à favoriser l'absorption des aliments redoutés. Ce qu'il y a de très remarquable dans leur étude c'est de constater qu'il n'y a pas eu le moindre échec en dépit du fait qu'ils se servaient d'une technique de suggestions s'attaquant directement aux symptômes. Kroger lui-même a obtenu, en utilisant une technique plus élaborée, des résultats identiques. De même Léonard et ses collaborateurs ont obtenu d'excellents résultats en pratiquant des sophronisations de groupe chez des malades souffrant du dumping-syndrome.

Chapitre 31

SOPHRONISATION ET MÉDECINE INTERNE

TROUBLES PSYCHOSOMATIQUES ET RHUMATOLOGIE

Il a paru difficile d'admettre l'existence de facteurs psychosomatiques dans la genèse des troubles de l'appareil locomoteur. Les travaux de l'Institut de recherches psychosomatiques du Michael Reese Hospital de Chicago ont apporté toute une série d'éléments mettant en évidence l'influence de certaines perturbations psychosomatiques sur le tonus musculaire. En mesurant systématiquement les modifications de la tension musculaire chez les rhumatisants, Alexander et ses collaborateurs ont montré l'existence de réactions musculaires beaucoup plus élevées chez des rhumatisants que chez les sujets normaux.

Pour French, Alexander et Shapiro, la maladie rhumatismale est l'expression d'un conflit inconscient, les sujets déchargeant leurs tendances refoulées par une augmentation du tonus musculaire squelettique. Les impulsions hostiles cherchent à se décharger par des contractions musculaires. Leur inhibition déclenche une augmentation du tonus des muscles antagonistes. Cette augmentation du tonus des antagonistes peut créer des microtraumatismes articulaires favorisant et accélérant le développement d'un processus morbide pré-existant. On retrouvera d'ailleurs chez ces malades un état chronique d'inhibition hostile, agressive, un état de révolte contre toute contrainte intérieure ou extérieure, tout contrôle exercé par un tiers et même, chez certains sujets, contre toute influence inhibitrice de leur propre conscience hypersensible. Le fondement principal de la psychodynamique de ces troubles, à savoir la révolte et l'hostilité chroniques, inhibées, se rattachent dans la majorité des cas à des constellations familiales caractéristiques : mère énergique dominatrice, père le plus souvent soumis, dépendant. Comme l'ont écrit très justement Ruffié et Mouniélou : « La douleur est dans son intégration et dans sa connaissance un phénomène psychologique. »

C'est dire tout l'intérêt de la prise en considération des facteurs psychologiques, en particulier des perturbations émotionnelles chez les rhumatisants, car quel généraliste n'a pas été frappé par le pourcentage important de sujets se plaignant de névralgies rhumatismales violentes et dont les examens radiologiques ne montraient que des altérations extrêmement discrètes, alors que d'autres malades présentant des lésions arthrosiques très importantes n'accusaient qu'une symptomatologie douloureuse discrète. Pour Ruffié et Mouniélou, la composante psychique chez les rhumatisants peut être :

a) *Exclusive* : On est ici dans le vaste domaine des rhumatismes pseudo-névrotiques.

b) *Prédominante :* Il s'agit des rhumatismes psychogéniques. Ils ne seraient, selon Boland, que l'expression musculo-squelettique de troubles nerveux fonctionnels. La tension psychique peut en effet induire des troubles fonctionnels du fait d'une hypertonie musculaire (courbatures, crampes, myalgie) qui peut s'aggraver du fait d'une fixation anxieuse sur les troubles.

c) *Occasionnelle* : Le retentissement psychique de la maladie s'observe dans toutes les affections rhumatismales. Chez celui qui souffre s'ajoutent, à un niveau plus ou moins conscient, des idées de durée, de récidive, d'importance, qui augmentent l'anxiété et la douleur. Cette dernière n'est qu'une construction composée de réminiscences des douleurs expérimentées dans le passé, composée également de l'expérience présente amplifiée par la peur de la douleur future.

TROUBLES RHUMATISMAUX OÙ LA COMPOSANTE PSYCHOLOGIQUE EST PRÉDOMINANTE

Pseudo-rhumatismes névrotiques

Dans la plupart des cas de rhumatismes psychogéniques, les manifestations douloureuses se lient à des manifestations de conversions ou de conflits émotionnels non résolus. Elles s'expriment symboliquement au niveau de la musculature squelettique, le malade utilisant inconsciemment ces symptômes pour en tirer quelques compensations ou s'enfermant dans sa maladie pour échapper à une situation apparemment insurmontable. Certaines névralgies cervicales, mais surtout les lombalgies « cryptogénétiques », entrent dans ce cadre. La symptomatologie du pseudo-rhumatisme névrotique est assez caractéristique. Elle signale un rapport avec une hypertonie musculaire : myalgie diffuse, car l'augmentation de la tension musculaire entraîne à la longue, par une réduction d'amplitude de tous les mouvements, l'apparition d'une douleur intéressant tous les groupes musculaires mis en tension. L'interrogatoire met en évidence un contexte psychique rattaché à un état dépressif larvé ou latent.

Les rhumatismes psychogéniques : les « fonctionnels » en rhumatologie

La fréquence du rhumatisme psychogénique est grande puisqu'elle représente, selon Ruffié et Mouniélou, 25 p. 100 des malades examinés dans un centre d'expertises spécialisées de la Sécurité sociale. Cette maladie est l'expression musculo-squelettique des troubles nerveux fonctionnels. Dans le cadre de ces rhumatismes psychogéniques, entrent les affections suivantes :

a) *Les dorsalgies bénignes* : les dorsalgies bénignes sont, comme l'ont montré Kroger et Freed, des manifestations de conversion dues à des états de tension émotionnelle.

b) *Le syndrome de Barré Liélou* : ce syndrome survient chez des sujets souffrant d'arthrose cervicale assez évoluée. Ses manifestations extrêmement douloureuses sont très souvent majorées du fait d'une dystonie neurovégétative importante.

c) *Le syndrome subjectif des traumatisés du rachis :* on retrouve chez ces malades des signes d'un état dépressif.

d) *Le syndrome fonctionnel des membres :* douleurs diffuses, paresthésies, se rattachent souvent à un ensemble psychopatique.

e) *Le syndrome d'Atlas ou algie occipitale fonctionnelle :* les douleurs intéressant le cou et la nuque irradient vers le haut du crâne et vers la partie supérieure du dos. Ces douleurs sont liées à une attitude asthénique du cou, ou s'observent lorsqu'il y a une contrainte du cou, des épaules et de la respiration, comme dans certains torticolis spasmodiques. Le torticolis spasmodique est un syndrome de conversion hystérique. La contracture des muscles de la nuque étant le reflet d'un conflit profond nécessitant une évaluation psychiatrique.

Dans tous ces cas de rhumatismes névrotiques, les techniques sophroniques et autosophroniques pourront compléter très heureusement le traitement psychothérapique.

Des algodistrophies sympathiques

Ces perturbations, liées à un dérèglement de l'inervation neurovégétative d'un membre, se caractérisent par des troubles vasomoteurs et trophiques. Entrent dans le cadre de ces « rhumatismes neurotrophiques » :

— La péri-arthrite scapulo-humérale postinfarctus du myocarde où l'élément spastique, musculaire et même vasculaire est prédominant (le syndrome épaule-main, les algies des amputés).

La sophronisation, le training-autogène de Schultz en état sophronique, la relaxation dynamique de Caycedo s'avèrent des armes d'une efficacité certaine lorsque l'on arrive à les combiner à une physiothérapie appropriée. Dans les périarthrites scapulo-humérales postinfarctus, nous obtenons d'excellents résultats. Nous avons eu l'occasion de les traiter par l'impulsothérapie, mise au point par Raoul Fourcade, et qui consiste à utiliser les propriétés décontracturantes, antispasmodiques, des courants impulsés de basse fréquence. (Avec Fourcade, nous utilisons les fréquences de l'électro-sommeil : 80 impulsions-seconde, chaque impulsion durant 0,2 milliseconde.) En douze séances d'impulsothérapie, l'articulation est pratiquement libérée et quelques séances de training-autogène sous sophronisation, avec concentration de la chaleur sur l'épaule malade, entraînent la disparition complète de tous les troubles douloureux et une récupération fonctionnelle totale. Les pratiques autosophroniques permettent une atténuation sensible de la gravité des rechutes.

Le traitement des algies constitue une indication de premier ordre pour la sophronisation et les méthodes autosophroniques. Dans le traitement des algies du moignon, il faut prendre soin, comme l'a très justement souligné Kamerer, de ne pas appliquer la concentration sur le membre amputé car, partiquée d'emblée, elle risque de réveiller les troubles circulatoires et les algies. On dirige donc la pesanteur et la chaleur sur les membres sains, la relaxation musculaire et vasculaire atteignant progressivement et indirectement les membres amputés.

Des expériences pratiquées actuellement par certains de nos collègues et qui seront publiées par la suite, nous font penser que grâce aux techniques sophroniques, à la déconnection entre le système sympathique et cérébro-spinal qu'elle entraîne, on peut progressivement arriver à rétablir le tonus vaso-moteur d'un membre. Il est formellement prouvé qu'il peut être obtenu, par les techniques autosophroniques, une vaso-dilatation localisée d'un membre ou d'un segment de membre. L'utilisation de ces techniques chez des sujets souffrant d'ostéoporose posttraumatique, de retards de consolidation de fracture, pourrait être fort utile dans bien des cas. Dans certains pays, le training-autogène de Schultz est enseigné aux kinésithérapeutes. Ils pratiquent, il est vrai, une relaxation simplifiée qui, si elle n'est pas capable d'entraîner une déconnection concentrative, non désirable dans ce cas, permet d'obtenir une résolution musculaire satisfaisante produisant une bonne détente périphérique.

RETENTISSEMENT DE LA MALADIE RHUMATISMALE SUR LE PSYCHISME

Les thèmes d'anxiété des rhumatisants sont, selon Ruffié et Mouniélou, les suivants :

1) La peur de la mort, le malade redoutant que l'atteinte osseuse soit maligne.

2) La douleur, qui occupe souvent la première place dans la pathologie rhumatismale.

3) Les troubles de l'état général : fatigabilité, inaptitude au travail intellectuel.

4) L'ankylose : « Les mouvements matérialisent et transforment en action les tendances profondes de l'individu. Toute limitation entraîne des perturbations psychiques dues à une perception transformée de son propre corps. » L'ankylose est donc une cause chronique de perturbation dans l'affectivité du malade. Les techniques sophroniques et autosophroniques peuvent aider les rhumatisants en diminuant leur anxiété, en leur permettant d'obtenir un certain contrôle des manifestations douloureuses. Ambrose et Raginsky ont souligné que les résultats obtenus étaient proportionnels à la profondeur de la transe. Il insistent sur le fait que les techniques autosophroniques peuvent être utilisées systématiquement par les bons sujets.

ENDOCRINOLOGIE

Diabète

Les facteurs émotionnels dans la genèse du diabète furent mis en évidence dès le XIIIe siècle par Thomas Willis. Décrivant le goût sucré de l'urine des diabétiques, ce dernier insistait sur le fait que cette maladie était la conséquence de « soucis prolongés ». Actuellement, on admet que les facteurs psychologiques influencent incontestablement l'évolution du diabète. Il existe bien sûr une prédisposition familiale, liée à l'hérédité d'un ou plusieurs gènes. Il est probable que le sujet prédisposé au diabète présente une perturbation au niveau des systèmes régulateurs commandant le métabolisme cellulaire. C'est pourquoi, suivant Alexander, il succombe plus facilement que tout autre à une tension psychologique intense et prolongée. Les poussées d'aggravation du diabète correspondent à des poussées de tensions émotionnelles provoquées par les difficultés de l'existence. C'est particulièrement vrai pour le coma diabétique. Hinkel et Wolf ont démontré que la tension émotionnelle peut activer la production des corps cétoniques, même si le malade suit un régime strict ; si l'on prolongeait expérimentalement le stress émotionnel on arriverait à déclencher un état d'acidose. Ces auteurs ont également démontré qu'un entretien traumatisant peut, chez un diabétique, augmenter les composés cétoniques du sang, cette augmentation étant plus importante chez les diabétiques graves. La libération d'adrénaline et de noradrénaline au cours de chaque stress augmente le taux d'acides gras sanguins (par mobilisation des graisses tissulaires). En mobilisant les réserves du glycogène hépatique, elle provoque une hyperglycémie, ce qui peut expliquer l'aggravation spectaculaire du diabète sous l'influence de tensions émotionnelles prolongées. Geismann a insisté, dans l'édition française du training-autogène de Schultz, sur le fait que « de nombreux auteurs ont pu observer la normalisation de l'hyperglycémie et de la glucosurie par la pratique régulière du training-autogène de Schultz. »

Ces constatations cliniques faites depuis 1935 ont permis dans certains cas une diminution des doses d'insuline nécessaires aux patients ; cette amélioration s'est accompagnée d'une disparition progressive des symptômes gênants tels que les céphalées, les insomnies, l'irritabilité. Il semble que ce soit le cinquième exercice standard (« Mon plexus solaire est chaud. ») qui amène la diminution de la glycémie. Raginsky a aussi insisté sur le fait que la sophronisation permet souvent de réduire la quantité d'insuline et de diminuer sensiblement la fréquence des crises d'acétocétose. Enfin, elle permet d'obtenir que le malade accepte mieux son régime. Fait curieux qui mérite d'être mentionné, si l'on fait boire à un sujet en état sophronique profond une solution concentrée de sucre et qu'on lui dise qu'il s'agit d'eau distillée, la glycémie n'augmente pas, elle peut même dans certains cas diminuer brutalement. Ainsi, sous l'influence de la suggestion verbale, un stimulant fort peut être normalisé et donner une réponse paradoxale. La relaxation dynamique de Caycedo s'est montrée particulièrement utile dans ce domaine en nous mettant en contact avec les techniques orientales [1].

1. Le Dr Varandani, de Jaipur, qui traite ses diabétiques par des techniques purement yogiques avec swami Anandanada, a obtenu des résultats remarquables communiqués au congrès mondial de diabétologie de 1966.

HYPERTHYROÏDIE

L'hyperthyroïdie peut être déclenchée par des facteurs divers, les plus fréquents consistant dans des conflits affectifs ou des traumatismes psychiques graves. L'expérience a prouvé que la pratique du training-autogène de Schultz chez les malades peut amener une sédation notable des manifestations cliniques de l'hyperthyroïdie. Mais tous les auteurs sont d'accord pour souligner les difficultés particulières rencontrées chez ces malades lors de l'exercice de la chaleur et de l'exercice de concentration sur le cœur. Une approche très progressive est nécessaire. La sophronisation peut donner également des résultats intéressants d'autant plus marqués que la transe obtenue sera plus profonde. Dans notre expérimentation, limitée, il est vrai, nous n'avons pu obtenir que des améliorations transitoires, nos hyperthyroïdiens s'étant révélés peu sophronisables.

OBÉSITÉ

Il a été démontré qu'en plus des problèmes psychologiques profonds responsables de l'obésité (car l'obèse est bien souvent un sujet réagissant aux frustrations de l'existence par une augmentation de l'appétit), les ennuis, les vicissitudes de l'existence quotidienne peuvent déclencher une réaction identique. Ainsi, les problèmes familiaux, les soucis financiers, les problèmes sexuels et bien d'autres sources de tensions psychologiques continuent à jouer lors de la mise en route du régime. Il est certain, comme l'a souligné Kroger, que le traitement de l'obésité est beaucoup plus facile lorsque les causes de tension ont été supprimées. De toutes les techniques sophroniques destinées à combattre l'obésité, deux nous ont paru particulièrement intéressantes : celle mise au point par Fleischer, technique très élaborée qui a fait ses preuves depuis de nombreuses années et qui est certainement l'arme la plus efficace dont nous disposons actuellement, et celle dite de focalisation de Luis Perez Zlocker.

Technique de Fleischer de lutte contre l'obésité

Fleischer insiste sur le fait qu'il vaut mieux éviter de traiter par sophronisation les sujets obèses ayant des antécédents dépresifs car, que leur obésité soit améliorée ou non, ils continueront à présenter des tendances dépressives susceptibles de s'aggraver brutalement. Si cette aggravation survient pendant le traitement par sophronisation, l'entourage du malade peut en rendre responsable le sophrologue.

Lors du premier entretien avec le malade, on commence par lui faire remarquer que l'obésité, en Europe comme aux Etats-Unis, est la cause la plus importante de mortalité car l'hypertension artérielle, le diabète, l'angine de poitrine, l'infarctus du myocarde sont des complications habituelles de l'obésité. Il y a donc beaucoup plus de morts du fait de l'obésité que du fait du cancer. Il faut, avant de commencer le traitement sophronique, que l'obèse soit absolument convaincu que son excès de poids est dangereux pour sa santé. Ainsi, lorsque au cours de la sophronisation on lui expliquera : « J'ai du respect pour mon corps, je me soucie de mon corps, j'ai besoin de mon corps pour vivre », il comprendra la vérité de cette affirmation.

On engage ensuite le malade à analyser ses propres problèmes alimentaires, ses propres faiblesses, les points sur lesquels il se montre courageux, ce qu'il attend de la sophrologie et, chose la plus importante, quelles sont parmi les « nourritures saines » celles qu'il aime. Par « nourritures saines » on entend : toutes les protéines (la viande, le poisson, la volaille, le fromage de ferme), tous les légumes blancs ou verts (le céleri, les épinards, la laitue), tous les autres légumes de faible valeur énergétique (les concombres, la choucroute, les cornichons, les fruits, en particulier les melons et les pamplemousses).

Après ce tour d'horizon sur les possibilités et les préférences alimentaires du malade, on met au point un programme alimentaire. Il ne faut jamais dire à un obèse doté d'un appétit robuste que vous l'empêcherez de manger ou que vous l'empêcherez de trop manger. Ce serait une erreur psychologique de première grandeur. Il ne faut pas en effet perdre de vue que sa boulimie est un véritable mécanisme de compensation, de défense personnelle. Il est infiniment préférable de faire son éducation en lui disant qu'il n'est pas question de réduire son alimentation, mais de lui donner une alimentation plus conforme aux nécessités de sa santé. On lui apprendra donc à se nourrir avec peu de calories, sous un gros volume. On insiste bien en lui disant : « Vous n'êtes pas au régime, vous avez le droit de manger toutes les protéines maigres, tous les légumes renfermant de 1,5 à 5,5 p. 100 de glucides, et comme dessert un fruit savoureux qui ne vous fera pas de mal. Il faut éviter les cerises et, en été, avoir recours aux melons, aux pamplemousses, aux oranges ou même éventuellement aux petites pommes. » On inculque au malade qu'il lui faut considérer que toutes les nourritures contraires à sa santé sont du poison. Il ne doit donc pas absorber un gramme de nourriture malsaine sauf une tranche de pain aux repas de midi et du soir (une tranche de 30 g). Une fois que l'on est tombé d'accord sur ce programme alimentaire, on fait prendre au malade l'engagement d'honneur de ne pas absorber un gramme de nourriture interdite, car la nourriture interdite est pour lui un poison. Les poisons sont les graisses, et les sucres. Et si un jour il a trop envie de manger ces poisons, s'il sent qu'il va succomber à la tentation, on lui conseille de vous téléphoner, où qu'il soit. On ne lui interdira pas de manger ce poison, mais il faut que le sophrologue soit tenu au courant avant et qu'il connaisse très exactement dans quelles circonstances le malade a éprouvé cette tentation. Fleischer conseille alors de mettre les patients en état sophronique aussi profondément que possible, puis de leur faire voir par hallucinations l'image d'eux-mêmes tels qu'ils voudraient être après une cure d'amaigrissement. On leur demande de se voir véritablement, sans complaisance aucune dans l'avenir, avec la perspective d'avoir perdu 15 à 20 kg. On leur demande donc de s'imaginer dans le futur, après leur cure d'amaigrissement, mais d'une manière très réaliste, et on leur dit : « Vous voyez comme vous êtes plus svelte, comme vous vous sentez mieux. Vous voyez comme ceux qui vous sont proches, que vous aimez, se rendent compte de l'effort que vous avez fait. Ils pensent maintenant beaucoup de bien de vous. Et vous-même vous vous sentez merveilleusement bien, vous sentez comme une espèce de sourire intérieur. Maintenant, réfléchissez :

« *a*) Dites-vous à vous-même : « Je suis intelligent », et

chaque fois que vous vous direz à vous-même « je suis intelligent », par la pensée ou par le sentiment, vous éprouverez cette merveilleuse sensation de l'avenir. (Par ce biais on fait établir un rapport entre l'image du sujet dans l'avenir et l'affirmation « Je suis intelligent ».) Maintenant, regardez la réalité en face.

« *b*) La graisse est du poison. Dans tous vos nerfs, dans tous vos muscles, dans toutes les parties de votre corps, je veux que vous sentiez que la graisse est du poison. (Le praticien, à ce moment-là, doit éprouver le même sentiment et le ton de sa voix, très convaincant, doit faire éprouver ce sentiment, car en matière de sophronisation l'art de la chose est plus important que le savoir. Il faut implanter dans l'esprit du malade la suggestion que les graisses sont du poison et insister en passant aux sucres.) : « Toutes les pâtisseries, les tartes, les gâteaux, tous les bonbons, les chocolats, tout ce qui contient du sucre est du poison. »

« *c*) " J'ai besoin de mon corps pour vivre, je me soucie de mon corps, je respecte mon corps. "

« *d*) " La graisse est du poison. " (On répète tout ce qui a été dit au paragraphe *b*.)

« *e*) " Je suis intelligent. " (On répète tout ce qui a été dit au paragraphe *a*.)

Comme l'a fait remarquer Fleischer, il est rare qu'un patient appelle pour déclarer qu'il est incapable de dominer son impulsion à absorber un peu de poison. Si le malade téléphone pour dire qu'il ne peut vraiment pas résister à son désir d'absorber la nourriture interdite, on lui demande alors de préciser son état d'esprit du moment, ses sentiments. Habituellement, il est anxieux, il ne se sent pas bien dans sa peau. On lui demande alors s'il veut essayer de se relaxer quelques instants. Invariablement il répond par l'affirmative. On induit alors la relaxation par téléphone. Une fois la relaxation obtenue on lui demande de s'imaginer être dans le futur et avoir atteint son objectif. Puis on lui suggère de s'imaginer dans le futur et dans le même état que lorsqu'il désire absorber du poison. On lui posera la question : « Que désirez-vous ? » Le sujet répond invariablement : « Me sentir bien. » On lui administre alors des suggestions pour renforcer ce désir. On conseille aussi aux malades de se peser chez eux toutes les deux nuits. La nécessité de faire face à la réalité une nuit sur deux semble agir comme un frein.

La technique de focalisation de Zlocker

Cette technique dérive d'une observation de Schultz qui, traitant un malade présentant une adiposité monstreuse, eut l'idée de stimuler le fonctionnement de sa thyroïde par une sensation de chaleur électivement concentrée sur le corps de celle-ci. Cette technique s'avéra hautement bénéfique, permettant d'obtenir une perte de poids importante. Schultz nota que cette perte de poids s'accompagnait de polyurie et de sudation profuse. En reprenant cette observation, Zlocker eut l'idée de mettre au point une technique sophronique comportant une focalisation sur le corps thyroïde. Schématiquement, cette technique est la suivante :

Dans un premier point, on explique brièvement à l'obèse le rôle de la thyroïde, son action activatrice sur le métabolisme. Puis le sujet est placé en état sophronique ; on tâche d'obtenir l'état le plus profond possible et on lui suggère une sensation de chaleur intense au niveau du corps thyroïde. Cette chaleur étant ressentie d'une manière prolongée, on suggère dans un deuxième temps une augmentation de la chaleur dans la région rénale. Enfin, au plus profond de l'état sophronique, on demande au sujet d'imaginer sa silhouette dans le futur, quand il aura perdu le nombre de kilos souhaité et d'imaginer la sensation de bient-être physique et moral qu'il ressentira à ce moment-là. Ce traitement est assez prolongé ; il dure plusieurs mois jusqu'à ce que l'on obtienne la réduction pondérale voulue. Il s'accompagne d'un régime restrictif relatif concernant les graisses et les sucres. Zlocker a obtenu de la sorte des résultats véritablement étonnants, les sujets maigrissant progressivement et sans difficulté. Les dosages de l'iode protéïnique pratiqués avant et après la sophronisation montraient toujours une augmentation de l'iode protéïnique après sophronisation. Certes, il ne s'agit là encore que d'une technique expérimentale sur laquelle il est trop tôt pour porter un jugement définitif, et qui mérite une expérimentation plus vaste, mais, à notre sens, elle illustre bien les résultats parfois suprenants que l'on peut obtenir par ces techniques sophroniques dites de focalisation.

TUBERCULOSE PULMONAIRE

William Osler disait : « *When you see a patient with tuberculosis, do not treat his chest, but rather his head* [1]. » Les facteurs psychologiques ont en effet dans cette maladie une place prépondérante, tant dans son déclenchement que dans son évolution. La personnalité du tuberculeux a fait l'objet de nombreuses études, en particulier celle de Dumbar. Beaucoup de ces malades souffrent d'un sentiment d'insécurité, ils sont en conflit avec leur milieu. Grands travailleurs, ne pouvant faire face à leurs problèmes ni les surmonter, ils cherchent leur salut dans la fuite en avant, le travail représentant pour la majorité d'entre eux un moyen d'évasion. Il se développe d'ailleurs chez ces sujets une véritable névrose respiratoire. Comme l'a souligné Jung, leur respiration étant courte et superficielle, ils n'utilisent que très partiellement leur capacité respiratoire. Pour toutes ces raisons, ils présentent incontestablement un terrain très favorable pour le bacille tuberculeux. L'entrée dans la maladie va poser une série de problèmes psychologiques très importants. Le malade réalise brutalement ceci :

a) qu'il est atteint d'une maladie chronique évolutive dont la guérison nécessite un repos physique et moral et souvent une cure sanatoriale ;

b) qu'en dépit des progrès de la thérapeutique le pronostic de cette maladie reste, malgré tout, douteux. Obligé de suspendre toute activité, ne pouvant plus « fuir en avant », le tuberculeux se retrouve brutalement face à face avec ses problèmes, avec lui-même, dans une situation traumatisante, hautement anxiogène. Quoi de plus normal, dès lors, que l'attitude défaitiste de beaucoup de malades à l'égard de leur maladie ; contre cette attitude le médecin devra lutter avec beaucoup de patience.

Les techniques sophroniques et autosophroniques sont d'un grand secours chez ces malades qui sont obligés à un repos prolongé au lit, entraînant toute une série de troubles du sommeil, de l'appétit, des éliminations. Elles leur permettent en

1. « Quand vous voyez un tuberculeux, ne soignez pas sa poitrine, mais plutôt sa tête. »

effet le contrôle progressif de ces fonctions. Les techniques de sophronisation de groupe sont utilisées dans les sanatoria soviétiques ; pour améliorer les troubles dont nous venons de parler, mais également grâce à des suggestions appropriées en vue de modifier les idées des malades concernant leur maladie et leur inculquer la foi dans la guérison. Il est certain que de tels procédés de suggestion en état sophronique permettent aux tuberculeux de mieux s'adapter à leur maladie. En Allemagne, des études poussées ont été faites au sanatorium d'Edmundsthal-Hamburg relativement à l'utilisation du training-autogène de Schultz. Sa mise en œuvre par petits groupes permet d'obtenir une sédation remarquable de l'anxiété qui permet aux malades de mieux supporter le repos prolongé, avec ses inconvénients, et de réaliser un contrôle de la respiration. En effet, comme nous l'avons vu chez les sujets en état sophronique, on obtient un rythme respiratoire de sommeil au cours duquel la ventilation pulmonaire est maximale pour un travail pulmonaire minimal.

MIGRAINES

La migraine est caractérisée par des crises récidivantes de céphalée extrêmement violentes, unilatérales et temporales au début, la crise pouvant par la suite devenir bilatérale. Ces crises sont habituellement précédées, durant les vingt minutes avant la crise, par des phénomènes visuels ou sensoriels tels que des éclairs lumineux, des points brillants, des fourmillements dans les jambes, dans les lèvres et la langue. La céphalée est intense, accompagnée de vomissements, de photophobie nécessitant le repos dans une pièce sombre, la durée de la crise variant de quelques heures à une journée entière. Les crises peuvent être déclenchées par le surmenage, les soucis, l'anxiété. Dans les cas où les thérapeutiques médicales se sont avérées inefficaces, la sophronisation peut être d'un grand secours ; il faut, avant de commencer le traitement, s'assurer qu'il n'existe pas de cause organique à ces accès liés à des troubles vaso-moteurs cérébraux. Avant de commencer le traitement, il faut préciser au malade qu'on ne peut pas lui assurer la disparition complète de ses troubles, mais certainement une diminution nette de leur fréquence et de leur violence. La technique à utiliser est la suivante : le malade étant placé en état sophronique profond, on s'attaque indirectement aux symptômes en lui suggérant :

a) que la crise migraineuse est souvent déclenchée et aggravée par des perturbations émotionnelles qui créent un trouble circulatoire au niveau du cerveau ;

b) que la relaxation, en supprimant la tension nerveuse, améliore l'état circulatoire cérébral et que par conséquent plus le sujet est relaxé profondément, plus son état circulatoire s'améliore. L'apprentissage progressif de la relaxation lui permettra donc de diminuer la fréquence des crises, leur violence, ces dernières finissant par disparaître complètement ;

c) on suggère ensuite une sensation de chaleur dans toute la zone douloureuse en insistant sur le fait de cette chaleur douce, agréable, diffuse progressivement sur toute la face. Une fois que la chaleur a été ressentie, et seulement à ce moment-là, on suggère que cette chaleur douce, agréable, est en train de chasser progressivement la douleur comme le vent chasse les nuages. On répète plusieurs fois, en insistant sur le fait que le malade se trouve de mieux en mieux, que ses troubles ont maintenant presque complètement disparu et que lorsqu'il sortira de son état de relaxation il se trouvera parfaitement bien. Cette méthode, qui n'a pas la prétention d'être une panacée, possède à son actif bon nombre d'améliorations et même de guérisons. Il faut apprendre aux migraineux les techniques autosophroniques qui leur permettront de faire avorter la crise débutante.

Le training-autogène de Schultz a également à son actif des succès certains. Mais comme l'état sophronique obtenu au cours du training est relativement léger, et qu'il n'y a pas, comme dans les états profonds, une déconnection entre les systèmes cérébro-spinal et neurovégétatif, il faut procéder très progressivement en focalisant l'attention du sujet sur le sixième exercice standard : « Mon front est agréablement frais. » Si cette formule aggrave les douleurs (ce qui est possible, puisqu'on ignore si les troubles sont la conséquence d'une vaso-dilatation ou d'une vaso-constriction), on suggère une sensation de chaleur. Le training-autogène de Schultz peut également, lorsqu'il est utilisé à la période des prodromes, faire avorter la crise.

INSOMNIES

La sophronisation constitue un traitement efficace et rapide de l'insomnie aiguë. Souvent, une seule séance suffit à restaurer un cycle de sommeil perturbé, surtout si l'on peut apprendre au sujet une technique autosophronique. Au cours de la sophronisation, il ne faut jamais utiliser le mot « sommeil » car ce mot, lorsqu'on traite une personne qui a un problème d'insomnie, peut provoquer un sentiment d'anxiété qui déclenchera un phénomène de résistance. Le sujet étant placé en état sophronique, on lui suggère qu'il va se sentir très calme, très détendu, très relaxé ; on lui demande de concentrer son attention sur sa respiration en lui disant qu'à chaque mouvement respiratoire son corps deviendra de plus en plus engourdi, de plus en plus engourdi et qu'il sentira une douce torpeur l'envahir progressivement ; qu'à chaque mouvement respiratoire il devient de plus en plus engourdi et qu'il s'assoupit lentement, ce qui est pour lui un véritable plaisir. Lorsqu'on a affaire à un bon sujet, on lui apprend une technique autosophronique en lui donnant la suggestion postsophronique suivante : « Après que vous aurez établi un état sophronique, vous concentrerez votre attention sur votre respiration et à chaque mouvement respiratoire vous sentirez votre corps s'engourdir de plus en plus profondément, de plus en plus profondément, et plus votre rythme respiratoire deviendra lent, profond, régulier, plus vous vous sentirez plongé dans un état de relaxation, de torpeur, de plus en plus profond. Et lorsque vous serez profondément relaxé, très profondément relaxé, votre corps sera tellement engourdi que vous finirez tout doucement par vous assoupir. »

L'insomnie chronique relève essentiellement du training-autogène de Schultz ou du training-autogène en état sophronique. En effet, le réapprentissage de la fonction du sommeil est, selon Schultz, l'indication majeure du training. Cet auteur, sur 42 cas d'insomnie chronique traités, compte 34 guérisons des troubles de l'endormissement avec indépendance complète vis-à-vis des somnifères. Dans les cas réfractaires, Schultz a pu mettre en évidence chez certains malades une cause profonde. En effet, bon nombre d'insomniques chroniques ont des problèmes profonds et leurs symptômes ne peuvent pas être améliorés tant que les problèmes n'ont pas pu être mis en évidence et résolus. Ils sont donc justifiables d'une psychothérapie psychanalytique. Ici aussi, la relaxation dynamique de Caycedo s'est révélée d'une efficacité extraordinaire, surtout le deuxième degré qui a été baptisé « méthode scientifique d'endormissement ».

GLAUCOME

Les facteurs émotionnels influencent considérablement la pression intra-oculaire. Pour certains auteurs, les sujets souffrant de glaucome ont un profil identique à celui des hypertendus artériels, caractérisé par une tension émotive soutenue, exagérée, prolongée, s'accompagnant d'une agressivité considérable, partiellement consciente, en bonne partie réprimée, refoulée, inconsciente. Ripey a montré que la tension oculaire des sujets souffrant de glaucome subissait des variations appréciales en fonction de l'humeur du moment. Très souvent d'ailleurs, la poussée de glaucome est déclenchée par un choc affectif, une perturbation émotionnelle violente qui décompensent brutalement un équilibre fragile. Berger a démontré expérimentalement qu'en état sophronique la simple suggestion de calme et de relaxation entraîne une baisse importante de la tension oculaire. Mentz a fait la même constatation chez les sujets souffrant de glaucome et pratiquant le training-autogène de Schultz. Le training-autogène de Schultz a d'ailleurs été préconisé dans le traitement du glaucome par Beining Volsegang et Mentz.

Signalons, pour en terminer avec le domaine de l'ophtalmologie, que la sophronisation et les techniques autosophroniques permettent d'obtenir une tolérance beaucoup plus rapide avec suppression du clignotement, de la photophobie et des larmoiements lors de l'adaptation des lentilles cornéennes.

VERTIGES DE MÉNIÈRE

On retrouve également, si l'on en croit l'importante étude de Fowler, le rôle déclenchant des facteurs émotionnels, dans la genèse des vertiges de Ménière. Chez ces sujets, on a observé qu'après une stimulation psychique forte, la circulation cornéenne présentait un sludge important, mais que cette mise en pile des hématies avec augmentation de la viscosité sanguine entraînait un encombrement des capillaires au niveau du labyrinthe dont la persistance pouvait déclencher l'apparition de vertiges de Ménière. Les techniques sophroniques et autosophroniques peuvent améliorer, voire même guérir bon nombre de ces malades allant de médecin en médecin, à la recherche d'un soulagement, et dont la fixation anxieuse sur les symptômes ne fait qu'aggraver les troubles ainsi que l'ont prouvé les études de Mihalya, Vhanger et Duran.

TABAGISME

De toutes les techniques qui ont été proposées pour supprimer l'habitude de fumer, celle de Fleischer est incontestablement la plus efficace puisqu'elle permet, en une seule séance, de débarrasser 80 p. 100 des sujets de leur habitude de fumer.

Voici la technique de Fleischer. Tout d'abord, au cours de l'entretien on insiste sur les complications pulmonaires et cardiaques : cancer du poumon, thrombose coronarienne, qui s'observent avec une fréquence beaucoup plus grande chez les grands fumeurs que chez les sujets non fumeurs. Puis on essaie de faire préciser au sujet les motivations qui le poussent à chercher à ne plus fumer. On lui fait faire le récit des tentatives précédentes en lui demandant de préciser ce qu'il en attendait et en lui demandant également ce qu'il attend de la sophronisation. L'absence de motivations réelles, le fait que le sujet est venu pour faire plaisir à son entourage, contre-indique le traitement qui se solderait par un échec. Seuls seront traités les sujets sincèrement désireux de perdre l'habitude de fumer. Ils doivent faire la preuve qu'ils sont prêts tout de suite à abandonner cette habitude. On leur explique, en toute simplicité, très honnêtement, qu'il est impossible à un sophrologue d'empêcher de fumer quelqu'un qui a vraiment le désir de continuer de fumer, mais que l'on peut en général aider considérablement quelqu'un qui a vraiment, profondément, le désir de cesser de fumer. Une fois que l'on est tombé d'accord sur tous ces points, on place le sujet en état sophronique en utilisant la méthode la plus vigoureuse, la plus directe : la technique d'induction rapide de Fleischer. Le sujet étant en état sophronique en position debout, on lui demande de s'imaginer alors dans le futur, alors qu'il aura cessé de fumer : « Voyez comme vous vous sentez bien, comme vous êtes content de vous, comme vous êtes satisfait depuis que vous avez cessé de fumer. » Puis, dans un deuxième temps, on lui dit alors : « Maintenant, réfléchissez, et dites-vous bien à vous-même : “ Je suis intelligent, j'ai du bon sens. ” Chaque fois que vous vous direz ces mots vous ressentirez ce sentiment si agréable de l'avenir : “ Je suis intelligent, je pense à l'avenir, je suis si bien dans l'avenir, je suis intelligent. ” Maintenant, regardez la réalité en face : les cigarettes sont du poison, fumer des cigarettes est un poison ; je veux que chaque muscle, chaque cellule, chaque nerf de votre corps le sente ; les cigarettes sont du poison. »

Le sophrologue insiste avec conviction pour faire pénétrer la suggestion dans l'esprit du patient. « Fumer est un poison. » On passe ensuite à la phase suivante : « Je respecte mon corps et je m'en soucie, je respecte ma santé et j'en ai le souci, j'ai besoin de mon corps pour vivre. » Cette suggestion est répétée plusieurs fois, puis on revient enfin à la suggestion fondamentale : « J'ai besoin de mon corps pour vivre, or les cigarettes sont un poison. » Toutes ces suggestions sont données d'une manière très convaincante. Et pour qu'au sortir de son état sophronique le sujet retrouve un sentiment de bien-être, on lui suggère : « Je suis un être intelligent, j'ai du bon sens », et on le fait à nouveau se projeter dans l'avenir lorsqu'il aura cessé complètement de fumer. La répétition de ces suggestions de bien-être dans le futur utilise le principe du renforcement bien connu des psychologues. On fait ressortir le malade de son état sophronique sur cette image de lui-même qu'il projette sur l'avenir lorsqu'il aura cessé de fumer. Le patient étant ressorti de l'état sophronique, on lui fait prendre un engagement d'honneur et, si jamais il sent une envie impérieuse de fumer, il appellera le sophrologue avant de tirer la première bouffée. Dans cette éventualité, fort rare, ce dernier aura recours à la technique d'induction téléphonique dont nous avons donné le détail dans le paragraphe consacré au traitement de l'obésité.

ALCOOLISME

L'alcoolisme chronique est un symptôme signant un désordre très profond de la personnalité. L'alcoolique est un sujet qui ne peut pas faire face aux réalités de la vie et qui trouve dans l'alcool un moyen d'évasion. Tout comme pour le fumeur invétéré, le traitement doit viser ici à faire disparaître complètement cette habitude, car, comme il a été écrit, dans *Alcoolics Anonymous*, « pour un alcoolique, un verre d'alcool est déjà trop, vingt verres pas assez ». Le traitement ne peut être entrepris qu'avec des sujets coopératifs vraiment désireux de se débarrasser de leur intoxication. Chez l'alcoolique chronique qui ne désire pas être réellement aidé et qui vient consulter sous la pression de ses parents ou de son entourage, tout traitement psychothérapique et sophronique sera voué à l'échec du fait de l'absence de motivations. Le but du traitement est de développer les raisons du sujet l'amenant à cesser de boire, en lui apprenant à faire face à ses problèmes au lieu d'avoir recours à un comportement régressif à la première difficulté. Le traitement psychothérapique doit le débarrasser de sa toxicomanie en renforçant son moi, en le rendant apte à s'adapter à toutes les circonstances de la vie et à les affronter sans qu'apparaisse son désir d'alcool. La plupart des alcooliques sont très sophronisables, passifs et dépendants. Aussi peut-on avoir recours à une thérapeutique aversive en leur suggérant à l'état sophronique qu'à chaque fois qu'ils penseront à boire ou qu'ils essaieront de boire, ils ressentiront un dégoût horrible pour la boisson, qu'ils auront mal à l'estomac à la première gorgée d'alcool ingérée, qu'ils se sentiront malades et qu'ils finiront par vomir. Il faudra, bien entendu, renforcer régulièrement cette suggestion posthypnotique tous les jours d'abord, puis deux fois par semaine, puis une fois par semaine lorsque le sujet sera resté tempérant pendant des mois. Wolberg a décrit une méthode dans laquelle on utilise une substitution de symptômes : on suggère au sujet en état sophronique que, chaque fois qu'il aura envie de boire, il lui suffira de sucer un bonbon pour que ce dernier lui procure une sensation de relaxation très agréable qui fera disparaître totalement son envie de boire. On peut, par un traitement sophronique judicieusement conduit, associé à une psychothérapie de soutien, obtenir 60 à 70 p. 100 de bons résultats dans le traitement de l'alcoolisme.

PÉDIATRIE

Bégaiement

Le traitement du bégaiement chez l'enfant, l'adolescent ou l'adulte, pose un problème thérapeutique difficile. De nombreuses publications font état de résultats obtenus par sophronisation dans le traitement du bégaiement. S'il est léger, il peut être corrigé sans grande difficulté par les techniques sophroniques. Il n'en est pas de même des bégaiements modérés ou sévères qui nécessitent un bilan psychologique complet. Le plus souvent, il existe chez ces sujets des sentiments d'hostilité réprimée dont l'expression est masquée. Le bègue se sent mal à l'aise avec les autres, il est incapable d'exprimer ses sentiments car il est toujours sur ses gardes. Son bégaiement est donc un compromis entre le désir simultané d'exprimer une idée et celui d'en inhiber l'expression. Il est assez curieux de constater que la plupart des bègues sont capables de se parler normalement à eux-mêmes, de chanter lorsqu'ils sont seuls sans la moindre gêne. Chez l'enfant, le bégaiement est lié souvent à des conflits avec les parents, les frères, les sœurs. Le Cron et Bordeaux estiment que 80 p. 100 des cas de bégaiement apparaissent avant l'âge de six ans et qu'ils s'observent neuf fois plus souvent chez les garçons que chez les filles. Ils considèrent le bégaiement comme un état de névrose et insistent sur la difficulté de traitement après trente ans. Ce dernier doit être commencé chez l'enfant le plus rapidement possible après l'installation du trouble. Chez l'enfant bègue, la peur du bégaiement fait apparaître ce dernier et le renforce par un mécanisme habituel : crainte — tension — bégaiement. Ce trouble est dû en effet à un défaut de coordination des muscles de l'articulation qui entrent en état de spasmes toniques et cloniques lorsque l'on essaie de surmonter ce défaut d'articulation. Plus le patient essaie de parler correctement, plus le spasme tonique et clonique des muscles présidant à l'articulation du langage s'aggrave, plus le bégaiement s'intensifie.

Selon Hartland, le traitement doit s'attaquer directement aux symptômes. Le meilleur traitement est celui combinant l'attaque du symptôme en état sophronique associé à une psychothérapie. Ambrose insiste également sur la nécessité de corriger l'attitude des parents qui sont souvent des anxieux et des perfectionnistes vis-à-vis de l'enfant. On arrive très bien, dans certains cas, en questionnant l'enfant en état sophronique, à lui faire préciser la nature du traumatisme qui a déclenché l'apparition du bégaiement. Dans les cas les plus difficiles une régression de mémoire peut être indiquée pour préciser ces choses. De cette manière, les conflits sous-jacents pourront être expliqués et résolus. Hartland propose deux techniques de traitement qui nécessitent un état sophronique assez profond de manière à pouvoir utiliser les techniques de désensibilisation.

Première technique d'Hartland

Le sujet est mis en état sophronique profond et on le fait alors parler (les bègues peuvent parler normalement en état sophronique) ; il lui est ainsi montré que lorsqu'il est parfaitement calme, détendu, relaxé, il peut parler tout à fait normalement. Au cours des différentes séances, on diminue progressivement la profondeur de la transe sophronique jusqu'à le faire parler en transe légère, ce qui contribue à lui donner confiance et à briser le cercle vicieux crainte — tension — bégaiement. Cette méthode peut être couplée à l'écoute par bande magnétique. On procède de la façon suivante : on fait apprendre au bègue un texte qu'on lui fera réciter en état sophronique en l'enregistrant sur bande magnétique. Il s'entraînera ensuite chez lui à réciter le texte synchroniquement avec l'enregistrement sur bande magnétique, ce qui contribuera à lui rendre confiance en lui-même et à renforcer l'action du traitement.

Deuxième technique d'Hartland

Cette technique utilise le principe de la désensibilisation de la behaviour-thérapie. Le sujet est placé en état sophronique profond et on lui fait prendre conscience du fait qu'il est parfaitement capable de parler normalement. On lui demande alors de s'imaginer en train de parler à des gens avec lesquels il éprouve habituellement des difficultés d'élocution. Lorsque le bégaiement réapparaît, on lui fait remarquer que sa parole a été affectée par des facteurs émotionnels dus à une situation imaginaire, facteurs émotionnels qui ont déclenché des réactions d'anxiété et de tension responsables de la réapparition du bégaiement. On lui suggère alors que, quoique restant dans la même situation (mais calme, relaxé, détendu), il verra son bégaiement disparaître. C'est effectivement ce qui se passe. Au cours des séances, son élocution s'améliore sensiblement ; on lui apprendra alors les techniques autosophroniques qui lui seront d'un grand secours et grâce auxquelles il arrivera à se débarrasser complètement de son défaut d'élocution.

La méthode de Marchesi donne de très bons résultats puisqu'elle permet de guérir 80 p. 100 des bègues environ. Elle combine une technique sophronique s'attaquant directement aux symptômes et des exercices de contrôle du souffle dérivant du pranayama yogique. La méthode débute par des exercices respiratoires dont le but est de normaliser la respiration, la respiration du bègue étant arythmique. La normalisation du rythme respiratoire permet de dissocier l'aspect émotionnel du bégaiement de son association avec l'arythmie respiratoire. Ces exercices sont pratiqués en état sophronique à raison de deux séances par semaine pendant un mois et le sujet continue par la suite les exercices respiratoires à la maison. Lorsque le patient a appris à contrôler sa respiration (et par là même, comme nous l'avons vu, son mental) on passe à la deuxième partie : l'attaque du symptôme en état sophronique. On place le sujet en état sophronique profond et on lui demande d'épeler les mots qui lui causent habituellement des difficultés. Cet exercice, lorsqu'il est réussi, renforce la confiance du sujet. Lorsqu'on ne peut pas faire épeler les mots, on demande au sujet de se visualiser dans les conditions où il bégaie actuellement. Puis, lui ayant enjoint de respirer régulièrement, comme on lui a appris, on lui fait épeler les mots sur lesquels il a buté, sans hésitation, et noter les différences de son langage entre un temps de respiration normal et celui d'une respiration perturbée. Marchesi obtient 80 p. 100 de réussites avec cette méthode. Sur les 20 p. 100 d'échecs, 15 sont dus à une insuffisance d'attention des sujets, 5 à un niveau intellectuel insuffisant ne leur permettant pas de comprendre et de suivre les exercices.

ÉNURÉSIE

L'énurésie est certainement l'une des affections les plus difficiles à traiter en pédiatrie. On pensait autrefois qu'elle était en liaison avec certaines anomalies congénitales ; la *spina bifida* était retrouvée assez fréquemment. Actuellement, on a tendance à considérer qu'elle dépend de facteurs à la fois mécaniques et psychologiques. Les enfants énurétiques ont en général un volume vésical relativement peu important, lié à des mictions trop fréquentes et à la possibilité d'uriner sans se réveiller, car beaucoup d'entre eux ont un sommeil très profond. L'existence de facteurs psychologiques doit être mise en évidence : mésentente familiale, perte d'une mère, naissance d'un autre enfant, immaturité émotionnelle liée à une surprotection. Très souvent, le symptôme est une manifestation de rébellion contre les parents. Une fois que l'enfant aura pris conscience du fait que son énurésie lui donne une arme contre ses parents, il maintiendra ce réflexe conditionné bien après que la cause déclenchante aura été oubliée. Une fois que ce réflexe aura été solidement installé, plus il exercera sa volonté pour ne pas uriner au lit, plus ses troubles s'accentueront. Cet acte qui était au début un acte d'agression déguisée contre les parents devient secondairement une source d'ennuis pour l'enfant. Et ceci pour deux raisons : d'abord parce que cette habitude est essentiellement désagréable, ensuite parce qu'elle le ridiculise vis-à-vis des frères, des sœurs, des camarades, ce qui accroît son sentiment d'insécurité et empêche sa maturation sur le plan émotionnel.

Le plus souvent, les réactions des parents ne font qu'aggraver les choses. Le surcroît de travail imposé par les fréquentes lessives sont une source d'ennui pour la mère qui, automatiquement, passe sa mauvaise humeur sur son enfant et qui, inconsciemment, a tendance à le rejeter alors que ce dont il a précisément le plus besoin c'est de sympathie et d'aide. Tout traitement devrait donc commencer par un déconditionnement des parents, en particulier de la mère, à laquelle il faut essayer de faire comprendre que la mauvaise humeur et les récriminations qu'elle témoigne à l'égard de son enfant ne font qu'accentuer son anxiété et son insécurité, ce qui ne fait qu'entretenir sa maladie. Il faut donc qu'elle adopte une attitude nouvelle, qu'elle ne parle jamais de lit mouillé devant l'enfant, mais qu'elle lui fasse sentir qu'il peut compter sur sa sympathie et son aide. Elle devra veiller à l'exécution d'un certain nombre de mesures, ne jamais laisser l'enfant boire après le repas du soir, veiller personnellement à ce qu'il vide bien sa vessie avant d'aller au lit. Si l'enfant est mis au lit de bonne heure, elle devra le réveiller et le faire uriner à nouveau lorsqu'elle se mettra au lit elle-même. Il faut expliquer à l'enfant qu'on peut le guérir, mais que l'amélioration sera progressive avec quelques rechutes de plus en plus espacées.

La meilleure méthode de traitement de l'énurésie est certainement celle qui combine la sophronisation, la psychothérapie et les exercices vésicaux. Dans un premier stade, l'enfant sera initié aux exercices vésicaux. Higham et Braithwaite ont décrit des techniques simples permettant d'augmenter la capacité vésicale. Pour ce faire, on apprend à l'enfant à retenir son urine le plus longtemps possible dans la journée et à n'uriner que lorsque le besoin devient intolérable. L'enfant devra s'exercer pendant la miction à interrompre deux ou trois fois volontairement l'émission d'urine. On peut ainsi, si l'on en croit les mesures faites par Higham, quadrupler la capacité de la vessie en quelques semaines. L'enfant, ainsi préparé psychologiquement grâce à ces exercices, affrontera ensuite le traitement sophronique qui sera accompagné d'une psychothérapie visant à le rassurer, à diminuer son anxiété et à lui faire prendre conscience que, grâce au traitement et à son changement d'attitude vis-à-vis de la maladie, grâce à sa persévérance aussi, il obtiendra progressivement la guérison. On lui demandera, ainsi qu'à ses parents, de tenir un calendrier hebdomadaire des nuits sèches. Ce faisant, on lui apprend à penser en termes positifs. On ne parlera plus de lit mouillé, mais de lit sec, de lit à moitié sec, de lit aux trois quarts sec. Puis on passe à la sophronisation.

Les pionniers de l'hypnose, comme Liébault et Bramwell, avaient déjà obtenu des résultats dans le traitement de l'énurésie par simples suggestions en état sophronique. La plupart des enfants étant très sophronisables, on peut les amener souvent assez facilement au somnambulisme. On a intérêt chez eux à utiliser une méthode visuelle pour induire et approfondir l'état sophronique. On a donc recours au spectacle préféré de télévision que nous avons décrit par ailleurs. L'enfant dont l'attention est concentrée sur le spectacle de télévision reçoit les suggestions de relaxation. Une fois atteint un état sophronique profond, s'installe le dialogue suivant qu'utilise Kroger : « Est-ce que cela vous fait plaisir d'uriner au lit ? » La réponse étant négative, on continue : « Combien de vos camarades de classe mouillent-ils leur lit ? » (Par le biais de cette question on fait prendre conscience à l'enfant de l'anomalie de cette situation et on lui donne des motivations de changement.) « Si vous dormez chez un de vos amis qui n'a pas l'habitude de mouiller son lit, et si cela vous arrive, comment vous sentirez-vous ? » S'il admet que cette situation est embarrassante, on lui demande : « Aimeriez-vous que l'on vous aide à éviter cette situation gênante à l'avenir ? » Cette question lui fait prendre conscience du fait qu'il a un problème, sans éveiller chez lui le sentiment de culpabilité. Ces questions permettent également au thérapeute d'aborder la personnalité de l'enfant et d'adapter le traitement en conséquence. Avec un enfant agressif, on utilise une approche permissive de manière à ce qu'il n'y ait pas d'identification du thérapeute à une figure parentale. Si l'enfant est passif et dépendant, on peut l'encourager à adopter un comportement identique aux enfants de son âge, à ventiler son agressivité sur le thérapeute et ensuite à la canaliser d'une manière plus constructive.

Les suggestions posthypnotiques utilisées sont les suivantes : (approche permissive) « Voulez-vous essayer de retenir votre urine aussi longtemps que possible pendant la journée ? » (ce qui augmente la capacité de la vessie). « Puis peut-être auriez-vous intérêt à essayer d'interrompre deux ou trois fois l'émission de vos urines pour voir comment vous pourrez en déclencher l'émission et l'interruption. » (Ce qui est une invitation à une participation active.) « Il se peut que de la sorte vous puissiez acquérir progressivement un meilleur contrôle de vos urines. Si vous vous concentrez sur ce que vous ressentez lors de l'émission de vos urines pendant la journée, vous ressentirez cette sensation la nuit même lorsque vous serez endormi et après que vous serez allé aux toilettes vous retournerez au lit et vous vous endormirez instantanément. » Puis enfin, on s'attaque à la peur d'uriner au lit : « Est-ce que cela vous intéresserait d'avoir un lit toujours sec ? » (Ce qui ramène l'attention sur le « problème » du lit.) On lui suggère que s'il le veut, lorsqu'il contrôlera parfaitement son fonctionnement vésical, il pourra avoir un lit parfaitement sec. Sa mère, dont on aura fait l'éducation, ne parlera plus qu'en termes de lit sec, le mot mouillé étant formellement proscrit. Cette approche positive utilisée pendant un certain temps, l'idée de lit sec finira par s'imposer petit à petit à son esprit. Le fait de convaincre l'enfant que d'avoir un lit sec est un signe de maturité est d'ailleurs en lui-même une thérapeutique. Quoique certains enfants énurésiques aient un sommeil trop profond, il n'est pas utile de leur donner des médicaments comme des tranquillisants ou des atropiniques qui n'agissent que par effet placebo. Mais si les parents ou l'enfant sont convaincus de l'utilité de ces médicaments, il ne faut pas hésiter à les utiliser.

Onychophagie

La manie de se ronger les ongles s'observe fréquemment chez les enfants ou les adolescents. Elle est le plus souvent un mécanisme de défense (satisfaction orale) de l'enfant contre l'anxiété et l'insécurité liées parfois à des conflits avec l'entourage. La naissance d'un autre enfant, le fait d'aller à l'école pour la première fois, une maladie, même une séparation de quelques jours d'avec les parents peuvent marquer le début de l'onychophagie. Ces cas répondent en général très rapidement au traitement par sophronisation. Par contre, quand cette habitude est liée à des conflits émotionnels mal ventilés, l'attaque directe du symptôme en état sophronique sera insuffisante et il faudra aider le malade à ventiler son conflit, l'aider à réduire son insécurité, son anxiété. Dans certains cas, ce sont surtout les parents excessivement dominateurs qui ont besoin d'une psychothérapie. Les suggestions peuvent être faites de deux façons. Si le sujet est mis en état de somnambulisme on utilise un conditionnement aversif : « Chaque fois que vous porterez vos ongles à la bouche pour les ronger, au moment même où vous mettrez votre doigt dans la bouche, vous sentirez un goût affreusement amer, ce goût deviendra de plus en plus amer, de plus en plus écœurant, au point que vous vous sentirez malade et que vous vomirez. » Cette méthode a l'inconvénient de nécessiter d'assez nombreuses séances, car la suggestion doit être renforcée périodiquement. Hartland conseille une méthode qui consiste à renforcer les motivations du sujet. Son approche est la suivante : « Au fur et à mesure que vous grandirez, vous deviendrez de plus en plus séduisant. Vous ne voudrez donc pas que votre aspect se détériore par des mains laides ; de belles mains aux ongles bien coupés vous rendront encore plus séduisant et, pour ces raisons, vous ferez un effort pour éviter de ronger vos ongles. Avec mon aide, vous arriverez à ne plus les ronger et vous constaterez alors qu'ils commenceront à pousser rapidement. » Si l'enfant reste quarante-huit heures sans se ronger les ongles, cela suffit en général pour briser son conditionnement d'une manière définitive.

ÉPILEPSIE

Il y a, dans la littérature médicale, fort peu de travaux consacrés à l'action des techniques sophroniques et autosophroniques sur l'épilepsie. Seul, Ambrose les a utilisées largement chez ces malades. Cet auteur insiste sur le fait que le diagnostic d'épilepsie chez un enfant pose des problèmes psychologiques d'une gravité exceptionnelle. L'enfant est généralement surprotégé par ses parents et se sent très rapidement différent des autres. L'un des facteurs de cette maladie est le sentiment de désespoir que l'on retrouve chez l'enfant comme chez les parents qui ont conscience du fait que le traitement purement sédatif est sans action sur la cause même de la maladie. Selon Ambrose, la plupart des épileptiques ont les mêmes réactions : en période de tension, de perturbations émotionnelles, lorsqu'ils ont l'impression que la vie ne vaut pas la peine d'être vécue, que tout est sans intérêt, sans espoir, les crises se multiplient. Ambrose, et ses conclusions recoupent celles de Binder et Thomas, a montré que les techniques sophroniques et autosophroniques permettent de réduire sensiblement la part affective et émotionnelle qui existe toujours dans le déclenchement des crises. Bien mieux, la pratique des techniques autosophroniques utilisées au moment de l'aura, permet de faire avorter les crises tout comme elles font avorter les crises d'asthme ou de migraine. Lorsque le malade s'est rendu compte qu'il était capable de surmonter sa crise, son attitude vis-à-vis de sa maladie se modifie progressivement. Ne se sentant plus différent des autres, il envisage l'avenir avec beaucoup plus de confiance, ce qui détermine une baisse de son anxiété entraînant une diminution de la fréquence des crises. Thomas et Binder ont également noté que les techniques autosophroniques avaient une heureuse influence sur les troubles caractériels et la difficulté de se contenir, caractéristique de la personnalité des épileptiques.

Chapitre 32

LA DÉTENTE PSYCHOMUSICALE NON CHIMIQUE

Pr M. Gabay

« Vous voyez des choses et vous vous dites : pourquoi ? Mais moi, je rêve à des choses qui n'ont jamais existé et je dis : pourquoi pas ? »

Bernard SHAW

R. Vieillefosse a récemment écrit un intéressant article : « Hypnotiques, sédatifs, analgésiques dans la pratique odontostomatologique », dont l'usage avait été autorisé par l'arrêté du ministre de la Santé publique et de la Sécurité sociale, en date du 9 novembre 1970 ; mais le Conseil national de l'Ordre des médecins a déféré cet arrêté au Conseil d'Etat qui l'a annulé le 24 janvier 1971 pour une simple question de procédure. Décision malencontreuse mais, espérons-nous, provisoire. De l'article de Vieillefosse, nous avons surtout retenu deux éléments pertinents de sa conclusion :

— « Reste à souhaiter que l'utilisation de ces nouvelles thérapeutiques n'entraîne pas de la part des praticiens des abus qui risqueraient d'être plus dangereux pour les patients que les accidents liés à l'anxiété. »

— « Témoigner sa sympathie au patient et le rassurer apparaît être plus important et d'une action plus prolongée que l'usage de certains médicaments dont les effets secondaires ne sont pas toujours entièrement prévisibles. »

Ces observations rejoignent celles déjà présentées par Pierre Simon, psychopharmacologue, dans le *Journal de Thérapeutique*, n° 6 (1970) : « Les substances proposées pour lutter contre l'anxiété sont nombreuses. Les pharmacologues sont encore mal armés pour recommander telle substance plutôt que telle autre, les études cliniques sont trop souvent insuffisantes. » Les impressions très subjectives commanderont donc toujours le choix du thérapeute. « Tout scientifique ne peut que déplorer une telle situation d'autant plus fâcheuse que l'anxiété est loin d'être un état exceptionnel... »

S'il est vrai que les pharmacologues sont encore mal armés pour recommander tel ou tel tranquillisant, nous pouvons quant à nous promouvoir de nouvelles attitudes, de nouveaux comportements en étudiant les heureux effets de l'association musique-sophronisation sur l'anxiété et la crainte, principales difficultés que nous avons à combattre journellement dans notre profession. Par ailleurs, nous pouvons dire avec Caycedo que « la capacité d'investigation et de thérapeutique du sophrologue sera d'autant plus grande que sera plus élevé le nombre de procédés connus par lui dans le contexte psychosomatique ». La musique nous paraît être un des plus importants de ces procédés. C'est pourquoi musique et détente (relaxation sous toutes ses formes) animeront notre recherche d'un nouveau style de relation médecin-malade. Mais auparavant il nous apparaît important de rappeler que la médecine psychosomatique n'a fait son apparition qu'au lendemain de la Seconde Guerre mondiale. Toutefois, sous sa forme musicale, elle répond à un besoin et à des réalités qui se perdent dans la nuit des temps. Faut-il rappeler le mythe d'Orphée ? Faut-il rappeler la Bible d'après laquelle le jeune David « prenait la harpe pour soulager et calmer Saül chaque fois que l'esprit malin envoyé du Seigneur se saisissait du roi » ? Chez les Grecs, selon P.M. Schul, Pythagore aurait inventé la musicothérapie. Chez les Indiens, le mantra-yoga est le yoga le plus élevé. Le mantra est un mot, une suite de sons qui servent de support à la concentration dans la méditation. Lorsqu'il commence ses exercices de concentration mentale, le sadaka, c'est-à-dire le disciple, récite le mantra secret qui lui a été donné par son gourou. Ce qui fait la force du mantra, sa valeur, c'est essentiellement sa valeur vibratoire. Pour qu'un mantra soit efficace il doit en effet être accentué d'une manière correcte, d'après les règles de svara, rythme, varna, sons articulés. Une fausse intonation peut amener l'effet contraire à celui que l'on recherche. Les vibrations rythmiques du son du mantra règlent les vibrations inégales des enveloppes du yogi, les cokas, qu'elles arrivent à modifier du fait d'un extraordinaire phénomène de résonance. Comme le disait Rabindranath Tagore lui-même : « Le mantra-yoga est certes le plus haut. Les sons communient avec Dieu. Voilà pourquoi nous donnons ici une telle importance à l'éducation musicale. Chaque raga est une prière sur le plan subtil. » Les lamas tibétains continuent la pratique d'une sorte de mise en condition sonore dont l'origine remonte à des millénaires : trois à quatre heures de vibrations sonores leur permettent de changer le niveau de conscience et de parvenir à la concentration mentale recherchée. Le professeur Caycedo, après son séjour au Tibet, a rapporté d'extraordinaires bandes sonores.

Au XIXe siècle, les premiers psychiatres, tel Moreau de Tours, se sont intéressés à la thérapeutique musicale et un praticien comme H. Chaumet, dès 1874, publiait une étude dont le texte est explicite : *Effets et influence de la musique sur la santé et la maladie*. Ces études avaient été oubliées. La thérapeutique par les sons a refait son apparition tout comme la sophrologie est venue rajeunir l'hypnose. Ce renouveau est-il dû aux agressions psychophysiologiques qui accablent l'homme moderne ? On pourrait le croire, à lire le professeur Henri Baruk. Dans une étude parue en 1952 il décrit notre époque comme « caractérisée par une sorte d'attaque convergente visant à menacer et à désorganiser la personnalité ». « La physiologie, dit-il encore, nous apprend que l'organisme humain est soumis à des rythmes et à des alternances. Une des lois les plus profondes de la nature est l'alternance du travail et du repos. Faute de repos périodique et réglé de façon rigoureuse, l'organisme s'épuise et les fonctions nerveuses s'altèrent. » Dans ce contexte, la musique peut apparaître comme un rétablissement ; de même que la chimiothérapie, elle est susceptible de continuer à rééquilibrer les fonctions mentales. En 1964, P. Marchais rapporte un cas de schizophasie amélioré par la musicothérapie. Cependant, une remarque préliminaire s'impose. La musique est un langage, pour certains une substance, et c'est ainsi qu'elle se distingue du bruit.

Porteuse de signification, porteuse de message, elle est aussi d'une certaine efficacité psychologique ; en effet, c'est une psychologie de la conscience qui va chercher à retrouver une communication avec autrui. Nous sommes ainsi tout naturellement amenés à admettre le pouvoir d'induction de la musique, pouvoir d'ouverture à quelque chose, chez un être humain, soit à titre psychothérapique (et nous parlerons de musicothérapie), réservée aux malades sous contrôle des psychiatres, soit au niveau psychosomatique et il s'agit ici de ce que la musique peut, en association, apporter à la détente-relaxation. Dans ce dernier cas, nous aurons affaire à des êtres normaux ou apparemment normaux, qui pourront profiter des influences bénéfiques de la musique. Il en sera de même pour certains psychotiques. La musique dite douce peut les détendre, atténuer leur appréhension, leur peur, leur angoisse.

PSYCHOPHYSIOLOGIE DE L'ÉMOTION MUSICALE

La psychophysiologie de l'émotion musicale a été étudiée par le professeur Harrer sur des auditeurs éveillés, endormis ou sous médicaments. On a pu constater ainsi que de la musique diffusée très faiblement à un dormeur, par un haut-parleur placé sous l'oreiller, pouvait avoir un effet émotionnel important. Des modifications neurovégétatives considérables ont été enregistrées, en particulier avec de la musique atonale ou très rythmée. Pour le professeur Harrer il y a au cours du sommeil une filtration constante des bruits considérés sans importance par le dormeur. Harrer définit le bruit comme étant « un son qui dérange », le degré de gêne étant très subjectif et variable d'un sujet à l'autre et même d'un moment à l'autre. La participation émotionnelle est beaucoup plus grande chez un exécutant que chez un auditeur. Harrer devait utiliser cette propriété chez des malades mentaux et obtenir des résultats intéressants chez des autistiques et des schizophrènes qui ne montraient que très peu de réaction à l'écoute de la musique, mais chez lesquels on notait par contre des modifications physiologiques importantes lorsque, devenant exécutants, ils sortaient de leur torpeur. Lors de l'audition d'un morceau de musique, la réponse émotionnelle est essentiellement fonction de l'attitude du malade. Le sujet écoutant l'un de ses airs favoris présente des modifications physiologiques, alors qu'un autre sujet écoutant le même morceau d'une oreille critique ne présentera aucune modification. Harrer s'était demandé s'il n'était pas possible de transformer l'émotion musicale en une appréciation purement esthétique, n'entraînant aucun retentissement sur les fonctions neurovégétatives. Il devait étudier l'action de certains tranquillisants sur l'émotion musicale. Il fit écouter différents morceaux et enregistra les réactions des sujets, puis, après administration de tranquillisants, il fit écouter des extraits différents des mêmes auteurs et constata que les réactions aux dissonances, aux modifications de rythme ou d'intensité sonore étaient beaucoup moins marquées. Les tranquillisants diminuèrent l'envie de danser en écoutant du jazz et Bach parut plus grave et solennel à la majorité des auditeurs. Par contre, certains chanteurs prenant des tranquillisants pour combattre le trac, ont remarqué que si leurs performances techniques étaient bonnes, par contre ils n'étaient plus capables d'établir le contact avec le public ; contact sans lequel il n'y a pas de grande exécution.

Mais la musique peut aussi, lorsqu'elle est judicieusement utilisée, devenir une drogue tranquillisante permettant d'obtenir une déconnection organismique et de sauver des malades très gravement atteints dans les unités de soins intensifs où sont traités les grands cardiaques, comme l'ont montré les travaux du Dr Frank Flood rapportés par Rager.

CHOIX ET UTILISATION DE LA MUSIQUE

Nous ne pouvons dans ce court exposé citer toutes les sélections musicales retenues pour la détente psychomusicale, mais nous donnons ici les extraits de musique les plus importants sélectionnés par J.-J. Jost. (Voir à la fin du livre.)

Nous devons préciser qu'une étude expérimentale est en cours au Centre de recherche de Musichothérapie et de Détente psychomusicale de Paris ; elle aura pour but de délimiter dans quelle mesure ces appréciations dépendent de la personnalité. Cette efficacité de la musique n'est susceptible de se développer librement que dans un certain état de détente psychosomatique. Ce dernier peut être recherché par des techniques sophroniques, la plus importante nous paraissant être le relâchement musculaire.

Dans la vie agitée de notre époque, nous nous trouvons continuellement sous tension : les nerfs sont excités, le cerveau toujours en éveil et les muscles tendus. Leur décontraction calme les nerfs, apaise l'esprit, évite de prendre des tranquillisants. Une musique appropriée et reposante permet, durant cette décontraction musculaire, d'obtenir plus rapidement l'effet désiré. Cette heureuse association amènera le sujet aux abords du sommeil, dans cette zone des seuils où il ne s'agit ni de la veille, ni du sommeil, mais d'états particuliers de la conscience, dans cette région de l'être qu'en général nous connaissons le moins, mais où nous voyons tout de même se créer des états semblables à ceux que produit la thérapeutique médicamenteuse anxiolitique. Nous devons préciser qu'il s'agit d'une technique d'appoint rassurante et extrêmement utile à certains moments pénibles du travail en bouche. Elle peut également être utilisée en pédodontie.

Aujourd'hui, les nombreux moyens employés dans la diffusion de la musique nous permettent d'utiliser les influences de l'art musical sur la santé et la maladie. Disques, bandes magnétiques peuvent être sélectionnés, stockés et mis à notre disposition. Au praticien de faire un choix suffisamment vaste pour qu'il convienne à tous les cas, s'adapte au milieu, à l'âge du patient, à son caractère, à l'état nerveux dans lequel il se présente à lui. Un enfant se trouvera parfaitement détendu par le rappel de certaines chansons enfantines apprises à l'école. Ainsi, une musique choisie avec éclectisme dans des tons mineurs et diffusée en sourdine possède une action anxiolitique très marquée dès l'entrée dans le salon d'attente et conditionne déjà l'organisme à un état de relaxation psychique et physique. Si bien qu'au moment des soins, c'est un sujet préparé qui s'assied dans le fauteuil. On peut alors proposer au patient des écouteurs ou un casque d'écoute. L'attention se trouve ainsi détournée de la douleur. Nous pouvons affirmer avec P. Marchais que « le principe fondamental de toute thérapeutique est de soulager le patient de ses troubles par des interventions qui ne lui causent aucun préjudice par ailleurs ». Toutefois, on pourra se trouver devant des patients indifférents, qu'aucune musique ne touchera, ou bien des patients détestant Bach, d'autres que Ravel irrite au lieu de les calmer. Mais rien n'empêche alors de leur proposer d'apporter eux-mêmes l'œuvre qu'ils aimeraient entendre. Il ne s'agit là ni d'une fuite du praticien devant le malade, ni chez celui-ci de l'utilisation d'un moyen de défense, mais bien plutôt de la mise en valeur d'un élément nouveau dans les relations praticien-patient et qui aboutirait pour l'un comme pour l'autre à une fructueuse coopération. Celle-ci est mise en évidence par les impressions mêmes de nos patients. En voici quelques-unes parmi tant d'autres :

Mme C : « C'est le plus souvent intérieurement contractée par l'impatience que je pénètre dans le salon d'attente. Si mon attente doit se prolonger, bien entendu mon angoisse ne fait qu'augmenter. Pourtant, lors de mes derniers rendez-vous, littéralement baignée d'une douce musique, j'ai réellement senti un apaisement... »

Mlle E. J. : « Imprégnée des effluves musicaux, sans intention forcée, insensiblement je cède à l'oubli de toute chose matérielle en éprouvant un bien-être moral et physique... »

Mme C. J. : « J'ai ressenti la même chose que lors d'une intervention chirurgicale à la suite de la piqûre calmante qui précède l'opération. »

Mme M. E. : « Je suis institutrice et j'ai affaire, comme beaucoup de mes collègues, à des enfants de plus en plus agités, inattentifs, parfois déséquilibrés. Il me semble que les ressources que peut offrir la musique dans le domaine de l'éducation sont grandes et pourtant presque entièrement ignorées. »

Mlle M. G. : (12 ans) « Après l'audition que vous m'avez conseillée, j'ai retrouvé tout mon calme et j'ai pu facilement me concentrer sur mon devoir de maths que j'ai réussi à faire... »

Ainsi, chez les sujets qui appréhendent une intervention, on pourra, par simple décontraction neuromusculaire associée à la musique, supprimer tension et frayeur.

On peut ainsi diminuer considérablement la prémédication chimique, voire même l'éviter, prémédication qui peut avoir une action sur la région opérée en empêchant la réaction de l'organisme de se faire normalement (douleurs postopératoires, cicatrisation, comportement, etc.).

Mais si nous le désirons, nous pourrons, après avoir acquis sérieusement le training-autogène de Schultz introduit en France par Durand de Boussingen, dominer nos fonctions respiratoires, digestives, vasculaires, cardiaques et agir ainsi sur le système neurovégétatif par simple concentration mentale. Cette méthode dont l'efficacité nous apparaît certaine sera développée dans le livre qu'avec le concours de J.-J. Jost nous consacrons à *Musique et sophrologie en odontostomatologie* [1].

Un point mérite d'être souligné, car il est essentiel à l'efficacité de la méthode. Si le praticien n'éprouve pas lui-même ce calme, cette assurance, cette aisance, rien ne lui permettra de les communiquer à un autre ; or, il s'agit essentiellement de communication et c'est cela qu'apporte la sophrologie liée à la musique. On peut se demander pourquoi ce terme de sophrologie nous a attirés. C'est que, à travers ce mot, apparaît toute une psychologie de la conscience. Elle tend à établir un nouveau rapport entre le praticien et le patient en tenant compte non seulement de l'aspect technique des soins, mais surtout de leur aspect humain. Ce que nous avons essayé de montrer dans cet exposé et dans les divers chapitres de notre livre *Musique et sophrologie en odontostomatologie*, c'est la nécessité de préserver ou de retrouver une communication avec soi-même et avec autrui. Il faut commencer par établir une communication avec sa propre vie intérieure pour parvenir à une existence plus calme, plus agréable, plus harmonieuse. Pour cela, un équilibre est nécessaire, à la fois physique et psychique. Nous avons insisté sur le rôle primordial du relâchement neuromusculaire dans le contexte sophrologique auquel nous avons associé la musique en raison de son pouvoir affectif. Mais toutes les études consacrées à cette association sophrologie-musique ont été faites d'une manière intuitive. En ce qui concerne la musicothérapie, les publications demeurent vagues et restent dispersées dans le monde entier. Nul groupement, nulle synthèse.

Il en est de même pour les travaux de la société de Sophrologie, c'est là une lacune qu'il convient de combler. Il ne s'agit pas seulement de dire qu'en écoutant telle ou telle musique, dans telle ou telle condition, le sujet se trouvera apaisé, excité

1. Librairie Maloine (1972).

ou relaxé. Il importe d'établir des statistiques, de connaître les sujets, d'apliquer une méthode de recherche et de ne pas rester dans le vague. C'est ce que nous essayons de faire en France pour parvenir à une étude plus scientifique du pouvoir de la musique. Nous commençons à entrer en relations avec des musicologues d'autres pays pour voir s'il y a une correspondance entre les divers travaux. Or, et cela est fort encourageant, les sélections musicales retenues se trouvent être les mêmes que les nôtres, tant aux Etats-Unis qu'en Amérique du Sud. Mais le plus intéressant, ce sont des expériences faites en milieu hospitalier, aussi bien en Angleterre qu'en Italie, et en Allemagne. Le groupe de travail de musicothérapie de Berlin, qui a été créé l'année dernière à la clinique neurologique régionale de Berlin, en collaboration avec l'Institut national de Recherche musicale que dirige le Dr Harm Willms, a mis au point des méthodes musicothérapiques originales et efficaces. Les principales indications sont les psychoses, en particulier les différentes formes de schizophrénie. On apprend aux malades à élaborer eux-mêmes des représentations musicales et des formes d'expression propre, c'est-à-dire à ordonner le chaos vécu par eux et à substituer l'harmonie de la musique au bruit. La musique établit une communication avec les autres malades du groupe et avec le thérapeute. La musicothérapie est également conçue comme une thérapeutique de groupe, parce que le groupe constitue une communauté et que les éventuelles productions délirantes peuvent ainsi être traitées d'une manière intégrée, permettant de rétablir la relation avec la réalité ou tout au moins de corriger le chaos désintégré. La musicothérapie est un mode de traitement qui, contrairement à d'autres formes averbales de traitement, n'est pas en relation avec des choses. Le matériel musical n'est pas durable, la musique s'évanouit, le centre de gravité de la relation, qui découle de l'objectif commun qui est de faire de la musique, se déplace forcément vers les relations interpersonnelles.

Nous pouvons donc vraiment parler de musicothérapie. Les recherches, pour son application à des fins thérapeutiques, doivent se poursuivre, afin d'arriver à créer une communication avec certains malades alors que tous les autres moyens ont échoué. Mais, si l'on utilise le pouvoir de la musique dans un but précis, telle la relaxation, on peut dire que l'œuvre musicale a une influence bénéfique : elle crée, comme l'état sophronique, une sorte de climat « hypnoïde », en apportant quelque chose de positif au patient : la diminution de la douleur et de l'appréhension.

Si la musique et la sophrologie ont une action sur la détente, le chant possède lui aussi une influence thérapeutique, ne serait-ce que parce qu'il apprend à respirer. Le but recherché par l'odontostomatologie est essentiellement de vaincre la peur du patient, de diminuer la douleur par la relaxation et la décontraction, au cours d'interventions chirurgicales ou des soins auxquels sera associée une musique appropriée. Cette technique constituera un excellent adjuvant et, l'usage des facteurs psychodynamiques dans la relation médecin-patient incluant la suggestion, permettra à l'odontologie de parfaire les services rendus tant à l'enfant qu'à l'adulte. « Le praticien de demain, aussi riche d'esprit de finesse que d'esprit de géométrie, de psychologie que de science, saura plus que ses maîtres accomplir son rôle de psychothérapeute, en toutes disciplines et, sans avoir la prétention de dépasser Platon, se dépassera lui-même en ajoutant la psychologie à ses techniques. » (L. Roucoules.) Déjà, Jung pensait qu'il n'y avait pas lieu d'être surpris de voir la psychologie voisiner avec la philosophie ! Ainsi, s'inspirant des grandes philosophies d'Europe ou d'Asie qui ont donné naissance à la sophrologie, à laquelle nous avons associé le pouvoir de la musique, le « praticien de demain » pourra vivre en sage par l'utilisation de cette heureuse synthèse. Il est important que celle-ci s'intègre dans une thérapeutique ; non pas comme une distraction, mais comme un élément fondamental qui, par la force des choses, prendra sa place dans les théories psychologiques et dans l'enseignement des futures spécialistes et des futurs thérapeutes de l'esprit. Et, comme le dit excellemment N. Fleischer, « cela permettra également à un plus grand nombre de malades de bénéficier de la dentisterie moderne et, de plus, élèvera l'horizon du chirurgien-dentiste, jadis confiné dans son niveau mécanique, à la position de membre à part entière et respecté dans l'art d'Esculape. »

Chapitre 33

HYPNOTISME, PSYCHO-ANALGÉSIE ET SOPHROLOGIE EN ODONTOSTOMATOLOGIE

Pr R. Fourcade

Il nous a semblé intéressant de traiter ce sujet selon une méthode originale qui consistera à suivre, au travers des publications personnelles, une expérimentation s'étendant sur plus de trente années. Elle nous conduira à entreprendre ensemble un long voyage allant de l'hypnotisme à la psycho-analgésie et à la sophrologie pour aboutir à la constatation de la concordance des résultats obtenus. Pour la clarté de cet exposé, nous prendrons au départ quelques dates repères.

1947 : Communication à la Société d'odontologie de Bordeaux et du Sud-Ouest : *Hypnotisme et chirurgie dentaire, résultats de sept années de pratique de l'hypnose* (donc depuis 1940).

1959 : Publication sur le même sujet dans *Dentistes de France.*

1962 : Les états préhypnotiques (donc la psycho-analgésie) en odontostomatologie font l'objet de la communication que nous avons présentée au Premier Symposium international de psychodontie à Côme (Italie).

1965 : Publication de l'introduction à la chirurgie dentaire psychosomatique *(Dentistes de France).*

1966 : Prise de contact pour la première fois en France avec la sophrologie, sous l'égide de ceux qui sont devenus des amis très chers, les docteurs Sol et Salagarey de Madrid à Hendaye, où fut créée la Société française de sophrologie, puis avec nos non moins chers amis les professeurs Dumont et Abrezol.

1970 : Nous avons dressé le bilan général en une communication au Premier Congrès mondial de sophrologie et de médecine psychosomatique à Barcelone.

HYPNOTISME ET PSYCHO-ANALGÉSIE

Il s'est trouvé qu'un chirurgien-dentiste, frais émoulu de la Faculté, s'est vu dès la fin de ses études pris dans l'engrenage de la guerre. Le hasard a voulu qu'il soit affecté au Centre de psychiatrie où il n'avait pratiquement rien à faire. Ce même hasard a voulu aussi que le médecin-chef dudit centre soit un des grands maîtres de la psychiatrie française, esprit d'une extraordinaire lucidité, d'une immense culture et d'une extrême bonté. Il perçut rapidement l'ennui du dentiste inoccupé, il l'incorpora à son service et décida d'en faire son collaborateur. Il se trouvait d'ailleurs que le dentiste en question avait toujours été intéressé par la psychologie et n'avait pas manqué de ce fait d'acquérir certaines notions de psychopathologie qui sont des éléments nécessaires pour posséder la connaissance de la psychologie de l'être normal. Le Maître, au cours de quotidiennes conversations avec l'élève, devait lui livrer ses pensées, entre autres celles concernant l'emploi de l'hypnotisme en psychothérapie et aussi de ses applications chirurgicales. Le temps passant rapidement, l'élève démobilisé fut rendu à la vie civile, mais il ne devait pas oublier les leçons de son Maître. L'humain était devenu plus clair pour lui et tout particulièrement préoccupé, comme chacun de nous, par le problème de la douleur, il se lança dans la voie de l'hypnotisme. C'est ainsi que, dans le cabinet dentaire où il s'installa la guerre finie, les expériences se succédèrent, se multiplièrent en présence de chirurgiens, de médecins, de confrères, tous ses amis et confidents. Les résultats obtenus furent communiqués à l'Académie nationale de Médecine, à la Société d'odontostomatologie de Bordeaux, et parurent dans *Dentistes de France*. Ils se résument ainsi :

« A l'aide du sommeil hypnotique, il est possible de supprimer toute douleur au cours d'interventions courantes de chirurgie dentaire et ce sans l'aide d'anesthésiques qui ne possèdent pas que des avantages ; ceci avec comme corollaire :

a) de faciliter par la suite la cicatrisation des plaies en n'ayant pas recours aux anesthésiques locaux qui sidèrent peu ou prou les tissus ;

b) de supprimer par suggestions les douleurs postopératoires.

c) de faire disparaître chez les malades les angoisses, appréhensions, et cette peur du mal génératrice d'un véritable mal qui est le « mal de la peur », selon une formule non originale mais bien exacte.

Ainsi, grâce au sommeil hypnotique, il nous a été possible de soigner des malades en supprimant pour eux toute souffrance avant, pendant, et après les interventions. Ce qui représente en somme un aspect très important de la grande lutte contre la douleur qui chaque jour nous préoccupe. En ce qui nous concerne, elle nous a fait entrer incidemment dans le domaine étrange, mystérieux de la clairvoyance avec des sujets qui, sous hypnose, se sont révélés à nous comme des médecins aux troublantes possibilités de voir non seulement dans le passé, le présent, mais encore dans l'avenir à travers le temps et l'espace. C'est à cette époque que, pour l'auteur de ces conclusions, les circonstances de la vie le conduisirent à changer de domicile et à s'installer dans une ville beaucoup plus importante que celle où il exerçait auparavant. D'emblée, il s'aperçoit que tout a changé. Ce qui était possible dans une cité, pour un praticien connu, épaulé par une élite, surtout par l'ensemble du corps médical, devient une aventure face à un public qui, moins initié il y a dix ans qu'aujourd'hui, ne perd nullement conscience de la malheureuse association d'idées, qui, pourquoi ne pas le dire, en France plus qu'en bien d'autres pays veut que l'hypnotisme soit du charlatanisme. Il décide donc de surseoir, provisoirement, sauf cas exceptionnel, d'abandonner une technique dont il a pu apprécier toute la valeur.

Le grand geste, face au patient angoissé, d'en conquérir les yeux et, par-delà eux-mêmes, l'âme de l'être qui a peur, pour le conduire à ne plus souffrir, lui manque alors dans l'exercice de sa profession, de notre sacerdoce. Ce grand geste dominateur lié au respect de l'humaine souffrance le conduit à l'habitude de river son regard en d'autres regards, à la réflexion, à la méditation, à des expériences aussi furtives que spontanées. Il le conduit en même temps vers des certitudes concernant la possibilité de créer des états préhypnotiques, d'en utiliser au mieux les effets puisqu'il n'était plus question provisoirement de l'hypnotisme. Le praticien s'aperçut alors qu'en changeant de cap, l'écueil, *a priori* fatal de l'abandon, pouvait être contourné. C'est dans ces conditions que, spontanément, dans des cas difficiles, en face de douleurs réelles, ou purement psychiques, il arriva à perpétuer tout en opérant son habitude de capter le regard de ses malades, comme antérieurement il le captait avant d'opérer pour provoquer une hypnose. Evolution de méthode, pour lui nouvelle méthode, comportant, nous le disons, une très importante difficulté technique, celle qui consiste « à avoir en quelque sorte les yeux au bout des doigts » pour ne pas rompre le contact indispensable entre les yeux de l'opérateur et ceux du patient. Nouvelle méthode pour lui, liée à la création d'états préhypnotiques que nous définirons par la suite et dont nous allons résumer les effets tout en les comparant avec ceux du sommeil hypnotique.

Donc, en ce qui concerne le sommeil hypnotique par fixation du regard en provoquant une relaxation complète du malade, voire en lui ordonnant de dormir, on crée une hypnose comparable par ses effets à l'anesthésie générale avec perte apparente de conscience et suppression des douleurs opératoires et post-opératoires. Dans le second cas et à un moindre degré par rapport à la première méthode de fixation du regard, en dirigeant la relaxation sans obtenir l'hypnose alors non recherchée, on provoque rapidement un état particulier, état « pré-hypnotique », au cours duquel on constate chez un malade parfaitement conscient une abolition plus ou moins grande mais constante de la douleur. Cette dernière permet de mener facilement à bien les soins courants même chez les pusillanimes notoires, d'où gain de temps et diminution de la fatigue physique, mentale, nerveuse pour les deux intéressés, on leur évite d'être des antagonistes ; on crée ainsi ce que nous nommerons une psycho-analgésie.

Il y a donc, on le voit, des rapports certains avec l'hypno-analgésie et plus spécialement avec les résultats obtenus grâce aux méthodes utilisées par nos confrères de la Société d'hypno-analgésie dont j'ai eu l'honneur de suivre les travaux avec un intérêt passionné pendant quelques jours à Paris, en 1959 ; travaux si bien dirigés par mes confrères et amis, MM. Abbou et Maedel. Des rapports certains quant aux résultats obtenus, oui, mais aussi des différences non moins certaines dont nous citerons tout spécialement deux, et qui confèrent sa pleine personnalité à la méthode que nous employons.

La première différence est fonction du temps relativement long en hypno-analgésie tout au moins pour conditionner le malade, le préparer, l'adapter. Le résultat est direct, immédiat, on l'obtient en quelques secondes dans les états pré-hypnotiques.

La deuxième différence est faite d'une difficile préparation du praticien qui doit se rendre capable d'opérer comme s'il avait, nous le répétons, « des yeux au bout des doigts ». Mais difficulté très surmontable, je vous en donne l'assurance, à condition de s'imposer un entraînement progressif de quelques semaines ou, s'il le faut, de quelques mois. D'autant plus qu'on a toujours la possibilité de s'accorder le temps qu'il faut pour de nécessaires contrôles intermittents. Et alors, comment se passent les choses ?

Le malade est sur le fauteuil, on le soigne, il souffre, il a peur, le traitement s'annonce plein de difficultés que nous connaissons. Alors intervient notre méthode, fort facile à résumer :

Premier temps : il suffit de dire au malade : « Oui, je comprends, vous souffrez. Pour faciliter les choses, je vais vous demander, comme je le fais toujours dans les cas semblables, de m'aider à voir constamment votre pupille. C'est capital, indispensable, car son volume change dès qu'une douleur se produit. Elle se contracte ou se dilate selon les cas et ceci va me guider. Je verrai quand vous aurez mal, ceci est incontestable, purement psychologique et je pourrai, sans que vous ayez à m'avertir, m'arrêter aussitôt. Pour cela, il faut et il suffit, que vos yeux fixent constamment un point, toujours le même... Mes yeux de préférence. » Alors, d'emblée, on commence les soins, toujours lentement, dans ce cas avec de très petites vitesses, par touches légères. A chaque modification pupillaire, myosis ou mydriase, on s'arrête immédiatement... puis on recommence autant de fois qu'il faut.

Deuxième temps : par la fixité du regard du patient, très vite établie, on constate qu'il a senti la nécessité de ne pas quitter les yeux du praticien. On peut déjà avancer un peu plus vite.

Alors, tout en continuant à opérer on s'adresse au malade, on lui recommande de se détendre, de respirer profondément selon un rythme lent, de décontracter ses muscles, d'inspirer puis d'expirer en contractant ses abdominaux pour chasser le maximum d'air de ses poumons, etc. Tout ceci est indiqué en phrases courtes, en parlant très posément, gravement, sans aucune hâte. A ce point précis, nous ouvrons une parenthèse pour signaler deux faits importants :

a) Au cours des soins, pour vérifier l'état des cavités, on peut s'arrêter plusieurs fois et reprendre leur préparation sans aucune difficulté. On repart en disant au malade, et tout en commençant à opérer de nouveau très délicatement : « Nous reprenons, ça va bien. Aidez-moi de plus en plus en respirant bien, profondément, et surtout en regardant toujours de plus en plus intensément. »

b) Au cours de la première séance, donc chez un malade non initié, nous croyons utile de noter ceci : on constate généralement qu'en cours de route le malade fait ses propres expérimentations et, furtivement, détache son regard de celui du praticien. Or, il s'aperçoit que la douleur, immanquablement, réapparaît aussitôt.

Troisième temps : alors il s'abandonne totalement. Confiants, ses yeux demeurent intensément fixés sur les yeux du praticien et le rythme respiratoire imposé est parfaitement respecté. Le malade se trouve sur la voie de l'hypnose dans un état que nous avons déjà nommé pré-hypnotique, réel ; c'est celui que nous utilisons au stade que nous nommons la psycho-analgésie. Parfois même, les choses vont plus loin. On peut voir les globes oculaires se révulser et le sommeil hypnotique, que personnellement nous connaissons bien, est prêt à se produire et à se déclencher spontanément.

La notion de devoir, avec ce qu'elle comporte de scrupules, nous conduit à arrêter là l'expérience, étant bien entendu qu'après avoir conféré avec le malade et obtenu son accord, nous laissons au cours de la même séance ou au cours d'une séance ultérieure survenir le sommeil et nous opérons sous le sommeil hypnotique dont nous avons, au début de cet exposé, dit les avantages incomparables.

Les premières conclusions : l'expérience montre que c'est le patient qui les tire lui-même et les livre spontanément au praticien, généralement dès la fin de la première séance. Elles sont toujours du même type : « C'est merveilleux, ou admirable, ou formidable ! » (le qualificatif varie), et le patient enchaîne : « Oui, je comprends très bien parce que vous m'avez expliqué qu'en regardant la pupille vous voyez si on souffre ou non, mais il y a quelque chose en plus... car j'ai essayé par moments de détourner mon regard de votre regard et immédiatement, chaque fois, j'ai recommencé à souffrir. » Et c'est ainsi que plus tard, dans la vie, nous revoyons nos malades pour de nouveaux soins ; nous les entendons nous dire d'emblée, avant que nous approchions la fraise d'une de ses dents : « Docteur... vos yeux, vous vous rappelez ?

— Oui, bien sûr », répondons-nous ; et les soins reprennent, rapides, faciles, dans un nouvel état pré-hypnotique recréé en quelques secondes dans une atmosphère extraordinaire de confiance et de quiétude. Cela est tellement vrai que nous avons parfois demandé à des malades de haute qualité intellectuelle de nous décrire des auto-observations. Nous en rapportons trois résumés schématiques qui nous paraissent hautement significatifs.

Une première observation : celle d'un jeune et brillant pharmacien. Elle est détaillée en quatre points longuement développés et qui comportent :

a) Des doutes : « Est-ce bien, écrit-il, dans des régions sensibles de la dent que piétinait votre roulette alors que vous me transperciez de votre regard ? »

b) Les sensations objectives : « Après avoir senti plongé dans le sien propre le regard de l'opérateur, ... observé l'infini, l'insondable d'une pupille, ... on s'accroche à ce regard... Notre volonté va chercher dans ce regard la volonté de dire " Je veux " (sous-entendu : grâce à lui) ne plus souffrir », comme l'établit le contexte résumé ici.

c) Les résultats : « On s'abandonne avec confiance et la roulette va fouiller dans les profondeurs de la dent... Elle en sort toute rougie du sang de la pulpe » (il s'agit d'un cas de biopulpectomie).

d) Conclusions : « Le résultat est simplement merveilleux, je n'y comprends rien. »

Deuxième observation : celle d'un artiste intellectuel de grande qualité, un hypersensible aussi. Elle commence ainsi : « Ayant noté, sortant de chez vous, ces phénomènes qui m'avaient merveilleusement subjugué, je vais tenter d'en donner une explication. » Au cours de l'exposé on trouve des phrases telles que celle-ci : « C'est une perception étrangement intéressante pour le patient que je suis, c'est-à-dire résolument hostile à la douleur, de voir celle-ci captée par la connaissance que vous avez d'elle, qui vous permet d'en libérer votre malade par ce trait d'union entre vous et lui : le regard. » Il exprime très bien comment, dès qu'on est sur le fauteuil du dentiste, je cite à nouveau : « La peur s'amasse... et le trac est là, le trac qui va devenir angoisse quand le bruit de la fraise mise en route démolit le frêle barrage de la dignité, de l'orgueil d'être maître de son corps. On veut fuir, on ne peut bouger... Seuls les yeux conservent une mobilité, c'est alors que le regard, désemparé, s'accroche au vôtre. Soudain, une porte s'ouvre, on est attiré, ce n'est plus qu'un immense corridor taillé dans un roc vert et or (la couleur des yeux de l'opérateur dans ce cas particulier), les sons déchirants changent, le regard devient un décor très doux, l'irritante musique s'atténue. Irrésistiblement, je suis ce long couloir, loin de la vie. Il ne reste plus à la porte qu'un autre homme : celui qui a eu peur. Le cœur se décontracte, se libère de son étau, quelques larmes montent imperceptiblement, on voudrait aller plus loin dans cet étrange couloir si calme, si souriant. Un bruit, peut-être un mouvement, la respiration se bloque à nouveau et c'est le retour brutal au point de départ. » La dernière phase de cette observation revêt une importance considérable que nous croyons indispensable de souligner. Ainsi que nous l'avons précisé, il faut absolument un contact constant, direct, entre les yeux des deux participants, et si le contact est rompu par le détournement du regard, le charme est rompu, la douleur s'installe à nouveau.

De même, et nous l'avons constaté avec une totale constance, un bruit : le téléphone dont la sonnerie retentit dans le silence du cabinet, l'assistante qui frappe à la porte... et tout est à recommencer... Heureusement, très vite, en quelques secondes, dans le silence, le recueillement, le contact est à nouveau rétabli.

Troisième auto-observation : cette auto-observation a été décrite par un étudiant en droit, esprit très fin, qui aurait pu choisir comme voie la préparation de l'agrégation de philosophie. Nous en rapportons ici les extraits principaux. Elle commence ainsi : « C'est en haut, et à gauche... que ça se passe. La dent est cariée et extrêmement sensible. Le contact seul de la fraise suffit à me plaquer au fond du fauteuil, les quatre fers en l'air. C'est un exemple que je choisis. Il y a, semble-t-il, avant de vraiment entrer dans le sujet, une remarque primordiale à faire, c'est la méconnaissance totale de ce qui allait se passer. Il est à noter que pour arriver à l'état dans lequel j'ai été mis, aucune explication ne m'a été donnée... Il y a là un processus entre les mains de l'opérateur, pour ne pas dire dans ses yeux. Cet abandon tient certainement à la confiance de celui qui est soigné, en celui qui peut empêcher la douleur. Il doit y avoir alors une sorte d'intuition, une intuition qui permet à l'opéré de savoir que quelque chose va se passer, quelque chose qui va l'empêcher de souffrir. Je ne sais pas expliquer scientifiquement l'état physique proprement dit dans lequel on se trouve, mais je me souviens très bien des raisonnements et de l'état psychologique dans lequel je me trouvais alors.

« D'abord, une simple constatation de purs faits facile à établir. Je sens la roulette fouiller, creuser et tourner sans aucune douleur. Il est tout naturel que l' « opéré » n'émette alors qu'un souhait : « Pourvu que ça dure jusqu'au bout. » Alors on s'arrange pour que ça dure, on obéit au doigt et à l'œil (surtout à l'œil) aux ordres donnés. Ces ordres, on les exécute parce qu'on sait qu'il est nécessaire de les exécuter pour ne pas subir à nouveau une forte douleur. On sent bien qu'il est nécessaire de ne pas s'échapper ni de s'évader de l'état dans lequel on se trouve actuellement. Au point de vue psychologique, on demeure sujet pensant, conscient, maître de soi, mais cependant on veut rester en étroite relation avec les ordres donnés par l' « officiant », ordres auxquels on veut obéir de toutes ses forces car on sait que si un moment de détente ou d'inattention venait, tout « tomberait à l'eau ». Alors, une grande partie de la conscience a disparu dans l'inconscient. La conscience est résorbée en un minuscule espace, un espace très précis, très étroit, dont le contenu est uniquement (en relation avec l'opérant) la volonté de rester inerte... L'expérience de ce qui se passe intérieurement, intimement, ne doit pas faire oublier le phénomène principal et premier, la relation entre le patient et l'opérant. Elle est, je pense, à base de confiance et d'acceptation. L'acceptation de prendre un « maître » pour un moment puisque ce maître calme la douleur. Il est hors de doute que cette expérience ouvre de nouveaux horizons aux patients, aux grands problèmes mêmes de la souffrance, la douleur peut être vaincue autrement que par une piqûre. »

Nous pourrions arrêter là cette observation, mais nous n'en ferons rien car, dans son dernier paragraphe, elle nous conduit encore vers des horizons nouveaux. A travers ces derniers nous examinons un autre aspect du problème, une conséquence extra-professionnelle à ne pas dédaigner du fait qu'elle est infiniment importante et précieuse : la possibilité de recréer par les patients, par eux seuls et pour eux seuls, ces états pré-hypnotiques avec les avantages qu'ils comportent pour eux en fonction de leur lutte contre la souffrance. Enchaînons donc. Notre philosophe étudiant en droit, après avoir pris conscience du fait que la douleur peut être vaincue autrement que par une piqûre continue ainsi son auto-observation : « C'est peut-être pour cette raison que, me trouvant sur un billard pour une opération à l'œil, je cherchais inconsciemment l'atmosphère du cabinet du dentiste. Je cherchais à donner à mon corps davantage de relaxation, et j'imaginais aussi ses yeux, ainsi je gardais beaucoup plus facilement mon sang-froid. » Ceci conduit très naturellement à l'auto-hypnose. Oui, grâce à l'utilisation des états préhypnotiques auxquels nous l'avons initié, le malade conserve la possibilité, puis l'habitude, de s'armer contre la douleur physique, voire même morale. Face à ces constatations, nous nous croyons en mesure d'affirmer que c'est pour nous un devoir de ne jamais oublier, à la fin des soins, de consacrer à notre malade quelques minutes de notre temps, alors qu'il est heureux de nous redire son étonnement et sa gratitude ; nous lui indiquons que tout va plus loin pour lui et que désormais, s'il est capable de le vouloir, il pourra toujours à volonté retrouver le même état bénéfique en se relaxant, en imaginant que nos yeux se fixent encore sur ses yeux et en faisant l'effort de tenter de les revoir. Alors, lui, comme tant d'autres, se rendra compte qu'il est devenu, beaucoup plus qu'il ne pouvait l'imaginer, apte à dominer, à vaincre tout ce qui peut l'être de l'humaine souffrance.

Témoin, entre de multiples cas, celui de cette malade hypernerveuse, soignée alors qu'elle venait d'être déséquilibrée par un traumatisme affectif (à savoir la mort récente de son père qu'elle aimait beaucoup et qui se trouvait son seul parent survivant). D'emblée, et à peine assise sur le fauteuil, elle nous déclare péremptoirement : « Je viens parce que je souffre (il s'agissait d'un syndrome dentaire parapulpaire en réalité), mais je suis sûre que vous ne pourrez pas me soigner. » Effectivement, elle bondit à la première tentative de fraisage. Inutile de vous dire que nous décidons d'employer sans perdre un instant la méthode de psycho-analgésie. Très vite, la malade se décontracte et ses yeux étonnés s'accrochent littéralement à nos yeux. Elle ne bouge plus, son visage progressivement détendu devient serein et enfin souriant. Les soins achevés, la malade nous remercie et, en quelques mots, nous lui conseillons en termes simples d'avoir recours à l'auto-hypnose (sans employer ce terme, bien sûr, car elle n'aurait rien compris) lorsqu'elle aurait affaire à une douleur physique ou même morale.

Nous la revoyons une semaine après pour l'extraction d'une dent. Nous nous trouvons en face d'une malade très calme. Elle nous confie spontanément qu'elle se sent beaucoup plus équilibrée et nous dit : « Quand je suis énervée, que j'ai envie de pleurer, ou quand j'ai la barre sur la poitrine, je respire comme vous me l'avez dit : je pense à vos yeux. Il me semble que je les revois et très vite tout va bien. » Et même, elle ajoute, très sûre d'elle : « Vous devriez en faire bénéficier les autres », à quoi nous avons naturellement répondu que nous n'y manquions jamais.

Cette autopréhypnose ou autopsycho-analgésie peut sembler assez extraordinaire à ceux qui ne sont pas des initiés. Que cela nous permette alors d'évoquer de bons amis à nous, des « fakirs », tel Yvon Iva, qui a conquis le titre de champion mondial de fakirisme et qui, en notre présence, sous contrôle médical le plus rigoureux, en présence d'ailleurs de journalistes internationaux, a subi une appendicectomie sans aucune anesthésie ni emploi d'aucun analgésique ; certains d'entre nous ont pu l'entendre relater cet exploit sur les chaînes de la radiodiffusion luxembourgeoise, ou bien le voir au cours d'une émission fort bien présentée à la télévision française. Et que dire de l'autohypnotisme pratiqué par d'autres fakirs. Notre ami Myrha Sangor, chez qui nous avons créé un état préhypnotique pour un traitement dentaire douloureux, s'est soumis volontiers à l'expérience. Elle en a reconnu les bienfaits puis l'a interrompue, nous demandant de lui permettre de lutter toute seule ; elle s'est mise alors en autohypnose avec catalepsie des plus caractéristiques, ce qui nous a permis d'opérer avec autant de facilité que sous une anesthésie générale du patient.

Pour conclure, nous pensons qu'il devient superflu d'affirmer les bienfaits confirmés par tous ceux qui ont pratiqué l'hypnotisme et, nous ajoutons, les états préhypnotiques, bienfaits dont nous pouvons faire bénéficier les malades au cours de nos actes opératoires. D'autre part, nous pouvons dire que, si l'hypnose peut exceptionnellement être reconstituée à son profit par le patient lui-même, par contre, en ce qui concerne les états préhypnotiques, il nous semble important de confirmer qu'ils peuvent être recréés à volonté par le patient pour lui permettre de lutter contre la douleur. Ils sont donc une arme de lutte contre la souffrance, qu'après nos interventions nous pouvons laisser en plus et par surcroît au pouvoir de nos malades, étant assurés là encore que « nos bienfaits demeurent ».

Chapitre 34

INTRODUCTION A LA CHIRURGIE DENTAIRE PSYCHOSOMATIQUE

Pr R. Fourcade

Le problème de la chirurgie dentaire psychosomatique peut d'abord se situer dans son contexte général, celui de la médecine psychosomatique, autrement dit un art de guérir qui soit vraiment à l'échelle humaine, à celle des êtres représentant un tout : esprit et matière, Psukhé et Soma, corps et âme, que la mort seulement peut dissocier. Psukhé et Soma... quand l'un souffre l'autre est atteint, en d'autres termes les perturbations psychiques ont pour conséquence des troubles physiques et réciproquement. Dans l'ensemble, et là nous citons le professeur Jean Delay, membre de l'Académie nationale de médecine et de l'Académie Française : « Le mouvement psychosomatique cherche à dépasser une médecine des organes, devenue de plus en plus spéciale, au profit d'une médecine générale de l'organisme. » Et : « Ce qui dans l'histoire de la médecine donne au mouvement psychosomatique contemporain son originalité, sinon sa spécificité, c'est qu'il met l'accent sur les facteurs psychologiques et leur traitement. » En d'autres termes, dit Paul Chauchard, « il faut que tout spécialiste replace l'organe dont il s'occupe dans l'ensemble de l'organisme pensant et que la technique ne lui fasse plus oublier le malade ». De là découlent certaines modalités thérapeutiques sur lesquelles nous reviendrons, basées sur le fait que « l'on peut désigner sous le nom de méthode psychosomatique l'ensemble des moyens qui visent à atteindre le physique par le moral » (J. Delay). Avant de nous poser la question de savoir si de telles données sont valables en chirurgie dentaire, précisons que la médecine psychosomatique ne supprime rien de la médecine ; de même qu'en chirurgie dentaire il ne s'agit pas de modifier l'enseignement, la pratique classique, mais d'y ajouter des connaissances humaines, permettant de mieux lutter contre la souffrance psychique et ses conséquences pathologiques. Il s'agit donc de voir si la mise en œuvre d'un « ensemble de moyens psychologiques » est utile ou non pour nos malades tant en chirurgie et prothèse dentaire que dans les différents domaines de notre art. Par conséquent, doit-elle être envisagée ?

Si oui, il faut examiner encore si les méthodes thérapeutiques propres à la médecine psychosomatique sont applicables à l'odontostomatologie. Dans l'affirmative, un nouveau problème se poserait alors, à savoir : comment entraîner les étudiants et leurs aînés à la pratique d'une telle discipline ? Comment ? Par qui ? Tel est le but de cet exposé dont les hypothèses de travail sont basées sur une conviction profonde, fruit d'une longue expérience.

CHIRURGIE DENTAIRE PSYCHOSOMATIQUE

Le rôle du chirurgien dentiste ne saurait être (dans l'ensemble de ses activités) en dentisterie opératoire celui d'un boucheur de trous sur des dents présentes, de combleur de vide sur des dents absentes, au niveau des deux maxillaires, mais celui d'un praticien conscient d'agir, d'opérer, avec ce que cela comporte de responsabilité de sa part, au niveau d'une région organique hypersensible, exceptionnellement réflexogène. Un praticien également responsable d'un ensemble muqueux, musculaire, articulaire, cutané, nerveux, vasculaire, ganglionnaire, glandulaire, avec toutes leurs répercussions, leurs interférences générales physiques et psychiques. Un praticien, enfin, se trouvant en face de malades aux prises avec l'anxiété, la souffrance, la peur, témoin ces formules habituelles de nos patients, ou dits tels, qui, d'emblée, s'expriment en phrases de ce type : « Je n'ai pas peur de la souffrance... La table d'opération m'indiffère, une consultation médicale... j'y vais en souriant..., mais l'idée seule d'aller chez un dentiste m'épouvante. »

Pour traiter de tels malades, interviennent forcément les gestes opératoires, les méthodes thérapeutiques spéciales qui, d'ailleurs, se perfectionnenent chaque jour. Mais en plus, n'oublions pas surtout la nécessité, le devoir de mettre en œuvre des éléments d'apaisement, de confiance émanant du thérapeute qui font que tant de choses s'améliorent pour nos malades, qu'ils soient de simples hypersensibles ou des psychopathes. Pour y parvenir, il nous faut, par des connaissances sérieuses de psychologie appliquée, « dominer » ses malades à force d'autorité, de persuasion, de compréhension. Nous pensons, avec le professeur Schrengk de Fribourg : « Il est indispensable de bien connaître l'état psychique de ses malades, pour mieux soigner leurs troubles physiques, la psychothérapie venant rejoindre le traitement du stomatologue, comme le traitement du stomatologue aide celui du psychiatre. » De même, nous nous sommes trouvés en parfaite communion de pensées avec le Dr Hilman de Londres lorsqu'il nous disait : « Le malade ne nous apporte pas seulement ses dents à soigner, mais lui-même. » Tel est en bref, résumé en gros plans, l'aspect psychosomatique du problème en chirurgie dentaire.

PROTHÈSES DENTAIRES PSYCHOSOMATIQUES

La mise en œuvre de « l'ensemble des moyens psychologiques qui visent à atteindre le physique par le moral », ici encore, s'avère nécessaire. En effet, lorsqu'en des cas faciles, sans histoires, un chirurgien dentiste pose un appareil en bouche, il peut se contenter d'avoir comblé des vides laissés par des dents absentes. Acte sommaire. Admettons cependant qu'alors, en fonction d'une simple « solution mécanique » du problème, les résultats ne puissent risquer d'être préjudiciables pour le malade. Mais, ce qui compte vraiment, c'est l'ensemble des autres cas qui, eux, entraînent, mettent en évidence la responsabilité morale du praticien, tout particulièrement lorsqu'il se trouve en présence d'une édentation totale ou sub-complète, voire très partielle, ou bien devant des traumatisés de la face et des restaurations prothétiques maxillo-faciales à envisager. Lorsque nous parlons de traumatisés de la face, nous ne pouvons oublier qu'ils peuvent être (trop souvent hélas !) en même temps des traumatisés crâniens en nombre croissant, selon les statistiques mêmes, dont la psychopathologie est des plus multiformes à des degrés parfois effarants. Alors, une restauration prothétique concernant une ou plusieurs dents ne suffit plus en soi : il s'agit de prévoir, de diriger tout un ensemble, un réseau, un complexe de réactions, tant au point de vue fonctionnel qu'esthétique, liés à l'acte prothétique, mais aussi, de prévoir ses répercussions générales sur un malade chez lequel un important élément d'équilibre physique a été précédemment rompu.

Or, s'il y a eu rupture de l'équilibre physique chez ces malades, qu'advient-il de leur équilibre psychique ? Force est de constater qu'il est lui-même perturbé la plupart du temps et que, de ce fait, apparaissent l'anxiété, l'angoisse et que s'organisent des complexes les plus divers, des obsessions, des phobies, voire pire encore.

Avant d'aborder les différents problèmes de la thérapeutique, et l'éventuelle chirurgie dentaire psychosomatique telle que nous venons de l'envisager, en fonction de tout ce qui occupe la majeure partie du temps que le praticien consacre à ses activités professionnelles (c'est-à-dire la chirurgie et la prothèse dentaire), nous ne risquerons pas de passer sous silence des chapitres d'une importance capitale qui se rapportent à l'orthodontie, à la pédodontie, à d'autres que nous pourrions intituler : « psychologie et cancer » ou encore « psychopathologie et phobie du cancer ». Le praticien s'y trouve face à d'écrasantes responsabilités vis-à-vis de son malade.

Le psychalgique existe-t-il vraiment ? Ne risquons-nous pas, en non-initiés, de les recevoir en consultation sans les reconnaître, par défaut d'en avoir perçu la réalité psychosomatique ? A de telles questions, nous pensons ne pouvoir mieux faire que de laisser répondre Ackermann et Pompian-Miniac dans leur traité intitulé *Urgences en odontostomatologie*. Nous insisterons sur le mot « urgences » en ce qui concerne ces malades : « Il semble que leur nombre soit en augmentation depuis la guerre et les bouleversements qu'elle a comportés. Il s'agit en effet d'individus dont le psychisme a été bouleversé avant l'apparition de l'algie et qui se créent une réalité qui n'a rien de commun avec la vérité. » Ces malades ne présentent pas un type unique, mais au contraire des caractères polymorphes. D'âges variables, hommes ou femmes, beaucoup sont des cancérophobes, leur phobie étant née brusquement à la lecture d'un article ou à la suite du décès d'une personne de leur entourage atteinte de cancer : « Le choc physique que l'on retrouve à l'origine de l'algie peut être différent : sensation de déshonneur après une faute sanctionnée, sensation de déchéance physique après une intervention sur l'appareil génital, échec social, perte d'un être cher... A la suite de ce choc, une angoisse pathologique persiste chez ces malades et, par sa constance, finit par faire partie de leur personnalité ; ils réagissent alors par une sorte de révolte contre eux-mêmes et localisent en un point donné de leur organisme une douleur physique ; localisation qui leur donnera parfois l'impression d'atténuer ou d'effacer leur douleur morale, ou encore qui, en provoquant la sollicitude de l'entourage, leur procurera une compensation affective. »

Cette douleur peut être strictement imaginaire ou encore cristallisée sur une sensation réelle, mais à peine désagréable pour un individu normal et ici démesurément amplifiée... Cela ne signifie pas que le malade ne souffre pas. Il souffre en fait, et peut-être beaucoup, mais sa douleur est un phénomène moral uniquement au plan de la conscience. Il semble dont utile que les odontostomatologistes acquièrent dans ce domaine quelques notions de base. Ainsi donc, il le faut bien reconnaître, quel que soit le domaine de l'exercice de notre profession dans lequel nous évoluons, tout le rapproche de la médecine psychosomatique, au sujet de laquelle nous nous trouvons conduits maintenant à nous poser le problème des thérapeutiques psychosomatiques. En quoi consistent-elles ? Sont-elles pratiquement applicables en tout ou en partie à notre spécialité ? En bref, nous pouvons dire tout d'abord qu'elles sont de trois catégories :

a) neurochirurgicales : comportant plus spécialement la neurochirurgie : lobotomie, topectomie, exérèse corticale.

b) neuropsychiatriques : pouvant être ou médicamenteuses et ambulatoires, ou chimiothérapiques, ou bien encore des thérapeutiques de choc. Ces deux dernières, sur lesquelles nous ne nous étendrons pas, nécessitent une hospitalisation. Cette catégorie comporte entre autres et tout spécialement en ce qui nous concerne l'emploi des neuroleptiques dont nous reparlerons ;

c) psychologiques : basées sur une recherche de l'analyse du subconscient, soit de façon brutale et directe par la narco-analyse, l'hypnose, soit de façon plus longue et plus indirecte par la psychanalyse.

Elles vont donc poser pour nous un problème essentiel, celui de la psychothérapie. En quelques lignes, nous précisons que :

a) la psychochirurgie comporte pour le thérapeute des responsabilités majeures concernant l'évolution de la personnalité même du malade. Problème qui se pose surtout chez les psychalgiques. Elle ne peut être envisagée que lorsque toutes les autres thérapeutiques ont échoué, afin de tenter d'échapper au pire concernant le malade, tant sur le plan individuel que familial et social ;

b) les neuroleptiques... Combien de praticiens rendent, grâce à eux, des services éminents aux malades à la condition de les employer avec discernement, faisant peut-être parfois de la chirurgie dentaire psychosomatique sans le savoir. Le chef de file, dans l'ordre chronologique des agents neuroleptiques, étant la chlorpromazine commercialisée sous le nom de largactil, qui permet une déconnexion sympathique et qui, par son action sur les centres diencéphaliques, les empêche de répondre aux excitations pathologiques d'irritation provoquant normalement la souffrance. A partir de là sont nées de nombreuses spécialités bien connues de chaque praticien. Parmi ces neuroleptiques, il faut savoir qu'il existe très grossièrement des médicaments dits majeurs et des tranquillisants. Si ces derniers sont d'un maniement relativement aisé, les premiers doivent être réservés à une prescription neuropsychiatrique ;

c) en ce qui concerne les thérapeutiques psychologiques, nous pensons que, dans l'essentiel de leur application à notre art, elles posent pour nous le problème de la psychothérapie, c'est-à-dire « l'ensemble des moyens par lesquels nous agissons sur l'esprit du malade ou dans le corps du malade par l'intermédiaire de l'esprit » (A. Porrot). Font partie de ces moyens, la suggestion et l'hypnotisme. (Nous y ajouterons maintenant, à tire majeur, la sophrologie. Mais lorsque ce travail a été publié en 1965, la sophrologie n'était pas encore introduite en France ; elle le fut un peu plus tard, en mai 1966 à Hendaye.) Nous rappellerons enfin sur ce sujet les diverses possibilités que nous procurent les états préhypnotiques permettant d'aboutir à ce que nous avons personnellement appelé « la psycho-analgésie ». En fait, et objectivement, au fond de tout cela se trouve toujours posée toute la question de la psychologie appliquée, dont nous avons vu, en un bref aperçu, l'inéluctabilité des indications, dans les domaines de l'odontostomatologie opératoire, de la prothèse dentaire, ainsi que dans toutes les branches essentielles de nos activités. Aussi, poser le problème clé : les techniques, les méthodes psychosomatiques sont-elles en tout ou en partie, autrement dit, dans leur ensemble telles que nous venons de les voir, applicables à la chirurgie dentaire ? Poser le problème, c'est le résoudre par l'affirmative. D'ailleurs, on pourrait difficilement se demander comment il pourrait en être autrement pour une spécialité fille de la médecine.

Ainsi donc, suivant le plan exposé au départ, nous en arrivons à nous poser les dernières questions prévues : ces notions s'avérant nécessaires, faut-il les dispenser aux étudiants aussi bien qu'aux praticiens qui ne les possédaient pas ? Comment ? Par qui ? Charcot, ce grand maître de la Salpêtrière, qui connaissait bien la nécessité d'une formation psychologique, déclarait fermement : « Jusqu'à maintenant, on s'est habitué à mettre la psychologie à part, on l'enseigne au Collège, mais c'est une petite psychologie à l'eau de rose, qui ne peut servir beaucoup C'est une autre psychologie qu'il faut créer, une psychologie renforcée par les études pathologiques. »

D'abord la réponse à ce « comment » ? Elle constitue toute une éthique basée sur les principes suivants : des connaissances aussi étendues que possible de psychologie, de psychopathologie s'imposent. Elles sont le fondement essentiel du diagnostic puis de la thérapeutique dans la pratique psychosomatique. Ici, une incidente nous paraît devoir s'imposer dans cet aperçu panoramique... Alors que nous venons de parler de psychologie, de psychopathologie concernant les malades, se trouve sous-entendue dans ce vaste ensemble l'opportunité d'études profitables à tous, centrées sur la psychologie du praticien lui-même, voire sur les risques pathologiques dont il peut être peu ou prou victime en l'exercice de sa profession. Par qui réaliser un tel programme ? A notre humble avis, pour atteindre le but recherché, c'est d'un effort collectif qu'il faut attendre les résultats ; ainsi, il ne suffirait pas de disposer de quelques spécialistes, d'initiés, mais bien de créer en quelque sorte une doctrine qui ne saurait être, au départ, l'œuvre d'un seul dans chaque université, mais celle d'une équipe cohérente de spécialistes odontostomatologistes, de sophrologues (médecins et chirurgiens dentistes), de médecins généralistes, de neurologistes, de pédiatres, de psychiatres, de psychologues, éléments moteurs essentiels pour l'évolution de notre spécialité vers une chirurgie dentaire psychosomatique.

Chapitre 35

LA SOPHROLOGIE EN ODONTOSTOMATOLOGIE

Pr R. Fourcade

Au début de ce chapitre, nous croyons juste et équitable de mentionner le rôle de l'odontostomatologie au sein de la sophrologie. Dans ce but, nous ne saurions mieux faire que de citer les paroles du Dr Caycedo au congrès de Versailles en 1968 qui avait d'ailleurs été précédé en 1967 par le Ier congrès de la Société française de Sophrologie à Arcachon. Or donc, au congrès de Versailles, le Dr Caycedo, qui le présidait, après avoir dans son discours inaugural précisé que le point de départ de la sophrologie a été, en ce qui concerne les méthodes occidentales, l'hypnotisme, a parlé du rôle de l'odontologie dans la période de la fondation de l'école sophrologique en ces termes : « Il faut remarquer le rôle fondamental et décisif qu'ont eu les odontologues et chirurgiens dentistes dans la période de fondation de l'Ecole sophrologique ; sans leur intervention la sophrologie se trouverait actuellement sans doute entre les mains de psychiatres et de médecins généraux. La présence des odontologistes et chirurgiens dentistes a été non seulement décisive pour la difusion des idées sophrologiques dans les différents pays, mais encore une base d'expérimentation et de validité clinique des états sophroniques. Les chirurgiens dentistes sont des hommes pratiques, et, s'ils ne voyaient pas le bénéfice clinique de la sophrologie, ils ne représenteraient pas la grande majorité des sophrologues actuels. »

Au cours de son exposé sur l'historique de la sophrologie, il précise au sujet de la France : « Selon nos informations, il y a aujourd'hui plus de 1 500 sophrologues français. La France se place à la tête des pays européens, à tel point qu'il est possible d'affirmer que dans la courte histoire de la sophrologie il y a eu plus de sophrologues en France que tout au long de l'histoire du magnétisme et de l'hypnose, c'est une réalité indiscutable. Ce grand mouvement doit son impulsion non seulement aux sophrologues espagnols et suisses, mais aussi à l'initiative des différentes organisations françaises. L'équipe de la Société française de sophrologie, dirigée par le Dr Bourdel, compte des sophrologues aussi remarquables que Cochet-Deniaud, Fourcade, Foussadier, Day, Grandchamps, Hache, Jossand, Liopis, Lay Loir, Pedronetto et un conseil de psychiatres de la qualité de Deniau et Donnars. » Puis il enchaîne, en parlant de la Sofras, « fondée et présidée par notre ami le Dr Cherchev avec le Dr Durand de Bousingen, élèves et traducteurs des œuvres de Schultz ».

« Entre les pionniers de la sophrologie, il nous faut mentionner dans la période de fondation de la sophrologie la personnalité du Dr Gubel et de son équipe en Argentine, qui a introduit la sophrologie en Amérique latine et fondé la première revue de sophrologie. Le Dr Milton Erickson, des U.S.A., a accueilli les idées sophrologiques, offrant l'*American Journal of Medical Hypnosis* comme organe officiel de notre société ; les docteurs Petrov en Bulgarie, Ikemi au Japon, Vinekar Varandani, de l'Inde, doivent être aussi mentionnés. »

LA SOPHROLOGIE EN ODONTOSTOMATOLOGIE

Nous ne dirons que quelques mots sur le plan général de la sophrologie. Nous ne manquerons pas, cependant, de souligner quelques notions en rapport direct avec le plan de cet exposé. Nous rappellerons que la sophrologie créée par le professeur Caycedo est : « Une méthode nouvelle scientifique qui étudie les changements de la conscience humaine, obtenue par des méthodes psychologiques, chimiques et physiques, et ses projections organiques pour leur utilisation clinique. » Dans ce sens, pour parler des phénomènes de la conscience, nous devons nous placer dans le concept de l'homme unité totale et indivisible. Son champ d'action comporte l'ensemble des méthodes connues depuis des millénaires ou récemment révélées, tout comme l'apport de la sophrologie pour les sous-mariniers, les cosmonautes, dont l'autodomination éblouit le monde entier. Elle ne rejette aucune technique, aucune science, mais, bien plus, les étudie ou les applique, soit individuellement soit en les synthétisant comme dans la Relaxation dynamique de Caycedo, véritable symbiose entre les méthodes occidentales et orientales. Elle tire une partie de ses conclusions de l'étude, voire de la pratique des philosophies du yoga et du zen japonais ; sur le plan occidental elle utilise tout spécialement le training-autogène de Schultz avec tout ce que lui apporte par surcroît la sophronisation qui en élargit incommensurablement les limites. Tout ceci dépasse singulièrement le cadre du seul hypnotisme dont on retrouve cependant certaines caractéristiques en technique sophrologique.

Les deux mécanismes se confondent parfois à tel point que celui qui a non seulement compris mais surtout pratiqué l'hypnose y voit tout de suite clair en sophrologie. Tout ceci a conduit Caycedo à une thérapeutique entrant dans le cadre d'une médecine nouvelle : la sophronisation. Elle consiste non plus, comme dans l'hypnotisme, à imposer autoritairement des directives aux malades pour leur permettre de lutter contre leurs maux ; au contraire, par une action convergente, elle conduit ceux-ci de par leur propre volonté, par un choix librement consenti, à prendre conscience de leurs possibilités, à se guérir eux-mêmes en apprenant à se relaxer, à oublier leurs craintes, leur appréhension. Elle les amène à s'engager dans la recherche de la non-perception de la douleur par des moyens psychologiques ; ceci, non seulement au cours de l'induction sophronique, mais, plus tard et pour toujours, s'ils veulent en faire l'effort constant, à retrouver ce pouvoir de relaxation pour aboutir à bénéficier des bienfaits qu'apporte l'autorelaxation. La sophronisation comporte, outre l'emploi éventuel du training-autogène de Schultz, celui du puissant terpnos-logos exhumé par Caycedo de la pensée grecque classique ; langage monotone et enchanteur auquel se lient toutes les puissances de la suggestion, ce langage qui guérit, comme le révèle Platon dans le Dialogue de Charmide, cinq siècles avant Jésus-Christ, et que Socrate avait appris, nous dit-il, de médecins perses dont la science remonte à environ trois millénaires avant notre ère.

Le tout conduit le malade vers des états correspondant à l'hypnose, aux états hypnoïdes avec ce qu'ils comportent de possibilités d'anesthésie ou d'analgésie psychosomatique, avec toutes les applications consécutives en médecine psychosomatique. Le praticien sophrologue, comme tel, se doit de pratiquer par lui-même, pour lui-même, ces techniques de relaxation qui lui deviendront chaque jour plus familières, feront de lui un être nouveau au sein de la relation malade-médecin.

UTILISATION EN CABINET DES TECHNIQUES SOPHRONIQUES

Nous exposerons volontairement un type de méthodologie qui nous est habituel, ceci dans le but de clarifier notre exposé pour livrer au lecteur une filière, un code, un plan de route simple et efficace ayant fait ses preuves.

Il y a toujours, suivant chaque cas particulier, une façon d'agir faite d'intuition, de sens clinique, de psychologie applicable, qui varie selon les personnalités du malade et du praticien en présence. Notre conception dans cette partie pratique de notre exposé a été volontairement liée à une image, celle du néophyte conducteur d'automobile. Il lui a fallu choisir un moniteur et apprendre le code de la route pour obtenir son permis de conduire. Quand il l'aura, il s'apercevra vraisemblablement qu'il doit s'adapter à toutes les formes de cas particuliers. Selon qu'il va se trouver dans la cohue des villes, en plaine, en montagne, sous un soleil de feu, il aura à faire face à tous les aléas possibles. Le tout aux conséquences variables, selon qu'il mènera son engin sportivement ou « à la papa », ou encore en cascadeur. Il ne saurait être question d'apprendre tout cela d'emblée par les livres, et cependant la voie est ouverte, si on le mérite, pour devenir un érudit, un as du volant. C'est dans cet esprit que nous établissons comme base de départ une méthode, un code dans lequel chacun pourra faire intervenir tout ce qu'il a appris ou apprendre, dans cet ouvrage, en ce qui concerne l'hypnose, les états préhypnotiques, la sophrologie. Mais, dira-t-on, et le permis de conduire ? Les « expérimentations sophrologiques » ? Eh bien ! dans l'état actuel des choses, seuls ceux qui en sont dignes et capables se le décerneront à eux-mêmes. Dans ce domaine, un parchemin n'abuserait personne, sauf s'il émanait de la Société internationale de Sophrologie et de médecine psychosomatique, du centre international de Sophrologie de Barcelone ou de ses centres affiliés. Il faut donc pour cela avoir assidûment suivi des cours de ses représentants qualifiés et avoir travaillé avec persévérance. Qui donc serait capable d'apprendre le terpno-logos dans un livre ou par correspondance ?

Par ailleurs, nos connaissances s'étant enrichies depuis quelques années de celles de la sophrologie, nous utilisons, lorsque le malade est conditionné d'emblée en état présophronique, une relaxation plus complète par sophronisation à l'aide du training-autogène de Schultz ou tout au moins de ses deux premiers exercices. On peut, bien sûr, selon les règles désormais classiques de la sophrologie, commencer directement par la méthode de Schultz. Mais, cet apprentissage est plus long au départ, ne serait-ce qu'en raison du temps nécessaire à la préparation psychologique du malade, qui rebute bien des praticiens sophrologues. Avec ceux qui ont une autodomination suffisante, il ne saurait être question de sophronisation à tenter, voire à imposer, sous peine de risquer de sombrer dans le ridicule. Ce qui permet, dans les cas des premiers malades évoqués, de leur faire franchir en une seule séance les deux premières étapes du training de Schultz, alors que sans sophronisation, sans le terpnos-logos, il faut des mois pour obtenir ces mêmes résultats selon les principes mêmes de la technique de Schultz. On obtient ainsi soit :

1) La sophro-analgésie : elle est suffisante pour les soins banals dont les difficultés proviennent surtout des craintes du malade. Son angoisse étant vaincue, le monde de douleur qu'il s'était créé s'est évanoui. Les résultats sont comparables à ceux de la psycho-analgésie.

2) La sophro-anesthésie : elle permet dans bien des cas de conduire le malade dans un état pratiquement identique à celui provoqué par l'hypnose classique avec les mêmes résultats, mais sans aucune domination, sans aucun « rituel » d'induction. On fait alors jouer la suggestion d'anesthésie. On dit au malade, en faisant toujours intervenir le terpnos-logos et en répétant cer-

tains mots : « Pendant que vous vous relaxez de plus en plus, votre maxillaire droit (ou gauche), supérieur (ou inférieur), va s'anesthésier complètement. L'os, la dent, les gencives, la joue deviennent parfaitement insensibles. Ils deviennent, comme au cours d'une anesthésie, semblables à du cuir, insensibles, indolores... » De même, si besoin est, on suggérera la bouche sèche de l'homme seul dans le désert brûlant (pour provoquer l'arrêt de la sécrétion salivaire), ou bien, par suggestion encore, l'hémostase. Alors, parfois, nous suggérons au malade qu'il va s'évader du lieu où il se trouve pour vivre une belle aventure (ou déjà vécue), ou tel spectacle de son choix, lui disant qu'il va partir dans un monde merveilleux de l'image, dont il n'aura — et cela à notre avis est important — à rendre compte à personne ; plus les images seront nettes, plus la relaxation s'approfondira. Les techniques sont multiformes. L'on continue à pratiquer les soins.

Si, malgré tout ceci, la sophro-anesthésie n'est pas suffisamment obtenue pour supprimer toute douleur (il suffit de bien observer le malade pour s'en rendre compte), je pense vraiment qu'il ne faut pas insister avant que l'opéré ne risque de quitter l'état sophronique (question d'intuition, d'observation, de doigté, d'expérience de la part du praticien). Il y a intérêt à avoir recours aussitôt à l'anesthésie classique, locale ou générale, en indiquant au malade qu'il vient sans doute de percevoir une sensation désagréable. On pratique une anesthésie que l'état de relaxation rend imperceptible ; on suggère au patient que sa relaxation continuera mieux, sera encore plus efficace.

Dès la fin de la première séance de soins ainsi menée, interviennent les notions régulièrement appliquées en sophrologie de « signe-signal », de cadeau, et de retour à l'état vigile.

Le signe-signal : on explique au malade sophronisé que, selon un code déterminé, mais qui devra rester toujours le même (exemple : le fait que le sophrologue devra compter jusqu'à un chiffre définitivement fixé, *trois, cinq*, ou même *dix*), il adviendra que lors de la séance suivante, non seulement il se retrouvera immédiatement dans le même état de relaxation qu'à l'instant présent, mais que cet état retrouvé d'emblée deviendra plus profond.

Le cadeau : celui que personnellement au cours de cet exposé nous avons appelé la suggestion postsophronique. Il se résume en des formules telles que : « La prochaine fois vous reviendrez sans aucune inquiétude, à votre réveil ou mieux lorsque vous sortirez de cet état de relaxation, vous serez en pleine forme. Vous passerez une journée excellente, une nuit de calme sommeil. Vous ne souffrirez d'aucune douleur postopératoire. » L'essentiel est que les formules soient peu nombreuses, fermes, convaincues, exprimées en terpnos-logos bien au point, en fonction des résultats psychosomatiques ou psychothérapiques à atteindre. Puis c'est le retour à l'état vigile selon les méthodes expliquées par ailleurs dans cet ouvrage. Enfin nous ne manquerons pas de signaler, en insistant beaucoup sur ce point, le cas où les soins demandent plusieurs séances. Le malade est mieux conditionné. C'est alors que, au cours des soins multiples, il faut suggérer au malade la possibilité qu'il va avoir désormais, ne dépendant que de lui seul, le pouvoir de recréer à volonté par lui-même un état semblable afin de lutter contre l'angoisse, la douleur et posséder de plus en plus une autodomination, une maîtrise de soi, applicable à chaque moment où il en éprouvera le besoin. Nous conseillons au malade, bien sûr, de pratiquer au moins une fois par jour les exercices de relaxation qu'il connaît bien maintenant. Les résultats, surtout au début de notre expérimentation dans ce domaine, nous ont étonnés. C'est ainsi que nous voyons des malades, pusillanimes au départ, demander, au bout de quelques séances de soin, que l'on arrête notre aide habituelle ; ils veulent essayer de se laisser soigner en restant parfaitement calmes. Ce dont nous les félicitons. Nous les encourageons à mener cette expérience en leur disant, bien sûr, que nous sommes prêts à leur donner notre aide à nouveau. Dans la quasi-totalité des cas, nous constatons qu'ils n'en ont plus besoin.

Par ailleurs, bien des malades nous signalent par la suite les résultats heureux concernant leur comportement dans la vie courante. L'exemple type est celui d'un patient, J. M., âgé de vingt-cinq ans, marié, deux enfants, venu à notre consultation très angoissé. Il nous avait raconté son histoire : il avait été soigné durant son service militaire par un « bourreau » qui l'avait fait atrocement souffrir et s'était juré de ne plus jamais mettre les pieds dans un cabinet dentaire. Actuellement, souffrant beaucoup depuis plusieurs jours, n'y tenant plus, il s'est rappelé qu'à l'âge de douze ans nous l'avions soigné. C'est pour cela qu'il venait nous voir. Soins multiples, résultats excellents, et un jour il nous a confié que dans la vie il était toujours nerveux, ombrageux, querelleur, s'énervant pour un rien. Maintenant, sa femme (qui nous l'a confirmé par la suite) ne le reconnaît plus. Même chose vis-à-vis de ses camarades de bureau qui lui ont demandé comment il s'y était pris pour se transformer ainsi. Notre malade nous dit en souriant qu'aux questions posées, il s'est contenté de répondre : « Comment j'ai fait ? Oh, c'est simple, je suis allé voir mon dentiste ! » L'étonnement de ses interlocuteurs lui causait chaque fois beaucoup de plaisir. Nous citons ce fait, bien que voulant être aussi bref que possible, pour bien montrer les admirables possibilités postsophroniques qui sont à la portée du sophrologue.

Retour à l'état vigile : la séance est terminée, on indique au malade qu'il va retrouver son état habituel, qu'il sera très bien, n'aura pas mal à la tête : « Je compte jusqu'à cinq et vous serez admirablement éveillé : *un !* vous êtes bien, très bien ; *deux !* vous n'ouvrirez les yeux que lorsque je vous dirai de les ouvrir ; *trois !* respirez trois fois très profondément ; *quatre !* remuez vos mains, vos jambes, étirez tous vos muscles ; *cinq !* maintenant vous pouvez ouvrir doucement vos yeux, ouvrez doucement vos yeux. Voilà, c'est tout. » On laisse le patient pendant quelques instants reprendre conscience, puis nous le gardons sur le fauteuil pour un échange de questions posées, une conversation variant selon chaque cas. Tout ceci permettra de voir si le patient a bien repris contact avec le réel. Si le patient se plaint de quoi que ce soit, une nouvelle séance a lieu immédiatement avec de nouvelles suggestions postsophroniques adéquates.

Conclusion :

Au terme de cet exposé, nous avons pu constater, pas à pas, combien les résultats obtenus à l'aide de l'hypnotisme, la psycho-analgésie, puis de la sophrologie, se recoupent en une sorte d'unicité. Une question se pose alors devant ces conclusions : qu'apporte de nouveau la sophrologie à de nouveaux praticiens, à l'hypnologiste même chevronné, au psychosomaticien faisant cavalier seul autrefois, au pionnier des années précédant sa naissance ? Ainsi que nous l'avons exposé dans notre communication au Ier congrès mondial de Sophrologie et de médecine psychosomatique à Barcelone, en octobre 1970, ce qu'elle apporte de nouveau, d'essentiel, à notre sens : un moyen devenant universel d'utiliser, dans l'art de guérir, des méthodes qui ne sont plus celles qui concernaient la seule puissance d'un être et demeuraient antérieurement fait d'exception.

Grâce à la sophrologie se sont créés à travers le monde des équipes de chercheurs, des groupes avec leur « dynamique » chère au professeur Caycedo, aussi favorables aux praticiens qu'aux malades. C'est un élément majeur de lutte contre la tendance à l'abandon par les néophytes, contre les doutes concernant les méthodes et contre le doute d'eux-mêmes des praticiens avec, comme corollaire, la tendance à l'autojustification dans la rébellion (dépassée à l'heure du Congrès mondial, heureusement). C'est par les groupes et leur dynamique que les faibles peuvent venir, à nouveau, prendre contact avec les réalités et retrouver la force d'agir. Car, en fait, l'acte sophronique requiert l'autorité du praticien. Son « autorité bienfaisante » nécessite de sa part d'avoir la foi. Cette foi, afin de s'établir, exige des hommes de science la nécessité de se baser sur des faits identifiés et reconnus par tous. Le tout comportant la connaissance de la vie psychosomatique du malade, celle du contact praticien-malade et bien sûr celle de soi-même. Il ne faut jamais oublier en effet, qu'avant d'apprendre aux autres à dominer leurs souffrances et l'équilibre de leur personnalité, il faut tout d'abord avoir appris à se dominer soi-même, être capable d'une autodomination, selon un terme qui nous est particulièrement cher, ce que permettent par excellence les méthodes sophrologiques et tout particulièrement la relaxation dynamique de Caycedo, synthèse des méthodes orientales et occidentales de relaxation.

Tout ceci nous paraît indispensable, il faut bien le dire. D'autant plus que, dans cet ensemble qui ne peut être créé qu'à force de méditation, de volonté et de connaissances adéquates acquises au prix d'un dur labeur, se trouvent la source et peut-être l'explication naturelle de la magie, de l'incantation, utilisées en médecine psychosomatique depuis des millénaires. Incantation qui ne se conçoit pas chez le praticien sans une maîtrise ordonnée de son corps, de son âme, de sa voix. La voix, ses diverses tonalités permettent en ce vaste contexte d'aboutir à la vertu curative d'une part, analgésiante voire anesthésiante d'autre part ; maîtrise du terpnos-logos, indispensable à acquérir pour tout sophrologue et que l'odontostomatologiste, tout particulièrement, qui n'opérera qu'exceptionnellement sous anesthésie générale, a de ce fait l'occasion d'utiliser presque en permanence dans sa pratique quotidienne.

Enfin, il est juste de ne pas oublier que la sophrologie constitue non seulement une science nouvelle mais aussi une éthique, une morale, une métaphysique. Comme méthode de thérapeutique, elle demande non seulement de vastes connaissances, mais encore et aussi beaucoup de bonté, de générosité, un véritable esprit d'apostolat.

Le tout avec une certitude... Celle d'agir dans le sens d'une voie majeure de l'odontostomatologie, de la chirurgie, de la médecine, vers l'an 2000, en s'appuyant sur les données de la science la plus moderne, en ayant garde de ne point négliger celle acquise depuis des millénaires, et par malheur, sporadiquement oubliée.

Chapitre 36

SOPHROLOGIE ET EXPRESSION PEINTE

Dans la première partie de cet exposé, Edmond Boissonet, grand peintre français [1], répond aux questions d'un sophrologue sur la recherche de l'art pictural contemporain. Dans la deuxième partie, François Gay, sophrologue et peintre, l'un des promoteurs de l'action painting en Europe, fait le bilan de son expérience.

INTERVIEW D'EDMOND BOISSONET

Question. — Que pensez-vous des recherches de l'art pictural de notre époque, en ce qui concerne le beau ?

Réponse. — Notre époque est admirable, elle est la vie. C'est un diamant avec ses effets dans lesquels l'époque se reflète. Je crois à ce que Saint-Just appelait « la force des choses ». Cette force, comme la chance, doit être favorisée par l'action, afin de libérer l'émotion créatrice. Il faut aller jusqu'au bout, au fond de soi-même dans l'exaltation intérieure, jusqu'au bout de sa sensibilité, de ses nerfs et de son âme pour en tirer le meilleur, être présent de tout son être. Cette mise en demeure est indispensable. Le peintre Delacroix, en 1854, s'exprimait comme suit sur le beau : « Venu des profondeurs d'un être, il ne se transmet, il ne se concède pas comme l'héritage d'une ferme.

1. Galerie de Paris.

Il est le fruit d'une inspiration persévérante, il sort des entrailles avec des douleurs comme tout ce qui est destiné à vivre, ainsi il ne peut être simple répétition du passé, mais prenons-y bien garde, il ne doit pas être davantage et par une facilité inverse, complaisance à la vogue de modes improvisées. Un assentiment passager peut accompagner pendant la durée de leur succès des ouvrages enfantés par le caprice du moment, mais la poursuite de l'œuvre accomplie commande d'autres tentatives. »

Q. — Que pensez-vous des expériences intellectuelles de notre temps ?

R. — Toute forme qui ne témoigne pas de l'essence m'est indifférente. La délectation : une suffisance personnelle qui engendre fatalement une fabrication ; elle se consomme rapidement, elle écœure aussi vite parce qu'elle est indigeste. En conséquence, l'homme m'apparaît comme étant la mécanique la plus extraordinaire, son pouvoir est magique, il réconforte notre âme, notre santé. Il faut se méfier de la mécanisation de la main car elle engendre la mécanisation de l'esprit, qui de ce fait se vide de sa magie.

Q. — Comment les artistes pourront-ils échapper à cette mécanisation ?

R. — Certains cas doués de tares bénéfiques à l'expression spontanée, parce que dirigés par un état second dû à l'alcool, à la naïveté, à la folie, y échappent tout naturellement. Celui de la « cause mentale » se doit (dans ce combat épique avec l'ange) de perdre, pour gagner une aventure de volonté où tout est à considérer. Le mariage du cœur et de l'esprit apparaît comme des plus confortables parce que traditionnellement constructif ; d'autant que, dans unc société de plus en plus conditionnée, une philosophie du plus grand nombre apparaît comme toute disposée à favoriser et à distribuer un art décoratif.

Q. — Etes-vous inquiet en ce qui concerne l'art individuel ?

R. — Non, parce que l'art individuel illumine la nature humaine ; mais il est aussi le plus difficile à conserver dans ce monde en mutation. Je suis très optimiste, il faudra faire un choix. Chastel nous invite « à vivre la peinture plus près du chemin de traverse, du chemin des chèvres, de la piste, que de l'autoroute ».

Q. — Il apparaît que l'art est un combat, mais alors où est le plaisir ?

R. — Rassurez-vous, il faut le préparer, le mûrir ; chaque peine engendre une richesse. Tout est relatif dans ce combat sans merci, ambigu. Néanmoins apparaissent à l'orée la clarté, la lucidité, la joie de l'expression. C'est le dénouement du combat, la récompense, les apparences des choses toutes simples, l'apaisement, la santé. La création est plus intéressante que la fabrication, mais comprenons-nous bien : la création humanisée. Il faut donc beaucoup apprendre pour comprendre qu'il n'y a rien à apprendre, si ce n'est de comprendre.

Q. — Vous disiez que l'alcool, la folie, la naïveté favorisaient certaines formes d'art ?

R. — Il n'est que d'aller voir (bien peu de gens le savent, hélas ! car seuls les intiés y sont admis), au 137 de la rue de Sèvres, le musée le plus étonnant. Dans un grand hôtel particulier, un peintre de notre époque a réuni par centaines des œuvres toutes pures, qu'aucune fausse intellectualité n'a inspirées. Elles ont été créées par des êtres tout simples et plus souvent encore par des malades mentaux. Marguerite, une démente aujourd'hui disparue, déchirait ses draps, récupérant chaque fil de la toile lacérée, et, douée d'une patience infinie, elle tissa une ravissante robe de mariée, celle à laquelle elle avait rêvé et qu'elle ne porta jamais.

PIONNIERS DE L' « ART BRUT »

Ils sont nombreux les pionniers de l'art brut qui, restés dans la vie courante sans être considérés comme des malades, ont pu exercer simultanément leur métier et exécuter des œuvres dont la spontanéité accentue les qualités plastiques.

Maisonneuve, Bordelais, était mosaïste. En 1863, il apprit le métier de son père, mais, tout de suite, il se montra collectionneur ; brocanteur par vocation, il s'installa dans une boutique, place Meriadeck. C'est là que je fis sa connaissance. Il était impulsif, aussi prompt aux gentillesses qu'aux critiques, féroce à l'égard des personnes qui avaient provoqué sa colère. Il pratiqua tous les sports : vélo, escrime, poids et haltères, lutte. Il chanta pendant quinze années au Grand Théâtre de Bordeaux et racontait qu'il s'était montré auprès de Sarah Bernhardt. Il fut bon catholique et pratiquant, mais retira sa confiance et sa voix au clergé qui avait motivé son courroux. De cet extraordinaire bonhomme, je possède deux masques exécutés avec des coquillages océaniens. Je conseille d'aller voir au musée de la rue de Sèvres la série des masques de sa fabrication : *Le Teuton, Le Tartare, L'Eternel Infidèle*, etc. Il fut un homme curieux, original, en marge de la société, une belle âme dans un physique puissant, une force de la nature, toujours disponible avec les artistes.

Les cas sont multiples et tout particulièrement intéressants. L'éminent Dr Charles Ladame, décédé en 1949, médecin aliéniste suisse, auteur d'un ouvrage sur le cas de Guy de Maupassant, fut certainement l'un des premiers psychiatres. Sa collection fut offerte à la Société de l'Art Brut. Plusieurs cas y sont présentés qui sont tous fort intéressants.

1) *Robert Gie :* il exerçait la profession de charpentier. Sa maladie était, selon les notes du professeur Ladame, caractérisée par des idées de persécution, des illusions des sens et des hallucinations corporelles, avec un appoint alcoolique notoire. Son système nerveux n'était cependant pas profondément imprégné puisqu'il a pu, suivant les rapports médicaux, être désintoxiqué à fond. L'expression picturale contribua certainement dans une large mesure à sa guérison.

2) *Augustin Lesage :* né au sein d'une vieille famille de mineurs, n'ayant pour tout bagage que son certificat d'études, mineur lui-même, Lesage s'est brusquement révélé par sa « médiumnité » tout aussi inattendue que bouleversante dans sa richesse. C'était un peintre sur qui les plus grands savants, les plus grands artistes, les plus grands psychologues se sont penchés. Ils étaient troublés par son génie et par l'énigme que posait à la science ce prodigieux talent semblant défier la vie extrêmement humble et difficile que menait cet ouvrier et à la formation intellectuelle absolument rudimentaire qu'il avait reçue. Il vécut pourtant sans orgueil. Mineur, peintre, guérisseur même, il traversa le temps, comme l'a écrit Marie-Christine Victor, « avec la même humilité, la même bonté, le même amour de tous les hommes ». En 1911, alors qu'il travaillait seul dans une petite

galerie de la mine, une voix avait dit à Lesage : « Un jour tu seras peintre. » Par la suite, ces manifestations de claire-audience se précisèrent et il devint effectivement, sans aucune formation picturale, guidé par sa voix, un peintre remarquable dont les chefs-d'œuvre sont exposés un peu partout de par le monde.

L'un des épisodes les plus curieux de la vie de Lesage et qui mérite d'être conté est celui de sa célèbre toile *La Moisson égyptienne*. En octobre 1938, Lesage, qui avait la prémonition d'un voyage en Egypte, commença cette toile qu'il termina deux mois après. En 1939, un an plus tard, un de ses amis qui allait participer à une croisière en Egypte lui offrit une place pour ce voyage. Lesage, après bien des hésitations, finit par accepter. Sa voix intérieure l'avait prévenu qu'il retrouverait en Egypte la fresque de l'époque égyptienne représentant l'épisode des moissons. Il devait effectivement la retrouver dans le tombeau de Ména (Ména était un ouvrier travaillant dans la Vallée des Reines. Il avait obtenu l'autorisation de travailler à son propre tombeau qui était à l'écart.). Le tombeau de Ména était une découverte récente ; il avait été très peu visité et il n'existait aucune reproduction photographique des fresques l'ornant.

3) *Poulvelarie,* à Bordeaux. J'ai connu le ménage, elle et son mari, un couple extraordinairement beau, auréolé d'une blondeur qui dégageait une ambiance de rêve et j'ai souvenir de ses toiles. Résultats d'une source intarissable de figures ornementales, d'une admirable fantaisie d'invention, dirigée par des voix, elle obéissait, disait-elle, à Rembrandt, ou à tel autre grand peintre qui la visitait la nuit. Elle réveillait son mari pour lui annoncer son rendez-vous avec le peintre prévu. Poulvelarie, médium peintre, devait fournir la preuve, par ses toiles, qu'il s'agissait de quelque chose d'exceptionnel.

L'art naïf est admirable d'ingénuité, exempt de roublardise, expression de l'instinct. Il nous fait découvrir dans son imagerie le fabuleux de l'invraisemblance, plus vrai que nature, qui conserve la pureté des enfants, leur prétention. Il est irréel, non calculé. Pas question de goût, le cœur commande, le naïf peint les objets tels qu'ils sont parce qu'ils lui inspirent un état, une métaphysique qui engendrent sous le pinceau un monde merveilleux imaginé de toute pièce.

« Les peintres du dimanche », encouragés par le succès posthume d'un douanier Rousseau, pullulent de nos jours, et tant mieux. L'art naïf représente en petit nombre une tendance respectable ; il constitue une esthétique dont on recherche les origines dans les arts populaires d'autrefois et les folklores de tout pays. Leur peinture exprime certaines émotions des sujets sur lesquels il brode et qu'une certaine mythomanie nous restitue pour notre plus grande joie.

4) *Déficients mentaux.* Un pourcentage pourrait peut-être profiter de cette action artistique pour reprendre un équilibre, les créateurs schizophrènes en particulier. Dans une préface du professeur Volmat, psychologue d'expression, je relève ce passage : « Partant de l'expérience clinique éclairée par la compréhension phénoménologique, l'œuvre picturale est à envisager dans sa forme et dans son contenu : aussi bien les expressions artistiques des malades que les œuvres d'art moderne, surtout depuis les impressionnistes. La question essentielle de la signification de l'œuvre doit être débattue ainsi que son corollaire : la nécessité ou même l'utilité de cette signification. »

L'œuvre représente-t-elle un message ? Ce message doit-il ou non être déchiffré ? Le décodage du message ne peut-il être à l'origine de grossières erreurs. De nombreux schizophrènes peignent sans effort pour peu qu'on leur en donne les possibilités matérielles, sans avoir jamais au préalable suivi le moindre cours de dessin ou de peinture. Tout se passe comme si la schizophrénie annulait les inhibitions normales, permettant à l'inconscient de se manifester. Ils peuvent ainsi exprimer des idées dont l'expression verbale leur aurait été très difficile, voire même impossible. Ils les traduisent grâce à des symboles qui sont ceux, vieux comme le monde, que l'on retrouve dans toutes les civilisations, ceux qui font partie de l' « inconscient collectif » dont le malade ignore le sens mais dont il définit fort bien l'interprétation lorsque le psychiatre l'amène à parler de sa peinture et des différents éléments qui la composent.

L'art est un distributeur, il infuse à la pensée l'équilibre, l'apaisement. A partir d'un certain niveau de l'évolution, il est régénérateur. Il faut l'adapter à un comportement, il est parfum, émanation, anesthésie, qui provoquent le miracle de la beauté.

On peut comparer les productions des malades mentaux aux œuvres des artistes contemporains. La souffrance contribue à la création artistique et par là même au soulagement de la souffrance. La psychanalyse a apporté une contribution essentielle, quoique toujours limitée, à la compréhension psychologique de l'image, en insérant à son niveau la sexualité, les pulsions instinctives, les souvenirs d'enfance. Rares sont les médecins qui s'intéressent aux potentiels artistiques des patients dans la mesure où ces activités peuvent favoriser une communication, une ouverture vers le monde extérieur : « Le beau est aussi utile que l'utile, peut-être plus », déclare Victor Hugo.

Des résultats très étonnants des techniques sophroniques appliquées à la femme d'un de mes amis, par un médecin expert et fort consciencieux en la matière, m'ont définitivement convaincu de la valeur de cette thérapeutique adaptée à certains cas. « Françoise », être divin, hypersensible, gravement malade, abandonnée par la Faculté, aux limites de l'épuisement psychique et physique, devait être prise en charge par un sophrologue. L'auteur de ce livre, après avoir réussi à la sortir de ce mauvais pas uniquement par son terpnos-logos, la puissance du verbe, devait fortement insister pour influencer sa malade à s'extérioriser par une expression artistique. Le choix s'est dirigé vers la peinture. J'ai eu le privilège de contempler des œuvres admirables de spontanéité. La couleur remarquablement posée, la facture obéit à une technique et à une poésie bien adaptée aux poèmes qui en sont le support. Ce phénomène d'expression est d'autant plus curieux que jamais Françoise n'avait peint.

Je l'observais tout en regardant ses œuvres et je ne reconnaissais plus ses réactions. Elle m'apparaissait plus forte, plus responsables d'elle-même, engagée dans sa propre chair ; une métamorphose s'opérait [1].

L'art défoule. Souvent il s'adresse aux faibles, les régénère en exposant leurs richesses cachées. Par l'entraînement quotidien et la pratique d'un sport, le sportif montre sa performance. Pour les Anciens, l'homme n'était véritablement homme que lorsque ses facultés spirituelles étaient éveillées. Cela s'obtenait soit par un don inné, soit par ascèse.

1. Dans un autre domaine, Serghei Rachmaninov put composer son deuxième concerto grâce au traitement par hypnose du Dr Nikolaï Dalh qui lui permit de surmonter une dépression grave ayant totalement inhibé ses facultés créatrices.

ACTION PAINTING

Pr F. Gay

On prétend que nous sommes dans le siècle de l'expérience et du vécu. Jamais pourtant, si nous voulons quelques instants nous arrêter à la réalité, nous n'avons été autant coupés des contacts authentiques avec le vrai. Les fleurs que nous proposent les bouquets sont mortes et aseptisées, la viande de nos menus est prémâchée et prédigérée. L'amour démythifié, gymnastique et hygiénique, aura bientôt perdu toute poésie et toute liberté d'invention.

La sophrologie propose à tous ceux qui ont mission de soigner, à tous ceux qui s'inquiètent de se sentir moisir lentement et de voir moisir l'autre, un moyen étonnant de déconditionnement et de plongée à l'intérieur de soi : l'expression peinte.

Mais oui, nous avons une conscience et nous sommes bien souvent portés à rire quand on nous en parle, assis que nous sommes, de plus en plus, entre les deux chaises de la Raison et du Vécu.

Qu'est-ce que l'expression peinte ? C'est du terme « Action Painting [1] » que nous avons tiré cette expression malheureusement amputée de son dynamisme. L'expression peinte est la possibilité donnée à un sujet de dire, par les moyens et au moment de son choix, en toute et complète liberté, sans aucune contrainte d'ordre esthétique, ce qui se passe en lui, ce qu'il porte en lui, par la peinture. C'est permettre de faire tomber momentanément les barrages dressés par l'éducation et la société, par le biais de la création spontanée. Enfin, en sophrologie, c'est donner à connaître, dans un délai ramassé, des états intenses de la conscience à tous les niveaux, par une espèce d'éclatement et de transformation des références vigiles habituelles. Et c'est enfin, et aussi, faire « jouer le corps », à la découverte de l'être dans sa totalité. L'éminent psychiatre australien Meares, après une visite à un yogi du Népal, eut l'idée de faire peindre ou modeler en état sophronique certains de ces malades souffrant de psychonévroses sévères. Il constata que la peinture ou

1. Pollock : *My Painting Possibilities,* New York, 1947.

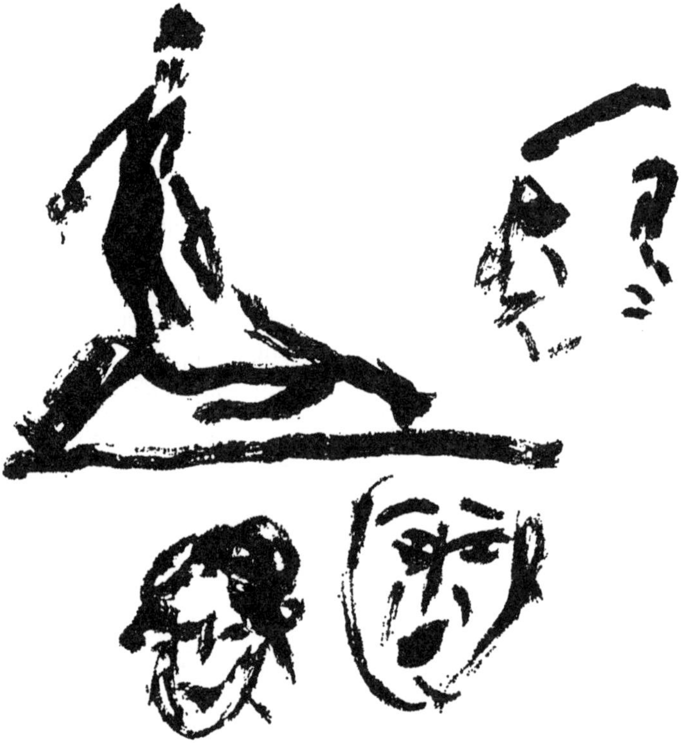

FIG. 10. — Chez certains sujets, la peinture à l'état sophronique permet la projection de phantasmes qui sont normalement fortement réprimés. Ces phantasmes sont sexuels, parfois hautement érotiques ou exprimant des perversions sexuelles. (Documents provenant de la collection du Dr Ainslie Meares.)

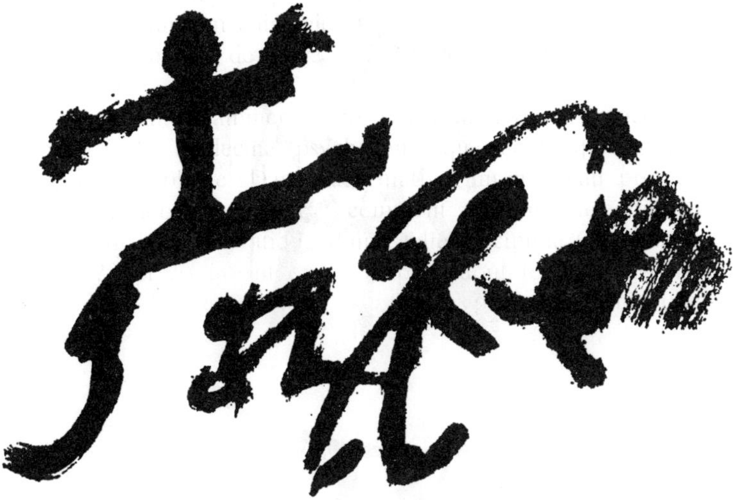

Fig. 11. — Nous pensions que les sujets les plus intelligents exprimeraient leurs émotions par l'action. Cette peinture a été faite par un sujet d'une intelligence supérieure. (Dessin provenant de la collection du Dr Ainslie Meares.)

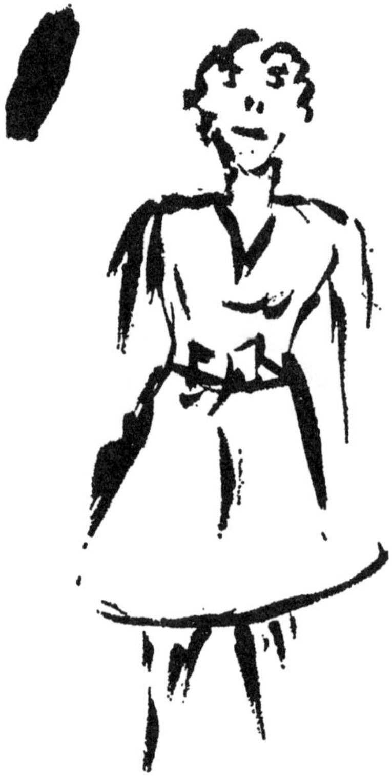

FIG. 12. — La peinture elle-même ne révèle pas toujours l'intensité de l'émotion qui a présidé à son exécution. La peinture ci-dessus a été exécutée par un homme d'affaires de premier plan qui courait le monde à la recherche du psychiatre capable de guérir son état dépressif chronique. Il opposait une longue résistance au dessin en état sophronique. Ce n'est qu'après plusieurs séances qu'il exécuta le dessin ci-dessus : « Ma femme acariâtre qui n'arrête jamais de rabâcher. » Ce dessin devait déclencher une abréaction qui entraîna la disparition complète des symptômes du malade. (Peinture provenant de la collection du Dr Ainslie Meares.)

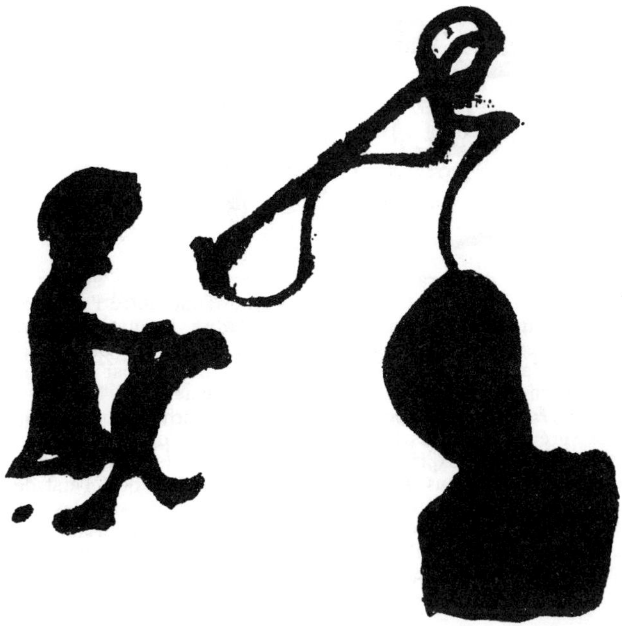

FIG. 13. — Une malade d'âge moyen qui vivait avec sa mère souffrait d'une aphonie hystérique totale. Toute psychothérapie se révéla impossible du fait de la difficulté de communication. Les tentatives de traitement par suggestions à l'état de veille échouèrent. Elle fut placée en état sophronique mais les suggestions en état sophronique s'avérèrent également inopérantes. Au cours d'une autre séance, elle devait faire le dessin ci-dessus. A gauche, sa mère, la grondant comme une enfant. A droite, la malade est frappée par un coup de fouet symbolisant la langue maternelle. Son aphonie était un mécanisme de défense l'empêchant de formuler les griefs qu'elle avait contre sa mère. La voix revint au cours de la séance et la guérison devait persister. (Dessin provenant de la collection du Dr Ainslie Meares.)

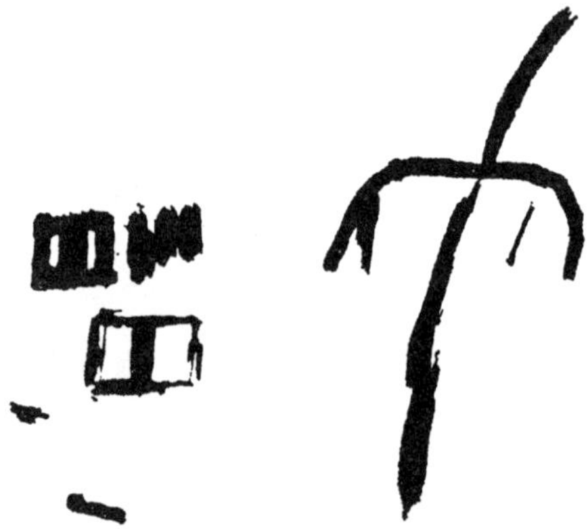

FIG. 14. — L'une des caractéristiques des dessins exécutés en état sophronique est qu'ils représentent d'une manière ou d'une autre l'essence même de l'idée exprimée. Le dessin de gauche figure le mari qui avait été pendant la guerre un soldat héroïque, mais qui se révéla par la suite incapable de s'adapter à la vie civile. Il est représenté par une rangée de médailles parmi lesquelles on reconnaît facilement la Military Cross. Pendant la séance la malade devait exprimer verbalement son hostilité contre la surévaluation des prouesses guerrières et des décorations. Dans le dessin, elle devait exprimer inconsciemment cette idée en plaçant la Military Cross au-dessous des autres décorations alors qu'à l'état de veille elle savait parfaitement que cette décoration se plaçait avant les autres. A droite se trouve le symbole particulier de la malade traduisant le départ. Par ce dessin elle exprimait l'idée de la séparation d'avec son mari qui ne représente plus pour elle qu'une rangée de décorations militaires. (Dessin provenant de la collection du Dr Ainslie Meares.)

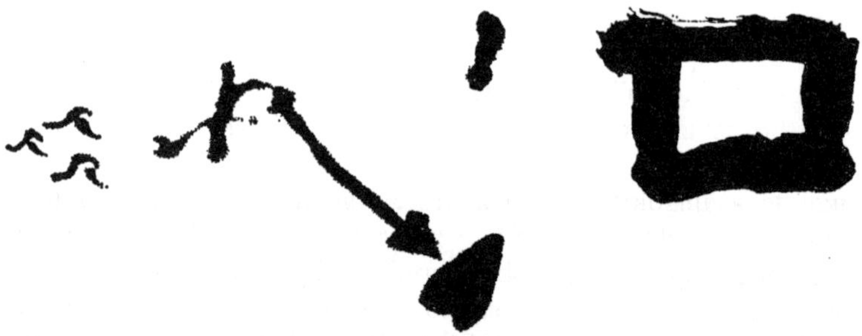

FIG. 15. — Une femme d'âge moyen devait peindre le rectangle à gauche pour symboliser sa maison. A droite, en symbole universel, la malade dépeint sa conception de sa grossesse extra-maritale ; la tache informe en bas à gauche représente l'enfant qu'elle aurait dû avoir. (Dessin provenant de la collection du Dr Ainslie Meares.)

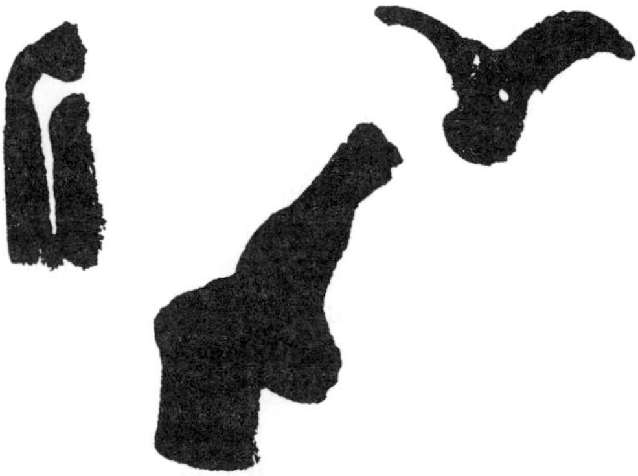

FIG. 16. — Cette peinture très remarquable résume toute la vie de la malade. En état sophronique, elle décrivit ce dessin de la manière suivante : « Ce que j'ai fait, ce que je suis, ce que j'aurais dû être. » La figure de gauche représente la malade et son amant, la figure du centre, très distordue, représente sa grossesse extra-conjugale, à droite un oiseau qui symbolise la vie pure qui aurait dû être la sienne. (Dessin provenant de la collection du Dr Ainslie Meares.)

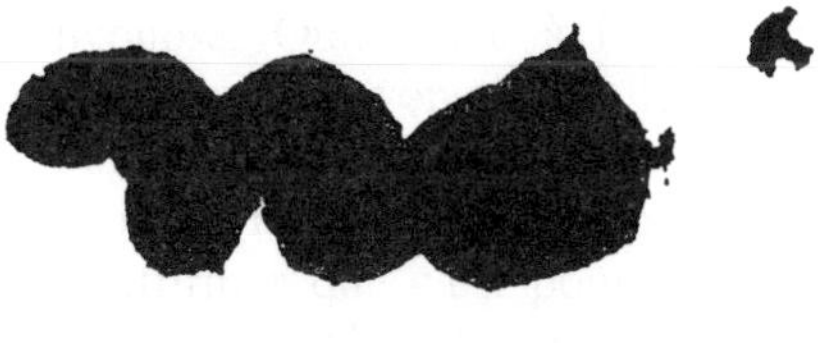

FIG. 17. — Les associations picturales révèlent souvent des attitudes mentales différentes de celles observées au cours d'une psychothérapie à l'état de veille. Une femme frigide assurait qu'elle n'était nullement tracassée par la possibilité d'une grossesse éventuelle. Elle utilisait des contraceptifs et avait une confiance totale en leur utilité. Elle ajoutait même qu'elle n'avait jamais eu le moindre doute à ce sujet. A l'état sophronique elle devait peindre le mot *no* (« non ») et donner l'association suivante : « Non, je ne veux pas qu'il me touche tant qu'il sera dans la marine, si je le fais je risque de tomber enceinte, je dis non, non et non. » (Dessin provenant de la collection du Dr Ainslie Meares.)

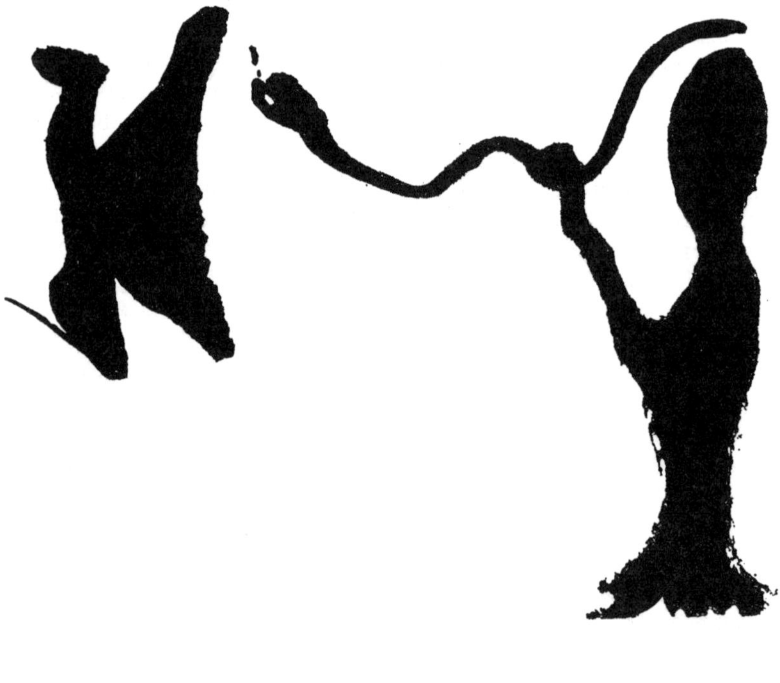

FIG. 18. — Cette peinture extraordinaire a été réalisée par une femme célibataire, ayant la quarantaine, hautement inhibée, menant une existence hyperprotégée, des plus mornes, n'ayant eu qu'une seule aventure sexuelle. Son amant est représenté par le serpent, le dessin de gauche représente la malade, l'appendice important faisant face au serpent n'est qu'une représentation amplifiée de la vulve béante. (Dessin provenant de la collection du Dr Ainslie Meares.)

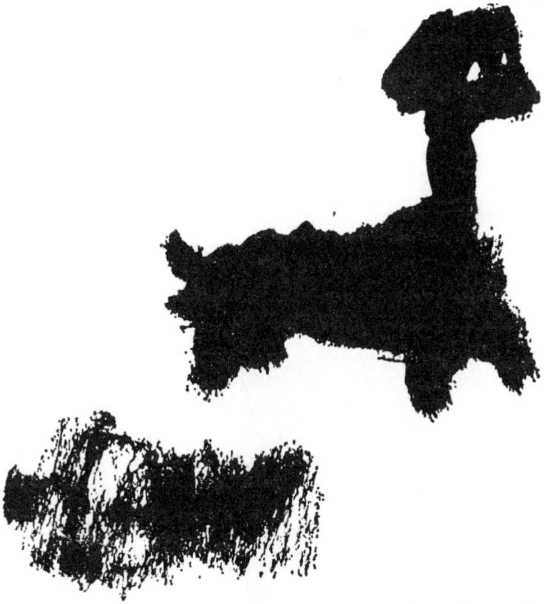

Fig. 19. — Dans certains cas, les associations picturales présentent un retour continuel au même thème. Un homme de quarante ans cherchant désespérément un traitement à son impuissance, niaise en état sophronique, et ses niaiseries finissent par se transformer en un chien. Il donne alors l'association : « Chien, peut-être comme le chien de ma femme, il m'attriste, elle le traite comme une petite fille, nous avons pris ce chien, il m'a supplanté, ma femme l'a pris en affection, affection véritablement maladive parce que nous n'avons pas pu avoir d'enfants, c'est ma faute. » (Peinture provenant de la collection du Dr Ainslie Meares.)

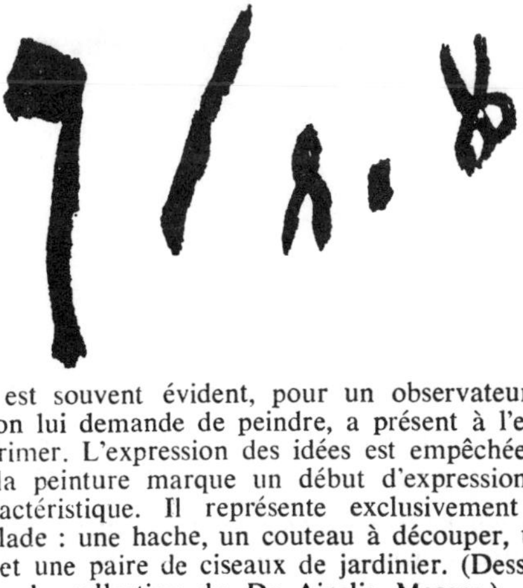

Fig. 20. — Il est souvent évident, pour un observateur averti, que le malade, lorsqu'on lui demande de peindre, a présent à l'esprit des choses qu'il désire exprimer. L'expression des idées est empêchée par différentes défenses mais la peinture marque un début d'expression. L'exemple ci-dessus est caractéristique. Il représente exclusivement les objets de l'anxiété du malade : une hache, un couteau à découper, un sécateur, une lame de rasoir et une paire de ciseaux de jardinier. (Dessin provenant de la collection du Dr Ainslie Meares.)

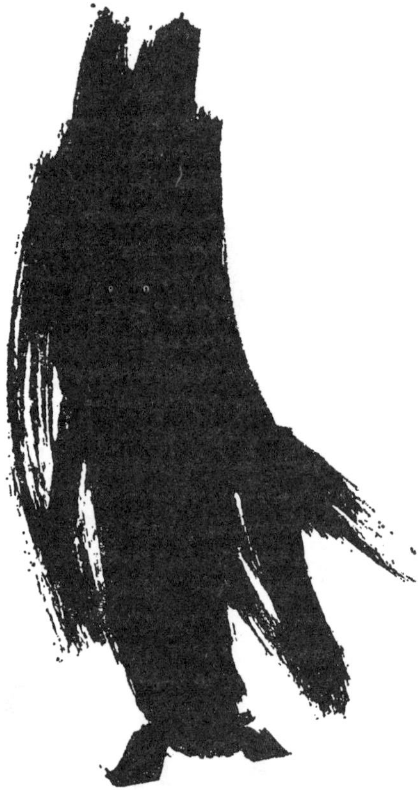

FIG. 21. — Cette peinture est un exemple typique de défense par négation. La malade peignait la figure d'un homme qu'elle identifia comme étant celle de son mari, ce qui entraîna une abréaction hostile considérable à son égard ; elle essaya de nier la chose en barbouillant le dessin. (Dessin provenant de la collection du Dr Ainslie Meares.)

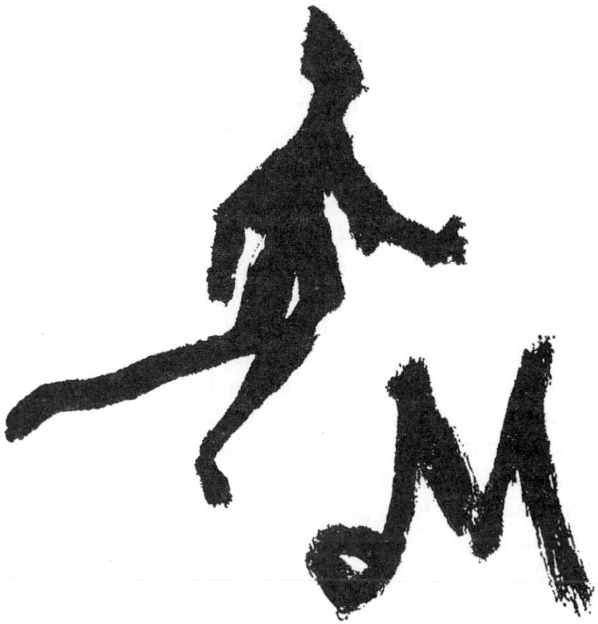

FIG. 22. — Parfois la peinture commence par des marques faites au hasard sans intention sur le papier. Dans l'exemple ci-dessus les marques furent transformées en une figure féminine que le malade identifie d'une manière précise en ajoutant une initiale et en verbalisant ses conflits à son sujet. (Peinture provenant de la collection du Dr Ainslie Meares.)

les objets modelés étaient en rapport avec leurs conflits intérieurs profonds. Une fois la peinture ou le modelage terminés, le psychiatre discutait de leur interprétation, ce qui lui permettait de mettre au jour et de faire comprendre au malade l'origine de ses troubles. Meares constata alors avec stupéfaction que la majorité de ses malades étaient nettement améliorés avant même que leur cas n'ait été discuté. Tout se passait comme si le simple fait de pouvoir exprimer picturalement ou par des modelages certains aspects de leurs conflits intérieurs leur permettait de drainer leur anxiété, de se libérer d'elle et de guérir.

Ainslie Meares a eu la gentillesse de communiquer à mon ami Rager une série de peintures très remarquables exécutées en état sophronique par des malades en traitement. Nous les reproduisons avec ses commentaires.

C'est en Suisse, pays où toutes les initiatives sont possibles, que les premières expériences de peinture spontanée ont eu lieu dans le cadre des cours donnés par les professeurs Abrezol et Dumont. Le cadre choisi pour l'action consiste en plusieurs salles bien éclairées, chauffées, un peu isolées et disponibles de jour comme de nuit. Nous utilisons d'abord la gouache, puis la laque glycérophtalique à séchage rapide, — dans les couleurs de base, cette dernière matière, plus séduisante, est retenue aujourd'hui. Pinceaux de tous formats, papier en abondance, colle sont à la disposition immédiate des sophrologues sans aucune limitation. Nous n'hésitons pas à nous appuyer sur les pédagogues des classes d'enfants et des adolescents. Avant l'action, nous faisons un exposé historique sur la peinture spontanée (école surréaliste, valeur cathartique de l'art, art et sophrologie), et puis, plus au fait des techniques de la dynamique de groupe, nous avons utilisé la période de « chauffe » (*warming up)* pour augmenter la demande de groupe. Le passage à l'acte a rapidement pris le pas sur la parole, le corps sur le verbe.

Pour ceux qui nous lisent et qui seraient tentés par l'aventure, en peinture, il ne faut pas oublier d'exclure toute critique ou autocritique, que l'on soit seul ou en groupe. Il faut essayer de dépasser le stade de la raison (« je ne sais pas peindre, je n'ai jamais pu tenir un crayon, on va se moquer de moi, etc. ») et de laisser parler la main et tout le corps. Ce n'est pas toujours facile, et c'est devant cette difficulté de retrouver l'attitude du « jeu pour le jeu » de l'enfant que nous mesurons à quel point nous sommes ligotés, entravés, par la civilisation où nous sommes. A qui s'adresse la technique de l'expression peinte ? Avant de répondre à cette question, arrêtons-nous un instant à notre manière de vivre qui laisse de moins en moins de place à la spontanéité. Nous sommes en constante balance entre le sérieux, le rationnel et le corps dont nous considérons que son hygiène suffit. La sophrologie est bien, nous le pensons, le mouvement subversif, qui permet par « le jeu à n'importe quoi » de la conscience et du corps, de faire la réconciliation de l'être, sa « réhabilitation ». Les mouvements de la création de ces dernières années dans tous les domaines de l'art (peinture, sculpture, danse, théâtre) témoignent d'un besoin de retrouver les sources authentiques, c'est-à-dire irrationnelles, de la vie.

L'expression peinte s'adresse donc, en tout premier lieu, aux enfants à qui elle donne la liberté, la possibilité, d'en accumuler assez pour qu'il en reste à l'âge adulte ; en plus, elle met souvent en évidence difficultés et conflits. Aux adolescents, elle permettra une meilleure intégration au groupe et une prise de conscience de soi dans la période délicate de la puberté, en libérant les pulsions fortes mieux digérées et acceptées, par ce biais. Aux adultes, elle apporte la joie des découvertes. L'expression de ces visages d'adultes pendant et après la peinture spontanée justifie que l'on dise : « C'est pour eux que cette technique est faite. »

Voilà que l'on croyait ce domaine privilégié réservé à une élite de gens doués, et voilà qu'on peut peindre.

Voilà que s'établit un équilibre intérieur, une harmonie corps-conscience, que les mots ont du mal à traduire : « Je suis bien, je me sens bien dans ma peau. » (Observations écrites accumulées depuis trois ans.)

Voilà que la notion oubliée de gratuité parfaite resurgit. On sait qu'il est possible ici de ne pas achever, de faire figuratif ou non figuratif, beau ou pas beau, de faire enfin sans s'occuper des retombées ce qu'on a envie de faire.

Voilà aussi, enfin, et surtout, que le corps, même si cela n'est pas su, est reconnu comme véhicule de quelque chose qui monte des profondeurs. Par le fait qu'il marque sa trace dans la peinture, qu'il lacère, crève, qu'il piétine le support, voilà que tout devient possible aux richesses de l'être.

Les chercheurs, les aventuriers de l'âme, dans l'exploration des moyens comme dans ceux de l'art, trouveront ici leur compte. Les états de la conscience dans la création sont d'une étonnante richesse et témoignent souvent d'une intelligence de la construction humaine, de facultés véritablement prophétiques, et d'une appréhension de notre dimension cosmique.

Peut-on parler maintenant des résultats obtenus avec cette méthode ? Si vous nous avez fait l'amitié de nous suivre jusqu'à cette ligne, vous sentez bien que nous sommes partis du quantitatif pour en arriver au qualitatif, de la substance pour aller à l'essence et que, parler de chiffres, de statistiques, est presque une incongruité. Au dernier congrès de Barcelone, les sophrologues qui s'étaient déjà posé la question : « L'homme peut-il être une observation diagrammatique ? » ne se sont pas trompés. Là où on ne peut mesurer, là où on avoue ne pas avoir ouvert de comptes, là où sévit l'irrationnel, on a des chances d'être dans la voie.

Nous ne parlerons donc pas des résultats. Ceux qui ont peint pourront, s'ils le désirent, en parler ou vous regarder sans mot dire avec un sourire qui contiendra aimable pitié pour l'ignorant, sagesse de celui qui sait, invite à découvrir un monde secret.

De là, nous allons tout naturellement à la conclusion et aux souhaits. Que vous soyez sophrologue ou non, ne manquez pas l'aventure que vous propose la peinture. Vous y trouverez à peu de frais la disposition constante, la possibilité de vous épanouir, la liberté d'éclater comme un feu d'artifice, la joie de la reconnaissance intérieure, le rayonnement qui part de celui ou de celle au-dedans desquels s'est allumée une flamme.

Le yogi discipline et brise tout son corps pour élever sa conscience jusqu'à la fusion totale avec le tout. L'Occidental, le sophrologue, sait bien que ce n'est pas là sa voie et ceux qui font de l'Orient sans conscience prennent des risques graves. Notre chemin passe par une réconciliation amicale de toute notre personne, et l'expression par tous les moyens de l'art est une des ouvertures privilégiées sur notre intérieur.

Chapitre 37

SOPHRONISATION ET SPORT

L'utilisation des techniques sophroniques dans le domaine sportif a été particulièrement étudiée par l'éminent sophrologue suisse Abrezol. Il est chargé depuis de nombreuses années de la préparation psychologique de l'équipe nationale suisse de ski et il a résumé son énorme expérience dans un article remarquable : « L'assistance psychologique du skieur de compétition alpine » ; article que nous analyserons ici.

Actuellement, dans la compétition internationale de ski, les résultats se mesurent au centième de seconde, alors qu'il y a quelques années encore les performances se contrôlaient au dizième. Il est très probable que l'on sera obligé d'atteindre dans les années à venir des chronométrages d'une précision de l'ordre du millième de seconde, car chaque année, lors des grands concours, on assiste à des premières et secondes places « ex-aequo » dans le même centième. Il est certain que la préparation physique des skieurs réalisant de telles performances est poussée à l'extrême et que, comme le fait remarquer Abrezol, la limite supérieure de la préparation purement physique est atteinte. Dans le domaine de la technique pure, on constate chaque année l'apparition de nouveautés, soit dans le domaine de la technique du ski lui-même, soit dans celle du matériel. Les fabricants des différentes marques de skis, de chaussures, de farts, essaient d'obtenir les rendements techniques les plus élevés. Au cours de ces dernières années, le skieur de compétition a été de plus en plus considéré comme un robot mécanique, une machine de haute précision, parfaitement réglée techniquement et physiquement. Cette machine a été tellement mise au point, tellement rodée, qu'elle a atteint à l'heure actuelle le maximum de ses possibilités. Tout se passe comme si de nouveaux records ne peuvent plus être battus, comme si l'on avait atteint un palier impossible à franchir par la seule préparation physique ou technique. Le rôle d'Abrezol, l'homme qui « fait les champions du monde », a été précisément celui de faire franchir ce palier grâce aux techniques sophroniques.

Skieur chevronné, il lui est apparu rapidement qu'il était indispensable, si l'on voulait améliorer les performances actuelles, si l'on voulait « crever le plafond », de prendre en considération d'une manière scientifique la préparation psychologique des coureurs, sans pour cela bien entendu modifier en quoi que ce soit leur préparation physique et technique. Abrezol devait constater que cette préparation était véritablement une arme nouvelle, non seulement dans le domaine du ski, mais également dans celui de tous les autres sports et même celui de l'aviation de haute voltige où, pilote confirmé, il excelle. De nombreux pays avaient déjà compris la nécessité de cette préparation psychologique qui fait partie de l'entraînement de l'équipe de France, d'Autriche, d'Italie, des U.S.A. Le grand mérite d'Abrezol a consisté à comprendre que la préparation psychologique d'une équipe de compétition nécessite un programme complet, beaucoup de patience et de bonne volonté de la part du psychologue responsable ; qu'elle nécessite également d'avoir inclus dans cette préparation l'utilisation des techniques sophroniques. Que peut-on espérer obtenir grâce à la préparation psychologique des skieurs et grâce à l'utilisation des techniques sophroniques ? Il existe dans le ski de compétition, comme dans les autres compétitions sportives d'ailleurs, des éléments de perturbation psychique qui nuisent considérablement aux performances sportives. On peut classer ces éléments par ordre d'importance ; ils sont :

1) La peur ou le trac avant et pendant l'épreuve ;

2) Le manque de concentration ;

3) Une diminution du potentiel physique du sujet, du fait de perturbations psychologiques diverses :

4) Le manque de confiance en soi ;

5) Le manque d'esprit de sportivité et de camaraderie ;

6) Le manque de combativité ;

7) La fatigue physique ou morale ;

8) Le complexe d'infériorité vis-à-vis des vedettes ;

9) La lassitude de la compétition (qui s'observe surtout en fin de saison) ;

10) Une baisse du moral après une défaite.

La préparation psychologique et sophronique se fixera comme but de limiter au maximum les incidences de ces différentes composantes chez le sportif. Plus on arrivera à les limiter, plus les performances sportives s'amélioreront. Après avoir fait de nombreux essais avec des sportifs tout à fait amateurs, de tennis et de ski, et avoir constaté une amélioration très sensible de leurs performances physiques et techniques, Abrezol devait être amené à préparer pour les Jeux Olympiques de Grenoble, en 1967, quatre coureurs de l'Equipe nationale suisse. Trois d'entre eux furent médaillés. Ce résultat devait encourager Abrezol à continuer dans cette voie et à s'occuper, au cours de l'hiver 1968-1969, de toute l'équipe alpine, masculine et féminine, ainsi que des sauteurs de l'équipe nordique. Cette préparation devait lui occasionner un certain nombre de difficultés dues à la diversité des provenances des coureurs de l'Equipe nationale suisse (qui sont d'ethnies différentes). En effet, cette équipe est formée de Romans, de culture et de langue française, de Suisses allemands, parlant de dialecte germanique et de culture germanique, et enfin de Tessinois dont la langue maternelle est l'italien et dont le tempérament se rapproche de celui des Italiens du Sud. Il est certain que dans ces conditions la tâche du sophrologue responsable de la préparation psychologique de l'équipe était particulièrement ardue. Pour Abrezol, la première chose à faire, lorsqu'on arrive au milieu de ces jeunes gens de toutes classes et de toutes origines, est de s'intégrer complètement à leur groupe et d'essayer d'être de plain-pied avec eux, de discuter, de plaisanter, de s'entraîner en leur compagnie. Il est en effet indispensable que le responsable psychologique d'une équipe de ski soit lui-même skieur, pratiquant beaucoup ce sport et, de ce fait, connaissant parfaitement les problèmes sportifs. Voici schématiquement le programme général de la préparation psychologique de l'équipe suisse telle qu'elle a été conçue par Raymond Abrezol :

1) Etablir un bon contact humain et amical avec les coureurs ;

2) Il est indispensable pour ce faire que le psychologue soit lui-même un bon skieur ;

3) Chercher à réaliser une bonne entente au sein de l'équipe ;

4) Réaliser des études psychologiques individuelles ;

5) Réaliser des exercices de concentration individuels et collectifs ;

6) Réaliser l'apprentissage du training-autogène de Schultz individuel et en groupe ;

7) Apprentissage de la relaxation dynamique de Caycedo ;

8) Exercices adaptés par Abrezol à chaque sport pour améliorer la concentration et la maîtrise du corps.

9) Discussions individuelles sur les problèmes personnels et les problèmes posés par la vie ;

10) Conférences d'information psychologique ;

11) Conférences sur l'équilibre de la vie ;

12) Conférences organisées sur les problèmes de culture générale.

Nous allons maintenant étudier plus en détail chacun de ces douze points.

1) Etablir un bon contact humain et amical avec les skieurs.

Il est capital que le sophrologue soit profondément intégré au groupe, qu'il vive la vie des skieurs de compétition, mangeant avec eux, s'entraînant avec eux et s'efforçant à tous moments d'établir un contact amical de manière à gagner leur confiance.

2) Le psychologue doit être un bon skieur.

C'est là un point très important. Pour être profondément intégré dans le groupe, le psychologue doit être capable d'accompagner les coureurs sur les pistes pendant l'entraînement, et être présent au départ des courses.

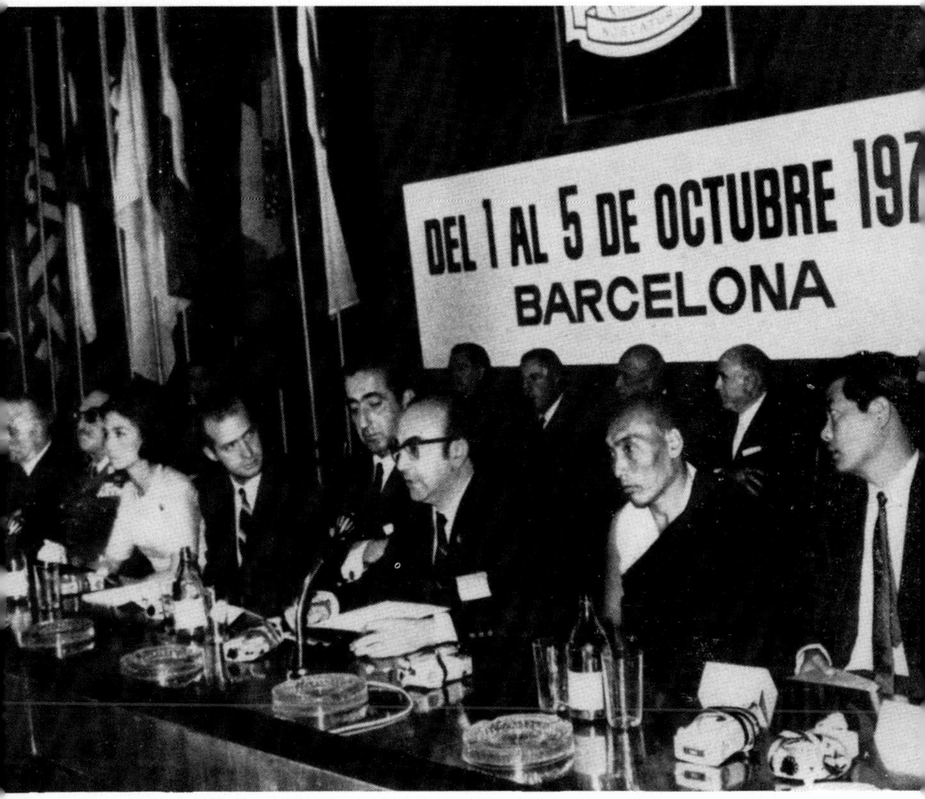

Photo 1. — A l'occasion du dixième anniversaire de la Fondation de la sophrologie, s'est tenu à Barcelone le premier congrès mondial. Plus de 1 400 spécialistes représentant 42 pays étaient présents.
Leurs Altesses Royales les princes d'Espagne, Don Juan Carlos et Dona Sofia, présidents d'honneur du congrès, ont assisté à la séance d'inauguration solennelle.
Sur cette photo, le docteur Caycedo prononce le discours inaugural. A côté de lui M. Tshering et le Dr Donden, secrétaire privé et médecin personnel du Dalaï-Lama du Tibet ; à sa droite, le prince d'Espagne et les autorités civiles et militaires de Barcelone.
C'est la première fois dans l'histoire de la médecine qu'un congrès consacré à l'étude de la conscience humaine a réuni une assistance aussi nombreuse, dépassant et de très loin celle des congrès concernant l'hypnose.

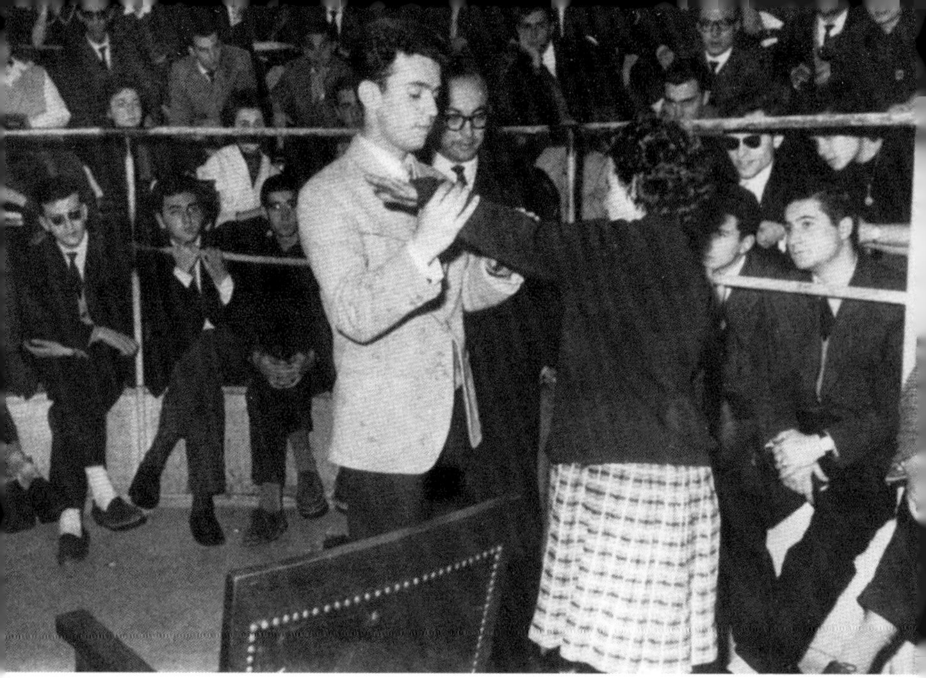

Photo 2. — Catalepsie rigide du bras.

Photo 3. — Introduction de la catalepsie générale.

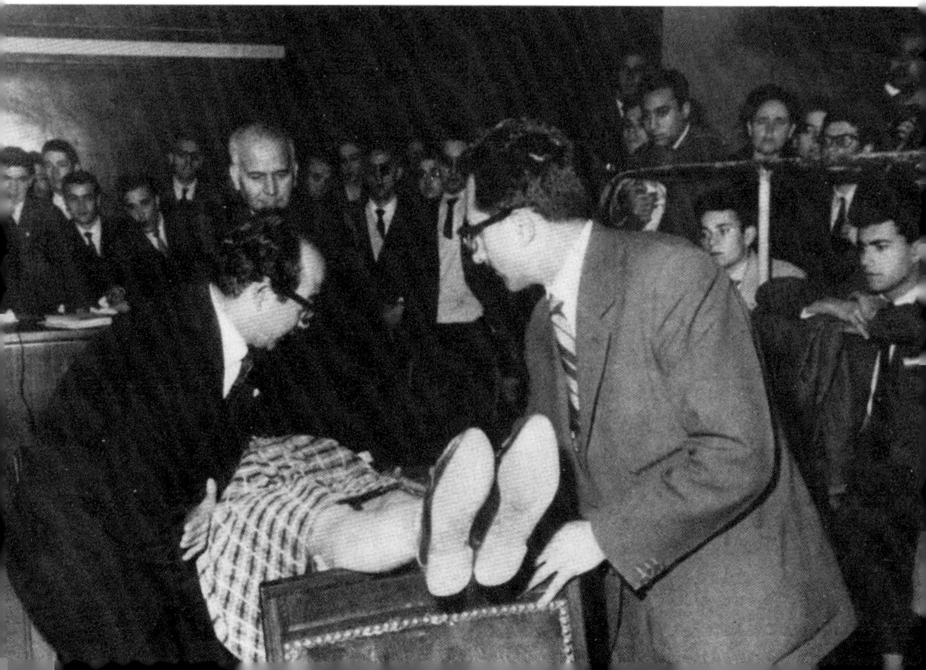

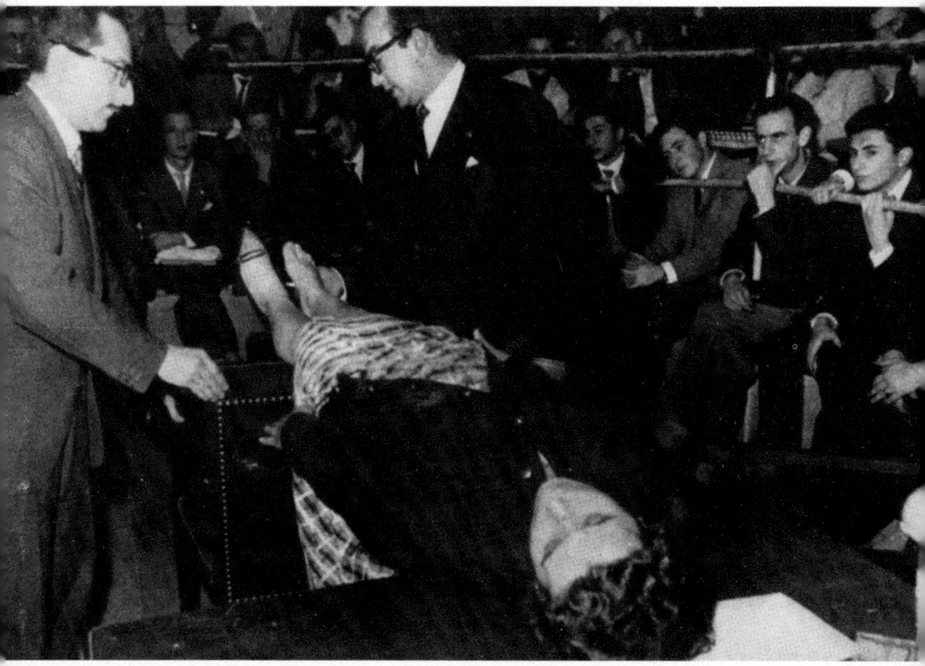

Photo 4. — Le professeur Caycedo, alors agrégé à la faculté de médecine de Madrid, devait, après une longue expérimentation sur l'hypnose clinique, démontrer que la plupart des phénomènes tels que la catalepsie, les mouvements automatiques, l'anesthésie expérimentale, etc., appartenaient à un rituel de l'hypnose héritière du magnétisme et n'avaient pas pour la plupart d'utilisation clinique.
Sur les photos ci-contre, Caycedo fait une démonstration des phénomènes de catalepsie aux étudiants de la Faculté de médecine de Madrid, en présence du professeur Lopez Ibor, président de la Société mondiale de psychiatrie.

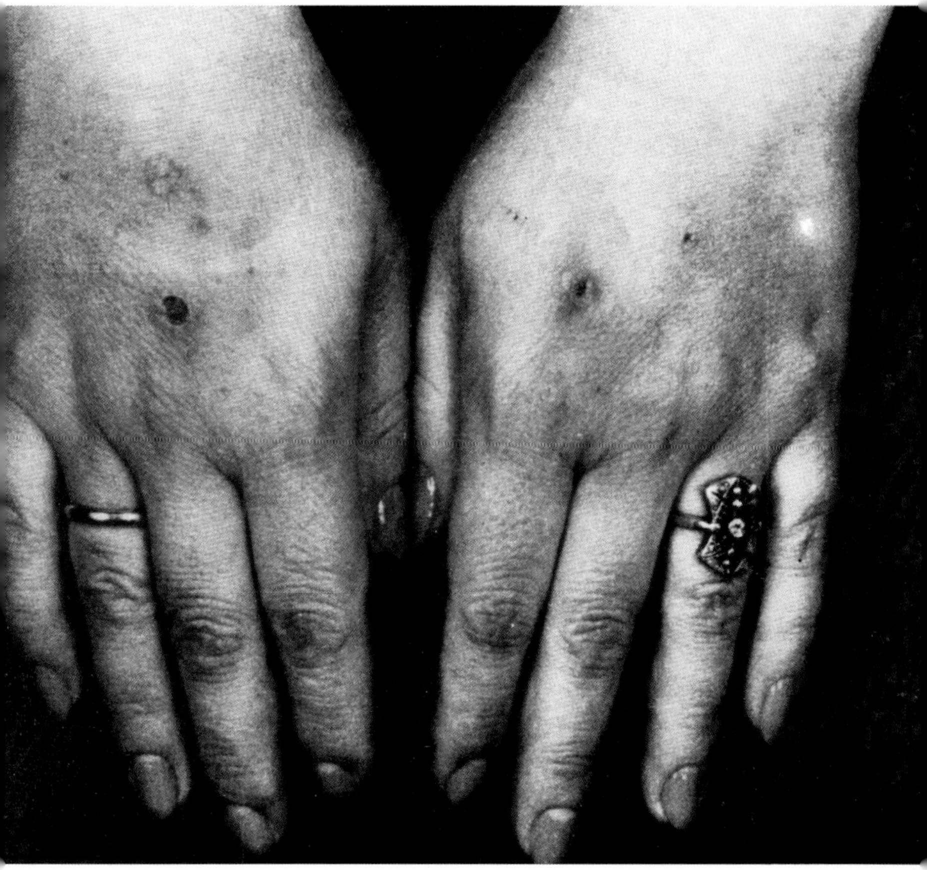

Photo 5. — La stigmatisation sur la main gauche a été produite uniquement par suggestion, celle de la main droite est une brûlure-témoin faite sous sophro-anesthésie. *(Collection du professeur Caycedo.)*

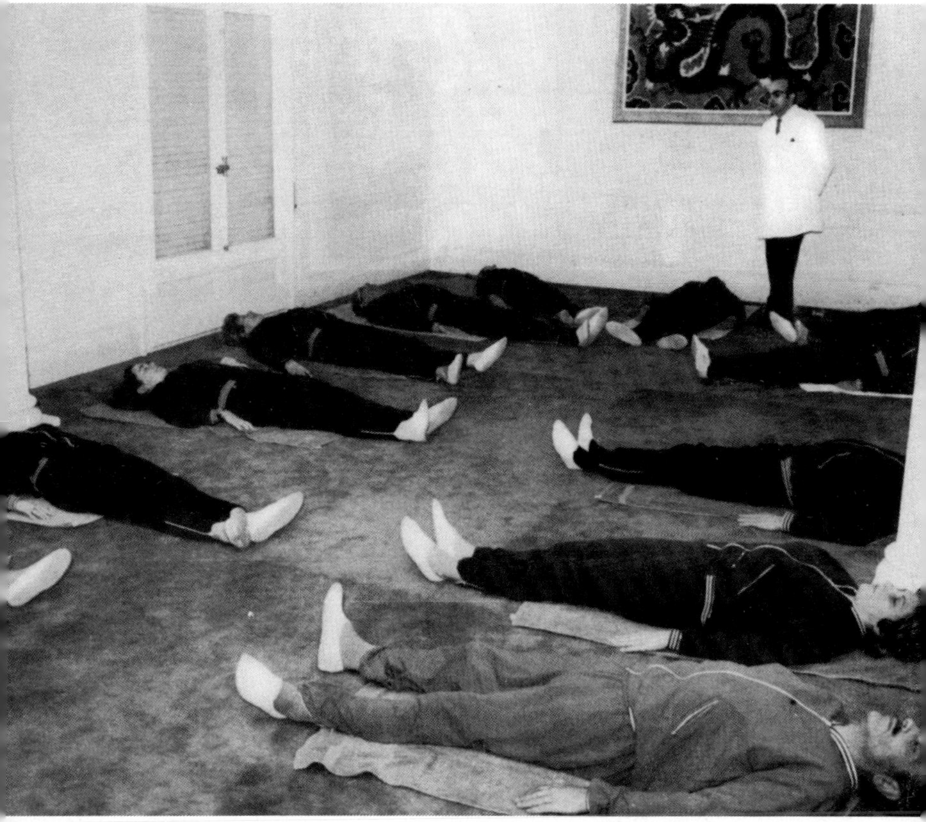

Photo 6. — Sur la photographie, nous voyons le Dr Caycedo dans sa clinique privée de Barcelone, dirigeant une séance de groupe de 1er degré, à des patients de sa clientèle privée.

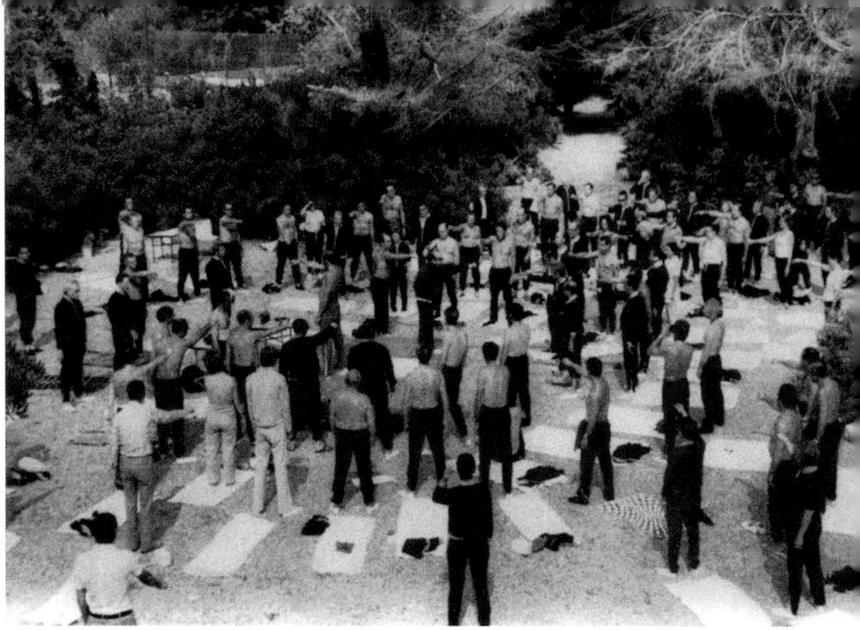

Photo 7. — Nous voyons les médecins sophrologues s'entraînant dans la relaxation dynamique, à Sitges, sous la direction du professeur Caycedo. Ils sont en train de réaliser l'exercice respiratoire n° 4.

Photo 8. — La relaxation dynamique, 2ᵉ degré, se réalise, les personnes étant assises. Sur la photographie, nous voyons la table de présidence, pendant le cours de 2ᵉ degré, également à Sitges. Les médecins réalisent eux-mêmes leur entraînement sous la direction du Dr Caycedo.
A la table, de droite à gauche nous voyons le Dr Anadon (Barcelone), le Dr Boon (Bruxelles), le Dr Cahen (Paris), le Dr Aguirre de Carcer (Madrid), le Dr Abrezol (Lausanne), le Dr Caycedo (Barcelone), le Dr Isasi (Barcelone).

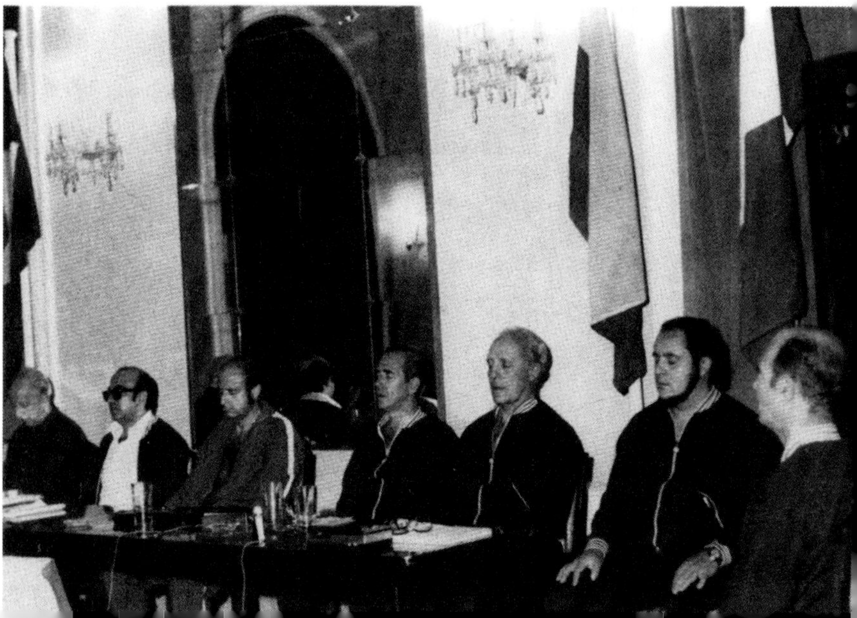

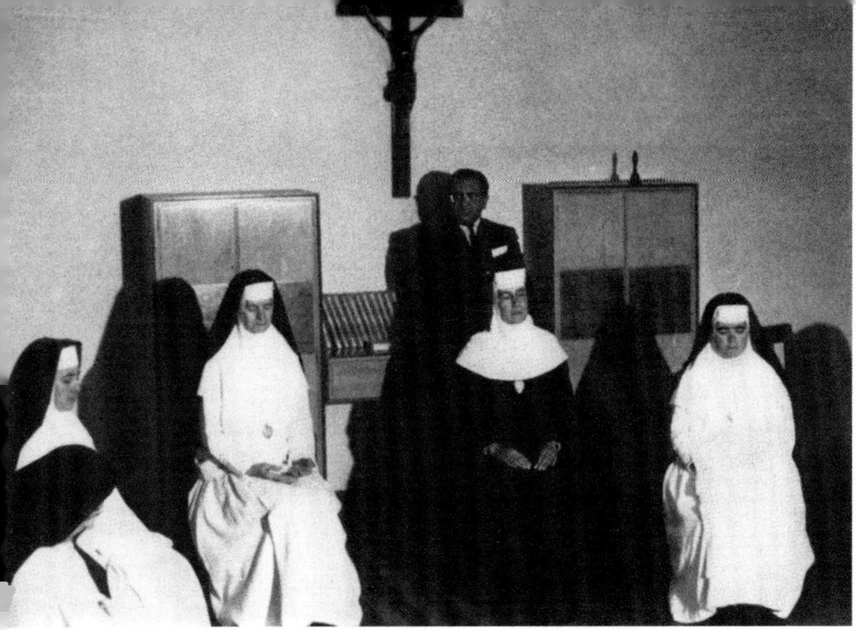

Photo 9. — Le 3e degré de la relaxation dynamique réalise l'approche sophrologique des techniques de méditation Zen. Sur la photographie nous voyons un groupe de religieuses catholiques colombiennes réalisant leur entraînement. La séance est dirigée par le Dr Triana.

Photo 10. — Autre aspect de l'entraînement du 3e degré ; on peut obtenir par le mélange des techniques sophroniques et Zen des modifications très importantes des états de conscience.

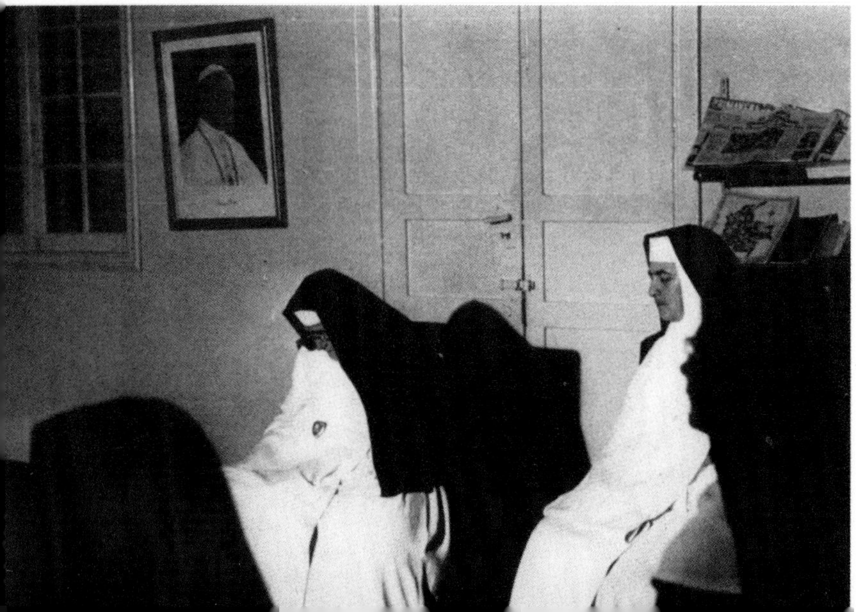

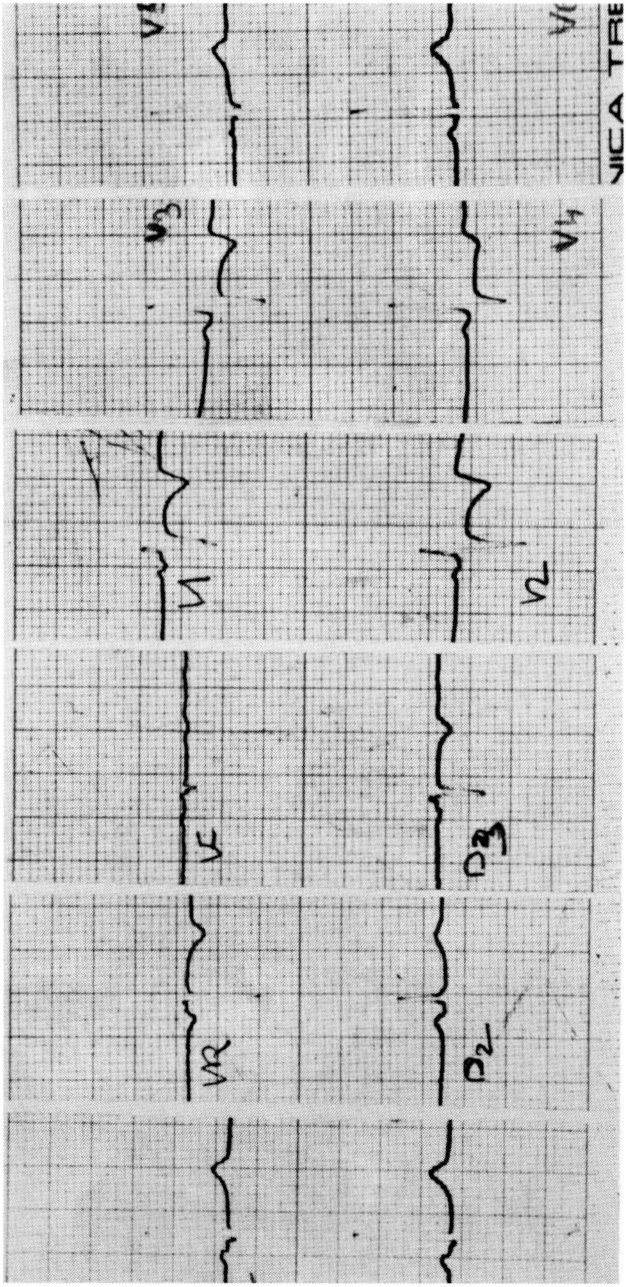

Photo 11. — Electrocardiogramme d'une jeune hystérique présentant des manifestations pseudo-agineuses.

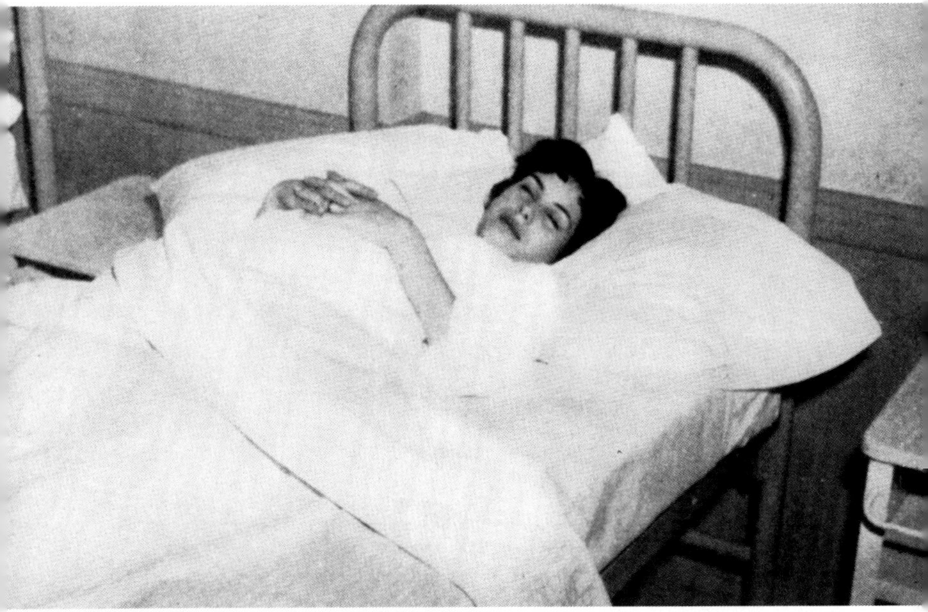

Photo 12. — Travail à l'état vigile. *(Collection professeur Kroger.)*

Photo 13. — Travail en état auto-sophronique. *(Collection du professeur Kroger.)*

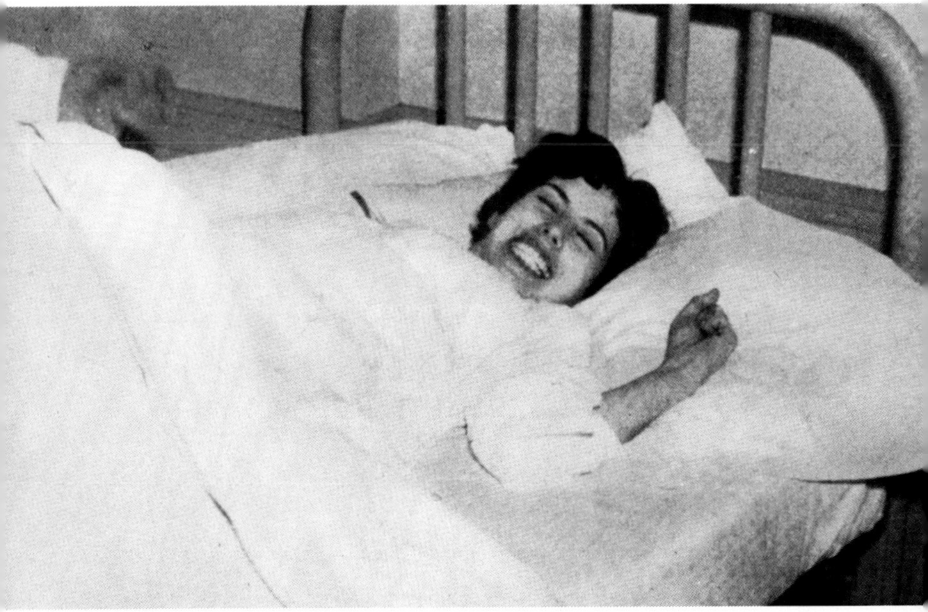

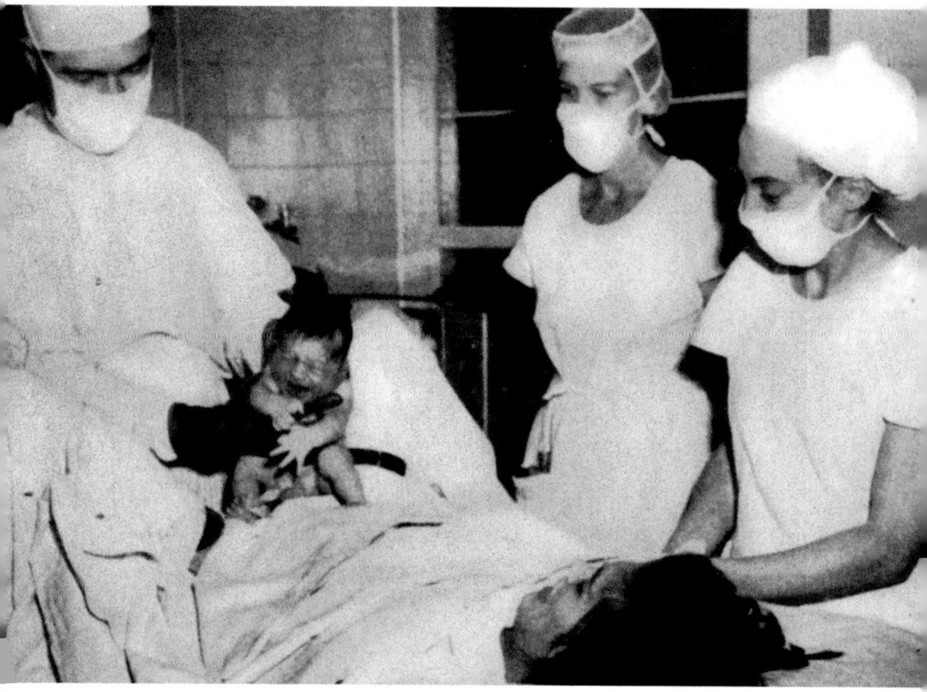

Photo 14. – Délivrance. La mère sortant de l'état sophronique. *(Collection du professeur Kroger.)*

			Compositeurs
N° 4	TITRE	Concerto pour orgue N° I en sol mineur. OP.4 - N° 1	HAENDEL
		Partie du disque à auditionner : 1 er. Mouvement.	
	GENRE	Musique à phases diverses, contrastée - cependant concervant son lié - son "légato" dans son phrasé musical. Soupl, léger, majesté.	Disque: Decca S x 4.2II5.
	EVOCATION	Voute (céleste - architecturale - arbres). Paysage en clair obscur.	
	ACTION	Protection - sécurisante - calmante - effet de tristesse et d'espérance.	
N° 5	TITRE	Daphnis et Chloé. " Le lever du jour "	M. RAVEL.
		Partie du disque à auditionner : Intégrale.	
	GENRE	Musique pure et émouvante d'une intensité de sonorités toujours égales - Orchestration sans heurts lié au phrasé et continuité mélodique	Marque: Fontana. Disque 405.035 CE médium.
	EVOCATION	Source - bruissement de feuilles. Chants d'oiseaux - paysage en clair -obscur. Eclairage progressif de la nature -Soleil dans un ciel de printemps après la nuit.	
	ACTION	Calmante de douceur - de rêve et d'espérance - force tranquille pouvant s'insinuer profondément- donner un sens à la vie.	
N° 6	TITRE	Symphonie en FA mineur " Andromède délivrée par Cersée"	VON RITTERSDORF.
		Partie du disque à auditionner : Adagio non molto	
	GENRE	Musique d'une grande pureté de sonorités, transparence musicale-sereine et harmonieuse, d'un classisisme plein de poésie et distinction - douceur musicale.	MARQUE : Concert Hall. Disque: Edition limitée A-I2.
	EVOCATION	Pièce nue, totalement dépouillée d'artifices - Lumière douce, transparence des couleurs - décor de rêve - miroir d'eau calme - pureté intégrale.	
	ACTION	Apaisante - Insensibilisante - pouvoir d'oubli total des soucis journaliers. des réalités, calmant	

Photo 15. — Extraits de musique, sélectionnés par J. Jost.

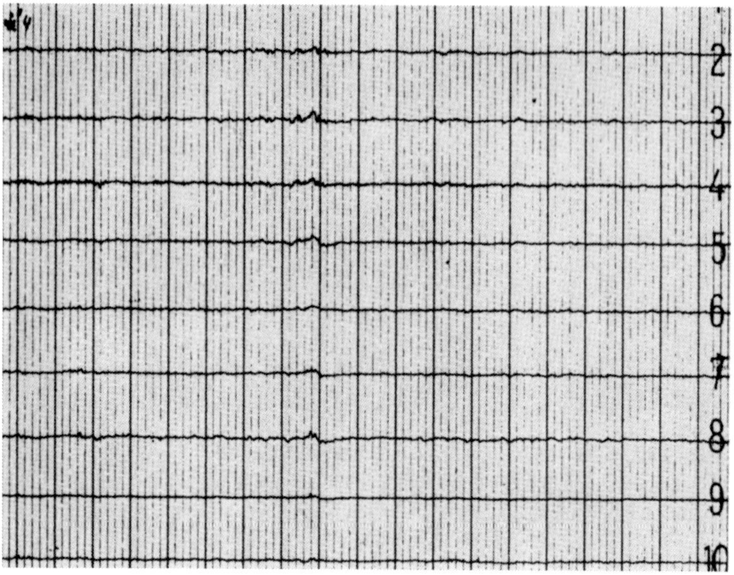

Photo 16. — Tracé électro-encéphalographique enregistré pendant l'induction de la relaxation par la musique. (On note la disparition du rythme alpha et l'apparition du rythme de présommeil et de somnolence.)

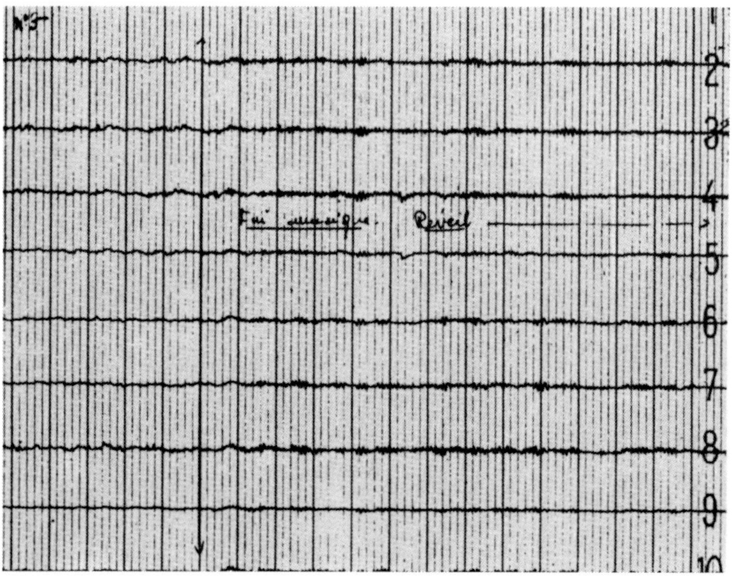

Photo 17. — Enregistrement de l'électro-encéphalogramme en fin de l'audition musicale chez un sujet relaxé. On constate la mise en synchronisation des divers rythmes, avec la réapparition du rythme alpha dès la fin de l'audition musicale.

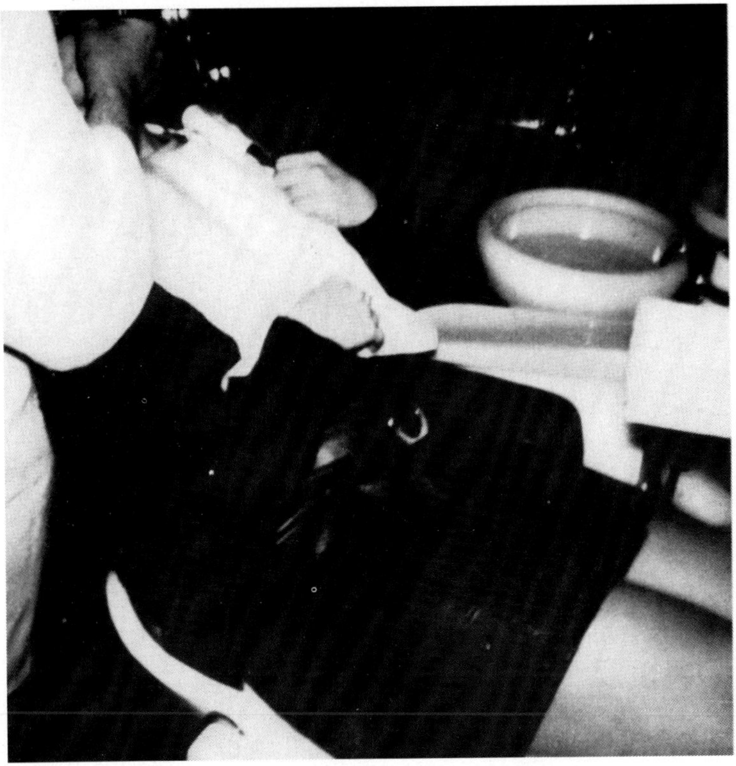

Photo 18. — Image typique illustrant une contraction musculaire et un état de tension. Dès que le praticien se sert de la fraise, une réaction d'alerte se produit, caractérisée soit par un clignement de l'œil, soit par le serrement des poings et par l'élévation des coudes au niveau de la bouche. On retrouve ces signes d'autodéfense sous le nom de *Startle-platerne,* dans une étude sur la pression de surprise faite en 1939 par Landes et Huret, psychophysiologistes américains.

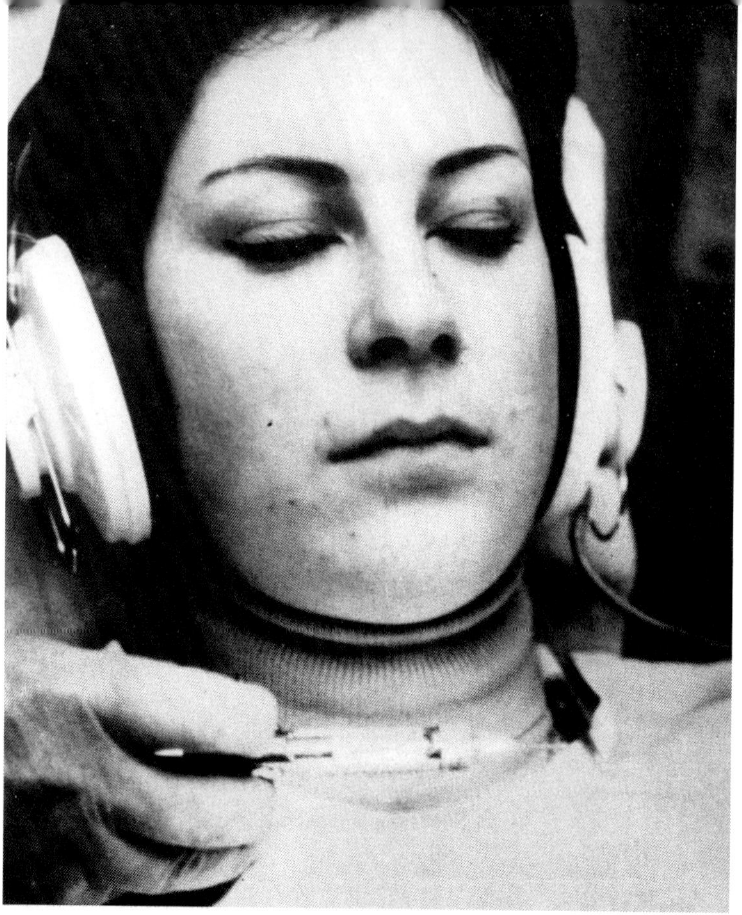

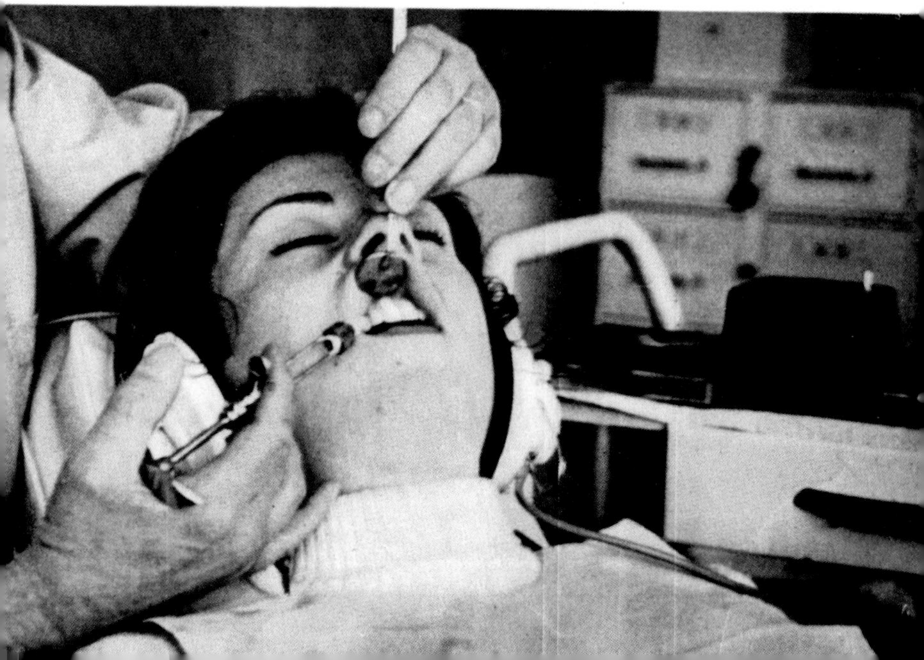

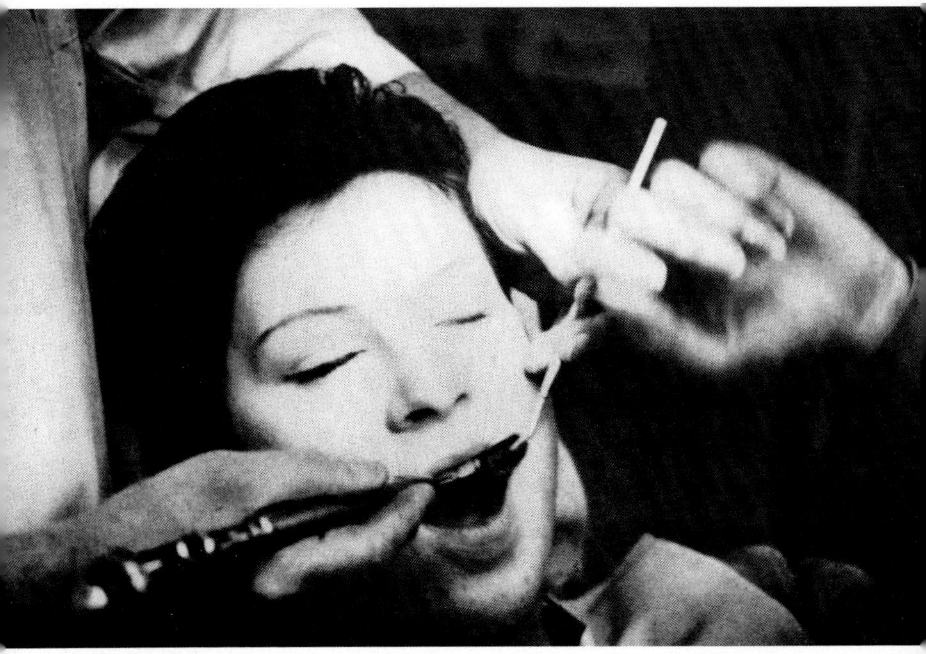

Photos 19 et 20 (ci-contre) et 21. — Anesthésie sous relaxation musicale. La dose d'anesthésique utilisée est la moitié de la dose habituelle.

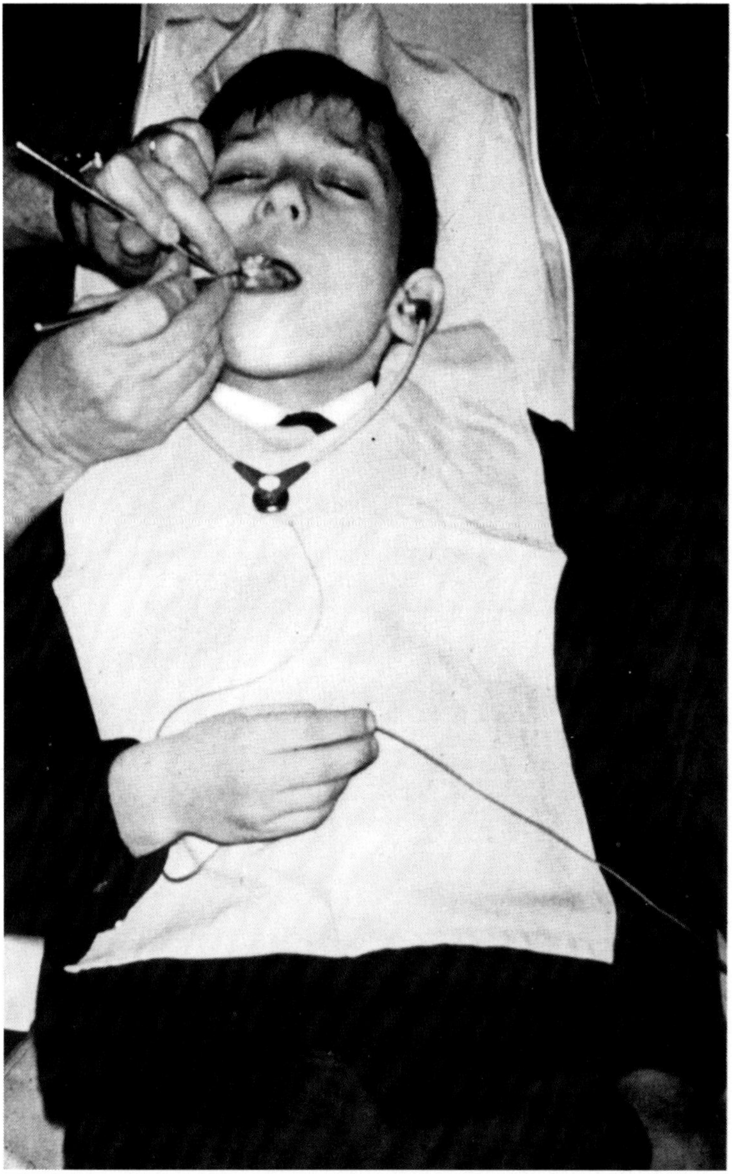

Photo 22. — Soins dentaires sous relaxation psychomusicale chez l'enfant. Il n'est pas un seul spécialiste amené à s'occuper des enfants qui ne sache combien l'appréhension constitue pour eux, comme pour lui, une gêne constante. Il en est ainsi pour le chirurgien dentiste. En effet, l'image de l'art dentaire est liée à une activité qui paraît nécessairement très douloureuse, plus encore aux enfants qu'aux adultes. D'où la nécessité d'une préparation pour l'abord de l'enfant (disque *L'Enfant et son dentiste).* Le succès ou l'échec de la thérapeutique dentaire dépendra donc essentiellement des rapports médecins-dentistes.

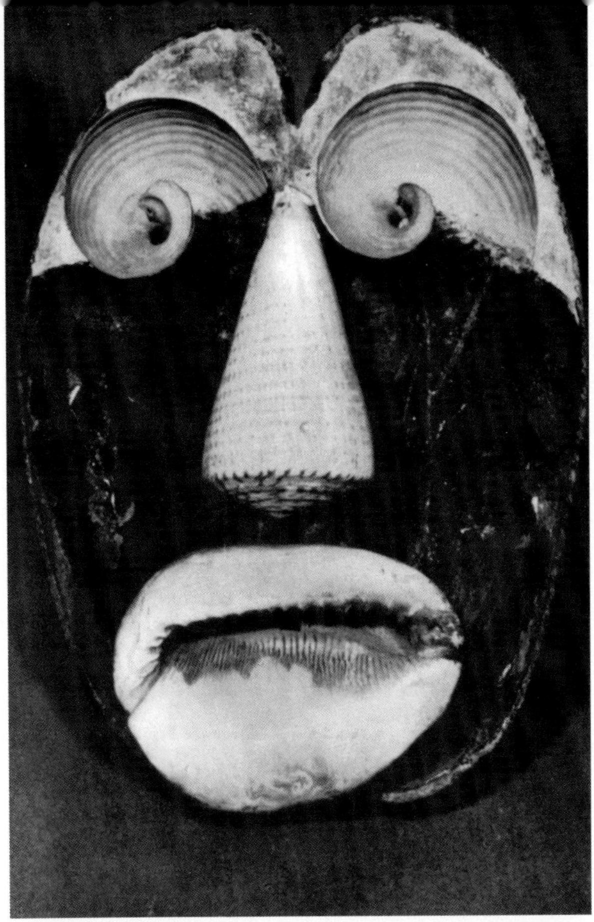

Photos 23 et 24. — Masque de Maisonneuve. *(Collection E. Boissonet.)*

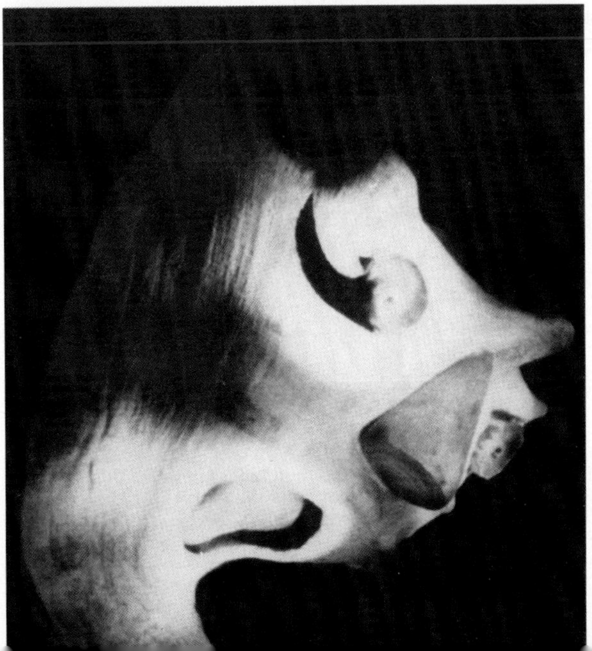

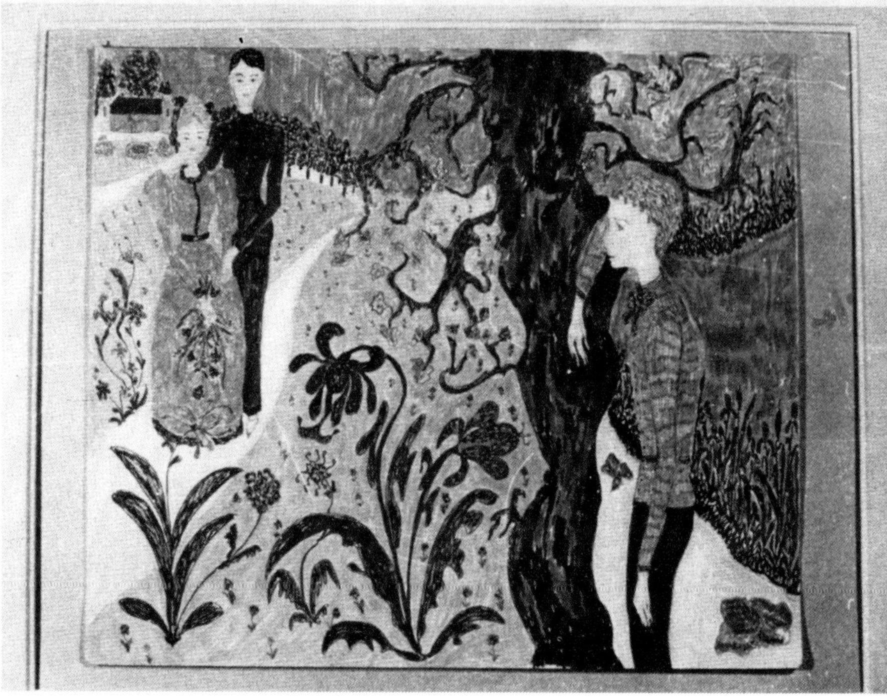

Photo 25. — Désespérance. *Peinture de Françoise.*

Photo 26. — Heureux qui comme Ulysse... *Peinture de Françoise.*

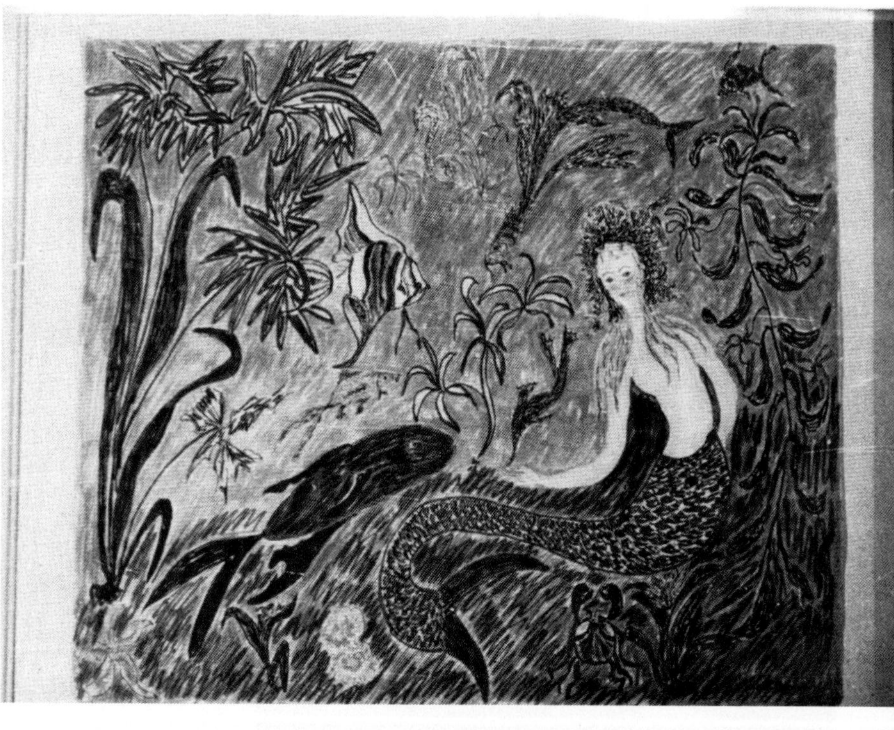

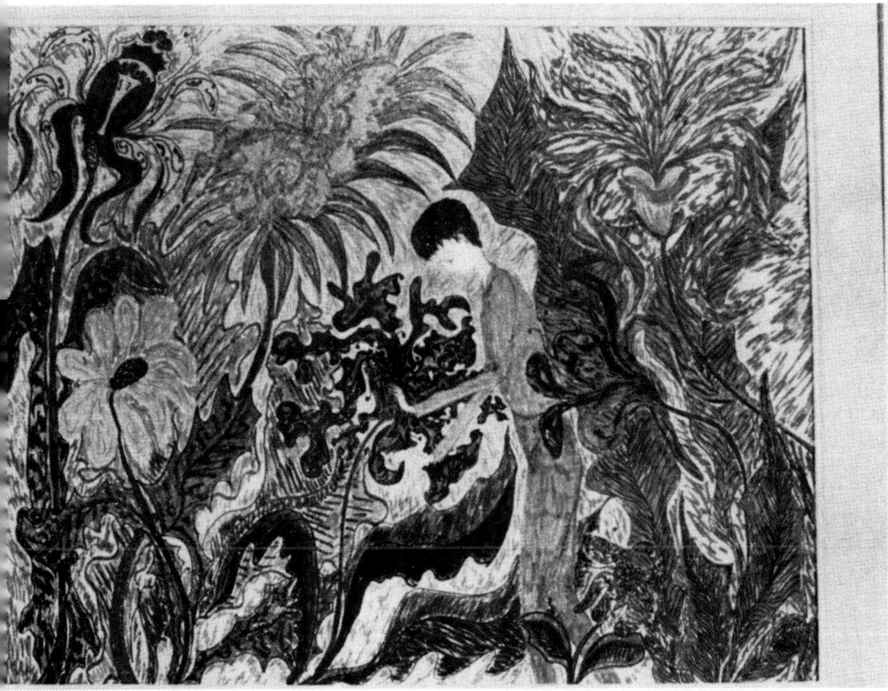

Photo 27. — La recherche du bonheur. *Peinture de Françoise.*

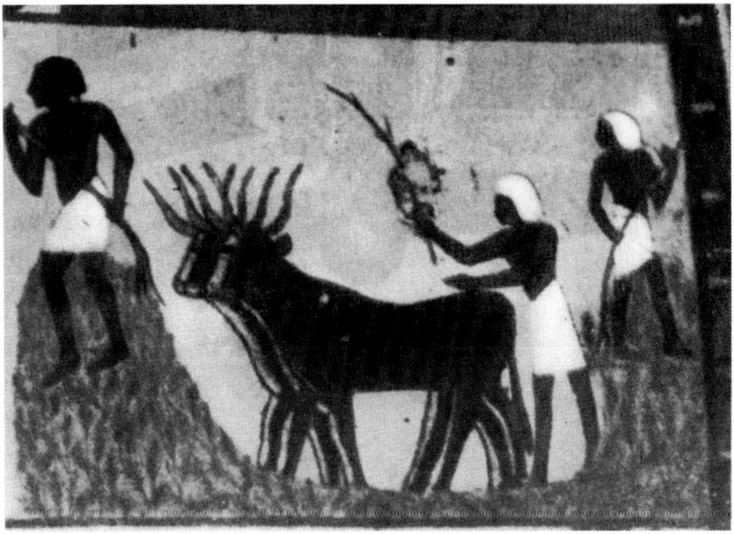

Photo 28. — Fragment de la fresque de Ména. «J'aperçus sur un mur une grande fresque bien peinte, bien conservée, et dans cette fresque je reconnus la scène de *La Moisson égyptienne* que j'avais faite dans ma dernière toile à Burbure avant de partir.» (Lesage.) *(Photo J.-L. Victor.)*

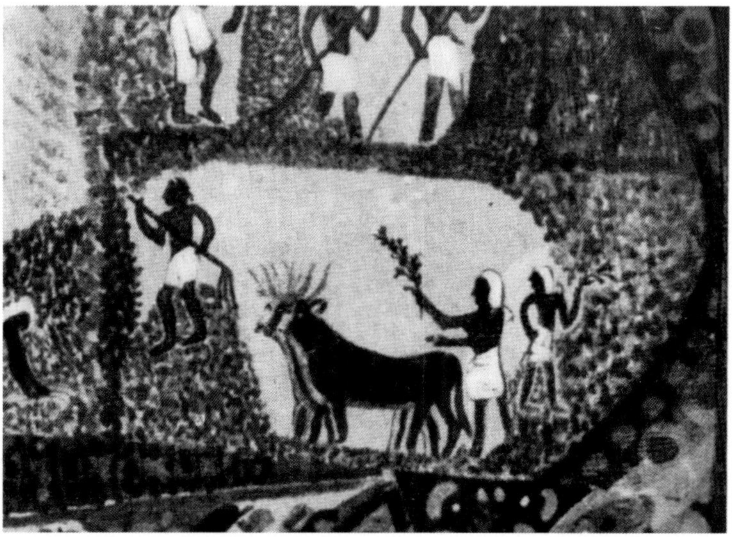

Photo 29. — Fragment de la toile *Moisson égyptienne* de Lesage. *(Photo J.-L. Victor.)*

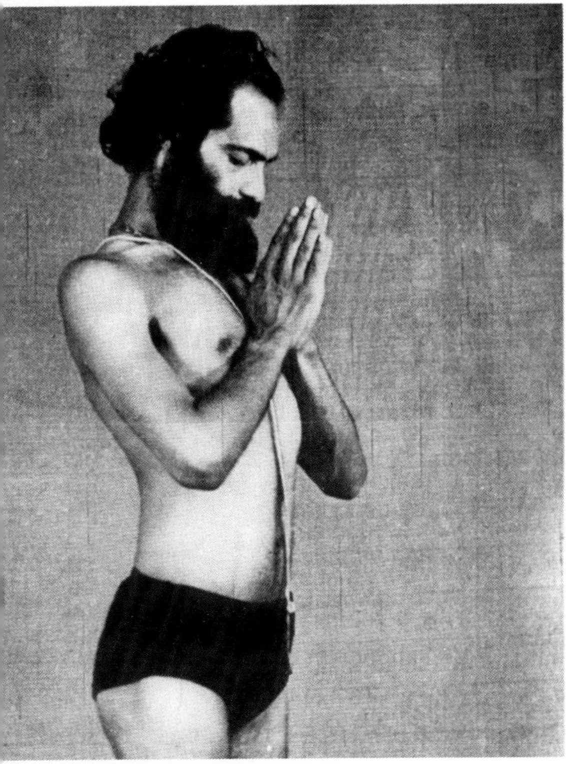

Photo 30. — Un Yogui prépare son esprit par une technique d'auto-concentration profonde comme étape précédant les exercices. La position des mains est le symbole du salut indien.
(Collection de photographies du professeur Caycedo.)

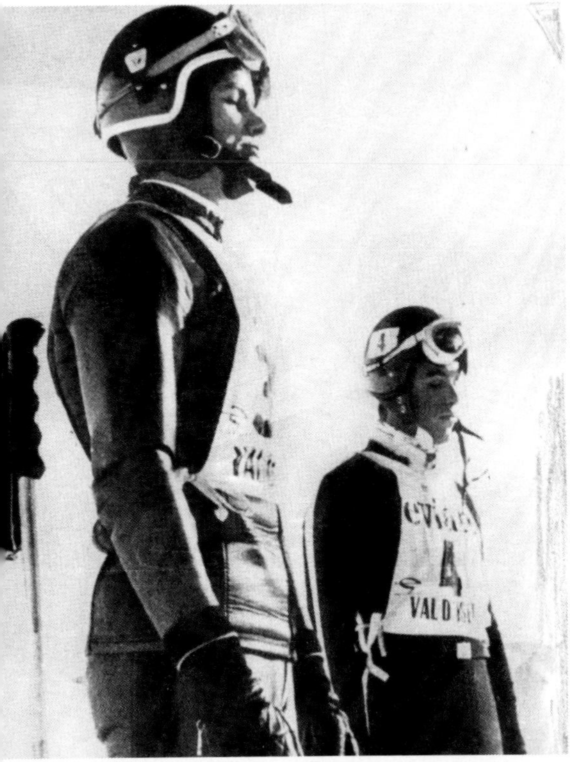

Photo 31. — Skieurs suisses entraînés par le Dr Abrezol, par la relaxation dynamique.
La méthode de relaxation dynamique de Caycedo commence par le même processus. Observez comme le prof. Caycedo a éliminé la position rituelle. L'autoconcentration des skieurs est favorisée par l'action verbale (Terpnos-Logos) de leur entraîneur.

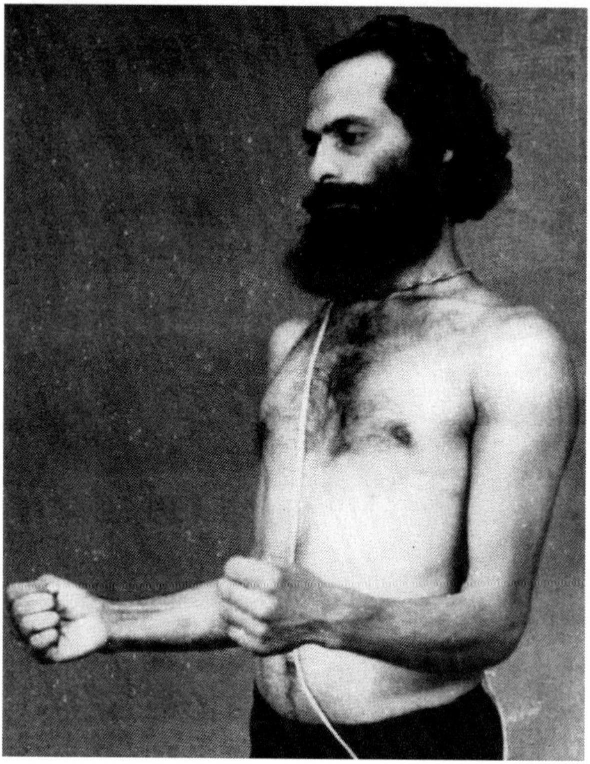

Photo 32. — Un des exercices stimulation, sélectionné par prof. Caycedo à partir des sy tèmes yoguiques pour l'élaborati de la méthode de relaxation dyr mique.
(Collection de photographies prof. Caycedo.)

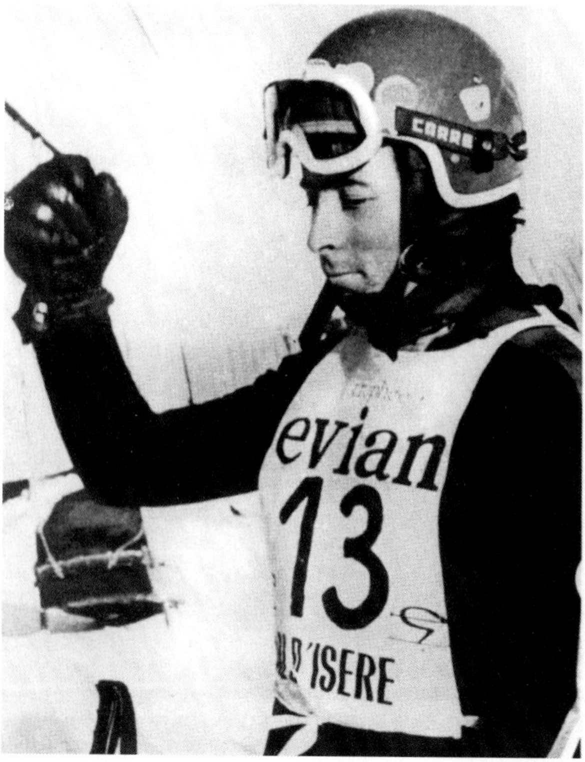

Photo 33. — Le même exerci de relaxation dynamique.

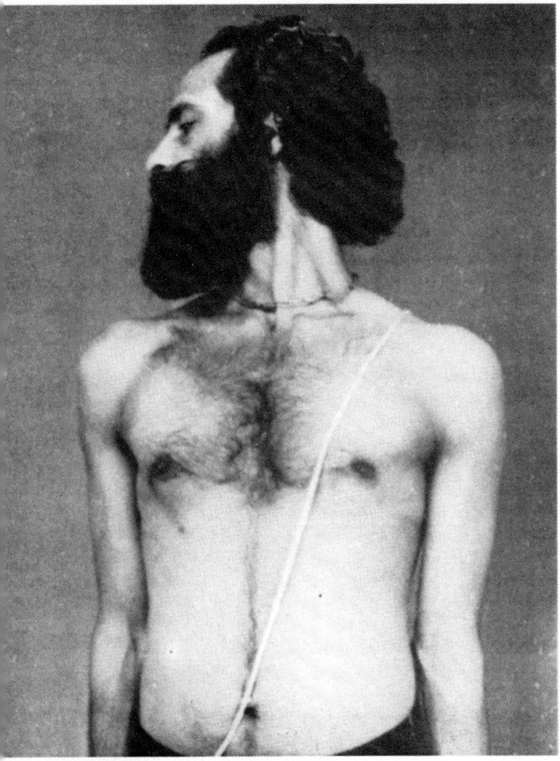

Photo 34. — Un autre exercice, celui du cou, qui a été sélectionné pour la relaxation dynamique. *(Collection de photographies du prof. Caycedo.)*

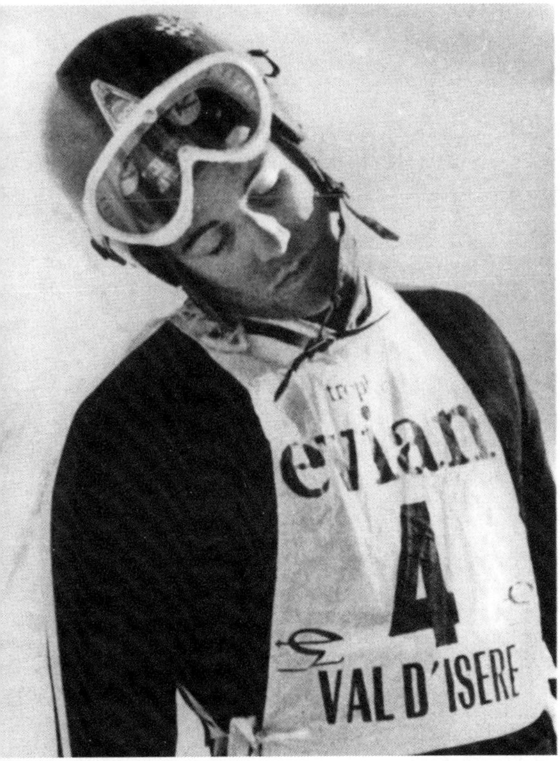

Photo 35. — Le même exercice dans son adaptation définitive. Observez que dans la relaxation dynamique le niveau de conscience est d'une grande profondeur car, dans celle-ci, les techniques orientales sont utilisées comme de véritables systèmes d'induction sophronique.

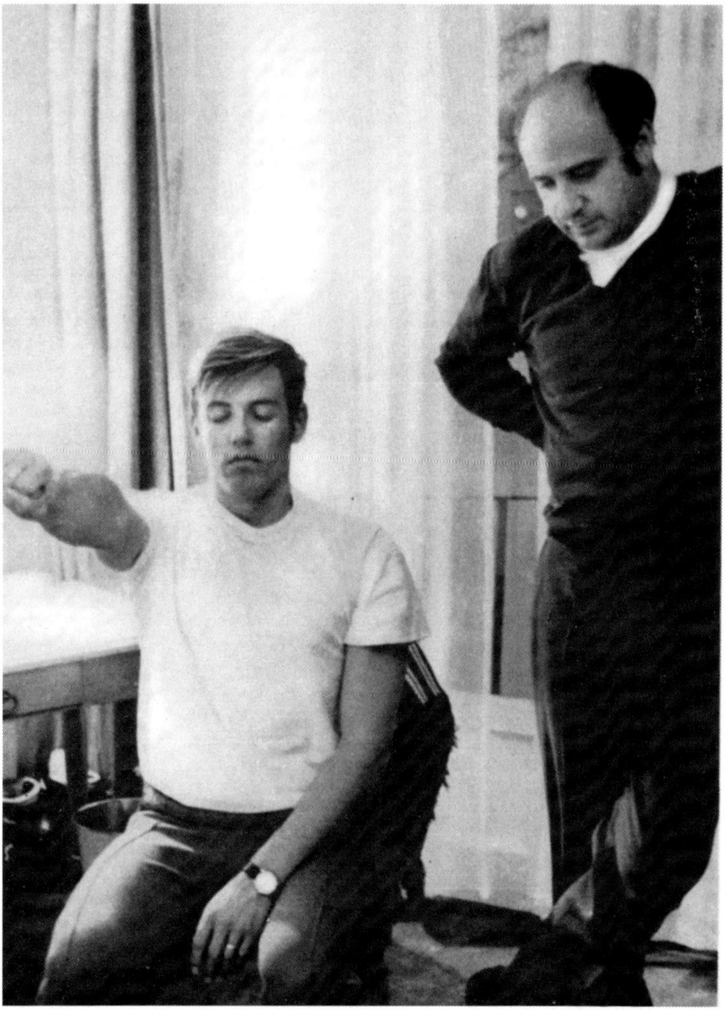

Photo 36. — Le 2e degré de la relaxation dynamique utilise aussi quelques phénomènes de tension musculaire appelés « cataleptiques » dans la terminologie de l'hypnotisme. Dans la méthode de Caycedo, la contraction et décontraction se font volontairement sous la direction du sophrologue.
Sur la photo, le Dr Abrezol enseigne la méthode à un membre de l'équipe nationale suisse de ski.

3) Chercher à réaliser une bonne entente au sein de l'équipe.

L'équipe doit être cohérente, former un véritable bloc. La lutte pour la victoire est une lutte commune, cette dernière étant ressentie non comme une réussite individuelle mais comme une réussite de l'équipe. La jalousie doit être éliminée. A chaque course, chacun doit faire l'effort maximum pour essayer de gagner. En cas de défaillance ou de défaite, le coureur malchanceux doit sentir l'appui moral des autres membres de son groupe. Le moral doit être soigneusement entretenu, maintenu le plus haut possible tout au long de la saison. En cas d'accident avec hospitalisation, le coureur blessé doit sentir qu'il manque aux autres, ses camarades lui rendant visite, ou, si cela est impossible, lui donnent des nouvelles de chaque étape. La bonne entente ne doit pas seulement exister entre les coureurs, mais aussi entre l'équipe et le chef d'équipe, l'entraîneur et le *coach*.

4) Etude psychologique individuelle.

Cette étude commence par une anamnèse aussi complète que possible, tant sur le plan physique que psychologique. L'athlète doit accorder sa confiance au psychologue et lui faire part de ses problèmes personnels s'il en sent le besoin. Le secret professionnel doit être bien entendu absolu. Quelques tests psychologiques classiques simples permettent par la suite d'adapter des méthodes de relaxation à chacun des athlètes, voire même de renoncer à toute préparation psychologique de certains d'entre eux.

5) Exercices de concentration individuels et collectifs.

Il est certain que les facultés de concentration mentale sont un appui considérable dans la réalisation d'un exploit sportif. Il existe de nombreuses possibilités d'amélioration des facultés de concentration. Des exercices de difficulté croissante, allant de la visualisation d'un objet aux associations de mots, habituent peu à peu le sportif à maintenir facilement sa concentration d'esprit, donc à faire du monidéisme pendant quatre à cinq minutes, temps moyen des compétitions actuelles.

6) Apprentissage du training-autogène individuel et en groupe.

Le training-autogène de Schultz individuel et en groupe doit être adapté à chaque cas, selon Abrezol, tant pour la durée de l'apprentissage que pour les mots utilisés. De plus, il faut l'adapter au ski et s'en servir pour renforcer le moi du sujet, augmenter sa confiance, et supprimer le trac.

7) Apprentissage de la relaxation dynamique de Caycedo.

Les membres de l'équipe subissent également l'apprentissage des différents degrés de la relaxation dynamique de Caycedo. Cette technique a été légèrement adaptée par Abrezol de manière à pouvoir être employée judicieusement dans le domaine particulier du ski et ce, pour augmenter l'énergie, la combativité, la concentration et supprimer totalement la peur. Pendant les exercices du premier degré de la relaxation dynamique, où les membres de l'équipe, les yeux fermés, les jambes écartées, s'abandonnent à la récupération, Abrezol leur demande non pas de se concentrer sur un objet naturel mais de se représenter mentalement, de se visualiser sur une piste, effectuant une descente et chercher à corriger leurs fautes. A chaque phase de récupération, l'image devient plus précise et plus claire, si bien qu'au cours des derniers exercices elle devient dominante et subsiste dans l'esprit en permanence. L'athlète se voit libéré de son trac, acquiert une entière confiance en lui, améliore son esprit de combativité et de camaraderie ; il se voit aussi doué d'une grande énergie physique, capable de lutter jusqu'à l'arrivée sans ressentir la moindre fatigue. Après avoir effectué tous les exercices, le sujet se couche par terre, à même le sol, sur le dos, et s'abandonne à la relaxation totale tant physique que morale. Généralement, dans la toute dernière phase, avant de ressortir de son état, les membres de l'équipe effectuent un training-autogène classique. Abrezol insiste sur le fait que si ces exercices sont bien faits, d'une manière automatique, comme s'il s'agissait de véritables réflexes conditionnés, les résultats sont extraordinaires et susceptibles d'aider considérablement les athlètes dans leurs performances d'une part, et dans leur vie d'autre part.

8) Exercices adaptés à chaque sport pour améliorer la concentration et la maîtrise de soi.

Ces exercices sont introduits en complément des précédents. Abrezol insiste sur le fait qu'il ne faut pas commettre l'erreur de vouloir tout enseigner en même temps. Ce n'est qu'une fois que le training-autogène classique et la relaxation dynamique ont été bien assimilés, bien compris, que l'on peut aborder certains exercices de yoga qui permettent d'améliorer la concentration et la maîtrise du corps. Les exercices sont adaptés par Abrezol à chaque sport.

9) Discussions individuelles sur les problèmes personnels.

Abrezol insiste sur le fait qu'un contact quasi constant doit être maintenu avec tous les membres de l'équipe, de manière à pouvoir les aider à résoudre les divers problèmes posés par la vie et qui, à leur âge, sont souvent complexes. Le sophrologue responsable de l'équipe doit en effet tenter de trouver une solution rationnelle à ces différents problèmes, car tout souci est chez le sportif un objet de distraction qui risque de perturber la concentration indispensable à la compétition. Si le coureur se sent épaulé, aidé, son moral reste bon et il éprouve du plaisir à concourir. Souvent, en fin de saison, on note une certaine lassitude bien compréhensible. Les techniques de relaxation sont d'un très grand secours dans ces périodes de flottement, car elles aident les membres de l'équipe à « tenir » jusqu'au bout tout en conservant un certain goût pour la compétition.

10) Conférences d'information sur la psychologie.

Il est bon que les sujets soumis à l'entraînement par la psychologie en comprennent les raisons, les buts. C'est pour cela qu'Abrezol insiste sur la nécessité de leur expliquer à quoi servent les tests psychologiques et aussi à leur faire comprendre les modifications qui se passent dans leur organisme lors des divers exercices de relaxation. Ces conférences sont bien entendu des conférences de vulgarisation, simples, claires, très schématiques, s'accompagnant de la projection de nombreux croquis destinés à faciliter la compréhension des choses. Cet enseignement est complété par des notions de psychologie générale et de théories fondamentales comme celles de Freud et de Jung, de manière à élargir le champ des connaissances et à élever le niveau intellectuel des membres de l'équipe.

11) Conférences sur l'équilibre de la vie.

Ces conférences, dont le sujet sort du cadre de la formation purement psychologique, sont destinées à préparer les jeunes à mener une vie équilibrée dans le monde où nous vivons. On y insiste sur la nécessité d'un équilibre entre le travail, les loisirs et le repos, ce dernier étant très important puisqu'il faut huit heures au moins de sommeil par nuit pour assurer une bonne récupération. Des discussions sont ouvertes après les conférences, lors desquelles chacun peut s'exprimer librement et donner son avis. Les problèmes sexuels sont également abordés en groupe et en privé. Les discussions qui jaillissent à la suite de ces conférences sont toujours enrichissantes et accélèrent considérablement l'intégration du groupe.

12) Conférences organisées sur les problèmes de culture générale.

Les sujets développés sont très divers. Il peut s'agir de voyages avec présentation de films, d'un cours de réanimation ou même de cours de langues. Ils ont essentiellement pour but de distraire l'esprit par des sujets intéressants et variés, n'ayant aucun rapport avec la préoccupation principale du ski.

Telle est, très schématiquement résumée, la méthode d'assistance psychologique du skieur de compétition alpine ; mise au point par Raymond Abrezol, elle a donné les résultats très remarquables que l'on sait.

Bibliographie

CHAPITRE I

BARRUCAND D. : *Histoire de l'hypnose en France*, PUF, 1967. *Considérations sur la sophrologie, ses fondements et ses structures*, IIe congrès français de Sophrologie, Versailles, 1968.

DURVILLE H. : *Traité expérimental et thérapeutique de magnétisme*, éd. Durville, 1886.

ESDAILLE J. : *Hypnosis in medecine and surgery*, Julian Press, New York, 1957.

GUILLAIN G. : *J.-M. Charcot, sa vie, son œuvre*, Masson, Paris, 1955.

KLINE : *Freud and hypnosis*, Julian Press, New York, 1958.

LIEBAULT : *Extériorisation de la force neurique, étude sur le zoomagnétisme*, Paris, 1883.

CHAPITRE II

AMBROSE and NEWBLOD : *Medical hypnosis*, Baillière Tindal and Cassel, Londres, 1968.

BECHTEREV : *La Suggestion et son rôle dans la vie sociale*, Saint-Pétersbourg, 1909.

BOULE : *L'Hypnose et la suggestion dans la clinique des maladies internes*, Douin, 1965.

CAYCEDO : *Progressos en Sophrologia scientia*, Barcelone, 1969.

GINDES : *New concept on hypnosis*, Julian Press, New York, 1955.
HARTLAND : *Medical and dental hypnosis,* Baillière Tindalle and Cassel, Londres, 1969.
JUNG C. G. : *Psychologie der Übertragung Rascher,* Zurich, 1960.
NICOLAEV : *La Théorie et la pratique de l'hypnose à la lumière de la psychophysiologie*, Kharkov, 1927.
PAVLOV : *Experimental psychology,* New York, Philosophical library, 1957.
PLATONOV : *Le Mot en tant que facteur physiologique et thérapeutique,* Moscou, 1957.
ROJNOV : *L'Hypnose en médecine,* Moscou, 1954.
STOCKWIS et MONTSERRAT ESTEVE : *Tratado de Hypnosis Scientia*, Barcelone, 1967.
WEITZENHOFFER : *Hypnose et suggestion,* Payot, 1965.

CHAPITRE III

SALTER : *Three techniques of auto-hypnosis,* Journ. gén. psych., 24.433-438, 1944.

CHAPITRE IV

LÉNINE V. : *Karl Marx et sa doctrine*, Bureau d'édition, Paris, 1937.
STALINE J. : « A propos du marxisme en linguistique », *Etudes soviétiques,* n° 227, juillet 1950.
TCHAKHOTINE S. : *Le Viol des foules par la propagande politique,* Gallimard, 1952.

CHAPITRE VI

ERICKSON M. : *Deep hypnosis and its induction : in experimental hypnosis* (L. M. le Cron éditeur), MacMillan, 1952.
WATKINS : *Hypnotherapy of ware neuroses,* Ronald, New York, 1949.

CHAPITRE VII

MEARES A. : « Non verbal communication » in : *The Anxious Patient*, Saunders édit., 1963.

CHAPITRE VIII

SPIEGEL : *Hypnosis and the psychotherapeutic proces,* Comp. Psychiat., 1960, p. 174-175.

CHAPITRE X

CHEEK D.-B. : *Removal of subconscious resistance to hypnosis,* Journal, clin. hypn., 1960, 3.103-107.

FLEISCHER N. : *Cours d'hypno-anesthesiologie du 2e degré,* Megine, 1970.

CHAPITRE XI

BARKER W. and BURGWIN W. : *Brain wave patterns during hypnosis, hypnotic sleep and normal sleep*, 1949, Arc. Neurol. Psychiat., 62-412.

CHERTOK L. and KRAMARZ P. : *Hypnose et électro-encéphalographie,* 1955, La Semaine des Hôpitaux de Paris, Path.-Biol., Paris, 31, 5.

COHEN M. E. and COBB S. : « *The use of hypnosis in the study of the acid base balance of the blood in a patient with hysterical hyperventilation* », in *The Inter-relationship of Mind and Body,* 1939, Res. Publs. Ass. Res. nerv. ment., Dis. XIX, 318.

GIDRO-FRANK and BOWERS BUCH : *A Study of the plantar response in hypnotic age regression*, 1948, J. nerv. ment. Dis., 107, 443.

KELSEY. D. : *Phantasies of birth and prenatal experiences recovered from patients undergring hypnoanalysis,* J. ment. scient. XCIX, 415.

KLINE M. : *Hypnotic age regression,* Journ. clin., Exp. hypnosis, 1960, 8-1.

CHAPITRE XII

COOPER L. AND ERICKSON M. : *The time distortion in hypnosis in Experimental hypnosis,* New York, Mac Millan, 1952.

ERICKSON M. and ERICKSON E. M. : *The hypnotic induction of hallucinatory color vision followed by pseudo-negative aftermitages,* J. exp. psychol., 22, 531-1438.

PEARSON E., THOMPSON K. F. : *Clinical and experimental trance what's the difference a symposium,* Am. Journ. clin. hypn., 13.4.1971.

CHAPITRE XIII

ABREZOL et DUMONT : « Introduction à la Sophrologie », *La Revue du médecin praticien,* Genève, 1968 « La Sophrologie au service de la médecine dentaire », *Revue suisse d'odonto-stomalogie,* 6.8.1966.

CAHEN R. : *La Sophrologie dans notre expérience psychothérapique,* Communication au congrès mondial de sophrologie, Barcelone, octobre 1970.

CAYCEDO : « Relajación, hypnosis, Yoga, Zen fenomenos unitarios », *Rev. Ibero Americana de Sofrologia,* Buenos Aires, 1965.

CHERCHÈVE A. et BÉRANGER E. : *L'Hypno-sophrologie en art dentaire,* Privat, 1970.

DONNARS J. : « Sophrologie et psychanalyse », *bull. Société française de sophrologie*, n° 3, 1970.

DUMONT A. : « Hypnose et Sophrologie », *Médecine et Hygiène,* 1965.
GUBEL I. : « Sofrologia », *Rev. Iber. Amer. de Sofrologia,* IV, n° 4, 1961.
ISASI A. : *Nuestra experiencia en estomatologia sofronica,* V^e^ réunion européenne de médecine psychosomatique, Madrid, 1962.

CHAPITRE XIV

BARBIZET J. : « Le problème du codage cérébral, son rôle dans le mécanisme de la mémoire », *Annales de méd. psychologique,* 122. 1. 1964.
GRANONE F. : « Memoria y estados de conciencia », *Revista Ibero Americana de Sofrologia,* 4. 173. 1966.
LAIN ENTRALGO P. : « La Curación por la palabra », *Rev. de Occidente,* Madrid, 1954 « La relación medico enfermo », *Rev. de Occidente,* Madrid, 1964.
PLATONOV K. I. : *On the objective proof of the experimental personality age regression,* J. gén. psych., 1933, 9, 190-209.

CHAPITRE XV

CAYCEDO A. : *Dictionnaire abrégé de sophrologie et de relaxation dynamique,* éd. Emegé, Barcelone, 1972.
JOUVEAU F. : *Pédagogie parasophronique,* communication au premier congrès mondial de sophrologie, Barcelone, oct. 1970.

CHAPITRE XVI

BARAQUER-BORDAS L. : « La Conscience à l'état de veille, le sommeil, les rêves et la mémoire », in *Progrès en sophrologie,* Scientia, 1970.
MONTSERRAT ESTÈVE : « Régularisation cybernétique des niveaux de conscience », in *Progrès en sophrologie,* Scientia, Barcelone, 1969.

CHAPITRE XVII

AKHILANANDA SWAMI : « Extrasensory and superconscious experiences », in *Cultural Heritage of India,* The Ramakrishna Mission Institute éditeur, Calcutta, 1953.

AKIRA KAMASATU et TOMIO HIRAI : « An electroencephalographic study on the Zen meditation (Zazen) » in *Altered States of consciousness,* édit. par Charles Tart, Wiley, 1969.

ANAND B. K., CHINA G. S. and BALDEV SINGH : « Some Aspects of electroencephalographic studies in Yogis » in *Altered states of consciousness,* édité par Charles Tart, Wiley, 1969.

CAYCEDO A. : *La India de los Yogis,* Scientia, Barcelone, 1971. — *Letter of silence,* Bhavani and sons, New Delhi, 1966.

CHOISY M. : *Métaphysique du Yoga,* éd. Mont-Blanc, Genève, 1947.

DONDEN Y. : *Control techniques over consciousness in the Tibetan Lamas,* Premier congrès mondial de sophrologie, oct. 1970.

ELIADE M. : *Patanjali et le Yoga,* éd. du Seuil, 1968.

IKEMI Y. : *Psychological studies of Zazen-Zen sitting,* Premier congrès mondial de sophrologie, Barcelone, oct. 1970.

VARANDANI N. : *Modification of human consciousness by Ancient Indian medicine,* Premier congrès mondial de sophrologie, Barcelone, oct. 1970.

CHAPITRE XVIII

AJURIAGUERA J. (DE) ; GARCIA-BADARACO : « Les Thérapeutiques de relaxation en médecine psychosomatique », *Presse médicale,* 4 mars 1963, n° 15, 316-320.

CAYCEDO : « La Relaxation de Schultz en état sophronique » in *Progrès en sophrologie,* Scientia, Barcelone, 1969. — « Bases neurophysiologiques de la relaxation statique et de la relaxation dynamique in *Progrès en sophrologie,* Scientia, Barcelone, 1969.

DURAND DE BOUSINGEN R. : « Considération sur la structure du langage dans l'expérience vécue du training-autogène », *Revue de médecine psychosomatique,* éd. Privat, 1968.

GEISMAN P. et DURAND DE BOUSINGEN R. : *Les Méthodes de relaxation,* Dessart, 1968.

JARREAU R. : « Technique de la méthode de Jacobson », in *La Relaxation,* ouvrage collectif, Paris, Expansion scientifique 1959, 57-60, 2e édit.

KAMMERER Th. et DURAND DE BOUSINGEN R. : « Training autogène et psychothérapie », *Revue de médecine psychosomatique,* 1960, II, n° 2, 125-138.

SCHULTZ J. and NARUSE : *Autogenic training and self-hypnosis,* Seishin, Tokio, 1963.

STOKWIS B. : « Possibilités et limitations de la relaxation en médecine psychosomatique », *Revue de médecine psychosomatique,* 1960, II, 141-147.

CHAPITRE XIX

ANADON J. : *Metoda de relajacion dynamica en medicina interna,* Communication Premier congrès mondial de sophrologie, 1er oct. 1970, Barcelona.

CAYCEDO E. : *La relajacion dynamica en los medios carcellarios,* Communication au Premier congrès mondial de sophrologie, oct. 1970.

CAMPMAJO A. : *El Neti Kriya en otorrinolaringologia,* Communication au Premier congrès mondial de sophrologie, Barcelone, 1970.

CHAPITRE XX

BRISSET Ch. : « Hystérie et pathologie psychosomatique », *Rev. du Prat.,* 464, XIV, n° 11.

DELAY : *Introduction à la médecine psychosomatique,* Masson.

— *Bases expérimentales de la médecine psychosomatique,* Masson.

DONGIER M. : *Névroses et troubles psychosomatiques,* Dessart, 1967.

FRISCH F. : ouvrage collectif : *Introduction à la compréhension psychosomatique,* Privat, 1970.

HELD R. : *De la Psychanalyse à la médecine psychosomatique,* Payot, 1968.

SOLIÉ P. : *Psychologie analytique et médecine psychosomatique,* Mont-Blanc, 1969.

CHAPITRE XXI

AMADO LEVY-VALENSY : *Les voies et les pièges de la psychanalyse,* Editions Universitaires, 1971.

CAHEN R. : « Compte rendu d'un cas de sophro-analyse avec très bons résultats cliniques en 10 séances après échec de deux ans d'analyse classique », *Société française de sophrologie,* fév. 1971.

COCHET-DENIAU M. : *Le Langage symbolique dans la relation sophronique,* 2e Congrès de la Société française de sophrologie, Versailles, 1968.

MEARES A. : *Hypnography,* Charles C. Thomas publisher, 1957.

CHAPITRE XXII

ABREZOL R. : « Les placebos », *Médecine et hygiène,* 27, 505-507, 1969.

BEECHER H.-K. : *Powerful placebos,* J.A.M.A., 159, 1606-1607, 1955. — *Surgery as placebo,* J.A.M.A., 176, 13, 1961.

BÉREAUD C. : « La surconsommation médicale, un constat affligeant », *Le Monde,* 3. 1. 70. — « La surconsommation médicale des remèdes », *Le Monde,* 4-5, 1. 70.

FRANK J. : *Persuasion and healing : a comparative study of psychotherapy,* Johns Hopkins Press, 1961.

PICHOT M.-P. : « Placebo — Remarques sur l'effet placebo : à propos des méthodes thérapeutiques en médecine psychosomatique », *Gaz. Hôp. An.,* 135, 6 : 318, 28 février 1963.

KISSEL P. et BARRUCAND D. : *Placebos et effet placebo en médecine,* Masson éd., Paris, 1964.

SCHNEIDER P. : *Psychologie médicale,* Payot, 1969.

SOURNIA J.-C. : *Mythologie de la Médecine moderne,* P.U.F., 1969.

SPODICK D. : *Revascularisation of the Heart-numerator in search of denominators,* Am. Heart Journ., 81. 149. 1971.

WOLFF : *Effects of suggestion and conditionning on action of chemical agents in human subjects. Pharmacology of placebo,* J. Clin Invest., 29. 100. 109, 1950.

CHAPITRE XXIII

BLACK S. : « Some physiological mechanisms amenable to control by direct suggestion under hypnosis : Neurological, immunological, in *Psychophysiological mechanisms of hypnosis,* Springer Verlag, Berlin, 1969.

BOULATOV : « *Traitement de l'asthme bronchique par aéro-ionisation négative* » in *Aeroinotherapy,* Carlo Erba foundation, Milan, 1968.

DEKKER E. et collaborateurs : *Conditioning as a cause of asthmatic attacks,* J. psychosom Res., 1957, 2. 97. — *Reproductible psychogenic attacks of asthm a laboratory study,* J. psychosom. Res., 1957. 2. 97.

FARRERONS-CO : « La Psyergie, VIIIe journée nationale de la Société française d'allergie », mai 1969, L'expansion éditeur.

HOUGHTON H. : « Hypnosis and autohypnosis in the treatment of asthma », in *Hypnosis and psychosomatic medicine,* Springer Verlag, Berlin, 1967.

KOURILSKY R. : *Interférence entre manifestations psychologiques et phénomènes allergiques : preuves expérimentales,* VIIe Journée nationale de la Société française d'allergologie, L'Expansion éditeur, 1969.

KOURILSKY et collaborateurs : *Disparition d'un œdème de Quinck dangereux et rebelle à toutes les thérapeutiques après dénouement d'un conflit de la personnalité,* VIIIe Journée nationale de la Société française d'allergologie, Nancy, mai 1969, L'Expansion éditeur.

MAGONET : *Hypnosis in asthma,* Int. jour. clin., Exp. hypnosis, 1960, 8, 121-127.

RAGER G.-R. : « Bases expérimentales de l'aéro-ionisation négative », *Agressologie,* 1970, II, 2, 105-110. — *Aéro-ionisation et sophronisation dans le traitement de l'asthme,* à paraître.

CHAPITRE XXIV

BERMAN R., SIMONSON E., HERON W. : *Electrocardiographic effects associated with hypnotic suggestion in normal and coronary sclerotic individuals.* J. appl. hysiol., 1954. 7. 89.

BERSAY C. : « Infarctus du myocarde et facteurs psychosomatiques », *Cœur et médecine interne,* 1970, 9, 323-326.

CHAUVIN R. : *Le Comportement social des animaux*, P.U.F., 1961.

CHAVRAT J. et collaborateurs : « Mental factors and cardio-vascular disease », *Cardiologia,* 1964, 44, 124-141.

CHICHE P. et collaborateurs : « Infarctus du myocarde et unité de soins cardiologiques d'urgence », *Presse médicale,* 1970, 21, 959-964.

FLOOD F. : « La musique fonctionnelle planifiée », *Médecine mondiale,* 6 oct. 1970.

FROMENT R. et GONIN R. : *Les Angors coronariens intriqués,* 1956, L'Expansion scientifique éditeur.

GONIN A., AIMARD G. et FROMENT G. : « Rôle des facteurs neuropsychiques dans l'expression de la maladie coronarienne », *Cœur et médecine interne,* 1968, 7, 265-290.

HARVEY G., KEMP H., EVANS W., ELLIOT L. et GORLIN R. : « Diagnostic accuracy of selective coronography », *Circulation,* 1967, XXXVI, 526.

HENRY J. et CASSEL J. : *Psychosocial factors in essentiel hypertension,* Amer. Journ. Hyg., 1969, 90, 3, 171-200. — « Influence de la vie urbaine », in *L'Homme et son esprit,* tome II, André Sauret éditeur, 1968.

KLINE M. : *Situational cardio-vascular symptomatology and hypnosis,* Brit. Journ. Med. Hypn., 1950, 1, 33.

KOHLER U. : « Transkardiale Iontophoresis bei angina pectoris », *Med. Klinik,* 1962, 22, 969-975.

LAMPERT : « Eine ungefährliche Methode der Embolie Verhütung und Auflösung des Thrombus durch der Galvanischen », *Strom. Asklepios,* 10, 2, 75-87.

LANG : *Les Maladies de la circulation,* Éditions d'État, Moscou, 1957.

LOWN B. et collaborateurs : « Pathogenesis, prevention and

treatment of arrythmias in myocardial infarction », *Circulation,* 1969, 40, 5, supp. 4, 261-267.

MIASNIKOW : *La pathogénie et le traitement de l'hypertension artérielle à la lumière de la doctrine pavlovienne,* Journ. Vysch. Tat. In. Pavlov, t. III, V, 1.

RAGER R. : *Traitement des névroses d'angoisse postinfarctus du myocarde par le training-autogène de Schultz sous sophronisation,* communication au Ier congrès mondial de sophrologie, Barcelone, sept. 1970, et *Agressologie* 1970, II, 6, 471-476. — « Nouvelles perspectives dans le traitement de l'état de mal angineux », *La Clinique,* 1970, 65, 688, 501-515. — « Die Rolle des stabiliesierten Gleichstroms in der Behandlung der Koronarthrombosen », *Erfahrungsheilkunde,* 1970, 19, 9, 288-295 — « Place du courant continu stabilisé dans le traitement des thromboses coronariennes, *L'Ouest médical,* 1971, II, 1262-1270. — *Man stirbt nicht mehr an Herzinfarct,* 1970, Hofmannund Campe, Hamburg, 1970. — *La Balistocardiographie,* Masson éditeur, 1957.

SCHNECK J. : « Psychogenic cardio-vascular reactions interpreted and succesfully treated with hypnosis », *Psychoanal. Rev*, 1948, 35, 14.

WOLFF : « Studies on nature of certain symptoms associated with cardio-vascular disorders », *Psychosom. méd.*, 1946, 8, 293.

YANOVSKI A. G. : *Hypnosis as a research tool in cardiology : in Current problems*, 1962, Georges H. Estabrooks, Harper and Row ed.

ZIMMERMAN H. A. : *And now vein grafts,* Am. Heart. Journ., 80, 585, 1970.

CHAPITRE XXV

BAUX R. : « Psychosomatique et gynécologie », in *Introduction à la compréhension psychosomatique*, Privat, 1970.

DEUTSCH H. (1944-1945) : *Psychology of Women,* 1 et 2, New York, Grune and Stratton.

DEXEUS J.-M. : « La sophrothérapie en gynécologie et obstétrique », in *Progrès en Sophrologie,* Scientia, Barcelone, 1969.

KROGER W. S. and FREED : *Psychosomatic Gynecology*, Wilshire Book co., Los Angeles, 1962.

REY J. : *Les troubles psychofonctionnels en gynécologie,* Colloque sur la pathologie psychofonctionnelle, Hilton, Paris, février 1970.

ROSE A. G. (1953) : *The use of hypnosis as an anaesthetic, analgesic amnesic agent in gynaecology,* Brit. J. Med. Hypnot., 5, 1, 17.

CHAPITRE XXVI

AGUIRRE DE CARCER A. : *La crainte de l'accouchement et sa prophylaxie,* Ier congrès international de médecine psychosomatique et maternité, Paris, juillet 1962, Gauthier-Villars éditeur.

CHERTOK L. : *Psychosomatic Methods in Painless Childbirth,* New York, Pergamon Press, 1959.

DICK-READ G. : *Child birth without Fear,* New York, Harper Bros, 1953.

GUEGEN J. : *Utilisation de l'hypnose comme méthode d'analgésie au cours de l'accouchement,* Ier congrès international : médecine psychosomatique et maternité, Paris, juillet 1962, Gauthier-Villars éditeur.

KROGER W. S. : *Childbirth with Hypnosis,* J. Steinberg édit., New York, Doubleday, 1961.

NICOLAIEV A. : *Notre méthode de psychoprophylaxie obstétricale,* Ier congrès int. de médecine psychosomatique et maternité, Paris, juillet 1962, Gauthier-Villars éd.

VALLEJO E. : « L'Accouchement sans douleur, techniques de sophroanalgésie » in *Progrès en Sophrologie*, Scientia, éd. Barcelone, 1969.

CHAPITRE XXVII

ABRAMSON A., GREENFIELD I. et HERON W. T. : *Response to or perception of auditory stimuli under deep surgical anesthesia,* Amer. J. Obstet. Gynec., 96 : 584-585, 1966.

CHEEK D. B. : *Unconscious perception of meaningful sounds during surgical anesthesia as revealed under hypnosis,* Amer. J. Clin. Hypn., 1 : 101-113, 1959.

HELD R. : *Angoisse préopératoire,* Act. de l'Institut d'anesthésiologie, 7, 1958.

Pearson R. E. : *Response to suggestions given under general anesthesia,* Amer. J. Clin. Hypn., 4 : 106-114, 1961.
Werbel E. W. : *One Surgeon's Experience with hypnosis,* New York, Pageant Press, 1967.
Wolfe L. S. et Millet J. B. : *Control of post-operative pain by suggestion under general anesthesia,* Amer. J. Clin. Hypn. 3 : 109-112, 1960.

Chapitre xxviii

Becker R. O. : *The bioelectric factors in amphibian-limb regeneration*, J. Bone Joint Surg., 43-A : 643-656, 1961.
Burr H. S., Harvey S. C. et Taffel M. : *Biolectric correlate of wound healing,* Yale, J. Biol. Med., 11 : 103-107, 1938.
Crile G. et Lower W. E. : *Anoci-Association*, Philadelphia, W. B. Saunders, 1914.
Erickson M. H. : « An introduction to the study and application of hypnosis for pain control » in *Hypnosis and Psychosomatic Medicine,* Proceedings of 1965 International Congress, Paris, Berlin, Springer-Verlag, 1967, pp. 83-90.

Chapitre xxix

Block B. : « Über die Heiling der Warsen durch Suggestion » (1927), *Klin. Wchnschr.,* 6, 2 271, 2 320.
Cohen K. : « Hypnosis in dermatology, Lectur given to hypnotherapy Group », *Eastman Clinic,* 20 octobre 1953.
Davis D. B. et Bick J. W. : *Skin reactions observed under wartime stress* (1946), J. nerv. ment., Dis. 5, 503.
Erickson M. H. : *The method employed to formulate a complex story for the induction of an experimental neurosis in a hypnotic subject,* J. gen. psycholo, 31, 67 (1944).
Kaywin L. « Emotional factors in urticaria », Psychosom. Med., 9, 131.
Mac Cormac H., Sondiffer P. H. et Jelliffe A. M. : *The itchy patient,* Brit. med. J. 2, 48 (1946).

McDowell M. : « Juvenile warts removed with the use of hypnotic suggestion » (1949), *Bull. Menninger Clin.*, 13, 4.
Stokes J. H. et Beerman H. : « Psychosomatic correlation in allergic conditions », *Psychosom. Med.*, 2, 438 (1940).
Wisch J. M. (1935) : « Hypnosis in psoriasis », *Derm. WSCHR,* 100, 234.
Zwich, K. G. : « Hygiogenesis of xarts disappearing without topical medication », *Arch. Derm. Syph.*, 25, 508 (1932).

Chapitre xxx

Andreev B. : *Sleep therapy in the neuroses*, New York Consultants Bureau, 1960.
Dorcus R. et Goodwin P. : « The treatment of patient with the dumping syndrome by hypnosis », *J.C.E.H.*, 3.200 (1955).
Ikemi Y. : *Experimental studies on the psychosomatic desorder of the digestive system,* proceedings World congr. Gastroent, Washington, Willian and Wilkins, 1959.
Leonard A. S. : « Treatment of post gastrectomy dumping syndrome by hypnotic suggestions », *J.A.M.A.*, 165.1957-1959 (1957).
Meyniac : *Réflexions sur la lithiase biliaire masculine*, Thèse, Bordeaux, 1971.
Moody H. : *An evaluation of hypnoticaly induced relaxation for the reduction of peptic ulcer symptoms,* Brit. Journ. Med Hypn., 5.23.1953.

Chapitre xxxi

Alexander F. : *Psychosomatic Medicine, its Principles and Applications*, pp. 270-271, New York, Norton.
Eisenbud J. : « The psychologie of headache. A case studied experimentally », *Psych.*, Q.II.592 (1937).
Fiammengo L. : *La correction des types oraux archaïques par la méthode sophrologique,* Ier congrès mondial de sophrologie, Barcelone, oct. 1970.
Gendel B. R. et Benjamin J. : *Psychogenic factors in the*

aetiology of diabetes, New. Eng. Journ. Med., 234. 556 (1946).
GROEN J. : « Psychogenesis and psychotherapy of ulcerative colitis », *Psychosom. Med.,* 9.151 (1947).
HALLIDAY J. : « Psychological aspects of rheumatoid arthritis », *Proc. roy. Soc. Med.* 35.455 (1942).
LINDEMANN E. : « Psychiatric aspects of the conservative treatment of ulcerative colitis », *Arch. Neurol. Psych.,* 53.322 (1945).
MENNINGER E. L. : *The interrelation of mental disorder and diabetic mellitus,* Journ. Ment. Sc., 81.332 (1935).
MITTLEMAN B. et Wolff H. : « Emotions and gastro-duodenal functions », *Psychosom. Med.,* 4.5 (1942).
PEREZ-SLOCKER L. : *Tecnica de localización en sofrologia,* Ier congrès mondial de sophrologie, Barcelone, oct. 1970.
PORTIS S. : « Life situation, emotions and hyperinsulinism », *J.A.M.A.,* 142. 1281 (1950).
RUFFIÉ et MOUNIÉLOU : « Psychosomatique et rhumatologie » in *Introduction à la compréhension psychosomatique,* Privat, 1970.
WOLFF S. et WOLF H. : *Human gastric function*, New York, Oxford university Press.

CHAPITRE XXXVI

GAY F. : *Sophrologie et expression peinte,* Ier congrès mondial de sophrologie, Barcelone, oct. 1970.
GONZALEZ-URROZ E. : *Terapia artistica creativa,* Ier congrès mondial de sophrologie, Barcelone, oct. 1970.
MEARES A. : *Hypnography*, Charles Thomas, Springfield, 1957.

CHAPITRE XXXVII

ABREZOL R. : *L'assistance sophrologique du skieur de compétition,* Ier congrès mondial de sophrologie, Barcelone, oct. 1970.
TOMITA Z. : *A research on the effects of sophrology application to the athletes,* Ier congrès mondial de sophrologie, Barcelone, oct. 1970.

Table des matières

Aubin Imprimeur
LIGUGÉ, POITIERS

35-30-5718-06/8
ISBN 2-213-00298-5

Achevé d'imprimer en février 1995
N° d'édition 6872 / N° d'impression L 48585
Dépôt légal février 1995
Imprimé en France

35-7518-8